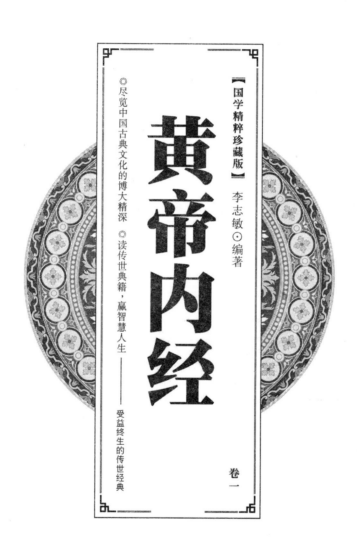

【国学精粹珍藏版】 李志敏⊙编著

◎尽览中国古典文化的博大精深 ◎读传世典籍，赢智慧人生——受益终生的传世经典

黄帝内经

卷一

民主与建设出版社
·北京·

© 民主与建设出版社，2022

图书在版编目 (CIP) 数据

黄帝内经：全4册 / 李志敏编著；郑琦绘图
. -- 北京：民主与建设出版社，2015.8（2022.8重印）
ISBN 978-7 -5139 -0764 -4

I. ①黄... II. ①李... ②郑... III. ①《内经》–普及读物
IV.①R221 –49 IV.①K204. 2

中国版本图书馆CIP数据核字(2015) 第215201号

黄帝内经

HUANGDI NEIJING

编 著	李志敏	
责任编辑	王倩	
装帧设计	王洪文	
出版发行	民主与建设出版社有限责任公司	
电 话	（010 ）59417747　59419778	
社 址	北京市海淀区西三环中路 10 号望海楼 E 座 7 层	
邮 编	100142	
印 刷	永清县晔盛亚胶印有限公司	
版 次	2016年1月第1版	
印 次	2022年8月第3次印刷	
开 本	710 毫米 × 1000 毫米 1/16	
印 张	32	
字 数	460千字	
书 号	ISBN 978-7 -5139 -0764 -4	
定 价	278.00元(全四册)	

注：如有印、装质量问题，请与出版社联系。

前　言

　　《黄帝内经》是中国现存最早的中医理论专著，编于战国时期，它总结了春秋至战国时期的医疗经验和学术理论，并吸收了秦汉以前有关天文学、生物学、地理学、人类学、心理学，运用五行、阴阳、天人合一的理论，对人体的解剖、生理、病理以及疾病的诊断、治疗与预防，做了比较全面的阐述，确立了中医学独特的理论体系，成为中国医药学发展的理论基础和源泉。

　　《黄帝内经》是什么意思呢？内经，不少人认为是讲内在人体规律的，有的人认为是讲内科的，但相关专家认为《黄帝内经》是一部讲"内求"的书，要使生命健康长寿，不要外求，要往内求，所以叫"内经"。也就是说你要使生命健康，就要善于从内在方面把握自我。首先是内观、内视，就是往内观看我们的五脏六腑，观看我们的气血怎么流动，然后内炼，通过调整气血、调整经络、调整脏腑来达到健康，达到长寿。所以内求实际上是为我们指出了正确认识生命的一种方法、一种道路。

　　健康长寿，青春永驻，是人类梦寐以求的美好愿望。自古以来，人们就殚精竭虑地搜寻养生之法，探索衰老之谜。尤其是今天，社会上特别流行"保养"一说，保养其实就是养生。当今社会，很多疾病一旦被发现，往往是中晚期（如癌症等），而任凭现代医疗手段如何先进，却也很难将这些濒临生命边缘的患者从死亡线上拯救过来。人们不禁要问，有没有不得病的方法呢？有！

　　《黄帝内经》便教给了我们很多答案。作为中国古代医学的奠基之作，它体现了中国古人对人体与四时季候关系的理解以及人体各部分互为照应的整体观念，是中华传统养生的圣经，是医学，更是医道，它的真正作用不是机械性地对疾病进行治疗，而是更像一位老师，引导我们顺应自然的力量，使中华子孙获得健康自然的身体。不愧为被称之为"医家之宗"。

随着人们生活水平的提高，个人健康问题越来越受到重视，养生的观念愈加深入人心。相信本书的出版能够使广大关注养生的读者，更好地了解和运用《黄帝内经》的养生原则和养生方法，进而提高个人的健康水平和生活质量。

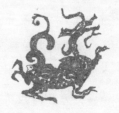

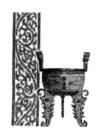# 目录

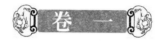卷 一

第一部分 《素问》(节选)

卷 二

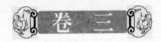

卷 三

第二部分 《灵枢》(节选)

卷 四

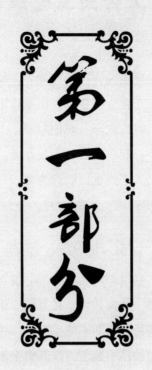

第一部分

《素问》（节选）

上古天真论篇

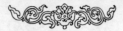

　　昔在黄帝，生而神灵，弱而能言，幼而徇齐，长而敦敏，成而登天。乃问于天师曰：余闻上古之人，春秋皆度百岁，而动作不衰。今时之人，年半百而动作皆衰者，时世异耶？人将失之耶？岐伯对曰：上古之人，其知道者，法于阴阳，和于术数，食饮有节，起居有常，不妄作劳，故能形与神俱，而尽终其天年，度百岁乃去；今时之人不然也，以酒为浆，以妄为常，醉以入房，以欲竭其精，以耗散其真，不知持满，不时御神，务快其心，逆于生乐，起居无常，故半百而衰也。

　　夫上古圣人之教下也，皆谓之虚邪贼风，避之有时，恬憺虚无，真气从之，精神内守，病安从来。是以志闲而少欲，心安而不惧，形劳而不倦，气从以顺，各从其欲，皆得所愿。故美其食，任其服，乐其俗。高下不相慕，其民故曰朴。是以嗜欲不能劳其目，淫邪不能惑其心，愚智贤不肖不惧于物，故合于道。所以能年皆度百岁而动作不衰者，以其德全不危也。

　　帝曰：人年老而无子者，材力尽邪？将天数然也？岐伯曰：女子七岁，肾气盛，齿更发长。二七而天癸至，任脉通，太冲脉盛，月事以时下，故有子。三七，肾气平均，故真牙生而长极。四七，筋骨坚，发长极，身体盛壮。五七，阳明脉衰，面始焦，发始堕。六七，三阳脉衰于上，面皆焦，发始白。七七，任脉虚，太冲脉衰少，天癸竭，地道不通，故形坏而无子也。丈夫八岁，肾气实，发长齿更。二八，肾气盛，天癸至，精气溢泻，阴阳和，故能有子。三八，肾气平均，筋骨坚强，故真牙生而长极。四八，筋骨隆盛，肌肉满壮。五八，肾气衰，发堕齿槁。六八，阳气衰竭于上，面焦，发鬓颁白。七八，肝气衰，筋不能动，天癸竭，精少，肾脏衰，形体皆极。八八，则齿发去，肾者主水，受五脏六腑之精而藏之，故五脏盛乃能泻。今五脏皆衰，筋骨解堕，天癸尽矣，故发鬓白，身体重，行步不正，而无子耳。帝曰：有其年已老而有子者，何也？岐伯曰：此其天寿过度，气脉常通，而肾气有余也。此虽有子，男不过尽八八，女不过尽七七，而天地之精气皆竭矣。帝曰：夫道者，年皆百数，能有子乎？岐伯曰：夫道者，能却老而全形，身年虽寿，能生子也。

黄帝曰：余闻上古有真人者，提挈天地，把握阴阳，呼吸精气，独立守神，肌肉若一，故能寿敝天地，无有终时，此其道生。中古之时，有至人者，淳德全道，和于阴阳，调于四时，去世离俗，积精全神，游行天地之间，视听八达之外，此盖益其寿命而强者也。亦归于真人。其次有圣人者，处天地之和，从八风之理，适嗜欲于世俗之间，无恚嗔之心，行不欲离于世，被服章，举不欲观于俗，外不劳形于事，内无思想之患，以恬愉为务，以自得为功，形体不敝，精神不散，亦可以百数。其次有贤人者，法则天地，象似日月，辩列星辰，逆从阴阳，分别四时，将从上古合同于道，亦可使益寿而有极时。

【译文】

从前，黄帝降生，生来十分聪明，很小的时候就善于言谈，幼年时对周围事物领会得很快，长大之后，既敦厚又勤勉，及至成年之时，登上了天子之位。他向岐伯问道：我听说上古时候的人，年龄都能超过百岁，动作不显衰老；现在的人年龄刚至半百，而动作就都衰弱无力了，这是由于时代不同所造成的呢，还是因为今天的人们失于养生所造成的呢？岐伯回答说：上古时代的人，那些懂得养生之道的，能够取法于天地阴阳自然变化之理而加以适应，调和养生的方法，使之达到正确的标准。饮食有所节制，作息有一定规律，既不妄事操劳，又避免过度的房事，所以能够形神俱旺，协调统一，活到天赋的自然年龄，超过百岁才离开人世；现在的人就不是这样了，把酒当水浆，滥饮无度，使反常的生活成为习惯，醉酒行房，因恣情纵欲而使阴精竭

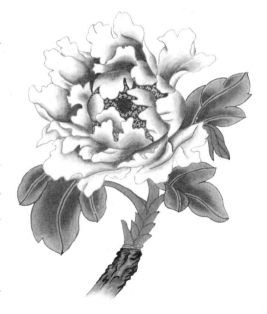

绝，因满足嗜好而使真气耗散，不知谨慎地保持精气的充满，不善于统驭精神，而专求心志的一时之快，违逆人生乐趣，起居作息，毫无规律，所以到半百之年就衰老了。

古代深懂养生之道的人在教导普通人的时候，总要讲到对虚邪贼风等致病因素，应及时避开，心情要清静安闲，排除杂念妄想，以使真气顺畅，精神守持于内，这样，疾病就无从发生。因此，人们就可以心志安闲，少有欲望，情绪安定而没有焦虑，形体劳作而不使疲倦，真气因而调顺，各人都能随其所欲而满足自己的愿望。人们无论吃什么食物都觉得甘美，随便穿什么衣服也都感到满意，大家喜爱自己的风俗习尚，愉快地生活，社会地位无论高低，都不相倾慕，所以这些人称得上朴实无华。因而任何不正当的嗜欲都不会引起他们注目，任何淫乱邪僻的事物也都不能惑乱他们的心志。无论愚笨的，聪明的，能力大的还是能力小的，都不因外界事物的变化而动心焦虑，所以符合养生之道。他们之所以能够年龄超过百岁而动作不显得衰老，正是由于领会和掌握了修身养性的方法而身体不被内外邪气干扰危害所致。

黄帝说：人年纪老的时候，不能生育子女，是由于精力衰竭了呢，还是受自然规律的限定呢？岐伯说：女子到了七岁，肾气盛旺起来，乳齿更换，头发开始茂盛。十四岁时，天癸产生，任脉通畅，太冲脉旺盛，月经按时来潮，具备了生育子女的能力。二十一岁时，肾气充满，真牙生出，牙齿就长全了。二十八岁时，筋骨强健有力，头发的生长达到最茂盛的阶段，此时身体最为强壮。三十五岁时，阳明经脉气血

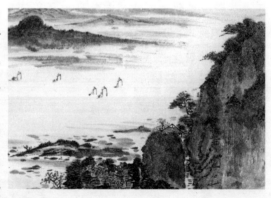

逐渐衰弱，面部开始憔悴，头发也开始脱落。四十二岁时，三阳经脉气血衰弱，面部憔悴无华，头发开始变白。四十九岁时，任脉气血虚弱，太冲脉的气血也衰少了，天癸枯竭，月经断绝，所以形体衰老，失去了生育能力。男子到了八岁，肾气充实起来，头发开始茂盛，乳齿也更换了。十六岁时，肾气旺盛，天癸产生，精气满溢而能外泻，两性交合，就能生育子女。二十四岁时，

肾气充满，筋骨强健有力，真牙生出，牙齿长全。三十二岁时，筋骨丰隆盛实，肌肉亦丰满健壮。四十岁时，肾气衰退，头发开始脱落，牙齿开始枯槁。四十八岁时，上部阳气逐渐衰竭，面部憔悴无华，头发和两鬓花白。五十六岁时，肝气衰弱，筋的活动不能灵活自如，天癸枯竭，精气少，肾脏衰，牙齿头发脱落，形体衰疲。六十四岁时，牙齿、头发都脱落了，肾主水，接受其他各脏腑的精气而加以贮藏，所以五脏功能旺盛，肾脏才能外泻精气。现在年老，五脏功能都已衰退，筋骨懈惰无力，天癸已竭。所以发都变白，身体沉重，步伐不稳，也不能生育子女了。黄帝说：有的人年纪已老，仍能生育，是什么道理呢？岐伯说：这是他天赋的精力超过常人，气血经脉保持畅通，肾气有余的缘故。这种人虽有生育能力，但男子一般不超过六十四岁，女子一般不超过四十九岁，精气便枯竭了。黄帝说：掌握养生之道的人，年龄可以达到一百岁左右，还能生育吗？岐伯说：掌握养生之道的人，能防止衰老而保全形体，虽然年高，也能生育子女。

黄帝说：我听说上古时代有称为真人的人，掌握了天地阴阳变化的规律，能够调节呼吸，吸收精纯的清气，超然独处，令精神守持于内，锻炼身体，使筋骨肌肉与整个身体达到高度的协调，所以他的寿命同天地而没有终了的时候，这是他修道养生的结果。中古的时候，有称为至人的人，具有淳厚的道德，能全面地掌握养生之道，和调于阴阳四时的变化，离开世俗社会生活的干扰，积蓄精气，集中精神，使其元驰于广阔的天地自然之中，让视觉和听觉的注意力守持于八方之外，这是他延长寿命和强健身体的方法，这种人也可以归属真人的行列。其次有称为圣人的人，能够安处于天地自然的环境之中，顺从八风气的活动规律，使自己的嗜欲同世俗社会相应，没有恼怒怨恨之情，行为不离开世俗的一般准则，穿着装饰普通纹彩的衣服，举动也没有炫耀于世俗的地方，在外，他不使形体因为事物而劳累，在内，没有任何思想负担，以安静、愉快为目的，以悠然自得为满足，所以他的形体不易衰惫，精神不易耗散，寿命也可达到百岁左右。其次有称为贤人的人，能够依据天地的变化，日月的升降，星辰的位置，以顺从阴阳的消长和适应四时的变迁，追随上古真人，使生活符合养生之道，这样的人也能增益寿命，但有终结的时候。

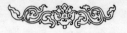

四气调神大论篇

　　春三月，此谓发陈，天地俱生，万物以荣，夜卧早起，广步于庭，被发缓形，以使志生，生而勿杀，予而勿夺，赏而勿罚，此春气之应，养生之道也。逆之则伤肝，夏为寒变，奉长者少。夏三月，此谓蕃秀，天地气交，万物华实，夜卧早起，无厌于日，使志无怒，使华英成秀，使气得泄，若所爱在外，此夏气之应，养长之道也。逆之则伤心，秋为痎疟，奉收者少，冬至重病。秋三月，此谓容平，天气以急，地气以明，早卧早起，与鸡俱兴，使志安宁，以缓秋刑，收敛神气，使秋气平，无外其志，使肺气清，此秋气之应，养收之道也。逆之则伤肺，冬为飧泄，奉藏者少。冬三月，此谓闭藏，水冰地坼，无扰乎阳，早卧晚起，必待日光，使志若伏若匿，若有私意，若已有得，去寒就温，无泄皮肤，使气亟夺，此冬气之应，养藏之道也。逆之则伤肾，春为痿厥，奉生者少。

　　天气，清净光明者也。藏德不止，故不下也。天明则日月不明，邪害空窍，阳气者闭塞，地气者冒明，云雾不精，则上应白露不下，交通不表，万物命故不施，不施则名木多死。恶气不发，风雨不节，白露不下，则菀槁不荣。贼风数至，暴雨数起，天地四时不相保，与道相失，则未央绝灭。唯圣人从之，故身无奇病，万物不失，生气不竭。

　　逆春气，则少阳不生，肝气内变；逆夏气，则太阳不长，心气内洞；逆秋气，则太阴不收，肺气焦满；逆冬气，则少阴不藏，肾气独沉。夫四时阴阳者，万物之根本也。所以圣人春夏养阳，秋冬养阴，以从其根，故与万物沉浮于生长之门。逆其根，则伐其本，坏其真矣。故阴阳四时者，万物之终始也，死生之本也。逆之则灾害生。从之则苛疾不起，是谓得道。道者，圣人行之，愚者佩之。从阴阳则生，逆之则死；从之则治，逆之则乱。反顺为逆，是谓内格。是故圣人不治已病，治未病，不治已乱，治未乱，此之谓也。夫病已成而后药之，乱已成而后治之，譬犹渴而穿井，斗而铸锥，不亦晚乎？

【译文】

　　春季的三个月，谓之发陈，是推陈出新，生命萌发的时令，天地自然，都富有生气，万物显得欣欣向荣。此时，人们应该入夜即睡眠，早些起身，披散开头发，解开衣带，使形体舒缓，放宽步子，在庭院中漫步，使精神愉快，胸怀开畅，保持万物的生机，不要滥行杀伐，多施与，少敛夺，多奖励，少惩罚，这是适应春季的时令，保养生发之气的方法，如果违逆了春生之气，便会损伤肝脏，提供给夏长之气的条件不足，到夏季就会发生寒性病变。

　　夏季的三个月，谓之蕃秀，是自然界万物繁茂秀美的时令，此时，天气下降，地气上腾，天地之气相交，植物开花结实，长势旺盛，人们应该在夜晚睡眠，早早起身，不要厌恶长日，情志应保持愉快，切勿发怒，要使精神之英华适应夏气以成其秀美，使气机宣畅，通泄自如，精神外向，对外界事物有浓厚的兴趣。这是适应夏季的气候，保护长养之气的方法。如果违逆了夏长之气，就会损伤心脏，提供给秋收之气的条件不足，到秋天容易发生疟疾，冬天再次发生疾病。

　　秋季的三个月，谓之容平，自然景象因万物成熟而平定收敛，此时，天高风急，地气清肃，人应早睡早起，和鸡的活动时间相仿，以保持神志的安宁，减缓秋季剥杀之气对人体的影响；收敛神气，以适应秋季容平的特征，不使神思外驰，以保持肺气的清肃功能，这就是适应秋令的特点而保养人体收敛之气的方法。若违逆了秋收之气，就会伤及肺脏，提供给冬藏之气的条件不足，冬天就要发生飧泄病。

　　冬天的三个月，谓之闭藏，是生机潜伏，万物蛰藏的时令，当此时节，水寒成冰，大地龟裂，人应该早睡晚起，待到日光照耀起床才好，不要轻易地扰动阳气，妄事操劳，要使神志深藏于内，安静自若，好像有个人的隐秘，严守而不外泄，又像得到了渴望得到的东西，把它密藏起来一样，要躲避寒冷，求取温暖，不要使皮肤开泄而令

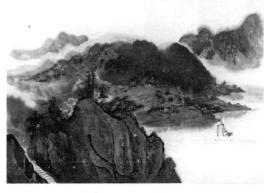

阳气不断地损失，这是适应冬季的气候而保养人体闭藏机能的方法。违逆了冬令的闭藏之气，就要损伤肾脏，提供给春生之气的条件不足，春天就会发生痿厥之疾。

天气，是清净光明的，天德隐藏不露，运行不止，由于天不暴露自己的光明德泽，所以永远保持它内蕴的力量而不会不下。如果天德暴露，就会出现日月昏暗，阴霾邪气分割山川，阳气闭塞不通，大地昏蒙不明，云雾弥漫，日色无光，相应的雨露不能下降，天地之气不交，万物的生命就不能绵延，生命不能绵延，自然界高大的树木也会死亡，恶劣的气候发作，风雨无时，雨露当降而不降，草木不得滋润，生机郁塞，茂盛的禾苗也会枯槁不荣。贼风频频而至，暴雨不时而作，天地四时的变化失去了秩序，违背了正常的规律，致使万物的生命未及一半就夭折了。只有圣人能适应自然变化，注重养生之道，所以身无大病，因不背离自然万物的发展规律，而生机不会竭绝。

违逆了春生之气，少阳就不生发，以致肝气内郁而发生病变。违逆了夏长之气，太阳就不能盛长，以致心气内虚。违逆了秋收之气，太阴就不能收敛，以致肺热叶焦而胀满。违逆了冬藏之气，少阴就不能潜藏，以致肾气不蓄，出现注泄等疾病。

四时阴阳的变化，是万物生命的根本，所以圣人在春夏季节保养阳气以适应生长的需要，在秋冬季节保养阴气以适应收藏的需要，顺从了生命发展的根本规律，就能与万物一样，在生、长、收、藏的生命过程中运动发展。如果违逆了这个规律，就会戕伐生命力，破坏真元之气。因此，阴阳四时是万物的终始，是盛衰存亡的根本，违逆了它，就会产生灾害，顺从了它，就不会发生重病，这样便可谓懂得了养之道。对于养生之道，圣人能够加以实行，愚人则时常有所违背。

顺从阴阳的消长，就能生存，违逆了就会死亡，顺从了它，就会正常，违逆了它，就会乖乱，相反，如背道而行，就会使机体与自然环境相格拒。所以圣人不等病已经发生再去治疗，而是治疗在疾病发生之前，不等到乱事已经发生再去治理，而是治理在它发生之前。如果疾病已发生，然后再去治疗，乱子已经形成，然后再去治理，那就如同临渴而掘井，战乱发生了再去制造兵器，那不是太晚了吗？

生气通天论篇

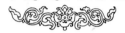

黄帝曰：夫自古通天者生之本，本于阴阳。天地之间，六合之内，其气九州、九窍、五脏、十二节，皆通乎天气。其生五，其气三。数犯此者，则邪气伤人，此寿命之本也。苍天之气，清净则志意治，顺之则阳气固，虽有贼邪，弗能害也。此因时之序。故圣人传精神，服天气而通神明。失之则内闭九窍，外壅肌肉，卫气散解。此谓自伤，气之削也。

阳气者，若天与日，失其所，则折寿而不彰。故天运当以日光明，是故阳因而上，卫外者也。因于寒，欲如运枢，起居如惊，神气乃浮。因于暑，汗，烦则喘喝，静则多言，体若燔炭，汗出而散。因于湿，首如裹，湿热不攘，大筋软短，小筋弛长，软短为拘，弛长为痿。因于气，为肿，四维相代，阳气乃竭。

阳气者，烦劳则张，精绝，辟积于夏，使人煎厥，目盲不可以视，耳闭不可以听，溃溃乎若坏都，汩汩乎不可止。阳气者，大怒则形气绝；而血菀于上，使人薄厥。有伤于筋，纵，其若不容，汗出偏沮，使人偏枯。汗出见湿，乃生痤疿。高梁之变，足生大丁，受如持虚。劳汗当风，寒薄为齇，郁乃痤。

阳气者，精则养神，柔则养筋。开阖不得，寒气从之，乃生大偻。陷脉为瘘，留连肉腠。俞气化薄，传为善畏，及为惊骇。营气不从，逆于肉理，乃生痈肿。魄汗未尽，形弱而气烁，穴俞以闭，发为风疟。

故风者，百病之始也，清静则肉腠闭拒，虽有大风苛毒，弗之能害，此因时之序也。故病久则传化，上下不并，良医弗为。故阳蓄积病死，而阳气当隔，隔者当泻，不亟正治，粗乃败之。故阳气者，一日而主外，平旦人气生，日中而阳气隆，日西而阳气已虚，气门乃闭。是故暮而收拒，无扰筋骨，无见雾露，反此三时，形乃困薄。

岐伯曰：阴者，藏精而起亟也；阳者，卫外而为固也。阴不胜其阳，则脉流薄疾，并乃狂。阳不胜其阴，则五脏气争，九窍不通。是以圣人陈阴阳，筋脉和同，骨髓坚固，血气皆从。如是则内外调和，邪不能害，耳目聪明，气立如故。风客淫气，精乃亡，邪伤肝也。因而饱食，筋脉横解，肠澼为痔；因而大饮，则气逆；因而强力，肾气乃伤，高骨乃坏。凡阴阳之要，阳密乃固。两者不和，若春无秋，若冬无夏；因而和之，是谓圣度。故阳强不能密，阴气乃绝，阴平阳秘，精神乃治；阴阳离决，精气乃绝。因于露风，乃生寒热。是以春伤于风，邪气留连，乃为洞泄。夏伤于暑，秋为痎疟。秋伤于湿，上逆而咳，发为痿厥。冬伤于寒，春必温病。四时之气，更伤五脏。

阴之所生，本在五味；阴之五宫，伤在五味。是故味过于酸，肝气以津，脾气乃绝；味过于咸，大骨气劳，短肌，心气抑；味过于甘，心气喘满，色黑，肾气不衡；味过于苦，脾气不濡，胃气乃厚；味过于辛，筋脉沮驰，精神乃央。是故谨和五味，骨正筋柔，气血以流，腠理以密，如是则骨气以精。谨道如法，长有天命。

【译文】

黄帝说：自古以来，都以通于天气为生命的根本，而这个根本不外天之阴阳。天地之间，六合之内，大如九州之域，小如人的九窍、五脏、十二节，都与天气相通。天气衍生五行，阴阳之气又依盛衰消长而各分为三。如果经常违背阴阳五行的变化规律，那么邪气就会伤害人体，因此，适应这个规律是寿命得以延续的根本。苍天之气清净，人的精神就相应地调畅平和，顺应天气的变化，就会阳气固密，虽有贼风邪气，也不能加害于人，这是适应时序阴阳变化的结果。所以圣人能够专心致志，顺应天气，而通达阴阳变化之理。如果违逆了适应天气的原则，就会内使九窍不通，外使肌肉塞，卫气涣散不固，这是由于人们不能适应自然变化所致，称为自伤，阳气会因此而受到削弱。

人身的阳气，如像天上的太阳一样重要，假若阳气失却了正常的地位而不能发挥其重要作用，人就会减损寿命或夭折，生命机能亦暗弱不足。所以天体的正常运行，是因太阳的光明普照而显现出来，而人的阳气也应在上在外，并起到保护身体，抵御外邪的作用。

因于寒，阳气应如门轴在门臼中运转一样活动于体内。若起居猝急，扰动阳气，则易使神气外越。因于暑，则汗多烦躁，喝喝而喘，安静时多言多语，若身体发高热，则像炭火烧的一样，一经出汗，热邪就能散去。因于湿，头部像有物蒙裹一样沉重，若湿热相兼而不得排除，则伤害大小诸筋，而出现短缩或弛纵，短缩的造成拘挛，弛纵的造成痿弱。因于风，可致浮肿。以上四种邪气维系缠绵不离，相互更代伤人，就会使阳气倾竭。

在人体烦劳过度时，阳气就会亢盛而外张，使阴精逐渐耗竭，如此多次重复，阳愈盛而阴愈亏，到夏季暑热之时，便易使人发生煎厥病，发作的时候眼睛昏蒙看不见东西，耳朵闭塞听不到声音，昏乱之势就像都城崩毁，急流奔泻一样不可收拾。

人的阳气，在大怒时就会上逆，血随气升而阏积于上，与身体其它部位阻隔不通，使人发生薄厥。若伤及诸筋，使筋弛纵不收，而不能随意运动。经常半身出汗，可以演变为半身不遂。出汗的时候，遇到湿邪阻遏就容易发生小的疮疖和痱子。经常以肥苦厚味为食，足以导致发生疔疮，患病很容易，就像以空的容器接受东西一样。在劳动汗出时遇到风寒之邪，迫聚于皮腠，形成粉刺，郁积化热而成疮疖。

人的阳气，既能养神，而使精神慧爽，又能养筋，而使诸筋柔韧。汗孔的开闭调节失常，寒气就会随之侵入，损伤阳气，以致筋失所养，造成身体俯曲不伸。寒气深陷脉中，留连肉腠之间，气血不通而郁积，久而成为疮瘘。从腧穴侵入的寒气内传而迫及五脏，操作神志，就会出现恐惧和惊骇的症象。由于寒气的稽留，营气不能顺利地运行，阻逆于肌肉之间，就会发生痈肿。汗出未止的时候，形体与阳气都受到一定的削弱，若风寒内侵，腧穴闭阻，就会发生风疟。

风是引起各种疾病的起始原因，而只要人体保持精神的安定和劳逸适度等养生的原则，那么，肌肉腠理就会密闭而有抗拒外邪的能力，虽有大风苛毒的侵袭，也不能伤害，这正是循着时序的变化规律保养生气的结果。

病久不愈，邪留体内，则会内传并进一步演变，到了上下不通阴阳阻隔的时候，虽有良医，也无能为力了。所以阳气蓄积，郁阻不通时，也会致死，对于这种阳气蓄积，阻隔不通者，应采用通泻的方法治疗，如不迅速正确施治，而被粗疏的医生所误，生命就会败亡。人身的阳气，白天主司体表，清晨的时候，阳气开始活跃，并趋向于外，中午时，阳气达到最旺盛的阶段，太阳偏西时，体表的阳气逐渐虚少，汗孔也开始闭合。所以到了晚上，阳气收敛，拒守于内，这时不要扰动筋骨，也不要接近雾露。如果违反了一天之内这三个时间的阳气活动规律，形体被邪气侵扰则困乏而衰薄。

岐伯说：阴是藏精于内不断地扶持阳气的；阳是卫护于外使体表固密的。如果阴不胜阳，阳气亢盛，就使血脉流动迫促，若再受热邪，阳气更盛就会发为狂症，如果阳不胜阴，阴气亢盛，就会使五脏之气不调，以致九窍不通。所以圣人使阴阳平衡，无所偏胜，从而达到筋脉调和，骨髓坚固，血气畅顺。这样，则会内外调和，邪气不能侵害，耳目聪明，气机正常运行。

风邪侵犯人体，体及阳气，并逐步侵入内脏，阴精也就日渐消亡，这是由于邪气伤肝所致。若饮食过饱，阻碍升降之机，会发生筋脉弛纵，肠澼及兰瘕等病症。若饮酒过量，会造成气机上逆。若过度用力，会损伤肾气，腰部脊骨也会受到损伤。

大凡阴阳的关键，以阳气的致密最为重要，阳气致密，阴气就能固守于内。阴阳二者不协调，就像一年之中，只有春天而没有秋天，只有冬天而没有夏天一样。因此，阴阳的协调配合，相互为用，是维持正常生理状态的最高标准。所以阳气亢盛，不能固密，阴就会竭绝。阴气和平，阳气固密，人的精神才会正常。如果阴阳分离决绝，人的精气就会随之而竭绝。

由于雾露风寒之邪的侵犯，就会发生寒热，春天伤于风邪，留而不去，会发生急骤的泄泻。夏天伤于暑邪，到秋天会发生疟疾病。秋天伤于湿邪，邪气上逆，会发生咳嗽，并且可能发展为痿厥病。冬天伤于寒气，到来年的春天，就要发生温病。四时的邪气，交替伤害人的五脏。

阴精的产生，来源于饮食五味，储藏阴精的五脏，也会因五味而受伤，过食酸味，会使肝气淫溢而亢盛，从而导致脾气的衰竭；过食咸味，会使骨骼损伤，肌肉短缩，心气抑郁；过食甜味，会使心气满闷，气逆作喘，颜面发黑，肾气失于平衡；过食苦味，会使脾气过燥而不濡润，从而使胃气壅滞；过食辛味，会使筋脉败坏，发生弛纵，精神受损。因此谨慎地调和五味，会使骨骼强健，筋脉柔作，气血通畅，腠理致密，这样，骨气就精强有力。所以重视养生之道，并且依照正确的方法加以实行，应付地长期保有天赋的生命力。

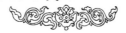

金匮真言论篇

黄帝问曰：天有八风，经有五风，何谓？岐伯对曰：八风发邪，以为经风，触五脏，邪气发病。所谓得四时之胜者，春胜长夏，长夏胜冬，冬胜夏，夏胜秋，秋胜春，所谓四时之胜也。东风生于春，病在肝，俞在颈项；南风生于夏，病在心，俞在胸胁；西风生于秋，病在肺，俞在肩背；北风生于冬，病在肾，俞在腰股；中央为土，病在脾，俞在脊。故春气者，病在头；夏气者，病在脏；秋气者，病在肩背；冬气者，病在四支。故春善病鼽衄，仲夏善病胸胁，长夏善病洞泄寒中，秋善病风疟，冬善病痹厥。故冬不按蹻，春不鼽衄，春不病颈项，仲夏不病胸胁，长夏不病洞泄寒中，秋不病风疟，冬不病痹厥、飧泄而汗出也。夫精者，身之本也。故藏于精者，春不病温。夏暑汗不出者，秋成风疟。此平人脉法也。

故曰：阴中有阴，阳中有阳。平旦至日中，天之阳，阳中之阳也；日中至黄昏，天之阳，阳中之阴也；合夜至鸡鸣，天之阴，阴中之阴也；鸡鸣至平旦，天之阴，阴中之阳也。故人亦应之。夫言人之阴阳，则外为阳，内为阴。言人身之阴阳，则背为阳，腹为阴。言人身之脏腑中阴阳，则脏者为阴，腑者为阳，肝、心、脾、肺、肾五脏皆为阴，胆、胃、大肠、小肠、膀胱、三焦六腑皆为阳。所以欲知阴中之阴、阳中之阳者，何也？为冬病在阴，夏病在阳，春病在阴，秋病在阳，皆视其所在，为施针石也。故背为阳，阳中之阳，心也；背为阳，阳中之阴，肺也；腹为阴，阴中之阴，肾也；腹为阴，阴中之阳，肝也；腹为阴，阴中之至阴，脾也。此皆阴阳表里、内外、雌雄相输应也，故以应天之阴阳也。

帝曰：五脏应四时，各有收受乎？岐伯曰：有。东方青色，入通于肝，开窍于目，藏精于肝，其病发惊骇；其味酸，其类草木，其畜鸡，其谷麦，其应四时，上为岁星，是以春气在头也，其音角，其数八，是以知病之在筋也，其臭臊。

南方赤色，入通于心，开窍于耳，藏精于心，故病在五脏；其味苦，其类火，其畜羊，其谷黍，其应四时，上为荧惑星，是以知病之在脉也，其音徵，其数七，其臭焦。

中央黄色，入通于脾，开窍于口，藏精于脾，故病在舌本；其味甘，其类土，其畜牛，其谷稷，其应四时，上为镇星，是以知病之在肉也，其音宫，其数五，其臭香。

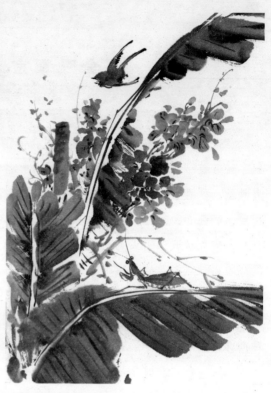

西方白色，入通于肺，开窍于鼻，藏精于肺，故病在背；其味辛，其类金，其畜马，其谷稻，其应四时，上为太白星，是以知病之在皮毛也，其音商，其数九，其臭腥。

北方黑色，入通于肾，开窍于二阴，藏精于肾，故病在谿；其味咸，其类水，其畜彘，其谷豆，其应四时，上为辰星，是以知病之在骨也，其音羽，其数六，其臭腐。

故善为脉者，谨察五脏六腑，一逆一从，阴阳、表里、雌雄之纪，藏之心意，合心于精。非其人勿教，非其真勿授，是谓得道。

【译文】

黄帝问道：自然界有八风，人的经脉病变又有五风的说法，这是怎么回事呢？岐伯答说：自然界的八风是外部的致病邪气，它侵犯经脉，产生经脉的风病，风邪还会继续循经脉而侵害五脏，使五脏发生病变。一年的四个季节，有相克的关系，如春胜长夏，长夏胜冬，冬胜夏，夏胜秋，冬胜春，某个季节出现了克制它的季节气候，这就是所谓四时相胜。

东风生于春季，病多发生在肝，肝的经气输注于颈项。南风生于夏季，病多发生于心，心的经气输注于胸胁。西风生于秋季，病多发生在肺，肺的经气输注于肩背。北风生于冬季，病多发生在肾，肾的经气输注于腰股。长夏季节和中央的方位属于土，病多发生在脾，脾的经气输注于脊。所以春季邪气伤人，多病在头部；夏季邪气伤人，多病在心；秋季邪气伤人，多病在肩背；冬季邪气伤人，多病在四肢。春天多发生鼽衄，夏天多发生在胸胁方面的疾患，长夏季多发生洞泄等里寒证，秋天多发生风疟，冬天多发生痹厥。若冬天不进行按蹻等扰动阳气的活动，来年春天就不会发生鼽衄和颈项部位的疾病，夏天就不会发生胸胁的疾患，长夏季节就不会发生洞泄一类的里寒病，秋天就不会发生风疟病，冬天也不会发生痹厥、飧泄、汗出过多等病症。精，是人体的根本，所以阴精内脏而不妄泄，春天就不会得温热病，夏暑阳盛，如果不能排汗散热，到秋天就会酿成风疟病。这是诊察普通人四时发病的一般规律。

所以说：阴阳之中，还各有阴阳。白昼属阳，平旦到中午，为阳中之阳。中午到黄昏，则属阳中之阴。黑夜属阴，合夜到鸡鸣，为阴中之阴。鸡鸣到平旦，则属阴中之阳。人的情况也与此相应。就人体阴阳而论，外部属阳，内部属阴。就身体的部位来分阴阳，则背为阳，腹为阴。从脏腑的阴阳划分来说，则脏属阴，腑属阳，肝、心、脾、肺、肾五脏都属阴；胆、胃、大肠、小肠、膀胱、三焦六腑都属阳。了解阴阳之中复有阴阳的道理是什么呢？这是要分析四时疾病在阴在阳，以作为治疗的依据，如冬病在阴，夏病在阳，春病在阴，秋病在阳，都要根据疾病的部位来施用针刺和砭石的疗法。

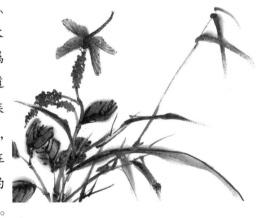

此外，背为阳，阳中之阳为心，阳中之阴为肺。腹为阴，阴中之阴为肾，阴中之阳为肝，阴中的至阴为脾。以上这些都是人体阴阳、表里、内外、雌雄相互联系又相互对应的例证，所以人与自然界的阴阳是相应的。

黄帝说：五脏除与四时相应外，它们各自还有相类的事物可以归纳起来吗？岐伯说：有。比如东方青色，与肝相通，肝开窍于目。精气内脏于肝，发病常表现为惊骇，在五味为酸，与草木同类，在五畜为鸡，在五谷为麦，与四时中的春季相应，在天体为岁星，春天阳气上升，所以其气在头，在五音为角，其成数为八，因肝主筋，所以它的疾病多发生在筋，此外，在嗅味为臊。南方赤色，与心相通，心开窍于耳，精气内脏于心，在五味为苦，与火同类，在五畜为羊，在五谷为黍，与四时中的夏季相应，在天体为荧惑星，它的疾病多发生在脉和五脏，在五音为徵，其成数为七。此外，在嗅味为焦。中央黄色，与脾相通，脾开窍于口，精气内脏于脾，在五味为甘，与土同类，在五畜为牛，在五谷为稷，与四时中的长夏相应，在天体为镇星，它的疾病多发生在舌根和肌肉，在五音为宫，其生数为五。此外，在嗅味为香。西方白色，与肺相通，肺开窍于鼻，精气内脏于肺，在五味为辛，与金同类，在五畜为马，在五谷为稻，与四时中的秋季相应，在天体为太白星，它的疾病多发生在背部和皮毛，在五音为商，其成数为九。此外，在嗅味为腥。北方黑色，与肾相同，肾开窍于前后二阴，精气内脏于肾，在五味为咸，与水同类，在五畜为彘，在五谷为豆，与四时中的冬季相应，在天体为辰星，它的疾病多发生在溪和骨，在五音为羽，其成数为六。此外，其嗅味为腐。所以善于诊脉的医生，能够谨慎细心地审察五脏六腑的变化，了解其顺逆的情况，把阴阳、表里、雌雄的对应和联系，纲目分明地加以归纳，并把这些精深的道理，深深地记在心中，这些理论，至为宝贵，对于那些不是真心实意地学习而又不具备一定条件的人，切勿轻意传授，这才是爱护和珍视这门学问的正确态度。

阴阳应象论篇

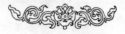

　　黄帝曰：阴阳者，天地之道也，万物之纲纪，变化之父母，生杀之本始，神明之府也。治病必求于本。故积阳为天，积阴为地。阴静阳躁，阳生阴长，阳杀阴藏。阳化气，阴成形。寒极生热，热极生寒。寒气生浊，热气生清。清气在下，则生飧泄；浊气在上，则生䐜胀。此阴阳反作，病之逆从也。故清阳为天，浊阴为地；地气上为云，天气下为雨；雨出地气，云出天气。故清阳出上窍，浊阴出下窍；清阳发腠理，浊阴走五脏；清阳实四支，浊阴归六腑。

水为阴，火为阳，阳为气，阴为味。味归形，形归气，气归精，精归化；精食气，形食味，化生精，气生形；味伤形，气伤精，精化为气，气伤于味。阴味出下窍，阳气出上窍。味厚者为阴，薄为阴之阳。气厚者为阳，薄为阳之阴。味厚则泄，薄则通。气薄则发泄，厚则发热。壮火之气衰，少火之气壮，壮火食气，气食少火，壮火散气，少火生气。气味，辛甘发散为阳，酸苦涌泄为阴。阴胜则阳病，阳胜则阴病。阳胜则热，阴胜则寒。重寒则热，重热则寒。

寒伤形，热伤气；气伤痛，形伤肿。故先痛而后肿者，气伤形也；先肿而后痛者，形伤气也。风胜则动，热胜则肿，燥胜则干，寒胜则浮，湿胜则濡泻。天有四时五行，以生长收藏，以生寒暑燥湿风。人有五脏化五气，以生喜怒悲忧恐。故喜怒伤气，寒暑伤形。暴怒伤阴，暴喜伤阳。厥气上行，满脉去形。喜怒不节，寒暑过度，生乃不固。故重阴必阳，重阳必阴。故曰：冬伤于寒，春必温病；春伤于风，夏生飧泄；夏伤于暑，秋必痎疟；秋伤于湿，冬生咳嗽。

帝曰：余闻上古圣人，论理人形，列别脏腑，端络经脉，会通六合，各从其经；气穴所发，各有处名；豀谷属骨，皆有所起；分部逆从，各有条理；四时阴阳，尽有经纪；内外之应，皆有表里。其信然乎？

岐伯对曰：东方生风，风生木，木生酸，酸生肝，肝生筋，筋生心，肝主目。其在天为玄，在人为道，在地为化。化生五味，道生智，玄生神。神在天为风，在地为木，在体为筋，在脏为肝，在色为苍，在音为角，在声为呼，在变动为握，在窍为目，在味为酸，在志为怒。怒伤肝，悲胜怒；风伤筋，燥胜风；酸伤筋，辛胜酸。

南方生热，热生火，火生苦，苦生心，心生血，血生脾，心主舌。其在天为热，在地为火，在体为脉，在脏为心，在色为赤，在音为徵，在声为笑，在变动为忧，在窍为舌，在味为苦，在志为喜。喜伤心，恐胜喜；热伤气，寒胜热；苦伤气，咸胜苦。

中央生湿，湿生土，土生甘，甘生脾，脾生肉，肉生肺，脾主口。其在天为湿，在地为土，在体为肉，在脏为脾，在色为黄，在音为宫，在声为歌，在变动为哕，在窍为口，在味为甘，在志为思。思伤脾，怒胜思；湿伤肉，风胜湿；甘伤肉，酸胜甘。

西方生燥，燥生金，金生辛，辛生肺，肺生皮毛，皮毛生肾，肺主鼻。其在天为燥，在地为金，在体为皮毛，在脏为肺，在色为白，在音为商，在声为哭，在变动为咳，在窍为鼻，在味为辛，在志为忧。忧伤肺，喜胜忧；热伤皮毛，寒胜热；辛伤皮毛，苦胜辛。

北方生寒，寒生水，水生咸，咸生肾，肾生骨髓，髓生肝，肾主耳。其在天为寒，在地为水，在体为骨，在脏为肾，在色为黑，在音为羽，在声为呻，在变动为栗，在窍为耳，在味为咸，在志为恐。恐伤肾，思胜恐；寒伤血，燥胜寒；咸伤血，甘胜咸。

故曰：天地者，万物之上下也；阴阳者，血气之男女也；左右者，阴阳之道路也；水火者，阴阳之征兆也；阴阳者，万物之能始也。故曰：阴在内，阳之守也；阳在外，阴之使也。

帝曰：法阴阳奈何？岐伯曰：阳胜则身热，腠理闭，喘粗为之俯仰，汗不出而热，齿干以烦冤，腹满死，能冬不能夏。阴胜则身寒，汗出，身常清，数栗而寒，寒则厥，厥则腹满死，能夏不能冬。此阴阳更胜之变，病之形能也。帝曰：调此二者奈何？岐伯曰：能知七损八益，则二者可调；不知用此，则早衰之节也。年四十，而阴气自半也，起居衰矣；年五十，体重，耳目不聪明矣；年六十，阴痿，气大衰，九窍不利，下虚上实，涕泣俱出矣。故曰：知之则强，不知则老，故同出而异名耳。智者察同，愚者察异，愚者不足，智者有余。有余则耳目聪明，身体轻强，老者复壮，壮者益治。是以圣人为无为之事，乐恬憺之能，从欲快志于虚无之守，故寿命无穷，与天地终，此圣人之治身也。

天不足西北，故西北方阴也，而人右耳目不如左明也。地不满东南，故东南方阳也，而人左手足不如右强也。帝曰：何以然？岐伯曰：东方阳也，阳者其精并于上，并于上则上明而下虚，故使耳目聪明而手足不便也。西方阴也，阴者其精并于下，并于下则下盛而上虚，故其耳目不聪明而手足便也。故俱感于邪，其在上则右甚，在下则左甚，此天地阴阳所不能全也，故邪居之。

故天有精，地有形，天有八纪，地有五里，故能为万物之父母。清阳上天，浊阴归地，是故天地之动静，神明为之纲纪，故能以生长收藏，终而复始。惟贤人上配天以养头，下象地以养足，中傍人事以养五脏。天气通于肺，地气通于嗌，风气通于肝，雷气通于心，谷气通于脾，雨气通于肾。六经为川，肠胃为海，九窍为水注之气。以天地为之阴阳，阳之汗，以天地之雨名之；阳之气，以天地之疾风名之。暴气象雷，逆气象阳，故治不法天之纪，不用地之理，则灾害至矣。

故邪风之至，疾如风雨，故善治者治皮毛，其次治肌肤，其次治筋脉，其次治六腑，其次治五脏。治五脏者，半死半生也。故天之邪气，感则害人五脏；水谷之寒热，感则害于六腑；地之湿气，感则害皮肉筋脉。

故善用针者，从阴引阳，从阳引阴，以右治左，以左治右，以我知彼，以表知里，以观过与不及之理，见微得过，用不殆。善诊者，察色按脉，先别阴阳，审清浊，而知部分；视喘息，听音声，而知所苦；观权衡规矩，而知病所主；按尺寸，观浮沉滑涩，而知病所生。以治无过，以诊则不失矣。

故曰：病之始起也，可刺而已；其盛，可待衰而已。故因其轻而扬之，因其重而减之，因其衰而彰之。形不足者，温之以气；精不足者，补之以味。其高者，因而越之；其下者，引而竭之；中满者，泻之于内；其有邪者，渍形以为汗；其在皮者，汗而发之；其慓悍者，按而收之；其实者，散而泻之。审其阴阳，以别柔刚，阳病治阴，阴病治阳。定其血气，各守其乡，血实宜决之，气虚宜掣引之。

【译文】

黄帝说：阴阳，是自然界的根本规律，是分析和归纳万事万物的纲领，是事物发展变化的根源，是事物产生与消亡的本原和起点，也是千变万化的各种运动现象之原动力。因此，在治疗疾病时，必须推求它的阴阳变化的根本。

清阳上升，积聚而成为天，浊阴下降，积聚而成为地。阴主安静而阳主躁动，阴阳之气，既能生、长万物，又能杀、藏万物。阳的运动，可以化生清气和能量，阴的凝聚，可以构成有形的物质。寒到极点可以转化为热，热到极点可以转化为寒。寒气的凝固，可以产生浊阴，热气的升腾，可以产生清阳；清阳之气应升不升而在下，就会发生飧泄；浊阴之气应降不降而在上，就发生胀满。这是由于阴阳升降运动反常，消化机能逆乱所致。清阳之气上升而为天，浊阴之气凝聚而为地。地气上升成为云，天气作用于云，下降而为雨，雨来源于地面的水汽，云成于天气的蒸化。清阳之气出于人体的上窍，而有发声、视觉、听觉、嗅觉、味觉等功能，糟粕和废水由前后二阴排出；清阳之气发布于腠理，而能温煦体表肌肉，浊厚的阴精则分别贮藏于五脏；清阳之气充实于四肢，饮食物则归入六腑。

以水火的性质来区分，水属于阴，火属于阳；以饮食物的气味来区分，气属于阳，味属于阴。饮食五味，可以滋养形体，形体进一步产生元气，饮食中的气，可以温煦阴精，阴精可以通过气化而转变为元气。也就是说，阴精吸收着饮食中的气，形体取养于饮食中的味；元气的气化功能将食物的精华转变为阴精，进而滋长了形体。另一方面，如果饮食不节，味即伤形，气即伤精，阴精可以转化为元气，元气亦可因饮食五味的失调而受损。味属于阴，饮食的糟粕由下窍排出，气属于阳，轻清的阳气升发于上窍。味厚的为阴中之阴，味薄的为阴中之阳；气厚的为阳中之阳，气薄的为阳中之阴。味厚的有泄下的作用，味薄的仅能通利；气薄的有发散功能，气厚的则可助阳生势。阳火亢盛，能使元气衰弱，阳火平和，能使元气旺盛，因为阳火过亢会消蚀元气，而元气则须依赖平和的阳火的温煦，也就是说，亢盛的阳火可以耗散元气，平和的阳火可以充养元气。就气味而言，辛甘而具发散作用的，属于阳；酸苦而具有通泄功能的，属于阴。阴阳失去平衡时，如果阴气偏亢，阳气就要受病；阳气偏亢，阴气就要受病。阳胜于阴，会出现热症；阴胜于阳，会出现寒症。寒到极点，会转化为热；热到极点，会转化为寒。

寒邪伤害人的形体，热邪伤害人的气分，气分受伤就产生疼痛，形体受伤，就发为肿胀。所以先痛而后肿的，是气分先伤而后影响的形体；先肿而后痛的，是形体先伤而后影响到气分。风气太过，则肢体发生痉挛动摇，热气太过，则易生痛肿，燥气太过，则津液干润，寒气太过，则出现虚胀，湿气太过，则出现濡泻。自然界有四时五行的变化，促成了生物的生长收藏的过程，并产生了寒暑燥湿风的气候，人体有五脏，化生各自的脏气，而产生了喜怒悲忧恐五种情志。喜怒等情志变化，可以伤气，寒暑等邪气外侵，可以伤形，突然大怒，可以损伤阴气，突然大喜，可以损伤阳气。若气机逆乱而上行，充满经脉，可导致形气相失而阴阳不守。喜怒不节，寒暑过度，则生命不能强固。

阳极可以转化为阴，阴极可以转化为阳。所以说：冬天被寒邪所伤，到来年春天容易发生温热病，春天被风邪所伤，夏天就容易发生飧泄，夏天被暑邪所伤，秋天就容易发生疟疾，秋天被湿邪所伤，冬天就容易发生咳嗽。

黄帝说：我听说古代圣人很注重研究人体的形态，区别脏腑的性质而加以归类，综合经脉的内容，并理出头绪，融汇十二经脉表里关系的六合理论，使各条经脉依一定的次序沟通联系起来，脉气所发的气穴，各有一定的部位和名称，肌肉的汇聚及其与骨骼的联属，都有一定的起止点，皮部浮络的分属和气血循行的逆顺，都有一

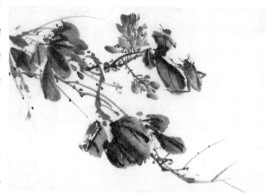

定的条理，自然界的四时阴阳，都有一定的纲纪，人体内外的联系，都有一定的表里层次，这些说法是正确的吗？

岐伯回答说：东方是风气生发的地方，风气产生木气，木气产生酸味，酸味滋养肝气，肝气养筋，而筋生心，肝又主目。这些都受到阴阳变化的作用，这种作用，在天是深远微渺的，它含蓄着主宰万物变化的无穷力量；在人表现为通晓自然事物变化的道理和规律，在地表现为万物的生化。生化的作用产生了五味，通晓了自然变化的道理，就产生智慧，天的深微储蓄的力量，产生了各种莫测的变化。这些变化，在天表现为风，在地为木，在体为筋，在脏为肝，在色为苍，在音为角，在声为呼，在变动为握，在窍为目，在味为酸，在情志为怒。怒可以伤肝，但悲可以抑制怒；风可以伤筋，燥可以抑制风；酸味可伤筋，辛味又可以抑制酸味。

南方产生热气，热能生火，火产生苦味，苦味养心，心生血，而血生脾，心又主舌。阴阳莫测的变化，在天为热，在地为火，在体为脉，在脏为心，在色为赤，在音为徵，在声为笑，在变动为忧，在窍为舌，在味为苦，在情志为喜。喜可以伤心，恐惧可以抑制喜乐；热能伤气，寒可以抑制热；苦味伤气，咸味又可抑制苦味。

中央产生湿气，湿能生土，土产生甘味，甘味养脾，脾生肉，肉能生肺，

脾又主口。阴阳莫测的变化，在天为湿，在地为土，在体为肉，在脏为脾，在色为黄，在音为宫，在声为歌，在变动为哕，在窍为口，在味为甘，在情志为思。思虑可以伤脾，怒可以抑制思；湿气能够伤肉，风气可以抑制湿气；甘味可以伤肉，酸味又能抑制甘味。

西方产生燥气，燥气生金，金产生辛味，辛味滋养肺气，肺生皮毛，皮毛又能生肾，肺又主鼻。阴阳莫测的变化，在天为燥，在地为金，在体为皮毛，在脏为肺，在色为白，在音为商，在声为哭，在变动为咳，在窍为鼻，在味为辛，在情志为忧。忧能伤肺，喜可以抑制忧；热能伤皮毛，寒可以胜热；辛味能伤皮毛，苦味又可以抑制辛味。

北方产生寒气，寒能生水，水能产生咸味，咸味滋养肾气，肾生骨髓，髓又能生肝，肾又主耳。阴阳莫测的变化，在天为寒，在地为水，在体为骨，在脏为肾，在色为黑，在音为羽，在声为呻，在变动为栗，在窍为耳，在味为咸，在情志为恐。恐能伤肾，思可以抑制恐；寒能伤血，燥能胜寒；咸味能伤血，甘味又能抑制咸味。

所以说：天和地，分别居于万物的上下；阴和阳，是人体气血的相对属性；左和右，是阴阳升降的道路；水和火是阴阳的象征；阴阳的运动，是万物产生的本始。所以说：阴气居于内，为阳气之守持，阳气居于外，为阴气之役使，阴阳二者相互为用。

黄帝说：怎样运用阴阳的规律去分析疾病的变化呢？岐伯答道：阳胜则身体发热，腠理闭，喘急气精而前俯后仰，汗不出而身热不解，牙齿干燥，烦乱郁闷，腹部胀满，为死证，这种病冬天尚能支持，夏天就不易耐受了。阴胜则身体发冷，汗出，身常寒凉并频频战栗而恶寒，寒盛则四肢厥逆，厥则腹部胀满，为死症，这种病夏天尚能支持，冬天就不易耐受了。这就是人体发生阴阳偏胜的病理变化时，分别出现的病态。

黄帝说道：如何保持阴阳二者的协调呢？岐伯说：能够了解七损八益的养生道理，则阴阳之气便能协调，若不懂得运用这个道理，就一定会发生早衰。一般人到了四十岁时，阴气已经减半，动作开始衰弱。到了五十岁，身体显得笨重，耳目也不聪明了。到六十刚时，出现了阴痿，正气大衰，九窍不能通利，下虚上实，涕泪常常流出。所以说知道养生道理的，身体就会强健，不知养生道理的，就容易衰老，所以人体同得天地阴阳之气以生，而其结果则有强壮与衰老的差别。智者能够察觉其共同性，而愚者则仅能察觉其不同处。所以愚者真气不足而智者则有余，真气有余则耳聪目明，身轻体健，即使年纪已老，仍健壮如故，若正在壮年，则身体会更为强健。所以圣人做的无为之事，乐于保持恬惔的情态，而居守于快乐自如的虚无境界，因此其寿命绵长，可以享尽天年，这就是圣人的养生之道。

天的西北方不足，西北方属阴，而人右边的耳目不如左边的聪明。地的东南方不足，东南方属阳，而人左边的手足不如右边的强壮。黄帝说：为什么会这样呢？岐伯说：东方属阳，左亦属阳，阳主升，人体的精气也是聚合于上部，这样就形成上盛下虚，所以左边的耳目聪明而手足不灵便。西方属阴，阴主降，人体的精气也是聚合于下部，这样就形成下盛上虚，所以右边的耳目不聪明而手足灵便。因此，同受邪气的侵犯，在上部则右侧较重，在下部则左侧较重，这是由于天地之气阴阳升降有所不全，人也相应地有左右的不足，所以邪气侵入人体，必乘其所虚而居之。

所以天有精气，地有形体，天有八风的纲纪，地有五行之道理，因而天地是万物的根源。清阳上升于天，浊阴下归于地，所以天地的动静，以变幻莫测的阴阳变化为纲纪，因此有生长收藏的变化，终而复始，循环不休。古代的贤人法象天地自然，在上部，配合天气以养头；在下部，取象地气以养足；在中部，傍合人事以养五脏。天气与肺相通，地气与嗌相通，风气与肝相通，雷气与心相通，谷气与脾相通，雨气与肾相通，人体的六经好比河川，肠胃犹如大海，九窍为水气灌注之处。以天地自然比类人体的阴阳，则阳气发泄所形成的汗，就像天地间的雨；阳气的运行就像天地间的疾风。刚躁暴怒的发作，就像雷霆，人的上逆之气，就像自然界阳火的升腾。所以调养身体，如果不取法天的八风之纪和地的五行之理，那么，疾病灾害就要发生了。

邪气的到来，急疾如暴风骤雨，所以善于治病的医生，能够抓住时机，当邪在皮毛时，就给予治疗，差些的，邪气到了肌肤才治疗，再差些的，邪气到了筋脉才治疗，更差些的，邪气发展到了六腑才治疗，最差的等到邪入五脏才治疗，到了五脏的时候，已经病势沉重、生命垂危了。所以感受了天的邪气，人的五脏就要受到伤害；感受了饮食寒热之邪，六腑就要受到伤害；感受了地的湿气，皮肉筋脉就要受到伤害。

所以善于用针的医生，能够通过针刺阴分，诱导在阳分的邪气，针刺阳分，诱导在阴分的邪气，针刺左侧以治右侧疾病，针刺右侧以治左侧疾病，以自己的正常状态，通过比较，来察知病者的异常状态，从外部变化可诊知内在的疾病，用这样的方法作为判断虚实的依据，见到微小的征象，就知道疾病的症结所在，依此施治，就不会发展到危险地步了。

所以善于诊病的医生，视察色泽，按切脉象，首先判别疾病的阴阳属性，审察颜色的清浊，可以知道疾病的部位，观察患者呼吸气息的动静、长短，听他的声音，便可以了解到痛苦所在，诊察四时脉象的常变，可以知道病在何脏何经，切按尺肤和寸口，了解脉象的浮沉滑涩，可以推知疾病从何而生，用这样的方法诊断疾病，不会有什么差错，治疗也就不会有所偏失了。

所以说：病初起时，可通过针刺而获愈；当病势正盛时，要待其稍衰之后刺治，方能取效。病轻浅的，宜宣散，病深重的，使之逐步减轻。衰弱的病，用补益法而使其强壮。形体衰弱的，要用益气的药物加以温补；阴精不足的，要用厚味之品加以滋补。邪在上的，要因势利导，使其从上发越；邪在下的，要用通泄的方法引其邪气排除于下窍；邪在中而有胀满症状的，可用消导的方法，使其化解于内。邪在表的，可用汤液浸渍熏蒸皮肤，使其发汗。病在皮肤的，还可以用发汗法去散其邪气。病势急猛的，要察清病情，迅速加以控制。对于实证，要区别表里。表实的宜散，里实的宜泻。要审查清楚疾病属阴还是属阳，辨别其性质的柔刚。阳病可以治阴，阴病也可以治阳，要确定疾病的气在血，明察疾病的部位而施治。对淤血为患的，宜活血通瘀，气虚下陷的，则宜用升提之法加以挈引。

阴阳离合论篇

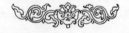

黄帝问曰：余闻天为阳，地为阴，日为阳，月为阴，大小月三百六十日成一岁，人亦应之。今三阴三阳，不应阴阳，其故何也？岐伯对曰：阴阳者，数之可十，推之可百，数之可千，推之可万，万之大不可胜数，然其要一也。天覆地载，万物方生，未出地者，命曰阴处，名曰阴中之阴；则出地者，命曰阴中之阳。阳予之正，阴为之主；故生因春，长因夏，收因秋，藏因冬。失常则天地四塞。阴阳之变，其在人者，亦数之可数。

帝曰：愿闻三阴三阳之离合也。岐伯曰：圣人南面而立，前曰广明，后曰太冲，太冲之地，名曰少阴，少阴之上，名曰太阳，太阳根起于至阴，结于命门，名曰阴中之阳。中身而上，名曰广明，广明之下，名曰太阴，太阴之前，名曰阳明，阳明根起于厉兑，名曰阴中之阳。厥阴之表，名曰少阳，少阳根起于窍阴，名曰阴中之少阳。是故三阳之离合也，太阳为开，阳明为阖，少阳为枢。三经者，不得相失也，搏而勿浮，命曰一阳。

帝曰：愿闻三阴。岐伯曰：外者为阳，内者为阴，然则中为阴，其冲在下，名曰太阴，太阴根起于隐白，名曰阴中之阴。太阴之后，名曰少阴，少阴根起于涌泉，名曰阴中之少阴。少阴之前，名曰厥阴，厥阴根起于大敦，阴之绝阳，名曰阴之绝阴。是故三阴之离合也，太阴为开，厥阴为阖，少阴为枢。三经者，不得相失也。搏而勿沉，名曰一阴。阴阳𪤚𪤚，积传为一周，气里形表而为相成也。

【译文】

黄帝问道：我听说天属阳，地属阴，日属阳，月属阴，大月和小月合起来三百六十天而为一年，人也与此相应。如今所说人体的三阴三阳，和天地阴阳之数不符，这是什么道理呢？岐伯回答说：阴阳在具体运用时，经过进一步推演，可以由一及十，由十及百，由百及千，由千及万，甚至数也数不尽，但是概括起来，它的规律却不外乎对立统一的阴阳道理。天地之间，万物初生，未长出地面时叫做阴处，又称为阴中之阴；若已长出地面，就成为阴中之阳。在万物的生长中，阳和阴各有其职责，阳主发生，阴主成形，所

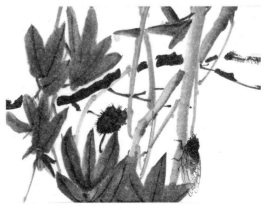

以万物的生发因于春气的温暖，盛长因于夏气的炎热，收成因于秋气的清凉，闭藏因于冬气的寒冷。如果阴阳的消长失于正常，则天地间生长收藏的变化就要止息。这种阴阳的消长变化，在人说来，也有一定的规律，并且是可以推知的。

黄帝说：我想再听听三阴三阳的离合情况。岐伯说：圣人面向南方站立着，前方名叫广明，后方名叫太冲，在太冲部位的经脉，叫做少阴，在少阴经上面的经脉，名叫太阳，太阳经下端起于至阴穴，上端结于目，称为阴中之阳；身半以上属阳，名叫广明，广明之下的经脉，称为太阴，太阴前面的经脉，名阳明，阳明经下端起于厉兑穴，称为阴中之阳；厥阴经脉之表，叫做少阳，少阳经下端起于窍阴穴，称为阴中之少阳。所以三阳经的离合，分开来看，太阳主表为开，阳明主里为阖，少阳主表里之间为枢。这三经相互为用，而不能背离，其脉象如果表现为搏指有力而不过浮，说明三阳经气流一协调，这样，合起来称为一阳。

黄帝说：我想再了解一下三阴的情况。岐伯说：在外的为阳，在内的为阴，所以在里的经脉称为阴经。冲脉在下，而它上部的经脉叫做太阴，太阴的下端起于隐白穴，称为阴中之阴；太阴后面的经脉，叫做少阴，少阴的下端起于涌泉穴，称为阴中之少阴；少阴前面的经脉，称为厥阴，厥阴的下端起于大敦穴，此经有阴而无阳，且已至阴的尽端，故称阴之绝阴。因而三阴经的离合，分开来看，太阴主表为开，厥阴主里为阖，少阴主表里之间为枢。这三经相互为用，而不能背离，其脉象如果表现为沉搏有神而不是过沉，说明三阴经气统一协调，如果合起来讲称为一阴。阴阳之气，运行不息，递相传注于全身，这样，气运于里而形立于表，形气二者是相辅相成的。

阴阳别论篇

黄帝问曰：人有四经十二从，何谓？岐伯对曰：四经应四时，十二从应十二月，十二月应十二脉。脉有阴阳，知阳者知阴，知阴者知阳。凡阳有五，五五二十五阳。所谓阴者，真脏也，见则为败，败必死也。所谓阳者，胃脘之阳也。别于阳者，知病处也；别于阴者，知死生之期。三阳在头，三阴在手，所谓一也。别于阳者，知病忌时。别于阴者，知死生之期。谨熟阴阳，无与众谋。所谓阴阳者，去者为阴，至者为阳；静者为阴，动者为阳；迟者为阴，数者为阳。凡持真脉之脏脉者，肝至悬绝急，十八日死；心至悬绝，九日死；肺至悬绝，十二日死；肾至悬绝，七日死；脾至悬绝，四日死。

曰：二阳之病发心脾，有不得隐曲，女子不月，其传为风消，其传为息贲者，死不治。曰：三阳为病发寒热，下为痈肿，及为痿厥腨痟；其传为索泽，其传为癫疝。曰：一阳发病，少气善咳善泄；其传为心掣，其传为隔。二阳一阴发病，主惊骇背痛，善噫善欠，名曰风厥。二阴一阳发病，善胀心满善气。三阳三阴发病，为偏枯、痿易、四支不举。

鼓一阳曰钩；鼓一阴曰毛，鼓阳胜急曰弦，鼓阳至而绝曰石，阴阳相过曰溜。阴争于内，阳扰于外，魄汗未藏，四逆而起，起则熏肺，使人喘鸣。阴之所生，和本曰和。是故刚与刚，阳气破散，阴气乃消亡。淖则刚柔不和，经气乃绝。死阴之属，不过三日而死；生阳之属，不过四日而死。所谓生阳死阴者，肝之心谓之生阳，心之肺谓之死阴，肺之肾谓之重阴，肾之脾谓之辟阴，死不治。

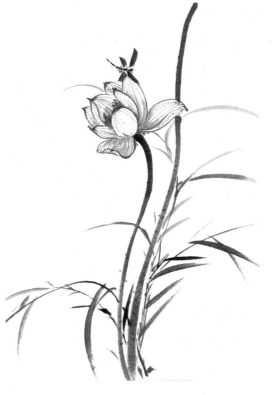

结阳者，肿四支。结阴者，便血一升，再结二升，三结三升。阴阳结斜，多阴少阳曰石水，少腹肿。二阳结谓之消，三阳结谓之隔，三阴结谓之水，一阴一阳结谓之喉痹。阴搏阳别，谓之有子。阴阳虚，肠澼死。阳加于阴谓之汗，阴虚阳搏谓之崩。三阴俱搏，二十日夜半死。二阴俱搏，十三日夕时死。一阴俱搏，十日死。三阳俱搏且鼓，三日死。三阴三阳俱搏，心腹满，发尽，不得隐曲，五日死。二阳俱搏，其病温，死不治，不过十日死。

【译文】

黄帝问：人有四经十二从，是什么意思？岐伯说：四经就是四藏，和春夏秋冬四时相应，十二从就是十二辰，它们和十二月相应，而十二月又和十二经脉相应。脉有阴阳之别，能了解什么是阳脉，就能知道什么是阴脉，能了解什么是阴脉，也就能知道什么是阳脉。阳脉有五种，就是春微弦，夏微钩，长夏微缓，秋微毛，冬微石。五时各知道什么是阳脉，所以五时配合五脏，则为二十五种阳脉。所谓阴脉，就是脉没有胃气，称为真藏脉象。真藏脉是胃气已经败坏的象征，败象已见，就可以断其必死。所谓阳脉，就是指有胃气之脉。辨别阳脉的情况，就可以知道病变的所在；辨别真藏脉的情况，就可以知道死亡的时期。三阳经脉的诊察部位，在结喉两旁的人迎穴，三阴经脉的诊察部位，在手鱼际之后的寸口。一般在健康状态之下，人迎与寸口的脉象是一致的。辨别属阳的胃脉，能知道时令气候和疾病的宜忌；辨别属阴的真藏脉，能知道病人的死生时期。只要谨慎而熟练地辨别阴脉与阳脉，临症时就不至于疑而不决了。凡诊得无胃气的真藏脉，例如：肝脉来的形象，如一线孤悬，似断似绝，或者来得弦急而硬，十八日当死；心脉来时，孤悬断绝，九日当死；肺脉来时，孤悬断绝，十二日当死；肾脉来时，孤悬断绝，七日当死；脾脉来时，孤悬断绝，四日当死。

胃肠有病，则可影响心脾，病人往往有难言以告人的隐情，如果是女子就会月经不调，甚至经闭。若病久传变，或者形体渐渐消瘦，成为"风消"，或者呼吸短促，气息上逆，成为"息贲"，就不可治疗了。太阳经发病，多有寒热的症状，或者下部发生痛肿，或者两足痿弱无力而逆冷，腿肚酸痛。若病久传化，或为皮肤干燥而不润泽，或变为癫疝。少阳经发病生发之气即减少，或易患咳嗽，或易患泄泻。若病久传变，或为心虚掣痛，或为饮食不下，隔塞不通。阳明与厥阴发病，主病惊骇，背痛，常常嗳气、呵气，名曰风厥。少阴和少阳发病，腹部作胀，心下满闷，时欲叹气。太阳和太阴发病，则为半身不遂的偏枯症，或者变化为常用而痿弱无力，或者四肢不能举动。

脉搏鼓动于指下，来时有力，去时力衰，叫做钩脉；稍无力，来时轻虚而浮，叫做毛脉；有力而紧张，如按琴瑟的弦，叫做弦脉；有力而必须重按，轻按不足，叫做石脉；既非无力，又不过于有力，一来一去，脉象和缓，流通平顺，叫做滑脉。阴阳失去平衡，以致阴气争盛于内，阳气扰乱于外，汗出不止，四肢厥冷，下厥上逆，浮阳熏肺，发生喘鸣。阴之所以能生化。由于阴阳的平衡，是谓正常。如果阳盛过亢，则阳气破散，阴气亦必随之消亡；倘若阴气独盛，则寒湿偏胜，亦为刚柔不和，经脉气血亦致败绝。属于死阴的病，不过三日就要死；属于生阳的病，不过四天就会痊愈。所谓生阳、死阴：肝病传心，为木生火，得其生气，叫做生阳；心病传肺，为火克金，金被火消亡，叫做死阴；肺病传肾，以阴传阴叫做重阴；肾病传脾，水反侮土，叫做辟阴，是不治的死症。

邪气郁结于阳经，则四肢浮肿；邪气郁结于阴经，则大便下血，初结一升，再结二升，三结三升。阴经阳经都有邪气郁结，而偏重于阴经方面的，就会发生石水之病，少腹肿胀；邪气郁结于二阳（足阳明胃、手阳明大肠），则肠胃俱热，多为消渴之症；邪气郁结于三阳（足太阳膀胱、手太阳小肠），则多为上下不通的隔症；邪气郁结于三阴（足太阴脾、手太阴肺），多为水肿膨胀的病；邪气郁结于一阴一阳（指厥阴和少阳），多为喉痹之病。阴脉搏动有力，与阳脉有明显的区别，这是怀孕的现象；阴阳脉俱虚而患痢疾的，是为死征；阳脉加倍于阴脉当有汗出，阴脉虚而阳脉搏击（在妇人）为血崩。三阴之脉，都搏击于指下，大约到二十天半夜时死亡；二阴之脉俱搏击于指下，大约到十三天傍晚时死亡；一阴之脉俱搏击于指下，大约十天就要死亡；三阳之脉俱搏击于指下，而鼓动过甚的，三天就要死亡；三阴三阳之脉俱搏，心腹胀满，阴阳之气发泄已尽，大小便不通，则五日死；二阳之脉俱搏击于指下，患有温病的，这已无法可治，不过十日就会死亡。

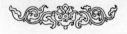

灵兰秘典论篇

黄帝问曰：愿闻十二脏之相使，贵贱何如？岐伯对曰：悉乎哉问也！请遂言之。心者，君主之官也，神明出焉。肺者，相傅之官，治节出焉。肝者，将军之官，谋虑出焉。胆者，中正之官，决断出焉。膻中者，臣使之官，喜乐出焉。脾胃者，仓廪之官，五味出焉。大肠者，传道之官，变化出焉。小肠者，受盛之官，化物出焉。肾者，作强之官，伎巧出焉。三焦者，决渎之官，水道出焉。膀胱者，州都之官，津液藏焉，气化则能出矣。凡此十二官者，不得相失也。故主明则下安，以此养生则寿，殁世不殆，以为天下则大昌。主不明则十二官危使，道闭塞而不通，形乃大伤，以此养生则殃，以为天下者，其宗大危，戒之戒之！

至道在微，变化无穷，孰知其原！窘乎哉，消者瞿瞿，熟知其要！闵闵之当，孰者为良！恍惚之数，生于毫厘，毫厘之数，起于度量，千之万之，可以益大，推之大之，其形乃制。黄帝曰：善哉！余闻精光之道，大圣之业，而宣明大道，非斋戒择吉日，不敢受也。黄帝乃择吉日良兆，而藏灵兰之室，以传保焉。

【译文】

黄帝问道：我想听你谈一下人体六脏六腑这十二个器官的职责分工，高低贵贱是怎样的呢？岐伯回答说：你问得真详细呀！请让我谈谈这个问题。心，主宰全身，是君主之官，人的精神意识思维活动都由此而出。肺，是相傅之官，犹如相傅辅佐着君主，主一身之气而调节全身的活动。肝，主怒，像将军一样的勇武，称为将军之

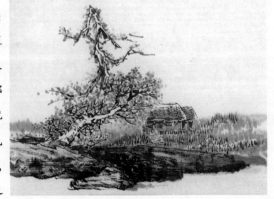

官，谋略由此而出。膻中，围护着心而接受其命令，是臣使之官，心志的喜乐，靠它传布出来。脾和胃司饮食的受纳和布化，是仓廪之官，五味的营养靠它们的作用而得以消化和运输。大肠是传导之官，它能传送食物的糟粕，使其变化为粪便排出体外。小肠是受盛之官，它承受胃中下行的食物而进一步分化清浊。肾，是作强之官，它能够使人发挥强力而产生各种伎巧。三焦，是决渎之官，它能够通行水道。膀胱是州都之官，蓄藏津液，通过气化作用，方能排出尿液。以上这十二官，虽有分工，但其作用应该协调而不能相互脱节。所以君主如果明智顺达，则下属也会安定正常，用这样的道理来养生，就可以使人长寿，终生不会发生危殆，用来治理天下，就使使国家昌盛繁荣。君主如果不能明智与顺达，那么，包括其本身在内的十二官就都要发生危险，各器官发挥正常作用的途径闭塞不通，形体就要受到严重伤害，在这种情况下，谈养生续命是不可能的，只会招致灾殃，缩短寿命，同样，以君主之昏聩不明来治理天下，那政权就危险难保了，千万要警惕再警惕呀！

　　至深的道理是微渺难测的，其变化也没有穷尽，谁能清楚地知道它的本源！实在是困难得很呀！有学问的人勤勤恳恳地探讨研究，可是谁能知道它的要妙之处！那些道理暗昧难明，就像被遮蔽着，怎能了解到它的精华是什么！那似有若无的数量，是产生于毫厘的微小数目，而毫厘也是起于更小的度量，只不过把它们千万倍地积累扩大，推衍增益，才演变成了形形色色的世界。黄帝说：好啊！我听到了精纯明彻的道理，这真是大圣人建立事业的基础，对于这宣畅明白的宏大理论，如果不修省而选择吉祥的日子，实在不敢接受它。于是，黄帝就选择有良好预兆的吉日，把这些著作珍藏在灵台兰室，很好地保存起来，以便流传后世。

六节脏象论篇

　　黄帝问曰：余闻天以六六之节，以成一岁，人以九九制会，计人亦有三百六十五节，以为天地久矣，不知其所谓也？岐伯对曰：昭乎哉问也！请遂言之。夫六六之节，九九制会者，所以正天之度，气之数也。天度者，所以制日月之行也；气数者，所以纪化生之用也。天为阳，地为阴；日为阳，月为阴；行有分纪，周有道理，日行一度，月行十三度而有奇焉，故大小月三百六十五日而成岁，积气余而盈闰矣。立端于始，表正于中，推余于终，而天度毕矣。

帝曰：余已闻天度矣，愿闻气数何以合之？岐伯曰：天以六六为节，地以九九制会，天有十日，日六竟而周甲，甲六复而终岁，三百六十日法也。夫自古通天者，生之本，本于阴阳，其气九州、九窍，皆通乎天气。故其生五，其气三，三而成天，三而成地，三而成人，三而三之，合则为九，九分为九野，九野为九脏，故形脏四，神脏五，合为九脏以应之也。

帝曰：余已闻六六九九之会也，夫子言积气盈闰，愿闻何谓气？请夫子发蒙解惑焉。岐伯曰：此上帝所秘，先师传之也。帝曰：请遂闻之。岐伯曰：五日谓之候，三候谓之气，六气谓之时，四时谓之岁，而各从其主治焉。五运相袭，而皆治之，终瘄之日，周而复始；时立气布，如环无端，候亦同法。故曰：不知年之所加，气之盛衰，虚实之所起，不可以为工矣。

帝曰：五运之始，如环无端，其太过不及何如？岐伯曰：五气更立，各有所胜，盛虚之变，此其常也。帝曰：平气何如？岐伯曰：无过者也。帝曰：太过不及奈何？岐伯曰：在经有也。帝曰：何谓所胜？岐伯曰：春胜长夏，长夏胜冬，冬胜夏，夏胜秋，秋胜春，所谓得五行时之胜，各以气命其脏。帝曰：何以知其胜？岐伯曰：求其至也，皆归始春，未至而至，此谓太过，则薄所不胜，而乘所胜也，命曰气淫。不分邪僻内生，工不能禁（此十字系错简）；至而不至，此谓不及，则所胜妄行，而所生受病，所不胜薄之也，命曰气迫。所谓求其至者，气至之时也。谨候其时，气可与期；失时反候，五治不分，邪僻内生，工不能禁也。帝曰：有不袭乎？岐伯曰：苍天之气，不得无常也。气之不袭，是谓非常，非常则变矣。帝曰：非常而变奈何？岐伯曰：变至则病，所胜则微，所不胜则甚，因而重感邪，则死矣。故非其时则微，当其时则甚也。

帝曰：善。余闻气合而有形，因变以正名，天地之运，阴阳之化，其于万物，孰多孰少，可得闻乎？岐伯曰：悉哉问也！天至广不可度，地至大不可量，大神灵问，请陈其方。草生五色，五色之变，不可胜视；草生五味，五味之美，不可胜极。嗜欲不同，各有所通。天食人以五气，地食人以五味，五气入鼻，藏于心肺，上使五色修明，音声能彰；五味入口，藏于肠胃，味有所藏，以养五气，气和而生，津液相成，神乃自生。

帝曰：藏象何如？

岐伯曰：心者，生之本，神之变也；其华在面，其充在血脉，为阳中之太阳，通于夏气。肺者，气之本，魄之处也；其华在毛，其充在皮，为阳中之太阴，通于秋气。肾者，主蛰，封藏之本，精之处也；其华在发，其充在骨，为阴中之少阴，通于冬气，肝者，罢极之本，魂之居也；其华在爪，其充在筋，以生血气，其味酸，其色苍，此为阳中之少阳，通于春气。脾、胃、大肠、小肠、三焦、膀胱者，仓廪之本，营之居也，名曰器，能化糟粕，转味而入出者也；其华在唇四白，其充在肌，其味甘，其色黄，此至阴之类，通于土气。凡十一脏，取决于胆也。

故人迎一盛，病在少阳，二盛病在太阳，三盛病在阳明，四盛已上为格阳。寸口一盛，病在厥阴，二盛病在少阴，三盛病在太阴，四盛已上为关阴。人迎与寸口俱盛四倍以上为关格，关格之脉赢，不能极于天地之精气，则死矣。

【译文】

黄帝问道：我听说天体的运行是以六个甲子构成一年，人则以九九极数的变化来配合天道的准度，而人又有三百六十五穴，与天地相应，这些说法，已听到很久了，但不知是什么道理？岐伯答道：你提的问题很高明啊！请让我就此问题谈谈看法。六六之节和九九制会，是用来确定天度和气数的。天度，是计算日月行程的。气数，是标志万物化生之用的。天属阳，地属阴，日属阳，月属阴。它们的运行有一定的部位和秩序，其环周也有一定的道路。每一昼夜，日行一度，月行十三度有余，所以大月、小月合起来三百六十五天成为一年，由于月份的不足，节气有盈余，于是产生了闰月。确定了岁首冬至节并以此为开始，用圭表的日影以推正中气的时间，随着日月的运行而推算节气的盈余，直到岁尾，整个天度的变化就可完全计算出来了。

黄帝说：我已经明白了天度，还想知道气数是怎样与天度配合的？岐伯说：天以六六为节制，地以九九之数，配合天道的准度，天有十干，代表十日，十干循环六次而成一个周甲，周甲重复六次而一年终了，这是三百六十日的计算方法。自古以来，都以通于天气而为生命的根本，而这个根本不外天之阴阳。地的九州，人的九窍，都与天气相通，天衍生五行，而阴阳又依盛衰消长而各分为三。三气合而成天，三气合而成地，三气合而成人，三三合成九气，在地分为九野，在人体分为九脏，形脏四，神脏五，合成九脏，以应天气。

黄帝说：我已经明白了六六九九配合的道理，先生说气的盈余积累成为闰月，我想听您讲一下什么是气？请您来启发我的蒙昧，解释我的疑惑！请全部讲给我听。岐伯说：五日称为候，三候称为气，六气称为时，四时称为岁，一年四时，各随其五行的配合而分别当旺。木、火、土、金、水五运随时间的推移而递相承袭，各有当旺之时，到一年终结时，再从头开始循环，一年分立四时，四时分布节气，逐步推移，如环无端，节气中再分候，也是这样的推移下去。所以说，不知当年客气加临、气的盛衰、虚实的起因等情况，就不能做个好的医生。

黄帝说：五运的推移，周而复始，如环无端，它的太过与不及是怎样的呢？岐伯说：五运之气更迭主时，互有胜克，从而有盛衰的变化，这是正常的现象。黄帝说：平气是怎样的呢？岐伯说：就是没有太过和不及。黄帝说：太过和不及的情况怎样呢？岐伯说：这些情况在经书中已有记载。

黄帝说：什么叫做所胜？岐伯说：春胜长夏，长夏胜冬，冬胜夏，夏胜秋，秋胜春，这就是时令根据五行规律而互相胜负的情况，同时，时令又依其五行之气的属性来分别影响各脏。黄帝说：怎样知道它们之间的相胜情况呢？岐伯说：首先要推求气候到来的时间，一般从立春开始向下推算。如果时令未到而气候先期来到，称为太过，某气太过就会侵侮其所不胜之气，欺凌其所胜之气，这就叫做气淫；时令已到而气候未到，称为不及，某气不及，则其所胜之气因缺乏制约而妄行，其所生之气因缺乏资助而困弱，其所不胜则更会加以侵迫，这就叫做气迫。所谓求其至，就是要根据时令推求气候到来的早晚，要谨慎地等候时令变化，气候的到来是可以预期的。如果搞错了时令或违反了时令的与气候相合的关系，以至于分不出五行之气当旺的时间，那么，当邪气内扰，病及于人的时候，好的医生也不能控制了。

黄帝说：五运之气有不相承袭的吗？岐伯说：天的五行之气，在四时中的分布不能没有常规。如果五行之气不按规律依次相承，就是反常的现象，反常就会使人发生病变，如在某一时令出现的反常气候，为当旺之气之所胜者，则其病轻微，若为当旺之气之所不胜者，则其病深重，因而若同时感受其他邪气，就会造成死亡。所以反常气候的出现，不在其所克制的某气当旺之时令，病就轻微，若恰在其所克制的某气当旺之时令发病，则病深重。

　　黄帝说：好。我听说由于天地之气的和合而有万物的形体，又由于其变化多端以至万物形态差异而定有不同的名称，天地的气运，阴阳的变化，它们对于万物的生成，就其作用而言，哪个多，哪个少，可以听你讲一讲吗？岐伯说：问得实在详细呀！天极其广阔，不可测度，地极其博大，也很难计量，像您这样伟大神灵的圣主既然发问，就请让我陈述一下其中的道理吧。草木显现五色，而五色的变化，是看也看不尽的，草木产生五味，而五味的醇美，是尝也尝不完的。人们对色味的嗜欲不同，而各色味是分别与五脏相通的。天供给人们以五气，地供给人们以五味。五气由鼻吸入，贮藏于心肺，其气上升，命名面部五色明润，声音洪亮。五味入于口中，贮藏于肠胃，经消化吸收，五味精微内注五以养五脏之气，脏气和谐而保有生化机能，津液随之生成，神气也就在此基础上自然产生了。

　　黄帝说：藏象是怎样的呢？岐伯说：心，是生命的根本，为神所居之处，其荣华表现于面部，其充养的组织在血脉，为阳中的太阳，与夏气相通。肺，是气的根本，为魄所居之处，其荣华表现在毫毛，其充养的组织在皮肤，是阳中的太阴，与秋气相通。肾上蛰伏，是封藏精气的根本，为精所居之处，其荣华表现在头发，其充养的组织在骨，为阴中之少阴，与冬气相通。肝，是罢极之本，为魄所居之处，其荣华表现在爪甲，其充养的组织在筋，可以生养血气，其味酸，其色苍青，为阳中之少阳，与春气相通。脾、胃、大肠、小肠、三焦、膀胱，是仓廪之本，为营气所居之处，因其功能像是贮食物的器皿，故称为器，它们能吸收水谷精微，化生为糟粕，管理饮食五味的转化、吸收和排泄，其荣华在口唇四旁的白肉，共充养的组织在肌肉，其味甘，其色黄，属于至阴之类，与土气相通。以上十一脏功能的发挥，都取决于胆气的升发。

　　人迎脉大于平时一倍，病在少阳；大两部，病在太阳；大三倍，病在阳明；大四倍以上，为阳气太过，阴无以通，是为格阳。寸口脉大于平时一倍，病在厥阴；大两倍，病在少阴；大三倍，病在太阴；大四倍以上，为阴气太过，阳无以交，是为关阴。若人迎脉与寸口脉俱大于常时四倍以上，为阴阳气俱盛，不得相荣，是为关格，关格之脉盈盛太过，标志着阴阳必亡，不再能够达于天地阴阳精气平调的生理状态，会很快死去。

五脏生成篇

心之合脉也，其荣色也，其主肾也。肺之合皮也，其荣毛也，其主心也。肝之合筋也，其荣爪也，其主肺也。脾之合肉也，其荣唇也，其主肝也。肾之合骨也，其荣发也，其主脾也。

是故多食咸，则脉凝泣而变色；多食苦，则皮槁而毛拔；多食辛，则筋急而爪枯；多食酸，则肉胝䐢而唇揭；多食甘，则骨痛而发落。此五味之所伤也。故心欲苦，肺欲辛，肝欲酸，脾欲甘，肾欲咸。此五味之所合也。

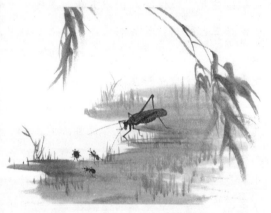

五脏之气，故色见青如草兹者死，黄如枳实者死，黑如炲者死，赤如衃血者死，白如枯骨者死，此五色之见死也。青如翠羽者生，赤如鸡冠者生，黄如蟹腹者生，白如豕膏者生，黑如乌羽者生，此五色之见生也。生于心，如以缟裹朱；生于肺，如以缟裹红；生于肝，如以缟裹绀；生于脾，如以缟裹栝楼实，生于肾，如缟裹紫，此五脏所生之外荣也。

色味当五脏：白当肺、辛，赤当心、苦，青当肝、酸，黄当脾、甘，黑当肾、咸。故白当皮，赤当脉，青当筋，黄当肉，黑当骨。

诸脉者皆属于目，诸髓者皆属于脑，诸筋者皆属于节，诸血者皆属于心，诸气者皆属于肺，此四支八谿之朝夕也。故人卧血归于肝，肝受血而能视，足受血而能步，掌受血而能握，指受血而能摄。卧出而风吹之，血凝于肤者为痹，凝于脉者为泣，凝于足者为厥，此三者，血行而不得反其空，故为痹厥也。人有大谷十二分，小谿三百五十四名，少十二俞，此皆卫气之所留止，邪气之所客也，针石缘而去之。

诊病之始，五决为纪，欲知其始，先建其母。所谓五决者，五脉也。是以头痛巅疾，下虚上实，过在足少阴、巨阳，甚则入肾。徇蒙招尤，目冥耳聋，下实上虚，过在足少阳、厥阴，甚则入肝。腹满膜胀，支鬲胠胁，下厥上冒，过在足太阴、阳明。咳嗽上气，厥在胸中，过在手阳明、太阴。心烦头痛，病在鬲中，过在手巨阳、少阴。

夫脉之小大滑涩浮沉，可以指别；五脏之象，可以类推；五脏相音，可以意识；五色微诊，可以目察。能合脉色，可以万全。

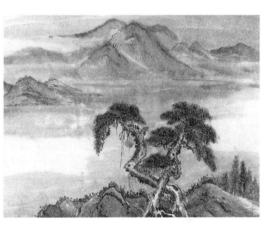

赤脉之至也，喘而坚，诊曰有积气在中，时害于食，名曰心痹，得之外疾思虑而虚，故邪从之。白，脉之至也，喘而浮，上虚下实，惊，有积气在胸中，喘而虚，名曰肺痹，寒热，得之醉而使内也。青，脉之至也，长而左右弹，有积气在心下支胠，名曰肝痹，得之寒湿，与疝同法，腰痛，足清，头痛。黄脉之至也，大而虚，有积气腹中，有厥气，名曰厥疝，女子同法，得之疾使四支汗出当风。黑脉之至也，上坚而大，有积气在小腹与阴，名曰肾痹，得之沐浴清水而卧。

凡相五色之奇脉，面黄目青，面黄目赤，面黄目白，面黄目黑者，皆不死也。面青目赤，面赤目白，面青目黑，面黑目白，面赤目青，皆死也。

【译文】

心的外合是脉，它的外荣是颜面的色泽，它的制约者是肾。肺的外合是皮，它的外荣是毛，它的制约者是心。肝的外合是筋，它的外荣是爪，它的制约者是肺。脾的外合是肉，它的外荣是唇，它的制约者是肝。肾的外合是骨，它的外荣是发，它的制约者是脾。

所以过食咸味，则使血脉凝涩不畅，而颜面色泽发生变化。过食苦味，则使皮肤枯槁而毫毛脱落。过食辛味，则使筋脉劲急而爪甲枯干。过食酸味，则使肌肉粗厚皱缩而口唇掀揭。过食甘味，则使骨骼疼痛而头发脱落。这是偏食五味所造成的损害。所以心欲得苦味，肺欲得辛味，肝欲得酸味，脾欲得甘味，肾欲得咸味，这是五味分别与五脏之气相合的对应关系。

面色出现青如死草，枯暗无华的，为死症；出现黄如枳实的，为死症；出现黑如烟灰的，为死症；出现红如凝血的，为死症；出现白如枯骨的，为死症。这是五色中表现为死症的情况。面色青如翠鸟的羽毛，主生；红如鸡冠的，主生；黄如蟹腹的，主生；白如猪脂的，主生；黑如乌鸦毛的，主生。这是五色中表现有生机而预后良好的情况。心有生机，其面色就像细白的薄绢裹着朱砂；肺有生机，面色就像细白的薄绢裹着粉红色的丝绸；肝的生机，面色就像细白的薄绢裹着天青色的丝绸；脾有生机，面色就像细白的薄绢裹着栝蒌实；肾有生机，面色就像细白的薄绢裹着紫色的丝绸。这些都是五脏的生机显露于外的荣华。

色、味与五脏相应：白色和辛味应于肺，赤色和苦味应于心，青色和酸味应于肝，黄色和甘味应于脾，黑色和咸味应于肾。因五脏外合五体，所以白色应于皮，赤色应于脉，青色应于筋，黄色应于肉，黑色应于骨。

各条脉络，都属于目，而诸髓都属于脑，诸筋都属于骨节，诸血都属于心，诸气都属于肺，同时，气血的运行则朝夕来往，不离于四肢八溪的部位。所以当人睡眠时，血归藏于肝，肝得血而濡养于目，则能视物；足得血之濡养，就能行走；手掌得血之濡养，就能握物；手指得血之濡养，就能拿取。如果刚刚睡醒就外出受到风吹，血液的循行就要凝滞，凝于肌肤的，发生痹证；凝于经脉的，发生气血运行的滞涩；凝于足部的，该部发生厥冷。这三种情况，都是由于气血的运行不能返回组织间隙的孔穴之处，所以造成痹厥等症。全身有大谷十二处，小溪三百五十四处，这里面减除了十二脏腑各自的俞穴数目。这些都是卫气留止的地方，也是邪气客居之所，治病时，可循着这些部位施以针石，以祛除邪气。

诊病的根本，要以五决为纲纪。想要了解疾病的根本关键，必先确定病变的原因。所谓五决，就是五脏之脉，以此诊病，即可决断病本的所在。比如头痛等巅顶部位的疾患，属下虚上实的，病变在足少阴和足太阳经，病甚的，可内传于肾。头晕眼花，身体摇动，目暗耳聋，属下实上虚的，病变在足少阳和足厥阴经，病甚的，可内传于肝。腹满䐜胀，支撑胸膈胁肋，属于下部逆气上犯的，病变在足太阴和足阳明经。咳嗽气喘，气机逆乱于胸中，病变在手阳明和手太阳经。心烦头痛，胸膈不适的，病变在手太阳和手少阴经。

脉象的小、大、滑、涩、浮、沉等，可能通过医生的手指加以鉴别；五脏功能表现于外，可以通过相类事物的比象，加以推测；五脏各自的声音，可以凭意会而识别，五色的微小变化，可以用眼睛来观察。诊病时，如能将色、脉两者合在一起进行分析，就可以万无一失了。外现赤色，脉来急疾而坚实的，可诊为邪气积聚于中脘，常表现为妨害饮食，病名叫做心痹，这种病得之于外邪的侵袭，是由于思虑过度以致心气虚弱，邪气才随之而入的。外现白色，脉来急疾而浮，这是上虚下实，故常出现惊骇，病邪积聚于胸中，迫肺而作喘，但肺气本身是虚弱的，这种病的病名叫做肺痹，它有时发寒热，常因醉后行房而诱发。青色外现，脉来长而左右搏击手指，这是病邪积聚于心下，支撑胁肋，这种病的病名叫做肝痹，多因受寒湿而得，与疝的病理相同，它的症状，有腰痛、足冷、头痛等。外现黄色，而脉来虚大的，这是病邪积聚在腹中，有逆气产生，病名叫做厥疝，女子也有这种情况，多由四肢剧烈的活动，汗出当风所诱发。外现黑色，脉象尺上坚实而大，这是病邪积聚在小腹与前阴，病名叫做肾痹，多因冷水淋浴后睡卧受凉所引起。

凡观察五色，出现面黄目青、面黄目赤、面黄目白、面黄目黑的，都不是死症。面青目赤，面赤目白，面青目黑，面黑目白，面赤目青，都是死症。

五脏别论篇

黄帝问曰：余闻方士，或以脑髓为脏，或以肠胃为脏，或以为腑，敢问更相反，皆自谓是，不知其道，愿闻其说。

岐伯对曰：脑、髓、骨、脉、胆、女子胞，此六者，地气之所生也，皆藏于阴而象于地，故藏而不泻，名曰奇恒之腑。夫胃、大肠、小肠、三焦、膀胱，此五者，天气之所生也，其气象天，故泻而不藏，此受五脏浊气，名曰传化之腑，此不能久留，输泻者也。魄门亦为五脏使，使水谷不得久藏。所谓五脏者，藏精气而不泻也，故满而不能实。六腑者，传化物而不藏，故实而不能满也。所以然者，水谷入口，则胃实而肠虚；食下，则肠实而胃虚，故曰实而不满，满而不实也。

帝曰：气口何以独为五脏主？岐伯曰：胃者，水谷之海，六腑之大源也。五味入口，藏于胃，以养五脏气；气口亦太阴也，是以五脏六腑之气味，皆出于胃，变见于气口。故五气入鼻，藏于心肺，心肺有病，而鼻为之不利也。

凡治病必察其下，适其脉，观其志意，与其病也。拘于鬼神者，不可与言至德；恶于针石者，不可与言至巧；病不许治者，病必不治，治之无功矣。

【译文】

黄帝问道：我听说方士之中，有人以脑髓为脏，有人以肠胃为脏，也有的把这些都称为腑，如果向他们提出相反的意见，却又都坚持自己的看法正确，不知哪种理论是对的，希望你谈一谈这个问题。岐伯回答说：脑、髓、骨、脉、胆、女子胞，这六者是秉承地气而生的，都能贮藏阴质，就像大地包藏万物一样，所以它们的作用是藏而不泻，叫做奇恒之腑。胃、大肠、小肠、三焦、膀胱，这五者是禀承天气所生的，它们的作用，像天一样的健运周转，所以是泻而不藏的，它们受纳五脏的浊气，所以称为传化之腑，这是因为浊气不能久停其间，而必须及时转输和排泄的缘故。此外，肛门也为五脏行使输泻浊气的职能，这样，水谷的糟粕就不会久留于体内了。所谓五脏，它的功能是贮藏精气而不向外发泄的，所以它是经常地保持精气饱满，而不是一时地得到充实。六腑，它的功能是将水谷加以传化，而不是加以贮藏，所以它有时显得充实，但却不能永远保持盛满。出现这种情况，是因为水谷入口下行，胃充实了，但肠中还是空虚的，食物再下行，肠充实了，而胃中就空虚了，这样依次传递，所以说六腑是一时的充实，而不是持续的盛满，五脏则是持续盛满而不是一时的充实。

黄帝问道：为什么气口脉可以独主五脏的病变呢？岐伯说：胃是水谷之海，为六腑的泉源，饮食五味入口，留在胃中，经足太阴脾的运化输转，而能充养五脏之气，气口为手太阴肺经所过之处，也属太阴经脉。所以五脏六腑的水谷精微，都出自胃，经输布吸收的变化，脏腑之气的衰盛表现于气口。而五气入鼻，藏留于心肺，所以心肺有了病变，则鼻为之不利。凡治病必观察其上下的变化。审视其脉候的虚实，察看其情志精神的状态以及病情的表现。对那些拘守鬼神迷信观念的人，是不能与其谈论至深的医学理论的，对那些讨厌针石治疗的人，也不可能和他们讲什么医疗的技巧。有病不许治疗的人，他的病是治不好的，勉强治疗也收不到好的功效。

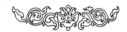

异法方宜论篇

黄帝问曰：医之治病也，一病而治各不同，皆愈，何也？岐伯对曰：地势使然也。故东方之地，天地之所始生也，鱼盐之地，海滨傍水。其民食鱼而嗜咸，皆安其处，美其食。鱼者使人热中，盐者胜血，故其民皆黑色疏理，其病皆为痈疡，其治宜砭石。故砭石者，亦从东方来。西方者，金玉之域，沙石之处，天地之所收引也。其民陵居而多风，水土刚强，其民不衣而褐荐，其民华食而脂肥，故邪不能伤其形体，其病生于内，其治宜毒药。故毒药者，亦从西方来。北方者，天地所闭藏之域也。其地高陵居，风寒冰冽，其民乐野处而乳食，脏寒生满病，其治宜灸焫。故灸焫者，亦从北方来。

南方者，天地所长养，阳之所盛处也。其地下，水土弱，雾露之所聚也。其民嗜酸而食胕，故其民皆致理而赤色，其病挛痹，其治宜微针，故九针者，亦从南方来。

中央者，其地平以湿，天地所以生万物也众。其民食杂而不劳，故其病多痿厥寒热，其治宜导引按蹻，故导引按蹻者，亦从中央出也。

故圣人杂合以治，各得其所宜。故治所以异而病皆愈者，得病之情，知治之大体也。

【译文】

黄帝问道：医生治病，同一种病而治法不同，但都治好了，这是什么道理呢？岐伯回答说：这是由于地理条件不同的缘故。例如东方是自然界万物生发之气开始的地方，这个地区盛产鱼盐，滨海近水，当地的人多吃鱼类而嗜好咸味，人们均安居其处，饮食丰美，但是，吃鱼多了易使热积于中，吃盐多了易耗伤血液，所以该地的居民多皮肤色黑而腠理疏松，易患痈一类疾病，这种病适宜用砭石治疗。所以用砭石治病的方法，是从东方传来的。

西方为盛产金玉的地区，遍地沙石，是自然界收引劲急之气所在的地区，当地的人多依丘陵而居，其地多风，水土之性刚强，人们不衣丝棉而穿毛布，铺的是草席，饮食非常鲜美，吃的是酥酪膏肉之类，因而他们的身体肥胖，不易受外邪侵犯，所发生的疾病，多是由于饮食不调，七情不节等原因引起，这种病适宜用药物治疗。所以用药物治病的方法，是从西方传来的。

北方为自然界之气闭藏的地区，其地势高，人们依丘陵而居，气候风寒冰冽，当地居民喜欢在野外住宿，吃的是牛羊乳汁，易因内脏受寒而生胀满一类疾病，这种病适宜用灸法治疗。所以用艾灸治病的方法，是北方传来的。

南方是自然界万物生长繁育，阳气盛的地方，其地洼下，水土较弱，由于水湿的蒸发，经常雾露集聚，当地的人们喜欢吃酸味和酵化过的食物，其皮肤腠理多紧密而色赤，易发生筋脉拘挛，麻痹不仁一类疾病，这种病适宜用微针治疗。所以用九针治病的方法，是从南方传来的。

中央地区，地势平坦而湿润，自然界出产的物资众多，人们食物品种繁杂，生活比较安逸，少于劳动，易发生痿痹、厥逆一类的疾病，这种病适宜用导引按摩法治疗。所以用导引按摩治病的方法是从中央地区传出来的。

高明的医生，能够综合各种治法，根据不同病情，恰当地运用相应的治法，使之各得适宜的治疗，所以治法虽然不同，而病却均能痊愈，就是因为他能了解病情，掌握治疗大法的缘故。

移精变气论篇

黄帝问曰：余闻古之治病，惟其移精变气，可祝由而已。今世治病，毒药治其内，针石治其外，或愈或不愈，何也？

岐伯对曰：往古人居禽兽之间，动作以避寒，阴居以避暑，内无眷慕之累，外无伸宦之形，此恬澹之世，邪不能深入也。故毒药不能治其内，针石不能治其外，故可移精祝由而已。当今之世不然，忧患缘其内，苦形伤其外，又失四时之从，逆寒暑之宜，贼风数至，虚邪朝夕，内至五脏骨髓，外伤空窍肌肤，所以小病必甚，大病必死，故祝由不能已也。

帝曰：善。余欲临病人，观死生，决嫌疑，欲知其要，如日月光，可得闻乎？岐伯曰：色脉者，上帝之所贵也，先师之所传也。上古使僦贷季，理色脉而通神明，合之金木水火土，四时八风六合，不离其常，变化相移，以观其妙，以知其要。欲知其要，则色脉是矣。色以应日，脉以应月，常求其要，则其要也。夫色之变化，以应四时之脉，此上帝之所贵，以合于神明也。所以远死而近生。生以道长，命曰圣王。

中古之治病，至而治之，汤液十日，以去八风五痹之病，十日不已，治以草苏草荄之枝，本末为助，标本已得，邪气乃服。暮世之治病则不然，治不本四时，不知日月，不审逆从，病形已成，乃欲微针治其外，汤液治其内，粗工凶凶，以为可攻，故病未已，新病复起。

帝曰：愿闻要道。

岐伯曰：治之要极，无失色脉，用之不惑，治之大则。逆从倒行，标本不得，亡神失国。去故就新，乃得真人。帝曰：余闻其要于夫子矣，夫子言不离色脉，此余之所知也。岐伯曰：治之极于一。帝曰：何谓一？岐伯曰：一者因问而得之。帝曰：奈何？岐伯曰：闭户塞牖，系之病者，数问其情，以从其意，得神者昌，失神者亡。帝曰：善！

【译文】

黄帝问道：我听说古时治病，只是移易改变病人的精气，使之精神复强而内守，用祝由方法，病就可以治好。现在治病就不同了，用药物治其内，针石治其外，

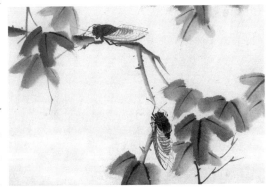

病仍然有的能治好的，有的治不好，这是什么原因呢？岐伯说：古代人巢居穴处，追逐生存于禽兽之间，用形体运动以御寒，到阴凉之处以避暑，其内无眷恋思慕以累其精神，其外无追逐名利以劳其形体，处在这种清静无为的环境中，则其精气内守，邪气是不能深入侵犯的。所以当其患病时，既不需要药物治其内，也不需要针石治其外，只是用祝由方法来移易改变其精气，病就可以治愈。现在的人们就不同了，内则忧患扰动其情志，外则劳苦以伤其形体，又不能顺从四时气候的变化，违反了寒暑之所宜，加以贼风数至，虚邪时侵，一旦感受了邪气，内则深入到五脏骨髓，外则伤害其孔窍肌肤，由于精气已虚，所以小病必重，大病必死，因此，神由就治不好他的病了。

黄帝说：好。我想在诊察病人时，能够做到观察死生，决断疑难脉证，掌握其要领，像日月之光那样明显，这些道理你能讲给我听吗？岐伯说：主要是对色脉的诊察，关于诊察色脉的方法，是上古帝王所重视，先师所传授的。上古的皇帝，曾命僦贷季研究色和脉的道理，使之通达神明，配合于金、木、水、火、土、四时、八风、六合的正常活动，及其变化更移的规律，从观察这些奥妙的变化中，掌握其要领，而这些要领，应用在诊察疾病上，就是色和脉。色的明暗变化，像太阳之有阴晴；脉的虚实变化，像月亮之有盈亏，要经常研究这些要领，并取法于这些要领。人之气色的变化，是和四时的脉象相应的，上古帝王之所以重视，以其能合于天地四时的奥妙变化，掌握好了可以从色脉诊察出死生的征兆，所以能远离死亡而保持生命，善于摄生而能使寿命延长的，就是"圣王"。

中古时候的医生治病，多在病已发生时治之，先使服汤液十天，以祛除八风和五痹的病邪，如果治疗十天，其病不愈，再用草之枝叶与根同时煎服，使之本末相助，邪气消散，病即可愈。后世的医生治病，就不同了，治病不遵循四时阴阳消长的规律，不懂得色脉与日月相应的变化，不能审察出色脉出现的逆顺，至疾病已经形成，始欲用微治其外，汤液治其内，粗率的医生，还错误地认为应用攻法，以致原有的疾病没有治好，反而增添了新病。

黄帝说：我愿听听关于诊治疾病的重要道理。岐伯说：治病最重要的是不要诊错色脉，能准确地掌握对色脉的诊断，临证用之而不惑乱，这就是治病的大示。如果将色脉的逆从诊察颠倒，治起病来势必倒行逆施，使诊治不能与病情吻合，这种作法，用之于病人，则必亡其神，用之于治国，则必失其国。所以医生必须丢掉陈旧的知识，接受新的技术，使自己达到"真人"的水平。

黄帝说：我已听先生讲过关于治病的主要道理，先生说是不离色脉，这些道理我已经知道了。岐伯说：治病的主要道理，可以总归为一。黄帝说：什么叫一？岐伯说，这个一就是神，可以通过问诊得之。黄帝说：怎样问法？岐伯说：关闭门窗，密切注视病人，反复询问病情，顺从病人的志意，使之情志舒畅，尽情叙述，诊察其病情，观察其神气的存亡。凡神气旺盛的，病的预后良好，神气丧失的，预后多不良。黄帝说：好。

汤液醪醴论篇

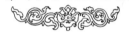

黄帝问曰：为五谷汤液及醪醴，奈何？岐伯对曰：必以稻米，炊之稻薪，稻米者完，稻薪者坚。帝曰：何以然？岐伯曰：此得天地之和，高下之宜，故能至完，伐取得时，故能至坚也。帝曰：上古圣人作汤液醪醴，为而不用，何也？岐伯曰：自古圣人之作汤液醪醴者，以为备耳，夫上古作汤液，故为而弗服也。中古之世，道德稍衰，邪气时至，服之万全。帝曰：今之世不必已，何也？岐伯曰：当今之世，必齐毒药攻其中，镵石针艾治其外也。

帝曰：形弊血尽而功不立者何？岐伯曰：神不使也。帝曰：何谓神不使？岐伯曰：针石，道也。精神不进，志意不治，故病不可愈。今精坏神去，荣卫不可复收。何者？嗜欲无穷，而忧患不止，精气弛坏，荣泣卫除，故神去之而病不愈也。

帝曰：夫病之始生也，极微极精，必先入结于皮肤。今良工皆称曰：病成名曰逆，则针石不能治，良药不能及也。今良工皆得其法，守其数，亲戚兄弟远近，音声日闻于耳，五色日见于目，而病不愈者，亦何暇不早乎？岐伯曰：病为本，工为标，标本不得，邪气不服，此之谓也。

帝曰：其有不从毫毛而生，五脏阳以竭也，津液充郭，其魄独居，孤精于内，气耗于外，形不可与衣相保，此四极急而动中，是气拒于内，而形施于外，治之奈何？岐伯曰：平治于权衡，去宛陈莝，微动四极，温衣，缪刺其处，以复其形。开鬼门，洁净府，精以形服，五阳已布，疎涤五脏，故精自生，形自盛，骨肉相保，巨气乃平。帝曰：善！

【译文】

黄帝问道：用五谷做汤液和醪醴，方法如何？岐伯说：必须用稻米作原料，稻秸作燃料，因为稻米得气完备，稻秸得气坚劲。黄帝说：为什么这样呢？岐伯说：稻米得天地之和气，生长于高下适宜的土地上，所以得气最为完备；稻至秋收割，伐取得时，所以稻秸之持坚劲。

黄帝说：上古时代的"圣人"作汤液和醪醴，制成后不使用，是什么原因呢？岐伯说：古代"圣人"作汤液和醪醴，是为了以备不时之需的，因为上古时代的人们，清静无为，患病较少，所以，虽然作成汤液，却是备而不用。到中古时代，社会道德稍衰，人体比较虚弱，便还未至真气败坏的程度，虽然时常因邪气的侵袭而患病，但多病势较微，所以用汤液醪醴治疗，病即可痊愈。黄帝说：现在的人们，虽然服了汤液醪醴，但病不一定治好，是什么原因呢？岐伯说：现在的人们，仅服汤液醪醴是治不好病的，必须调制药物以治其中；镵石、针灸治其外，始能治好病。

黄帝说：有的病人，经用药物、针灸等法治病后，弄得形体弊坏，气血竭尽，但仍不见效，这是什么缘故呢？岐伯说：这是因为病人的神气已经败坏，已不能使那些治法发挥应有的作用。黄帝说：为什么不能发挥其应有作用呢？岐伯说：针石，是用以治病的方法。但用在精神已经毁坏，志意已经散乱不定的人身上，却不能发挥其应有的作用，所以病不愈。况且现在病人又是精坏神去，营卫已到不可收拾的地步了。这是为什么呢？主要是由于他生活上嗜欲无穷，精神上忧患不止，以致精气毁坏，营血涩少，卫气也失去正常的功能，所以神气去而病不愈。

黄帝说：病初生的时候，虽然非常精微难测，但必定是先侵袭结聚于皮肤。此时病在皮肤毫毛，是应该容易治疗的，但技术优良的医生一诊察，都说病已形成，而且病势严重，虽用针石、良药也不能治愈。现技术优良的医生也都能掌握治病的方法，遵守治病的法度，而病人又多是亲戚兄弟这样的亲近，他们的声音日闻于耳，五色日见于目，而病却治不好，为什么拖延而不给他早治疗呢？岐伯说：治病的时候，是病为本，医生为标，若医生的治法和病不一致，怎能征服邪气呢！所以病不愈。

黄帝说：有的病不是由皮肤毫毛发生，而是由于五脏的阳气衰，水无气以化，致水气充满于皮肤，阴精独居于内，但有阴无阳，是精孤于内，阴盛阳衰，则阳耗于外，水气充溢于皮肤，其形体浮肿，不能穿着原来的衣服，四肢肿急，妨碍中气的升降而咳喘，像这种水气格拒于中，形体因浮肿而变易于外的病，应当怎样治疗呢？岐伯说：治疗这样的病，应当根据其病情，进行衡量揆度，加以平治，以驱除基体内水气的郁积，可以先轻微摇动其上肢，以流动阳气，穿温暖的衣服，以助肌表的阳气，使水气易行，然后用左取右，右取左的缪刺法，以去其大络之滞气，使水气去而形体恢复原来状态。亦可用发汗和利小便法，以逐水气，水气去则水精得以正常运行，五脏的阳气得以敷布，五脏的郁积也得以疏通涤除，这样，精气自会生成，形体也会充盛，骨肉保持常态，正气也恢复正常了。黄帝说：好。

玉版论要篇

黄帝问曰：余闻揆度奇恒所指不同，用之奈何？岐伯对曰：揆度者，度病之浅深也。奇恒者，言奇病也。请言道之至数。五色脉变，揆度奇恒，道在于一。神转不回，回则不转，乃失其机。至数之要，迫近以微，著之玉版，命曰合玉机。

容色见上下左右，各在其要。其色见浅者，汤液主治，十日已。其见深者，必齐主治，二十一日已。其见大深者，醪酒主治，百日已。色夭面脱，不治，百日尽已。脉短气绝，死，病温虚甚，死。色见上下左右，各在其要。上为逆，下为从。女子右为逆，左为从。男子左为逆，右为从。易，重阳死，重阴死。阴阳反他，治在权衡相夺，奇恒事也，揆度事也。

搏脉，痹躄，寒热之交。脉孤为消气。虚泄，为夺血。孤为逆，虚为从。行奇恒之法，以太阴始。行所不胜曰逆，逆则死。行所胜曰从，从则活。八风四时之胜，终而复始，逆行一过，不复可数。论要毕矣。

【译文】

黄帝问道：我听说《揆度》《奇恒》的诊法，可以运用于多方面，但所指不同，怎样运用呢？岐伯说：《揆度》，是揣测衡量疾病的浅深。《奇恒》，是说的异于正常的病。请让我谈谈诊病的至理，《五色》《脉变》《揆度》《奇恒》等，虽然所指不同，但道理只有一个，那就是神。神机在人体运转不息，向前而不却退，如果退却，人就失去生生之机了，所以诊病的至理，浅显易见的是色脉，而其微妙之处却在于神，请把这些道理写在玉版上，名为合玉机。

面部五色的变化，出现于上下左右，应分别诊察其主病之浅深顺逆。色浅的病亦轻浅，用汤液治之，病十天可愈。色深的病亦较重，用药物治之，病二十一天可愈。色深重的病亦深重，须用醪酒治之，病一百天可愈。面色枯槁无神，面容瘦削的，为神气已去，不可治也，一百天后死亡。脉短而气欲绝的，为中虚阳脱，必死。温热病而精血虚甚的，为阴竭，亦必死。

面色见于上下左右，应分别诊察其主病的浅深逆顺。色向上移行的为逆，向下移行的为顺；女子色见于右侧的为逆，见于左侧的为顺；男子色见于左侧的为逆，见于右侧的为顺。其色变更常道，反顺为逆，男子色见于左，是为重阳，重阳者死。女子色见于右，是为重阴，重阴者死。这种阴阳相反的病，应衡量其病情，予以适当的治疗，调之使平。这是属于《奇恒》与《揆度》中所论述的内容。

脉来搏击于指下，为邪盛正虚之象，其所主或为痹证，或为足不能行，或为寒，或为热。无胃气的孤脉，主阳气耗损；搏动无力的虚脉，主阴血被伤。见孤脉者，病情为逆，预后多不良；见虚脉者，病情为从，预后多良好。要运用《奇恒》的诊法，应从诊察手太阴经之寸口脉入手。如见已所不胜的脉象，病情为逆，预后多不良；见已所胜的脉象，病情为从，预后多良好。自然界八风在四时各在其所旺之时而胜，有正常规律，终而复始。假如四时的气候失常，就无法按正常规律来推断了。《揆度》《奇恒》等论述的要领，大体有这些。

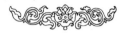

诊要经终论篇

　　黄帝问曰：诊要何如？岐伯对曰：正月二月，天气始方，地气始发，人气在肝。三月四月，天气正方，地气定发，人气在脾。五月六月，天气盛，地气高，人气在头。七月八月，阴气始杀，人气在肺。九月十月，阴气始冰，地气始闭，人气在心。十一月十二月，冰复，地气合，人气在肾。

　　故春刺散俞，及与分理，血出而止，甚者传气，间者环也。夏刺络俞，见血而止，尽气闭环，痛病必下。秋刺皮肤，循理，上下同法，神变而止。冬刺俞窍于分理，甚者直下，间者散下。春夏秋冬，各有所刺，法其所在。

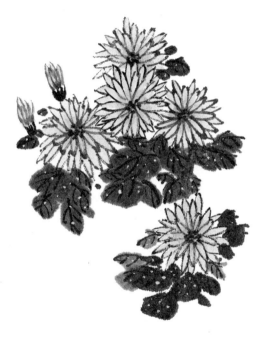

　　春刺夏分，脉乱气微，入淫骨髓，病不能愈，令人不嗜食，又且少气。春刺秋分，筋挛逆气，环为咳嗽，病不愈，令人时惊，又且哭。春刺冬分，邪气著脏，令有胀，病不愈，又且欲言语。夏刺春分，病不愈，令人解墮。

夏刺秋分，病不愈，令人心中欲无言，惕惕如人将捕之。夏刺冬分，病不愈，令人少气，时欲怒。秋刺春分，病不已，令人惕然欲有所为，起而忘之。秋刺夏分，病不已，令人益嗜卧，又且善梦。秋刺冬分，病不已，令人洒洒时寒。冬刺春分，病不已，令人欲卧不能眠，眠而有见。冬刺夏分，病不愈，气上，发为诸痹。冬刺秋分，病不已，令人善渴。

　　凡刺胸腹者，必避五脏。中心者环死，中脾者五日死，中肾者七日死，中肺者五日死，中鬲者，皆为伤中，其病虽愈，不过一岁必死。刺避五脏者，知逆从也。所谓从者，鬲与脾肾之处，不知者反之。刺胸腹者，必以布憿著之，乃从单布上刺，刺之不愈复刺。刺针必肃，刺肿摇针，经刺勿摇，此刺之道也。

帝曰：愿闻十二经脉之终奈何？岐伯曰：太阳之脉，其终也，戴眼，反折，瘛疭，其色白，绝汗乃出，出则死矣。少阳终者，耳聋百节皆纵，目睘绝系，绝系一日半死；其死也，色先青白，乃死矣。阳明终者，口目动作，善惊，妄言，色黄，其上下经盛，不仁，则终矣。少阴终者，面黑，齿长而垢，腹胀闭，上下不通而终矣。太阴终者，腹胀闭不得息，善噫，善呕，呕则逆，逆而面赤，不逆则上下不通，不通则面黑，皮毛焦而终矣。厥阴终者，中热嗌干，善溺心烦，甚则舌卷卵上缩而终矣。此十二经之所败也。

【译文】

黄帝问道：诊病的要领是什么呢？岐伯回答说：正月、二月，天之升发之气始动，地气也应之始发，此时人气在肝。三月、四月，天之阳气正盛，地气正应万物华茂而欲结实之时，此时人气在脾。五月、六月，天气极盛，地气上升，此时人气在头。七月、八月，阴气开始肃杀，此时人气在肺。九月、十月，阴气渐盛，开始结冰，地气开始闭藏，此时人气在心。十一月、十二月，冰冻坚厚，地气密闭，此时人气在肾。

所以春天应刺经脉的散俞及分肉之腠理，血出即止，病重的应久留针，使其气传布，然后出针，病稍轻的，留针的时间要短暂，候其经气循行一周于身后，始可出针。夏天应刺浅在于络脉的俞穴，见血即止，待邪气尽散后，以手扪闭针孔，约在其经气循环一周于身时，病痛之气便下行而愈。秋天应刺皮肤，循其肌肉之分理而刺，手经和足经的刺法相同，至病人的神色较未刺前有所改变而止。冬天应深刺其俞穴于近筋骨的腠理，病重的，可于其邪气所在之处，直刺深入，病轻的，应于其邪气所在之处，或左或右或上或下散布其针，并缓下之。

春夏秋冬，各有共相应的刺法，即根据人气所在，确定针刺的部位。如果春天刺了夏天的部位，将使心气受伤，而脉乱气微，致邪气深入，浸淫于骨髓，不但病不能愈，反因心火衰微，胃土失养而不思饮食，并且少气。春天刺了秋天的部位，将使肺气受伤。肝病则筋挛急，肝气上逆，环周及肺则咳嗽，不但病不能愈，反因肝气伤而时惊，肺气伤而欲哭。春天刺到了冬天的部位，将使肾气受伤，致邪气深入而贮藏于内，使人胀满，不但病不能愈，而且使人多言。

夏天刺了春天的部位，将使肝气受伤，不但病不能愈，反因肝气伤而使人全身懈惰无力。夏天刺了秋天的部位，将使肺气受伤，不但病不能愈，反因肺气伤而心中不欲言语，自觉恐惧有如别人将要捕他一样。夏天刺了冬天的部位，将使肾气受伤，不但病不能愈，反因肾气伤而少气，水不涵木而时欲发怒。

秋天刺了春天的部位，将使肝气受伤，不但病不能愈，反因肝气不能养心而心神不足，想要做什么事，起来却忘了。秋天刺了夏天的部位，将使心气伤，不但病不能愈，反因火不生土，脾虚而嗜卧，心不藏神而多梦。秋天刺了冬天的部位，将使肾气受伤，不但病不能愈，反使肾气不藏，血气内散，而洒洒恶寒。

冬天刺了春天的部位，将使肝气受伤，不但病不能愈，反而神魂不安而欲卧，但又不能眠，合目则见怪异之物。冬天刺了夏天的部位，将使心气受伤，不但病不能愈，反因心气伤，血气外泄，邪气乘虚侵入而发为诸痹。冬天刺了秋天的部位，将使肺气受伤，不但病不能愈，反因肺气被伤，病及其子，而肾水亏损，使人时常作渴。

凡针刺胸腹部时，必须要避开五脏，假若误中五脏会造成不良后果，如刺中心脏顷刻死；刺中肝，五天死；刺中脾脏五天死；刺中肾脏七天死；刺中肺脏五天死；刺中膈膜，会使脏气阴阳相乱，虽当时可愈，但不过一年必死。所说刺胸腹时要避开五脏，主要是知道针刺的逆从，也就是哪些部位可以刺，哪些部位应避开不刺。所谓从，是指知道膈膜与脾肾等所在之处避而不刺，如果不了解而误刺，就是逆。刺胸腹部时，应先用布巾覆盖其处。然后从布巾上进针，如果刺一次病不愈，可以再刺。用针刺治病时，必须严肃安静，以候其气，刺肿时应摇针，以扩大其窍，而泻其邪，刺经脉病时不可摇针，以免针气外泄，这些都是针刺的法则。

黄帝说：我想听听十二经气绝是怎样的？岐伯说：太阳经脉，其气绝时，病人两目上视，目睛不能转动，角弓反张，手足抽搐，面色发白，出绝汗，绝汗出即死亡。少阳经脉之气绝，病人耳聋，遍体骨节弛缓无力，两目直视如惊，此乃目系绝，目系绝的，一天半即死，其死的时候，面色先见青白，便死亡了。阳明经脉之气绝，病人口眼牵引歪斜，时时发惊，胡言乱语，面色发黄，当阳明经脉上下所循行的部位都出现脉动躁盛，及皮肉麻木不仁时，就要死亡。少阴经脉之气绝，病人面色黑，齿长而多垢，腹部胀闭，如上下不相通，就要死亡。太阴经脉之气绝，病人腹胀而闭塞，呼吸困难时时噫气，呕吐，呕则气上逆，气上逆则面赤，如果气不上逆，则气痞塞于中而上下不通，气上下不通则面色发黑，皮毛枯焦，就要死亡。厥阴经脉之气绝，病人觉得胸中发热而咽干，时时小便，心烦，严重的则舌卷睾丸上缩，就要死亡。以上就是十二经脉之气终绝而败坏的情况。

脉要精微论篇

　　黄帝问曰：诊法何如？岐伯对曰：诊法常以平旦，阴气未动，阳气未散，饮食未进，经脉未盛，络脉调匀，气血未乱，故乃可诊有过之脉。切脉动静而视精明，察五色，观五脏有余不足，六腑强弱，形之盛衰，以此参伍，决死生之分。

　　夫脉者，血之府也。长则气治，短则气病，数则烦心，大则病进，上盛则气高，下盛则气胀，代则气衰，细则气少，涩则心痛，浑浑革至如涌泉，病进而色弊，绵绵其去如弦绝，死。

　　夫精明五色者，气之华也。赤欲如白裹朱，不欲如赭；白欲如鹅羽，不欲如盐；青欲如苍璧之泽，不欲如蓝；黄欲如罗裹雄黄，不欲如黄土；黑欲如重漆色，不欲如地苍。五色精微象见矣，其寿不久也。夫精明者，所以视万物，别白黑，审短长。以长为短，以白为黑，如是则精衰矣。

　　五脏者，中之守也。中盛脏满，气胜恐伤者，声如从室中言，是中气之湿也。言而微，终日乃复言者，此夺气也。衣被不敛，言语善恶，不避亲疏者，此神明之乱也。仓廪不藏者，是门户不要也。水泉不止者，是膀胱不藏也。得守者生，失守者死。

夫五脏者，身之强也。头者，精明之府，头倾视深，精神将夺矣。背者，胸中之府，背曲肩随，府将坏矣。腰者，肾之府，转摇不能，肾将惫矣。膝者，筋之府，屈伸不能，行则偻附，筋将惫矣。骨者，髓之府，不能久立，行则振掉，骨将惫矣。得强则生，失强则死。

岐伯曰：反四时者，有余为精，不足为消。应太过，不足为精；应不足，有余为消。阴阳不相应，病名曰关格。

帝曰：脉其四时动奈何？知病之所在奈何？知病之所变奈何？知病乍在内奈何？知病乍在外奈何？请问此五者，可得闻乎？岐伯曰：请言其与天运转大也。万物之外，六合之内，天地之变，阴阳之应，彼春之暖，为夏之暑，彼秋之忿，为冬之怒。四变之动，脉与之上下，以春应中规，夏应中矩，秋应中衡，冬应中权。是故冬至四十五日，阳气微上，阴气微下；夏至四十五日，阴气微上，阳气微下。阴阳有时，与脉为期，期而相失，知脉所分，分之有期，故知死时。微妙在脉，不可不察。察之有纪，从阴阳始。始之有经，从五行生，生之有度，四时为宜。补泻勿失，与天地如一。得一之情，以知死生。是故声合五音，色合五行，脉合阴阳。

是知阴盛则梦涉大水恐惧，阳盛则梦火燔灼，阴阳俱盛则梦相杀毁伤；上盛则梦飞，下盛则梦堕；甚饱则梦予，甚饥则梦取；肝气盛则梦怒，肺气盛则梦哭，短虫多则梦聚众，长虫多则梦相击毁伤。

是故持脉有道，虚静为保。春日浮，如鱼之游在波；夏日在肤，泛泛乎万物有余；秋日下肤，蛰虫将去；冬日在骨，蛰虫周密，君子居室。故曰：知内者按而纪之，知外者终而始之，此六者，持脉之大法。

心脉搏坚而长，当病舌卷不能言；其软而散者，当消环自己。肺脉搏坚而长；当病唾血；其软而散者，当病灌汗，至今不复散发也。肝脉搏坚而长，色不青，当病坠若搏，因血在胁下，令人喘逆；其软而散色泽者，当病溢饮。溢饮者，渴暴多饮，而易入肌皮肠胃之外也。胃脉搏坚而长，其色赤，当病折髀；其软而散者，当病食痹。脾脉搏坚而长，其色黄，当病少气；其软而散色不泽者，当病足骨行肿，若水状也。肾脉搏坚而长，其色黄而赤者，当病折腰；其软而散者，当病少血，至今不复也。

帝曰：诊得心脉而急，此为何病？病形何如？岐伯曰：病名心疝，少腹当有形也。帝曰：何以言之？岐伯曰：心为牡脏，小肠为之使，故曰少腹当有形也。帝曰：诊得胃脉，病形何如？岐伯曰：胃脉实则胀，虚则泄。

帝曰：病成而变何谓？岐伯曰：风成为寒热，瘅成为消中，厥成为巅疾，久风为飧泄，脉风成为疠，病之变化，不可胜数。帝曰：诸痈肿筋挛骨痛，此皆安生？岐伯曰：此寒气之肿，八风之变也。帝曰：治之奈何？岐伯曰：此四时之病，以其胜治之愈之。

帝曰：有故病五脏发动，因伤脉色，各何以知其久暴至之病乎？岐伯曰：悉乎哉问也！征其脉小色不夺者，新病也；征其脉不夺其色夺者，此久病也；征其脉与五色俱夺者，此久病也；征其脉与五色俱不夺者，新病也；肝与肾并至，其色苍赤，当病毁伤不见血，已见血，湿若中水也。

尺内两傍，则季胁也。尺外以候肾，尺里以候腹。中附上，左外以候肝，内以候鬲；右外以候胃，内以候脾。上附上，右外以候肺，内以候胸中；左外以候心，内以候膻中。前以候前，后以候后。上竟上者，胸喉中事也；下竟下者，少腹腰股膝胫足中事也。

粗大者，阴不足阳有余，为热中也。来疾去徐，上实下虚，为厥巅疾；来徐去疾，上虚下实，为恶风也，故中恶风者，阳气受也。有脉俱沉细数者，少阴厥也。沉细数散者，寒热也。浮而散者为眴仆。诸浮不躁者皆在阳，则为热；其有躁者在手。诸脉细而沉者皆在阴，则为骨痛；其有静者在足。数动一代者，病在阳之脉也，泄及便脓血；诸过者切之，涩者阳气有余也，滑者阴气有余也。阳气有余为身热无汗，阴气有余为多汗身寒，阴阳有余则无汗而寒。推而外之，内而不外，有心腹积也。推而内之，外而不内，身有热也。推而上之，上而不下，腰足清也。推而下之，下而不上，头项痛也。按之至骨，脉气少者，腰脊痛而身有痹也。

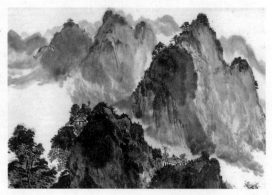

【译文】

黄帝问道：诊脉的方法是怎样的呢？岐伯回答说：诊脉通常是以清晨的时间为最好，此时人还没有劳于事，阴气未被扰动，阳气尚未耗散，饮食也未曾进过，经脉之气尚未充盛，络脉之气也很匀静，气血未受到扰乱，因而可以诊察出有病的脉象。在诊察脉搏的动静变化的同时，还应观察目之精明，以候神气，诊察五色的变化，以审脏腑之强弱虚实及形体的盛衰，相互参合比较，以判断疾病的吉凶转归。

脉是血液会聚的所在。长脉为气血流畅和平，故为气治；短脉为气不足，故为气病；数脉为热，热则心烦；大脉为邪气方张，病势正在向前发展；上部脉盛，为邪壅于上，可见呼吸急促，喘满之症；下部脉盛，是邪滞于下，可见胀满之病；代脉为元气衰弱；细脉，为正气衰少；涩脉为血少气滞，主心痛之症。脉来大而急速如泉水上涌者，为病势正在进展，且有危险；脉来隐约不现，微细无力，或如弓弦猝然断绝而去，为气血已绝，生机已断，故主死。

精明见于目，五色现于面，这都是内脏的精气所表现出来的光华。赤色应该像帛裹朱砂一样，红润而不显露，不应该像赭石那样，色赤带紫，没有光泽；白色应该像鹅的羽毛，白而光泽，不应该像盐那样白而带灰暗色；青色应该青而明润如璧玉，不应该像蓝色那样青而带沉暗色；黄色应该像丝包着雄黄一样，黄而明润，不应该像黄土那样，枯暗无华；黑色应该像重漆之色，光彩而润，不应该像地苍那样，枯暗如尘。假如五脏真色暴露于外，

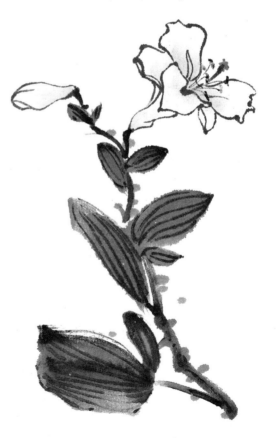

这是真气外脱的现象，人的寿命也就不长了。目之精明是观察万物，分别黑白，审察长短的，若长短不明，黑白不清，这是精气衰竭的现象。

五脏主藏精神在内，故为中之守。如果邪盛于中，脏气壅满，气胜而喘，善伤于恐，讲话声音重浊不清，如在室中说话一样，这是中气失权而有湿邪所致。语声低微而气不接续，语言不能相继者，这是正气被劫夺所致。衣服不知敛盖，言语不知善恶，不辨亲疏远近的，这是神明错乱的现象。脾胃不能藏纳水谷精气而泄利不禁的，是中气失守，肛门不能约束的缘故。小便不禁的，是膀胱不能闭藏的缘故。若五脏功能正常，得其职守者则生；若五脏精气不能固藏，失其职守则死。五脏精气充足，为身体强健之本。头为精明之府，若见到头部低垂，目陷无光的，是精神将要衰败。背悬五脏，为胸中之府，若见到背弯曲而肩下垂的，是胸中脏气将要败坏。肾位居于腰，故腰为肾之府，若见到不能转侧摇运，是肾气将要衰惫。膝是筋会聚的地方，所以膝为筋之府，若屈伸不能，行路要曲身附物，这是筋的功能将要衰惫。骨为髓之府，不能久立，行则振颤摇摆，这是髓虚，骨的功能将要衰惫。若脏气强固的，尚可以治愈；若脏气不强固的，乃是死亡的征象。

岐伯说：脉气与四时阴阳之气相反的，诸有余皆为邪气盛的表现，诸不足皆为血气消损的表现。根据时令变化，脏气当旺脉气应有余，却反见不足的，这是邪气胜于正气；脉气应不足，却反见有余的，这是正不胜邪，邪气盛，而血气消损。这种阴阳不相顺从，气血不相营运，邪正不相适应而发生的疾病名叫关格。

黄帝问道：脉象是怎样应四时的变化而变动的呢？怎样从脉诊上知道病变的所在呢？怎样从脉诊上知道疾病的变化呢？怎样从脉诊上知道病忽然发生在内部呢？怎样从脉诊上知道病忽然发生在外部呢？请问这五个问题，可以讲给我听吗？岐伯说：让我讲一讲人体的阴阳升降与天运之环转相适应的情况。万物之外，六合之内，天地间的变化，阴阳四时与之相应。如春天的气候温暖，发展为夏天的气候暑热，秋天的劲急之气，发展为冬天的寒杀之气，这种四时气候的变化，人体的脉象也随着变化而升降浮沉。春脉如规之象；夏脉如矩之象；秋脉如秤衡之象；冬脉如秤权之象。四时阴阳的情况也是这样，冬至到立春的四十五天，阳气微升，阴气微降；夏至到立秋的四十五天，阴气微升，阳气微降。四时阴阳的升降是有一定的时间和规律的，人体脉象的变化，亦与之相应，脉象变化与四时阴阳不相适应，即是病态，根据脉象的异常变化就可以知道病属何脏，再根据脏气的盛衰和四时衰旺的时期，就可以判断出疾病和死亡的时间。四时阴阳变化之微妙，都在脉上有所反应，因此，不可不察；诊察脉象，有一定的纲领，就是从辨别阴阳开始，结合人体十二经脉进行分析研究，而十二经脉应五行而有生生之机；观测生生之机的尺度，则是以四时阴阳为准则；遵循四时阴阳的变化规律，不使有失，则人体就能保持相对平衡，并与天地之阴阳相互统一；知道了天人统一的道理，就可以预决死生。所以五声是和五音相应合的；五色是和五行相应合的；脉象是和阴阳相应合的。

阴气盛则梦见渡大水而恐惧；阳气盛则梦见大火烧灼；阴阳俱盛则梦见相互残杀毁伤；上部盛则梦飞腾；下部盛则梦下堕；吃的过饱的时候，就会梦见送食物给人；饥饿时就会梦见去取食物；肝气盛，则做梦好发怒气，肺气盛则做梦悲哀啼哭；腹内短虫多，则梦众人集聚；腹内长虫多则梦打架损伤。

所以诊脉是有一定方法和要求的，必须虚心静气，才能保证诊断的正确。春天的脉应该浮而在外，好像鱼浮游于水波之中；夏天的脉在肤，洪大而浮，泛营然充满于指下，就像夏天万物生长的茂盛状态；秋天的脉处于皮肤之下，就像蛰虫将要伏藏；冬天的脉沉在骨，就像冬眠之虫闭藏不出，人们也都深居简出一样。因此说：要知道内脏的情况，可以从脉象上区别出来；要知道外部经气的情况，可从经脉循行的经络上诊察而知其终始。春、夏、秋、冬、内、外这六个方面，乃是诊脉的大法。

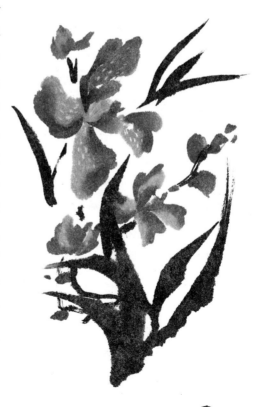

心脉坚而长，搏击指下，为心经邪盛，火盛气浮，当病舌卷而不能言语；其脉软而散的，当病消渴，待其胃气来复，病自痊愈。肺脉坚而长，搏击指下，为火邪犯肺，当病痰中带血；其脉软而散的，为肺脉不足，当病汗出不止，在这种情况下，不可再用发散的方法治疗。肝脉坚而长，搏击指下，其面色当青，今反不青，知其病非由内生，当为跌坠或搏击所伤，因淤血积于胁下，阻碍肺气升降，所以使人喘逆；如其脉软而散，加之面目颜色鲜泽的，当发溢饮病，这是溢饮病口渴暴饮，因水不化气，而水气容易流入肌肉皮肤之间、肠胃之外所引起。胃脉坚而长，搏击指下，面色赤，当病髀痛如折；如其脉软而散的，则胃气不足，当病食痹。脾脉坚而长，搏击指下，面部色黄，乃脾气不运，当病少气；如其脉软而散，面色不泽，为脾虚，不能运化水湿，当病足胫浮肿如水状。肾脉坚长，搏击指下，面部黄而带赤，是心脾之邪盛侵犯于肾，肾受邪伤，当病腰痛如折；如其脉软而散者，当病精血虚少，使身体不能恢复健康。

黄帝说：诊脉时，其心脉劲急，这是什么病？病的症状是怎样的呢？岐伯说：这种病名叫心疝，少腹部位一定有形征出现。黄帝说：这是什么道理呢？岐伯说：心为阳脏，心与小肠为表里，今心病传于腑，小肠受之，为疝而痛，小肠居于少腹，所以少腹当有病形。黄帝说：诊察到胃脉有病，会出现什么病变呢？岐伯说：胃脉实则邪气有余，将出现腹胀满病；胃脉虚胃气不足，将出现泄病。黄帝说：疾病的形成及其发展变化又是怎样的呢？岐伯说：因于风邪，可变为寒热病；风气通于肝，风邪经久不愈，木邪侮土，可成为飧泄病；风邪客于脉，留而不去则成为疠风病；疾病的发展变化是不能够数清的。黄帝说：各种痈肿、筋、骨痛的病变，是怎样产生的呢？岐伯说：这都是因为寒气聚集和八风邪气侵犯人体后而发生的变化。黄帝说：怎样进行治疗呢？岐伯说：由于四时偏胜之邪气所引起的病变，根据五行相胜的规律确定治则去治疗就会痊愈。

黄帝说：有旧病又有五脏感触外邪而得的新病，都会影响到脉色而发生变化，怎样区别它是久病还是新病呢？岐伯说：你问得很详细啊！只要验看脉色就可以区别开来：如脉虽小而气色不失于正常的，是为新病；如脉不失于正常而色已失于正常的，乃是久病；验看它的脉象与气色均失于正常状态的，也是久病；验看它的脉象与面色都不失于正常的，乃是新病。脉见沉弦，是肝脉与肾脉并至，若面现苍赤色的，是因为有毁伤淤血所致，而外部没有见血，或外部已见血；若非此证，则是由于湿邪或水邪所致。

尺肤部的下段，两手相同，内侧候于季胁部，外侧候于肾脏，中间候于腹部。尺肤部的中段、左臂的外侧候于肝脏，内侧候于膈部；右臂的外侧候于胃腑，内测候于脾脏。尺肤部的上段，右臂外侧候于肺脏，内侧候于胸中；左臂外侧候于心脏，内侧候于膻中。尺肤部的前面，候身胶即胸腹部；后面，候身后即背部。从尺肤上段直达鱼际处，主胸部与喉中的疾病；从尺肤部的下段直达肘横纹处，主少腹、腰、股、膝、胫、足等处的疾病。

脉象洪大的，是由于阴精不足而阳有余，故发为热中之病。脉象来时急疾而去时徐缓，这是由于上部实而下部虚，气逆于上，好发为癫仆一类的疾病。脉象来时徐缓而去进急疾，这是由于上部虚而下部实，多好发为疠风之病。患这种病的原因，是因为阳气虚而失去捍卫的功能，所以才感受邪气而发病。有两俾脉见沉细数的，沉细为肾之脉体，数为热，故发为少阴之阳厥；如见脉沉细数散，为阴血亏损，多发为阴虚阳亢之虚劳寒热病。脉浮而散，好发为眩晕仆倒之病。凡见浮脉而不躁急，其病在阳分，则出现发热的症状，病在足三阳经；如浮而躁急的，则病在手三阳经。凡见细脉而沉，其病在阴分，发为骨节疼痛，病在手三阴经；如果脉细沉而静，其病在足三阴经。发现数动，而见一次歇止的脉象，是病在阳分，为阳热郁滞的脉象，可出现泄利或大便带脓血的疾病。诊察到各种有的脉象而切按时，如见涩脉是阳气有余；滑脉，为阴气有余。阳热有余则身热而无汗；阴寒有余则多汗而身寒，阴气阳气均有余，则无汗而身寒。按脉浮取不见，沉取则脉沉迟不浮，是病在内而非在外，故知其心腹有积聚病。按脉沉取不显，浮取则脉浮数不沉，是病在外而不在内，当有身发热之症。凡诊脉推求于上部，只见于上部，下部脉弱的，这是上实下虚，故出现腰足清冷这症。凡诊脉推求于下部，只见于下部，而上部脉弱的，这是上虚下实，故出现头项疼痛之症。若重按至骨，而脉气少的，是生阳之气不足，故可出现腰脊疼痛及身体痹证。

平人气象论篇

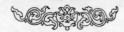

黄帝问曰：平人何如？岐伯对曰：人一呼脉再动，一吸脉亦再动，呼吸定息脉五动，闰以太息，命曰平人。平人者不病也。常以不病调病人，医不病，故为病人平息以调之为法。人一呼脉一动，一吸脉一动，曰少气。人一呼脉三动，一吸脉三动而躁，尺热曰病温；尺不热脉滑曰病风；脉涩曰痹。人一呼脉四动以上曰死；脉绝不至曰死；乍疏乍数曰死。

平人之常气禀于胃，胃者，平人之常气也。人无胃气曰逆，逆者死。

春胃微弦曰平；弦多胃少曰肝病；但弦无胃曰死；胃而有毛曰秋病，毛甚曰今病。脏真散于肝，肝脏筋膜之气也。夏胃微钩曰平；钩多胃少曰心病；但钩无胃曰死；胃而有石曰冬病，石甚曰今病。脏真通于心，心脏血脉之气也。长夏胃微软弱曰平；弱多胃少曰脾病；但代无胃曰死；软弱有石曰冬病，弱甚曰今病。脏真濡于脾，脾脏肌肉之气也。秋胃微毛曰平；毛多胃少曰肺病；但毛无胃曰死；毛而有弦曰春病，弦甚曰今病。脏真高于肺，以行荣卫阴阳也。冬胃微石曰平；石多胃少曰肾病；但石无胃曰死；石而有钩曰夏病，钩甚曰今病。脏真下于肾，肾脏骨髓之气也。

胃之大络，各曰虚里。贯鬲络肺，出于左乳下，其动应衣，脉宗气也。盛喘数绝者，则病在中；结而横，有积矣；绝不至曰死。乳之下其动应衣，宗气泄也。

欲知寸口太过与不及。寸口之脉中手短者，曰头痛。寸口脉中手长者，曰足胫痛。寸口脉中手促上击者，曰肩背痛。寸口脉沉而坚者，曰病在中。寸口脉浮而盛者，曰病在外。寸口脉沉而弱，曰寒热及疝瘕少腹痛。寸口脉沉而横，曰胁下有积，腹中有横积痛。寸口脉沉而喘，曰寒热。脉盛滑坚者，曰病在外。脉小实而坚者，病在内。脉小弱以涩，谓之久病。脉滑浮而疾者，谓之新病。脉急者，曰疝瘕少腹痛。脉滑曰风。脉涩曰痹。缓而滑曰热中。盛而紧曰胀。

脉从阴阳，病易已；脉逆阴阳，病难已。脉得四时之顺，曰病无他；脉反四时及不间脏，曰难已。

臂多青脉，曰脱血。尺脉缓涩，谓之解㑊安卧。脉盛，谓之脱血。尺涩脉滑，谓之多汗。尺寒脉细，谓之后泄。脉尺粗常热者，谓之热中。

肝见庚辛死；心见壬癸死；脾见甲乙死；肺见丙丁死；肾见戊己死。是谓真脏见皆死。

颈脉动喘疾咳，曰水。目裹微肿，如卧蚕起之状，曰水。溺黄赤安卧者，黄疸。已食如饥者，胃疸。面肿曰风。足胫肿曰水。目黄者曰黄疸。

妇人手少阴脉动甚者，妊子也。

脉有逆从四时，未有脏形，春夏而脉瘦，秋冬而脉浮大，命曰逆四时也。风热而脉静，泄而脱血脉实，病在中脉虚，病在外脉涩坚者，皆难治，命曰反四时也。

人以水谷为本，故人绝水谷则死，脉无胃气亦死。所谓无胃气者，但得真脏脉不得胃气也。所谓脉不得胃气者，肝不弦，肾不石也。

太阳脉至，洪大以长，少阳脉至，乍数乍疏，乍短乍长；阳明脉至，浮大而短。

夫平心脉来，累累如连珠，如循琅玕，曰心平。夏以胃气为本。病心脉来，喘喘连属，其中微曲，曰心病。死心脉来，前曲后居，如操带钩，曰心死。

平肺脉来，厌厌聂聂，如落榆荚，曰肺平。秋以胃气为本。病肺脉来，不上不下，如循鸡羽，曰肺病。死肺脉来，如物之浮，如风吹毛，曰肺死。

平肝脉来，软弱招招，如揭长竿末梢，曰肝平。春以胃气为本。病肝脉来，盈实而滑，如循长竿，曰肝病。死肝脉来，急益劲，如新张弓弦，曰肝死。

平脾脉来，和柔相离，如鸡践地，曰脾平。长夏以胃气为本。病脾脉来，实而盈数，如鸡举足，曰脾病，死脾脉来，锐坚如鸟之喙，如鸟之距，如屋之漏，如水之流，曰脾死。

平肾脉来，喘喘累累如钩，按之而坚，曰肾平。冬以胃气为本。病肾脉来，如引葛，按之益坚，曰肾病。死肾脉来，发如夺索，辟辟如弹石，曰肾死。

【译文】

黄帝问道：正常人的脉象是怎样的呢？岐伯回答说：人一呼脉跳动两次，一吸脉也跳动两次，呼吸之余，是为定息，若一吸脉跳动五次，是因为有时呼吸较长以尽脉跳余数的缘故，这是平人的脉象。平人就是无病之人，通常以无病之人的呼吸为标准，来测候病人的呼吸至数及脉跳次数，医生无病，就可以用自己的呼吸来计算病人脉搏的至数，这是诊脉的法则。如果一呼与一吸脉各跳动一次，是正气衰少，叫做少气。如果一呼一吸脉各跳动三次而且急疾，尺之皮肤发热，乃是温病的表现；如尺肤不热，脉象滑，乃为感受风邪而发生的病变；如脉象涩，是为痹证。人一呼一吸脉跳动八次以上是精气衰夺的死脉；脉气断绝不死，亦是死脉；脉来忽迟忽数，为气血已乱，亦是死脉。

健康人的正气来源于胃，胃为水谷之海，乃人体气血生化之源，所以胃气为健康人之常气，人若没有胃气，就是危险的现象，甚者可造成死亡。

春天有胃气的脉应该是弦而柔和的微弦脉，乃是无病；如果弦象很明显而缺少柔和之胃气，为肝脏有病；脉见纯弦而无柔和之象的真脏脉，主死；若虽有胃气而兼见轻虚以浮的毛脉，是春见秋脉，故预测其到了秋天就要生病，如毛脉太甚，则木被金伤，现时就会发病。肝旺于春，春天脏相似之气散于肝，以养筋膜，故肝脏筋膜之气。夏天有胃气的脉应该是钩而柔和的微钩脉，乃是无病；如果钩象很明显而缺少柔和之胃气，为心脏有病；脉见纯钩而无柔和之象的真脏脉，主死；若虽有胃气而兼见沉象的石脉，是夏见冬脉，故预测其到了冬天就要生病；如石脉太甚，则火被水伤，现时就会发病。心旺于夏，故夏天脏真之气通于心，心主血脉，而心之所藏则是血脉之气。长夏有胃气的脉应该是微软弱的脉，乃是无病，如果弱甚无力而缺少柔和之胃气，为脾脏有病；如果见无胃气的代脉，主死；若软弱脉中兼见沉石，是长夏见冬脉，这是火土衰而水反侮的现象。故预测其到了冬天就要生病。如弱太甚，现时就会发病。脾旺于长夏，故长夏脏真之气濡养于脾，脾主肌肉，故脾脏肌肉之气，秋天有胃气的脉应该是轻虚以浮而柔和的微毛脉，乃是无病；如果是脉见轻虚以浮而缺少柔和之胃气，为肺脏有病；如脉见纯毛而无胃气的真脏脉，就主死亡；若毛脉中兼见弦象，这是金气衰而木反侮的现象，故预测其到了春天就要生病；

如弦脉太甚，现时就会发病。肺旺于秋而居上焦，故秋季脏真之气上藏于肺，肺主气而朝百脉，营于脉中，卫行脉外，皆自肺宣布，故肺主运行营卫阴阳之气。冬天有胃气的脉应该是沉石而柔和的微石脉，乃是无病；如果脉见沉石而缺少柔和的胃气，为肾脏有病；如脉见纯石而不柔和的真脏脉，主死；若沉石脉中兼见钩脉，是水气衰而火反侮的现象，故预测其到了夏天就要生病；如钩脉太甚，现时就会发病。肾旺于冬而居人体的下焦，冬天脏真之气下藏于肾，肾主骨，故肾脏骨髓之气。

胃经的大络，名叫虚里，其络从左乳下贯膈而上络于肺，其脉搏动时可以感觉得到，这是积于胸中的宗气鼓舞脉跳动的结果。如果虚里脉搏动急数而兼有短时中断之象，这是中气不守的现象，故曰病在中，如脉来迟而有歇止兼见长而坚的现象，主有积病，如脉断绝而不跳动，主死。如果虚里跳动甚剧而振衣，这是宗气失藏而外泄的现象。

欲从寸口脉的太过和不及来识别疾病，寸口脉象应手而短，主头痛。寸口脉应手而长，主足胫痛。寸口脉应手急促而有力，上搏指下，主肩背痛。寸口脉沉而坚硬，主病在内。寸口脉浮而盛大，主病在外。寸口脉沉而弱，主寒热疝瘕少腹疼痛。寸口脉沉而横居，主胁下有积病，或腹中有横积而疼痛。寸口脉沉而动甚，主病寒热；脉盛大滑而坚，主病在外脉小实而坚，主病在内。脉小弱而涩，是为久病。脉来滑利浮而疾数，是为新病。脉来紧急，主疝瘕少腹疼痛。脉来滑利，主病风。脉来涩滞，主痹证。脉来缓而滑利，为脾胃有热，主病热中。脉来盛紧，为寒气痞滞，主胀病。

脉与病之阴阳相一致，如阳病见阳脉，阴病见阴脉，病易愈；脉与病之阴阳相反，如阳病见阴脉，阴病见阳脉，病难愈。脉与四时相应为顺，如春弦、夏钩、秋毛、冬石，即使患病，亦无什么危险；如脉与四时相反，及不间脏而传变的，病难愈。臂多青脉，乃血少脉空，外寒袭入而使络脉凝滞，故为脱血。尺肤缓而脉来涩，主气血不足，故为倦怠懒惰的解㑊，卧而安静。尺肤发热而脉象盛大，是火盛于内，主脱血。尺肤涩而脉象滑，阳气有余于内，故为多汗。尺肤寒而脉象细，阴寒之气盛于内，故为泄泻。脉见粗大而尺肤常热的，阳盛于内，为热中。

肝的真脏脉出现，至庚辛日死；心的真脏脉出现，至壬癸日死；脾的真脏脉出现，至甲乙日死；肺的真脏脉出现，至丙丁日死；肾的真脏脉出现，至戊己日死。这是说的真脏脉见，均主死亡。

颈部之脉搏动甚，且气喘咳嗽，主水病。眼睑微肿，如卧蚕之状，也是水病。小便颜色黄赤，而且嗜卧，是黄疸病。饮食后很快又觉得饥饿，是胃疸病。风为阳邪，上先受之，面部浮肿，为风邪引起的风水病。水湿为阴邪，下先受之，足胫肿，是水湿引起的水肿病。眼白睛发黄，是黄疸病。妇人手少阴心脉搏动明显，是怀孕的脉象。

脉与四时有相适应，也有不相适应的，如果脉搏不见本脏脉的正常脉象，春夏而不见弦、洪，而反见沉、涩；秋冬而不见毛、石，而反见浮大，这都是与四时相反的脉象。风热为阳邪脉应浮大，今反沉静；泄利脱血，津血受伤，脉应虚细，今反实大；病在内，脉应有力，乃正气尚盛足以抗邪，今反脉虚；病在外，脉应浮滑，服邪气仍在于表，今反见脉涩坚，脉症相反，都是难治之病，这就叫做"反四时"。

人依靠水谷的营养而生存，所以人断绝水谷后，就要死亡；胃气化生于水谷，如脉无胃气也要死亡。所以无胃气的脉，就是但见真脏脉，而不见柔和的胃气脉。所谓不得胃气的脉，就是肝脉见不到微弦脉，肾脉见不到微石脉等。

太阳主时，脉来洪大而长；少阳主时，脉来不定，可见乍数、乍疏、乍短、乍长的现象；阳明主时，脉来浮大而短。

正常的心脉来时，圆润像珠子一样，相贯而至，又像按抚琅玕美玉一样的柔滑，这是心脏的平脉。夏天以胃气为本，脉当柔和而微钩。有病的心脉来时，急促相仍，而数至之中有一至，以低陷而不应指，这是心的病脉。将死的心脉来时，初来时曲回柔和，后则端直，如到革带之钩一样的坚硬，全无和缓之意，这是心的死脉。

正常的肺脉来时，轻虚而浮，像榆荚下落一样的轻浮和缓，这是肺的平脉。秋天应以胃气为本，脉当柔和而微毛。有病的肺脉来时，不上不下，如扶摩鸡毛一样，这是肺的病脉。将死的肺脉来时，轻浮而无根，如物之飘浮，如风吹毛一样，这是肺的死脉。

正常的肝脉来时，柔软而弦长，如举长竿之末梢一样的柔软而长，这是肝的平脉。春天应以胃气为本，脉当柔和而微弦。有病的肝脉来时，弦长硬满而滑利，如以手摸长竿一样的长而不软，这是肝的病脉。将死的肝脉来时，弦急而坚劲，如新张弓弦一样紧绷而强劲，这是肝的死脉。

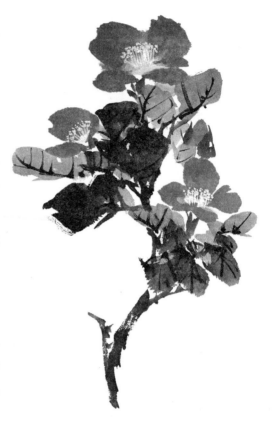

正常的脾脉来时，从容和缓，至数匀净分明，好像鸡足踏地一样的轻缓而从容不迫，这是脾的平脉。长夏应以胃气为本，脉当和缓。有病的脾脉来时，充实硬满而急数，如鸡举足一样急疾，这是脾的病脉。将死的脾脉来时，或锐坚而无柔和之气，如乌之嘴，鸟之爪那样坚硬而锐，或时动复止而无规律，或脉去而不至，如屋之漏水点滴而下，或如水之流逝，去而不返，这是脾的死脉。

正常的肾脉来时，沉石滑利连续不断而又有曲回之象，按之坚实，这是肾的平脉。冬天应以胃气为本，脉当柔软而微石。有病的肾脉来时，坚搏牵连如牵引葛藤一样，愈按愈坚硬，这是肾的病脉。将死的肾脉来时，如绳索之脱然而失，或坚实如以指弹石，这是肾的死脉。

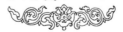

玉机真脏论篇

黄帝问曰：春脉如弦，何如而弦？岐伯对曰：春脉者肝也，东方木也，万物之所以始生也，故其气来，软弱轻虚而滑，端直以长，故曰弦，反此者病。帝曰：何如而反？岐伯曰：其气来实而强，此谓太过，病在外；其气来不实而微，此谓不及，病在中。帝曰：春脉太过与不及，其病皆何如？岐伯曰：太过则令人善忘，忽忽眩冒而巅疾；其不及，则令人胸痛引背，下则两胁胀满。

帝曰：善。夏脉如钩，何如而钩？岐伯曰：夏脉者心也，南方火也，万物之所以盛长也，故其气来盛去衰，故曰钩，反此者病。帝曰：何如而反？岐伯曰：其气来盛，去亦盛，此谓太过，病在外；其气来不盛，去反盛，此谓不及，病在中。帝曰：夏脉太过与不及，其病皆何如？岐伯曰：太过则令人身热而肤痛，为侵淫；其不及则令人烦心，上见咳唾，下为气泄。

帝曰：善。秋脉如浮，何如而浮？岐伯曰：秋脉者肺也，西方金也，万物之所以收成也，故其气来，轻虚以浮，来急去散，故曰浮，反此者病。帝曰：何如而反？岐伯曰：其气来毛而中央坚，两傍虚，此谓太过，病在外；其气来毛而微，此谓不及，病在中。帝曰：秋脉太过与不及，其症皆何如？岐伯曰：太过则令人逆气而背痛，愠愠然；其不及，则令人喘，呼吸少气而咳，上气见血，下闻病音。

帝曰：善。冬脉如营，何如而营？岐伯曰：冬脉者肾也，北方水也，万物之所以合藏也，故其气来沉以搏，故曰营，反此者病。帝曰：何如而反？岐伯曰：其气来如弹石者，此谓太过，病在外；其去如数者，此谓不及，病在中。帝曰：冬脉太过与不及，其病皆何如？岐伯曰：太过则令人解㑊，脊脉痛，而少气不欲言；其不及则令人心悬如病饥，眇中清，脊中痛，少腹满，小便变。帝曰：善。

帝曰：四时之序，逆从之变异也，然脾脉独何主？岐伯曰：脾脉者土也，孤脏以灌四傍者也。帝曰：然则脾善恶，可得见之乎？岐伯曰：善者不可得见，恶者可见。帝曰：恶者何如可见？岐伯曰：其来如水之流者，此谓太过，病在外；如鸟之喙者，此谓不及，病在中。帝曰：夫子言脾为孤脏，中央土以灌四傍，其太过与不及，其病皆何如？岐伯曰：太过则令人四支不举；其不及则令人九窍不通，名曰重强。

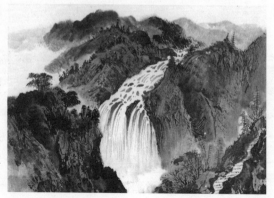

帝瞿然而起，再拜稽首曰：善。吾得脉之大要。天下至数，五色脉变，揆度奇恒，道在于一。神转不回，回则不转，乃失其机。至数之要，迫近以微，著之玉版，藏之脏府，每旦读之，名曰玉机。

五脏受气于其所生，传之于其所胜，气舍于气所生，死于其所不胜。病之且死，必先传行至其所不胜，病乃死，此言气之逆行也，故死。肝受气于心，传之于脾，气舍于肾，至肺而死。心受气于脾，传之于肺，气舍于肝，至肾而死。脾受气于肺，传之于肾，气舍于心，至肝而死。肺受气于肾，传之于肝，气舍于脾，至心而死。肾受气于肝，传之于心，气舍于肺，至脾而死。此皆逆死也。一日一夜五分之，此所以占死生之早暮也。

黄帝曰：五脏相通，移皆有次。五脏有病，则各传其所胜。不治，若三月若六月，若三日若六日，传五脏当死，是顺传所胜之次。故曰："别于阳者，知病从来；别于阴者，知死生之期。"言知至其所困而死。

是故风者百病之长也，今风寒客于人，使人毫毛毕直，皮肤闭而为热，当是之时，可汗而发也；或痹不仁肿痛，当是之时，可汤熨及火灸刺而去之。弗治，病入舍于肺，名曰肺痹，发咳上气。弗治，肺即传而行之肝，病名曰肝痹，一名曰厥，胁痛出食，当是之时，可按若刺耳。弗治，肝传之脾，病名曰脾风，发瘅，腹中热，烦心出黄，当此之时，可按可药可浴。弗治，脾传之肾，病名曰疝瘕，少腹冤热而痛，出白，一名曰蛊，当此之时，可按可药。弗治，肾传之心，病筋脉相引而急，病名曰瘛，当此之时，可灸可药。弗治，满十日，法当死。肾因传之心，心即复反传而行之肺，发寒热，法当三岁[日]死，此病之次也。

然其卒发者，不必治于传，或其传化有不以次，不以次入者，忧恐悲喜怒，令不得以其次，故令人有大病矣。因而喜大虚则肾气乘矣，怒则肝气乘矣，悲则肺气乘矣，恐则脾气乘矣，忧则心气乘矣。此其道也。故病有五，五五二十五变，及其传化。传，乘之名也。

大骨枯槁，大肉陷下，胸中气满，喘息不便，其气动形，期六月死，真脏脉见，乃予之期日。大骨枯槁，大肉陷下，胸中气满，喘息不便，内痛引肩项，期一月死，真脏见，乃予之期日。大骨枯槁，大肉陷下，胸中气满，喘息不便，内痛引肩项，身热脱肉破䐃，真脏见，十月之内死。大骨枯槁，大肉陷下，肩髓内消，动作益衰，真脏未见，期一岁死，见其真脏，乃予之期日。大骨枯槁，大肉陷下，胸中气满，腹内痛，心中不便，肩项身热，破胭脱肉，目眶陷，真脏见，目不见人，立死，其见人者，至其所不胜之时则死。急虚身中卒至，五脏绝闭，脉道不通，气不往来，譬于堕溺，不可为期。其脉绝不来，若又一息五六至，其形肉不脱，真脏虽不见，犹死也。

真肝脉至，中外急，如循刀刃责责然，如按琴瑟弦，色青白不泽，毛折，乃死。真心脉至，坚而搏，如循薏苡子累累然，色赤黑不泽，毛折，乃死。真肺脉至，大而虚，如以毛羽中人肤，色白赤不泽，毛折，乃死。真肾脉至，搏而绝，如指弹石辟辟然，色黑黄不泽，毛折，乃死。真脾脉至，弱而乍数乍疏，色黄青不泽，毛折，乃死。诸真脏脉见者，皆死不治也。

黄帝曰：见真脏曰死，何也？岐伯曰：五脏者，皆禀气于胃，胃者五脏之本也。脏气者，不能自致于手太阴，必因于胃气，乃至于手太阴也。故五脏各以其时，自为而至于手太阴也。故邪气胜者，精气衰也；故病甚者，胃气不能与之俱至于手太阴，故真脏之气独见，独见者，病胜脏也，故曰死。帝曰：善。

黄帝曰：凡治病，察其形气色泽，脉之盛衰，病之新故，乃治之，无后其时。形气相得，谓之可治；色泽以浮，谓之易已；脉从四时，谓之可治；脉弱以滑，是有胃气，命曰易治，取之以时。形气相失，谓之难治；色夭不泽，谓之难已；脉实以坚，谓之益甚；脉逆四时，为不可治。必察四难而明告之。

所谓逆四时者，春得肺脉，夏得肾脉，秋得心脉，冬得脾脉，其至皆悬绝沉涩者，命曰逆四时，未有脏形，于春夏而脉沉涩，秋冬而脉浮大，名曰逆四时也。

病热脉静，泄而脉大，脱血而脉实，病在中脉实坚，病在外脉不坚实者，皆难治。

黄帝曰：余闻虚实以决死生，愿闻其情。岐伯曰：五实死，五虚死。帝曰：愿闻五实五虚。岐伯曰：脉盛，皮热，腹胀，前后不通，闷瞀，此谓五实。脉细，皮寒，气少，泄利前后，饮食不入，此谓五虚。帝曰：其时有生者，何也？岐伯曰：浆粥入胃，泄注止，则虚者活；身汗得后利，则实者活，此其候也。

【译文】

黄帝问道：春天应见弦脉，怎样才算弦呢？岐伯回答说：春天的脉主应肝脏，肝在五方属东方，在五行属木，春天是万物开始发生的季节，故脉气来时，软弱轻虚而滑，端直而长，状如弓弦一样，所以叫做"弦"。与此相反的脉象，就是病脉。黄帝说：怎样才算反常的脉象呢？岐伯说：如果脉气来时应指充实有力而强劲，这叫做太过，主病在外；如果脉气来时应指不充实而软弱无力，叫做不及，主病在里。黄帝说：春天太过和不及的脉象，其发病是怎样的呢？岐伯说：肝脉太过会使人患健忘证，精神恍惚，若有所失，眩晕冒闷及巅疾等病；肝脉不及则使人胸部疼痛膛不适，牵引背部痛疼，向下则两侧胁部胀满。

黄帝说：好。夏天应该出现钩脉，怎样才算钩呢？岐伯说：夏天的脉主应心脏，心在五方属南方，在五行属火，夏天是万物生长茂盛的季节，故脉气来时充盛，去时轻微，犹如钩的形状，所以叫做"钩"。与此相反的脉象就是病脉。黄帝说：怎样才算反常的脉象呢？岐后说：其脉气来时充盛去时亦充盛，这叫做太过，主病在外；如脉气来时轻微而不充盛，去时反而充盛，叫做不及，主病在里。黄帝说：夏天太过和不及的脉象，其发病是怎样的呢？岐伯说：心脉太过会使人患身体发热，肌肤疼痛，浸淫疮等病；心脉不及则使人产生虚烦，上及于肺，则为咳嗽吐痰，下及肠胃则令人气泄。

黄帝说：好。秋天应该出现浮脉，怎样才算浮呢？岐伯说：秋天的脉主应肺脏，肺在五方属西方，在五行属金，秋天是万物收成的季节，故脉气来时轻虚而浮，来急去散，所以叫做浮。与此相反的脉象就是病脉。黄帝说：怎样才算反常的脉象呢？岐伯说：其脉气来时浮而中央坚，两旁虚，这叫做太过，主病在外；其脉气来时浮而微，叫做不及，主病在里。黄帝说：秋天太过与不及的脉象，其发病是怎样的呢？岐伯说：肺脉太过则令人气上逆而背部疼痛，愠愠然而不舒畅；肺脉不及会使人呼吸短气、喘咳或气上逆而咳血，喉间有喘鸣的声音。

黄帝说：好。冬天应该出现如营的沉石脉，怎样才算营呢？岐伯说：冬天的脉主应肾脏，肾在五方属北方，在五行属水，冬天是万物闭藏的季节，故脉气来时沉而搏手，所以叫做营。与此相反的脉象就是病脉。黄帝说：怎样才算反常的脉象呢？岐伯说：其脉气来时如以指弹石一样坚硬，叫做太过，主病在外；其脉去时如数，叫做不及，主病在里。黄帝说：冬天太过与不及的脉象，其发病是怎样的呢？岐伯说：冬脉太过会使人懈怠而肢体乏力，脊中疼痛，少气不足以息，懒于说话；心脉不及则使人心中空虚如有饥饿的感觉，季胁下清冷，脊骨疼痛，少腹胀满，小便变为赤黄色。黄帝说：好。

黄帝说：以上说明了春夏秋冬四时脉象，随着季节的不同，可发生正常与异常的变化，独未论及脾脉，究竟脾脉主什么时令呢？岐伯说：脾脉在五行属土，位居中央，以滋养于心、肾、肝、肺四脏。黄帝说：那么脾脏的正常与异常脉象可以见到吗？岐伯说：正常的脾脉不可能见到，脾脏的病脉是能见到的。黄帝说：脾脏的病脉怎样呢？岐伯说：脾脉来时如水之流动，这叫做太过，主病在外；其脉锐而短，如鸟之喙，叫做不及，主病在里。黄帝说：先生说脾为孤脏，位居中央属土，以灌溉四旁，它的太过和不及都可以发生什么病变呢？岐伯说：脾脉太过则使人四肢不能举动；脾脉不及则使人九窍不通，名曰"重强"。黄帝惊悟起身，再次跪拜说：好，我已经懂得诊脉的要领了，这是天下最重要的道理。《五色》《脉变》《揆度》《奇恒》等书，阐述的道理，都是一致的。神就是生化之理，不息之机，神的功用按着一定的规律循环和运转，不可违反其自身规律，倘若违反其正常的规律而不能运转，这就失掉了它的生机了。以上这些，都是切近人身而至关紧要的道理。要把它著录在玉版上面，藏在府库之内，每天早晨，拿出来阅读，称做"玉机"，以示珍视。

五脏间病邪之气的传变，是受病气于其所生之脏，传于我所克之脏，病气留止于生我之脏，死于我的不胜之脏。当病到快死的时候，必先传行于克我之脏，病者才死。这是病气的逆传，故主死亡。如肝受病气于心脏，病者才死。这是病气的逆传，故主死亡。如肝受病气于心脏，而又传行于脾脏，其病气留止于肾脏，传至肺脏而死。心受病气于脾脏，而传行于肺脏，其病气留止于肝脏，传到肾脏而死。脾受病气于肺脏，而传行于肾脏，其病气留止于心脏，传到肝脏而死。肺受病气于肾脏，而传行于肝脏，其病气留止于脾脏，传至心脏而死。肾受病气于肝脏，而传行于心脏，其病气留止于肺脏，传脾脏而死。以上都是病气的逆传，故主死。将一日一夜的时间划分为五个阶段，分属五脏，这是用以推测五脏病死生的早晚时辰。

　　黄帝说：五脏之间，其气相通，病气的传变，也有一定的规律。如五脏发生病变，则各向其所胜之脏传变。若得不到正确的治疗，经过三个月或六个月，或者经过三天或六天，传遍五脏就当死亡。以上指的是顺传规律。所以说：能够辨别病在于表之阳证的，就可以测知病邪之所从来；能够辨别病在于里之阴证的，就可以测知死生的日期。这就是说，要知道病气传至其被克胜之时乃死。

　　风为百病之长。风寒之邪开始侵入人体的时候，使人毫毛竖直，毛孔闭塞不通，阳气郁而发热，在这个时候，可用发汗的方法治疗；或风寒之邪阴闭经络，出现痹证、麻木不仁及肿痛等证者，这个时候，可用热汤薰洗或热敷，或用艾灸、针刺等方法治疗，以驱除外邪。如果治疗不及时，病邪就向内传入肺脏，使肺气不利，这叫做肺痹，可出现咳嗽上气等证。此时不能得到正确的治疗，肺病就会传之于其所胜之肝脏，使肝气不利，病名曰肝痹，又叫做厥，可出现胁痛、呕吐食物等证，在这个时候，可用按摩、针刺等方法治疗。如果不及时治疗，肝病就会传之于其所胜的脾脏，叫做脾风病，可出现黄疸、腹中热、心烦、小便黄等证，在这个时候，可用按摩、药物、汤浴等方法治疗。如不及时治疗，脾病就会传之于其所胜的肾脏，病叫做疝瘕，可出现少腹烦热疼痛、小便白浊等证，也叫蛊病，在这个时候，可用按摩、药物治疗。如不及时治疗，肾病就会传之于其所胜的心脏而发生筋脉拘急掣引，病名叫做瘛，在这个时候，可用灸法或药物治疗。如再不及时治疗，到十日之后，五脏已经传遍，生机已尽，就要死亡了。这是外感之邪，传行至其所胜而死的一般规律。如果是肾病传其气于心，心不受邪，复传病气于其所克胜之肺脏，可出现寒热的症状，将于三年死。这是内伤病的传化情况。然而突然暴发的急病，就不一定按照上述五脏移传的顺序传变，因此，就不必按照移传的次序来治。有的虽然移传，却不按照一定的次序；有些病不按照五脏次序传变，如忧、恐、悲、喜、怒五志之病，就不依照次序相传，所以使人患大病。因之过喜伤心，心气大虚，则肾气乘心；或因大怒，则肝气乘脾；或因悲伤，则肺气乘肝；或因惊恐，肾气内虚，则脾气乘肾；或因忧愁，肺气内虚，则心气乘肺。这是五志变动所发生的病变，不依五脏次序传变的一般道理。所以脏有五脏，病有五种，及其传变的时候，就有五五二十五种变化。传，就相乘的意思。

　　大骨枯槁不能支持身体，大肉枯削，胸中气满而胀闷，气喘，呼吸困难，甚则张口抬肩，呼吸时身体也振动起来，预期六个月就要死亡，如出现真脏脉，就可以预期它将死于其所不胜之日。大骨枯槁不能支持身体，大肉枯削，胸气满而胀闷、气喘、呼吸困难、胸内疼痛牵引肩项亦疼痛不适，预期一个月就要死亡，如出现真脏脉，就可以预期它将死于其所不胜之日。大骨枯槁不能支持身体，大肉枯削，胸中气满而胀闷、气喘、呼吸困难、胸内疼痛牵引肩项亦疼痛不适，身发热，全身大肉已脱，而肘、膝、腰、胯等处肌肉溃破，如出现真脏脉，预期在十日之内就要死亡。大骨枯槁不能支持身体、大肉枯削、项骨倾斜、两肩枯瘦低筐、动作更加无力，如真脏脉尚未出现，预期在一年内死亡；如果真脏脉出现，就可以预期他将死于其所不胜之日。大骨枯槁不能支持身体，大肉枯削，胸中气满而胀闷，腹中疼痛，心中亦觉难受而无可名状，肩项及身上均热，全身大肉已脱，而肘、膝、腰、胯等处肌肉溃破，目眶深陷，如果见到真脏脉，两目已看不见人，说明精气已绝，立即就可死亡；若目能见人的，预期它将死于其所不胜之日。

　　正气突然暴绝，或外邪陡然中于人，病起急虚，五脏气机闭塞或断绝，脉道断绝而不通，气不往来，譬如从高处坠下或落水淹溺等病，突然发生的病变，就无法预测其死期了。其脉绝而不来，或脉来时一息五六至，虽然形肉不脱，真脏脉不见，也属死证。

　　肝的真脏脉至，浮取沉取皆劲急搏指，如抚摸在刀刃上那样锐利而可畏，如按在琴瑟的弦上那样紧急，青是木色，如兼白而不润泽，是金来克木，毛焦折则精气已败，故主死。心的真脏脉至，坚硬而搏指，如像循按薏苡子那样短实而坚硬连续不断，赤为火色，如兼黑色而不润泽，是水来克火，毛焦折则精气已败，故主死。肺的真脏脉至，大而虚软无力，好像毛羽着人皮肤一样轻虚无力，白是金色，如兼赤而不润泽，是火来克金，毛焦折则精气已败，故主死。肾的真脏脉至，搏而坚硬更甚，好像用指弹石一样沉而坚硬，黑为水色，如兼黄色而不润泽，是土来克水，毛焦折则精气已败，故主死。脾的真脏脉至，软弱无力，忽数忽疏，快慢不匀，黄为土色，如兼青色而不润泽，则木来克土，毛焦折则精气已败，故主死。凡是见到真脏脉的，皆为不可治的死证。

　　黄帝说：见到真脏脉就要死亡，是什么道理呢？岐伯说：五脏的营养，都

依靠胃府的水谷精微来供养，胃
为水谷之海，以养五脏，故为五
脏之本。五脏之脉气，不能自行
到达手太阴脉口，必须依赖胃气
的作用，才能达到手太阴。所以
五脏之气各按其应旺之时，随同
胃气，自行出现于手太阴脉口。
如果邪气盛，则是由于精气的衰
弱和不足，所以当疾病严重时，
胃气就不能与五脏之气一齐到达
手太阴脉口，因而真脏的脉气单
独出现，真脏脉的出现，是由于
病气胜过脏气所致，如此则胃气
已败，故主死。黄帝说：好。

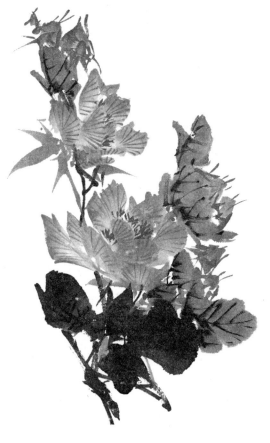

黄帝说：一般在治病的时候，
一定要诊察患者的形体、神气及
五色泽枯变化，脉象的盛衰，疾
病的新久，然后给予及时的治疗，
不可迁延时日。病人形气相一致，气盛形也盛，气虚形也虚，是可治之症；颜
色润泽而鲜明，疾病也容易痊愈；脉顺四时，春弦、夏钩、秋毛、冬石，疾病
也是可以治疗的；脉来柔软而滑利，是有胃气的现象，疾病容易治疗，必须抓
住有利时机，进行治疗。形气不相称，如形盛气衰，气盛形衰，这样的疾病难
以治疗；颜色晦暗枯槁，疾病难以治愈；脉实而坚硬，乃是疾病更为严重；脉
与四时相反，乃是疾病到了不可治疗的地步。必须审查疾病在发展变化中的四
种不易治疗的情况，而向病家加以解释和说明。所谓脉与四时相反，就是春天
见到肺脉，乃是金克木；夏天见到肾脉，乃是水克火；秋天见到心脉，乃是火
克金；冬天见到脾脉，乃是土克水；而且这些脉象来时皆悬绝无根，或沉涩不
起，这就叫做与四时相反的脉象。假如五脏的脉形不能随着时令而表现于外，
而在春夏阳气生旺的季节，反见沉涩的脉象；在秋冬阳气收藏的季节，反见浮

大的脉象，这也叫做逆四时。热病脉宜洪大而反沉静；泄泻脉应沉小而反浮大；脱血脉应芤虚而反实强；病在中是内伤脉应虚而反坚实；病在外是病邪盛于外，正气急起抗邪，脉应实坚而反不实坚，这些都是脉证相反，正气匮乏，都属于难治之症。

黄帝说，我听说根据病情的虚实，可以诊断患者的死生，我想听听其中的道理。岐伯说：五实可以致死，五虚也可以致死。黄帝说：我想知道什么是五实、五虚。岐伯说：脉盛大，皮肤发热，腹部胀满，二便不通，昏闷烦乱目视不明，这叫五实；脉细弱，皮肤寒冷，少气不足以息，大小便泄利无度，不进饮食，这叫五虚。黄帝说：五实、五虚的病人，有时亦有痊愈的，是什么道理呢？岐伯说：能够吃下粥浆一类的东西，胃气逐渐恢复，二是泄注的情况逐渐停止，正气渐渐恢复，虚者也可能痊愈；如身热无汗的实证，而能得到汗解，腹胀二便不通的，能得到便通胀减，则实邪有出路得以排出，实者也可以痊愈。这就是五虚、五实能够得以不死的原因和征候。

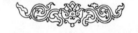

三部九候论篇

黄帝问曰：余闻九针于夫子，众多博大，不可胜数。余愿闻要道，以属子孙，传之后世。著之骨髓，藏之肝肺，歃血而受，不敢妄泄，令合天道，必有终始，上应天光星辰历纪，下副四时五行，贵贱更互，冬阴夏阳，以人应之奈何？愿闻其方。岐伯对曰：妙乎哉问也！此天地之至数。帝曰：愿闻天地之至数，合于人形血气，通决死生，为之奈何？岐伯曰：天地之至数，始于一，终于九焉。一者天，二者地，三者人。因而三之，三三者九，以应九野。故人有三部，部有三候，以决死生，以处百病，调虚实，而除邪疾。

帝曰：何谓三部？岐伯曰：有下部，有中部，有上部。部各有三候，三候者，有天有地有人也，必指而导之，乃以为真。上部天，两额之动脉；上部地，两颊之动脉；上部人，耳前之动脉。中部天，手太阴也；中部地，手阳明也；中部人，手少阴也。下部天，足厥阴也；下部地，足少阴也；下部人，足太阴也。故下部之天以候肝,地以候肾,人以候脾胃之气。

帝曰:中部之候奈何?岐伯曰:亦有天,亦有地,亦有人。天以候肺,地以候胸中之气,人以候心。帝曰:上部何以候之?岐伯曰:亦有天,亦有地,亦有人。天以候头角之气,地以候口齿之气,人以候耳目之气。三部者,各有天,各有地,各有人。三而成天,三而成地,三而成人,三而三之,合则为九,九分为九野,九野为九脏。故神脏五,形脏四,合为九脏。五脏已败,其色必夭,夭必死矣。

帝曰:以候奈何?岐伯曰:必先度其形之肥瘦,以调其气之虚实,实则泻之,虚则补之。必先去其血脉,而后调之,无问其病,以平为期。

帝曰:决死生奈何?岐伯曰:形盛脉细,少气不足以息者危;形瘦脉大,胸中多气者死;形气相得者生;参伍不调者病;三部九候皆相失者死;上下左右之脉相应如参舂者病甚;上下左右相失不可数者死;中部之候虽独调,与众脏相失者死;中部之候相减者死;目内陷者死。

帝曰:何以知病之所在?岐伯曰:察九候独小者病,独大者病,独疾者病,独迟者病,独热者病,独寒者病,独陷下者病。

以左手足上,上去踝五寸按之,庶右手足当踝而弹之,其应过五寸以上蠕蠕然者不病;其应疾,中手浑浑然者病;中手徐徐然者病;其应上不能至五寸,弹之不应者死。

是以脱肉身不去者死,中部乍疏乍数者死。其脉代而钩者,病在络脉。九候之相应也。上下若一,不得相失。一候后则病,二候后则病甚,三候后则病危。所谓后者,应不俱也。察其腑脏,以知死生之期。必先知经脉,然后知病脉,真脏脉见者,胜死。足太阳气绝者,其足不可屈伸,死必戴眼。

帝曰:冬阴夏阳奈何?岐伯曰:九候之脉,皆沉细悬绝者为阴,主冬,故以夜半死;盛躁喘数者为阳,主夏,故以日中死。是故寒热病者,以平旦死;热中及热病者,以日中死;病风者,以日夕死;病水者,以夜半死;其脉乍疏乍数乍迟乍疾者,日乘四季死;形肉已脱,九候虽调,犹死;七诊虽见,九候皆从者,不死。所言不死者,风气之病及经月之病,似七诊之病而非也,故言不死。若有七诊之病,其脉候亦败者,死矣,必发哕噫。

必审问其所始病,与今之所方病,而后各切循其脉,视其经络浮沉,以上下逆从循之。其脉疾者不病，其脉迟者病，脉不往来者死。皮肤著者死。

帝曰：其可治者奈何？岐伯曰：经病者治其经，孙络病者治其孙络血，血病身有痛者治其经络。其病者在奇邪，奇邪之脉则缪刺之。留瘦不移，节而刺之。上实下虚，切而从之，索其结络脉，刺出其血，以见通之。瞳子高者，太阳不足；戴眼者，太阳已绝。此决死生之要，不可不察也。手指及手外踝上五指留针。

【译文】

黄帝问道：我听过先生讲解有关九针的道理后，觉得其中的学问众多广博，难以尽言。我现在只想知道其中最扼要的道理，以便托付给子孙，而传于后世，使之铭心刻骨，永志不忘。在接受这一学问时，一定要歃血盟誓，不能轻易泄露，使这些道理，能符合天体运行的规律，有始有终，上应于日月星辰的历数，下能合于四时五行的衰旺以及冬夏阴阳的变化，人怎样来适应这些天地自然变化的规律呢？我很想听人讲讲这方面道理。岐伯回答说：你谈的问题很妙啊！这是天地间至为深奥的道理。

黄帝说：我想听你讲讲天地的至数，是怎样与人体的气血相应及决断疾病的死生呢？岐伯说：天地的至数，开始于一，终极于九。一是奇数为阳，所以应天；二是偶数为阴，所以应地；人生天地之间，所以三以应人，天地人合而为三，三三为九，以应九野之数。所以人体有上中下三部，每部各有天地人三候，可以诊察这些部位的脉搏，以判断人的死生，以诊断各种疾病，调理其阴阳虚实，从而达到祛除疾病的目的。

黄帝说：什么是三部呢？岐伯说：有下部，有中部，有上部，这是三部；每一部又有三候，所谓三候，是以天、地、人来代表的。这些部位必须经过仔细切摸循按，才会得到三部九候脉的本体。上部天候，在两额的动脉处；上部地候，在两颊的动脉处；上部人候，在两耳前的动脉处。中部天候，即两手太阴经经渠穴分动脉处；中部地候，即两手阳明经合谷穴分的动脉处；中部人候，即两手少阴经神门穴分的动脉处。下部天候，即足厥阴经的五里穴分的动脉处；下部地候，即足少阴经太溪穴分的动脉处；下部人候，即足太阴经的箕门穴分的动脉处。故而下部天候，可以诊察肝的病变；下部地候，可以诊察肾的病变；下部人候，可以诊察脾胃的气机变化。黄帝说：中部之候是怎样的呢？岐伯说：中部亦有天、地、人三候。中部天候，以诊察肺的病变；中部地候，以诊察胸中的气机变化；中部人候，以诊察心的病变。黄帝说：上部如何诊察机体的病变呢？岐伯说：上部也有天候，也有地候，也有人候。天候以诊察头角部位的气机变化；地候以诊察口齿部位的气机变化；人候以诊察耳目的气机变化。所以上、中、下三部，各有天候，各有地候，各有人候。三部中有三个天候，三个地候，三个人候，三三得九，合则为九候，九候以应九却，九野以应人身的九脏。所以人体内有心肝脾肺肾脏神志的五神脏，还有胃、小肠、大肠、膀胱藏有形之物的四形脏，合为九脏。如果五神脏的脏气败坏，则表现在面部的颜色，必然晦暗枯夭，颜色枯夭是病情危重乃至死亡的征象。

黄帝说：怎样进行诊察呢？岐伯说：首先要审察病人身形的肥瘦，以便调治正气的虚实。实力邪气有余，要用泻法；虚为正气不足，要用补法。必先祛除血脉中的瘀滞，而后再进行调补，不论治疗什么疾病，都是以达到气血平调为准则。黄帝说：怎样根据患者的形证脉息，而预决其死生呢？岐伯说：形体肥大，而脉反细，气少难以维持呼吸者，主病危重；形体消病，而脉反大，胸中又喘满多气的，是死亡的征象。形体和脉气相一致的主生。其脉来三五不调的主病。三部九候之脉完全失去协调者，为脏腑阴阳之气皆病。故主死。上下左右之脉相应鼓指，有如臼杵之上下参动者，主病危重。若是上下左右的脉象都不相应，而又息数错乱不可数计的，主死。中部的脉象虽然单独能够调匀，但与其他脏腑的脉象不相协调，众脏之脉已失常者，主死。若中部之脉衰减，与上下各部不相协调，中气大衰也主死。目内陷的也是死候。

黄帝说：怎样才能知道病的所在部位呢？岐伯说：诊察九候脉的慢常变化，就知道病变所在，右有一候独小者为病，一候独大者为病，一候独疾者为病，一候独迟者为病，一候独热者为病，一候独寒者为病，一候独沉陷不起者为病。以左手在病人的足内踝上五寸处按着，以右手指在病人足踝上弹之，如果震动反应超过五寸以上，而且震动轻微，是无病的征象；如果震动反应急疾而大，是有病的征象；如震动反应迟缓，也是病态；如果震动反应不能上到五寸处，而弹之亦没有反应，这是气脉已绝，是将要死亡的征象。所以身体极度消瘦而不能行动的，也是将要死亡的征象。中部之脉忽快忽慢而不规律，为气脉败乱之兆，故主死。脉代而钩，为病在络脉，钩为夏脉，夏气在络，故主病在络脉，络脉受邪，则经脉滞塞，故脉见代止之象。九候之脉，应相互适应，上下一致，不应该出现参差不齐等脉象。如有一候不相应，就是疾病的表现；如有二候不相应，就是病重的表现；如有三候不相应，病情就危重了。所谓一候后至是什么意思呢？就是九候脉动相失而不一致。诊察脏腑脉象的变化，可以判断疾病的生死日期，要想做到这一点，必须首先明白无病的常脉，然后才能知道病脉。若见到真脏脉，至其克胜之时，便要死亡。

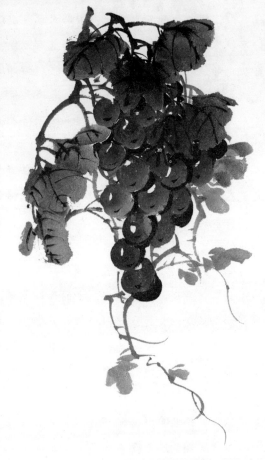

足太阳经脉下合穴中，贯于内，出外踝之后，上起目内眦，故足太阳气绝时，两足不能屈伸，其死亡时，必目睛上视而不动。

黄帝说：冬天为阴，夏天为阳，脉象怎样与之相适应呢？岐伯说：九候之脉如果都沉细悬绝，为阴，主冬令，夜半为阴气极盛之时，故主死。其脉盛大躁动而疾数的，为阳，主夏令，日中为阳气旺盛之时，阳极阴绝，故死于日中。所以寒热交作阴阳相搏之病，死于阴阳交会的平旦之时。热中或热病，死于日中阳盛之时。病风死于傍晚金气旺盛之时。病水死于夜半阴极之时。其脉象败乱或疏或数，或迟或疾的，死于一日中的辰、戌、丑、未之时。如果形肉已脱，九候的脉象虽然调和也是死候。若七诊虽然出现，九候的脉象表现都很协调，就不一定是死候。所说的不死，是指新感的风气之病，或月经之病，虽然有些表现像七诊之病，实际上不是七诊之病，所以说它不是死候。如果有七诊之病出现，其脉象败乱，这是死候，死时必有哕、噫等症候出现。

所以治病之时，必须问清开始得病的经过情况与现在的症状表现，然后再切按患者的脉搏，并审查其经络或浮或沉，根据各种具体情况，采取或上或下，或逆其经脉，或顺其经脉的方法以切循之，脉疾者是有病的表现，脉迟也是有病的表现，脉不往来，说明经气已绝，故主死，皮肤干枯着骨，也是死候。

黄帝说：那些可治的病，应怎样治疗呢？岐伯说：病在经脉，可直接治其经；若病邪在细小的孙络，可刺其孙络，令其出血，使邪随血去；血病而有身体疼痛症状的，当随其经络而刺治之。若病邪留在大络，不入于经，则用右病刺左，左病刺右的缪刺法进行治疗。若病邪久留不移，形体消瘦，当节量而刺之。若病变上实下虚的，必有阻滞不通之处，当切循其脉，而探索其脉络郁结之处，刺出其血以通其气。如目上视，是太阳之气不足的现象。如目上视定睛不动，是太阳气绝的现象。这都是判断死生的主要方法，不可不认真研究。可刺手指及手外踝上小指侧，刺后留针。

经脉别论篇

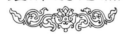

黄帝问曰：人之居处动静勇怯，脉亦为之变乎？岐伯对曰：凡人之惊恐恚劳动静，皆为变也。是以夜行则喘出于肾，淫气病肺。有所堕恐，喘出于肝，淫气害脾。有所惊恐，喘出于肺，淫气伤心。度水跌仆，喘出于肾与骨。当是之时，勇者气行则已，怯者则着而为病也。故曰：诊病之道，观人勇怯、骨肉、皮肤，能知其情，以为诊法也。故饮食饱甚，汗出于胃；惊而夺精，汗出于心；持重远行，汗出于肾；疾走恐惧，汗出于肝，摇体劳苦，汗出于脾。故春秋冬夏四时阴阳，生病起于过用，此为常也。

食气入胃，散精于肝，淫气于筋。食气入胃，浊气归心，淫精于脉。脉气流经，经气归于肺，肺朝百脉，输精于皮毛。毛脉合精，行气于腑。腑精神明，留于四脏，气归于权衡。权衡以平，气口成寸，以决死生。饮入于胃，游溢精气，上输于脾。脾气散精，上归于肺，通调水道，下输膀胱。水精四布，五经并行，合于四时五脏阴阳，揆度以为常也。

太阳藏独至，厥喘虚气逆，是阴不足、阳有余也，表里当俱泻，取之下俞。阳明脏独至，是阳气重并也，当泻阳补阴，取之下俞。少阳脏独至，是厥气也，蹻前卒大，取之下俞。少阳独至者，一阳之过也。太阴脏搏者，用心省真，五脉气少，胃气不平，三阴也，宜治其下俞，补阳泻阴。一阳[二阴]独啸，少阳[阴]厥少，阳并于上，四脉争张，气归于肾，宜治其经络，泻阳补阴。一阴至，厥阴之治也，真虚㾓心，厥气留薄，发为白汗，调食和药，治在下俞。

帝曰：太阳脏何象？岐伯曰：象三阳而浮。帝曰：少阳脏何象？岐伯曰：象一阳也。一阳脏者，滑而不实也。帝曰：阳明脏何象？岐伯曰：象大浮也。太阴脏搏，言伏鼓也。二阴搏至，肾沉不浮也。

【译文】

黄帝问道：人们的居处环境、活动、安静、勇敢、怯懦有不同，其经脉血气也随着起变化吗？岐伯回答说：人在惊恐、愤怒、劳累、活动或安静的情况下，经脉血气都要受到影响而发生变化。所以夜间远行劳累，就会扰动肾气，使肾气不能闭藏而外泄，则气喘出于肾脏，其偏胜之气，就会侵犯肺脏。若因坠堕而受到恐吓，就会扰动肝气，而喘出于肝，其偏胜之气就会侵犯脾脏。或有所惊恐，惊则神越气乱，扰动肺气，喘出于肺，其偏胜之气就会侵犯心脏。渡水而跌仆，跌仆伤骨，肾主骨，水湿之气通于肾，致肾气和骨气受到扰动，而喘出于肾和骨，在这种情况下，身体强盛的人，气血畅行，不会出现什么病变；怯弱的人，气血留滞，就会发生病变。所以说：诊察疾病，观察病的勇怯及骨骼、肌肉、皮肤的变化，便能了解病情，并以此作为诊病的方法。在饮食过饱的时候，则食气蒸发而汗出于胃。惊神气浮越，则心气受伤而汗出于心。负重而远行的时候，则骨劳气越，肾气受伤而汗出于肾。疾走而恐惧的时候，由于疾走伤筋，恐惧伤魂，则肝气受伤而汗出于肝。劳力过度的时候，由于脾主肌肉四肢，则脾气受伤而汗出于脾。春、夏、秋、冬四季阴阳的变化都有其常度，人在这些变化中所以发生疾病，就是因为对身体的劳用过度所致，这是通常的道理。

五谷入胃，其所化生的一部分精微之气输散到肝脏，再由肝将此精微之气滋养于筋。五谷入胃，其所化生的精微之气，注入于心，再由心将此精气滋养于血脉。血气流行在经脉之中，而到达于肺，肺又将血气输送到全身百脉中去，最后把精气输送到皮毛。皮毛和经脉的精气汇合后，又还流归入于脉，脉中精微之气，通过不断变化，周流于四脏，这些正常的生理活动，都要取决于气血阴阳的平衡，气血阴阳平衡，则表现在气口的脉搏变化上，气口的脉搏，可以判断疾病的死生。水液入胃以后，游溢布散其精气，上行输送于脾，经脾对精微的布散转输，上归于肺，肺主清肃百司治节，肺气运行，通调水道，下输于膀胱，如此则水精四布，外而布散于皮毛，内而灌输于五脏之经脉，并能合于四时寒暑的变易和五脏阴阳的变化，揆测其变化规律，这就是经脉的正常生理现象。

太阳经脉偏盛，则太阳之脉独盛，发生厥逆、喘息、虚气上逆等症状，这是阴不足而阳有余，表里两经俱当用泻法，取足太阳经的束骨穴和足少阴经的太溪穴。阳明经脉偏盛，则阳明之脉独盛，是太阳、少阳之气俱趋于阳明，当用泻阳补阴的治疗方法，当泻足阳明经的陷谷穴，补太阴经的太白穴。少阳经脉偏盛，则少阳之脉独盛，是厥气上逆，所以阳蹻脉前的少阳脉猝然盛大，当取足少阳经的临泣穴。少阳经脉偏盛而独至，就是少阳太过。太阳经脉鼓搏有力，应当细心地省察是否真脏脉至，若五脏之脉均气少，胃气又不平和，这是病在足太阴脾，应当用补阳泻阴的治疗方法，补足阳明之陷谷穴，泻足太阴之太白穴。二阴经脉独盛，是少阴厥气上逆，而阳气并越于上，心肝脾肺四脏受其影响，四脏之脉争张于外，病的根源在于肾，应治其经络，泻足太阳经的经穴昆仑、络穴飞扬，补足少阴的经穴复溜，络穴大钟。一阴经脉偏盛，是厥阴所主治，出现真气虚弱，心中竣痛不适的症状，厥气留于经脉与正气相搏而发为白汗，应该注意饮食调养和药物治疗，并取厥阴经下部的太冲穴，以泻其邪。

黄帝说：太阳经的脉象是怎样的呢？岐伯说：其脉象以似三阳之气浮盛于外而浮。黄帝说：少阳经的脉象是怎样的呢？岐伯说：其脉象似一阳之气初生，滑而不实。黄帝说：阳明经的脉象是怎样的呢？岐伯说：其脉象大而浮。太阴经的脉象搏动，虽沉伏而指下仍搏击有力，少阴经的脉象搏动，是沉而不浮，这是肾脉的脉象。

脏气法时论篇

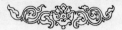

　　黄帝问曰：合人形以法四时五行而治，何如而从？何如而逆？得失之意，愿闻其事。岐伯对曰：五行者，金木水火土也，更贵更贱，以知死生，以决成败，而定五脏之气、间甚之时、死生之期也。帝曰：愿卒闻之。岐伯曰：肝主春，足厥阴少阳主治，其日甲乙，肝苦急，急食甘以缓之。心主夏，手少阴太阳主治，其日丙丁，心苦缓，急食酸以收之。脾主长夏，足太阴阳明主治，其日戊己，脾苦湿，急食苦以燥之。肺主秋，手太阴阳明主治，其日庚辛，肺苦气上逆，急食苦以泄之。肾主冬，足少阴太阳主治，其日壬癸，肾苦燥，急食辛以润之。开腠理，要津液，通气也。

　　病在肝，愈于夏；夏不愈，甚于秋；秋不死，持于冬，起于春，禁当风。肝病者，愈在丙丁；丙丁不愈，加于庚辛；庚辛不死，持于壬癸，起于甲乙。肝病者，平旦慧，下晡甚，夜半静。肝欲散，急食辛以散之，用辛补之，酸泻之。

　　病在心，愈在长夏；长夏不愈，甚于冬；冬不死，持于春，起于夏，禁温食热衣。心病者，愈在戊己；戊己不愈，加于壬癸；壬癸不死，持于甲乙，起于丙丁。心病者，日中慧，夜半甚，平旦静。心欲软，急食咸以软之，用咸补之，甘泻之。

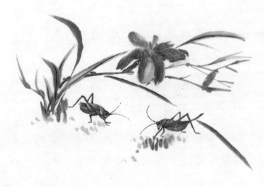

　　病在脾，愈在秋；秋不愈，甚于春；春不死，持于夏，起于长夏，禁温食饱食湿地濡衣。脾病者，愈在庚辛；庚辛不愈，加于甲乙；甲乙不死，持于丙丁，起于戊己。脾病者，日昳慧，日出甚，下晡静。脾欲缓，急食甘以缓之，用苦泻之，甘补之。

病在肺，愈在冬；冬不愈，甚于夏；夏不死，持于长夏，起于秋，禁寒饮食、寒衣。肺病者，愈在壬癸；壬癸不愈，加于丙丁；丙丁不死，持于戊己，起于庚辛。肺病者，下晡慧，日中甚，夜半静。肺欲收，急食酸以收之，用酸补之，辛泻之。

病在肾，愈在春；春不愈，甚于长夏；长夏不死，持于秋，起于冬，禁犯焠㶼热食温炙衣。肾病者，愈在甲乙；甲乙不愈，甚于戊己；戊己不死，持于庚辛，起于壬癸。肾病者，夜半慧，四季甚，下晡静。肾欲坚，急食苦以坚之，用苦补之，咸泻之。

夫邪气之客于身也，以胜相加，至其所生而愈，至其所不胜而甚，至于所生而持，自得其位而起。必先定五脏之脉，乃可言间甚之时，死生之期也。

肝病者，两胁下痛引少腹，令人善怒；虚则目䀮䀮无所见，耳无所闻，善恐，如人将捕之。取其经，厥阴与少阳。气逆，则头痛，耳聋，不聪，颊肿，取血者。

心病者，胸中痛，胁支满，胁下痛，膺背肩甲间痛，两臂内痛；虚则胸腹大，胁下与腰相引而痛，取其经，少阴太阳，舌下血者。其变病刺郄中血者。

脾病者，身重善肌［饥］，肉痿，足不收行，善瘛，脚下痛；虚则腹满肠鸣，飧泄食不化，取其经，太阴阳明，少阴血者。

肺病者，喘咳逆气，肩背痛，汗出，尻阴股膝髀腨胻足皆痛；虚则少气不能报息，耳聋嗌干。取其经，太阴足太阳之外厥阴内血者。

肾病者，腹大胫肿，喘咳身重，寝汗出，憎风；虚则胸中痛，大腹小腹痛，清厥意不乐。取其经，少阴太阳血者。

肝色青，宜食甘，粳米、牛肉、枣、葵皆甘。心色赤，宜食酸，小豆、犬肉、李、韭皆酸。肺色白，宜食苦，麦、羊肉、杏、薤皆苦。脾色黄，宜食咸，大豆、豕肉、栗、藿皆咸。肾色黑，宜食辛，黄黍、鸡肉、桃、葱皆辛。辛散，酸收，甘缓，苦坚，咸软。毒药攻邪，五谷为养，五果为助，五畜为益，五菜为充。气味合而服之，以补精益气。此五者，有辛酸甘苦咸，各有所利，或散或收，或缓或急，或坚或软，四时五脏，病随五味所宜也。

【译文】

黄帝问道：结合人体五脏之气的具体情况，取法四时五行的生克制化规律，作为救治疾病的法则，怎样是顺？怎样是逆呢？我想了解治法中的顺逆和得失是怎么一回事。岐伯回答说：五行就是金、木、水、火、土。五行有衰旺胜克的变化。从这些变化中可以分析测知疾病的死生，判断医疗的成败，并能确定五脏之气的盛衰，疾病轻重的时间，以及死生的日期。

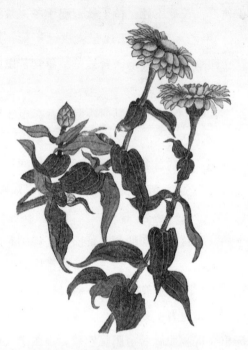

黄帝说：我想听你详尽地讲一讲。岐伯说：肝属木，旺于春，肝与胆为表里，春天是足厥阴肝和足少阳胆主治的时间，甲乙属木，足少阳胆主甲木，足厥阴肝主乙木，所以肝胆旺日为甲乙，肝在志为怒，怒则气急，甘味能缓急，故宜急食甘以缓之。心属火，旺于夏，心与小肠搂表里，夏天是手少阴心和手太阳小肠主治的时间，丙丁属火，手少阴心主丁火，手太阳小肠主丙火，所以心与小肠的旺日为丙丁，心在志为喜，喜则气缓，心气过缓则心气虚而散，酸味能收剑，故宜急食酸以收之。脾属土，旺于长夏（六月）脾与胃为表里，长夏是足太阴脾和足阳明胃主治的时间，戊己属土，足太阴脾主己土，足阳明胃主戊土，所以脾与胃的旺日为戊己。脾性恶湿，湿盛则伤脾，苦味能燥湿，故宜急食苦以燥之。肺属金，旺于秋，肺与大肠为表里，秋在是手太阴肺和手阳明大肠主治的时间，庚辛属金，手太阴肺主辛金，手阳明大肠主庚金，所以肺与大肠的旺日为庚辛，肺主气。其性清肃，若气上逆则肺病，苦味能泄，故宜急食苦以泄之。肾属水，旺于冬，肾与膀胱为表里，冬天是足少阴肾与足太阳膀胱主治的时间，壬癸属水，足少阴肾主癸水，足太阳膀胱主壬水，所以肾与膀胱的旺日为壬癸，肾为水脏，喜润而恶燥，故宜急食辛以润之。以开发腠理，运行津液，宣通气机。

肝脏有病，在夏生当愈，若至夏季不愈，到秋季病情就要加重，如秋季不死，至冬季病情就会维持稳定不变状态，到来年春季，病即好转。因风气通于肝，故肝病最禁忌受风。有肝病的人，愈于丙丁日，如果丙丁日不愈，到庚辛日病就加重，如果庚辛日不死，到壬癸日病情就会维持稳定不变状态，到了甲乙日病即好转。患肝病的人，在早晨的时候精神清爽，傍晚的时候病就加重。到半夜时便安静下来。肝木性喜条达而恶抑郁，故肝病急用辛味以散之，以辛味补之，以酸味泻之。

心脏有病，愈于长夏，若至长夏不愈，到了冬季病情就会加重，如果在冬季不死，到了明年的春季病情就会维持稳定不变状态，到了夏季病即好转。心有病的人应禁忌温热食物，衣服也不能穿得太暖。有心病的人，愈于戊己日，如果戊己日不愈，到壬癸日病就加重，如果在壬癸日不死，到甲乙日病情就会维持稳定不变状态，到丙丁日病即好转。心脏有病的人，在中午的时间神情爽慧，半夜时病就加重早晨时便安静了。心病欲柔软，宜急食咸味以软之，以咸味补之，以甘味泻之。

脾脏有病，愈于秋季，若至秋季不愈，到春季病就加重，如果在春季不死，到夏季病情就会维持稳定不变状态，到长夏的时间病即好转。脾病应禁忌吃温热性食物及饮食过饱、居湿地、穿湿衣等。脾有病的人，愈于庚辛日，如果在庚辛日不愈，到甲乙日加重，如果在甲乙日不死，到丙丁日病情就会维持稳定不变状态，到了戊己日病即好转。脾有病的人，在午后的时间精神清爽，日出时病加重，傍晚时便安静了。脾欲缓和，甘能缓中，故宜急食甘味以缓之，用苦泻之，以甘味补之。

肺脏有病，愈于冬季，若至冬季不愈，到夏季病就加重，如果在夏季不死，至长夏时病情就会维持稳定不变状态，到了秋季病即好转。肺有病应禁忌寒冷饮食及穿得太单薄。肺有病的人，愈于壬癸日，如果在壬癸日不愈，到丙丁日病就加重，如果在丙丁日不死，到戊己日病情就会维持稳定不变状态，到了庚辛日，病即好转。肺有病的人，傍晚的时候精神爽慧，到中午时病就加重，到半夜时便安静了。肺气欲收敛，宜急食酸味以收之，用酸味补之，辛味泻之。

肾脏有病，愈于春季，若至春季不愈，到长夏时病就加重，如果在长夏不死，到秋季病情就会维持稳定不变状态，到冬季病即好转。肾病禁食灸过热的食物和穿经火烘烤过的衣服。肾有病的人，愈于甲乙日，如果在甲乙日不愈，到戊己日病就加重，如果在戊己日不死，到庚辛日病情就会维持稳定不变状态。到壬癸日病即好转。肾有病的人，在半夜的时候精神爽慧，在一日当中辰、戌、丑、未四个时辰病情加重，在傍晚时便安静了。肾主闭藏，其气欲坚，宜急食苦味以坚之，用苦味补之，咸味泻之。

凡是邪气侵袭人体，都是以胜相加，病至其所生之时而愈，至其所不胜之时而甚，至其所生之时而病情稳定不变，至其自旺之时病情好转。但必须先明确五脏之病脉，然后始能推测疾病的轻重时间及死生的日期。

肝脏有病，则两胁下疼痛牵引少腹，使人多怒，这是肝气实的症状。如果肝气虚则出现两目昏花而视物不明。两耳也听不见声音，多恐惧，好像有人要逮捕他一样。治疗时，取用厥阴肝经和少阳胆经的经穴。如肝气上逆则头痛，耳聋而听觉失灵，颊肿，应取厥阴、少阳经脉，刺出其血。

心脏有病，则出现胸中痛，胁部支撑胀满，胁下痛，胸膺部、背部及肩胛间疼痛，两臂内侧疼痛，这是心实的症状。心虚，则出现胸腹部胀大，胁下和腰部牵引作痛。治疗时，取少阴心经和太阳小肠经的经穴，并刺舌下之脉以出其血。如病情有变化，与初起不同，则刺委中穴出血。

脾脏有病，则出现身体沉重，易饥、肌肉痿软无力，两足弛缓不收，行走时容易抽搐，脚下疼痛，这是脾实的症状。脾虚则腹部胀满、肠鸣、泄下而食物不化。治疗时，取太阴脾经、阳明胃经和少阴肾经的经穴，刺出其血。

肺脏有病，则喘咳气逆，肩背部疼痛，出汗，尻、阴、股、膝、髀、腨、胻足等部皆疼痛，这是肺实的症状。如果肺虚，就出现少气，呼吸困难而难于接续，耳聋，咽干。治疗时，取太阴肺经的经穴，更取足太阳经的外侧及足厥阴内侧，即足少阴肾经的经穴，刺出其血。

肾脏有病，则腹部胀大，胫部浮肿，气喘，咳嗽，身体沉重，睡后出汗，恶风，这是肾实的症状。如果肾虚，就出现胸疼痛，大腹和小腹疼痛，清冷气逆而心中不乐。治疗时，取足少阴肾经和足太阳膀胱经的经穴，刺出其血。

肝合青色，宜食甘味，粳米、牛肉、枣、葵菜都是属于味甘的。心合赤色，宜食酸味，小豆、犬肉、李、韭都是属于酸味的。肺合白色，宜食苦味，小麦、羊肉、杏、薤都是属于苦味的。脾合黄色，宜食咸味，大豆、猪肉、栗、藿都是属于咸味的。肾合黑色，宜食辛味，黄黍、鸡肉、桃、葱都是属于辛味的。五味的功用，辛味能发散，酸味能收敛，甘味能缓急，苦味能坚阴，咸味能软坚。凡毒药都是可用来攻逐病邪，五谷用以充养五脏之气，五果帮助五谷以营养人体，五畜用补益五脏，五菜用以充养脏腑。这五类食物，各有辛、酸、甘、苦、咸的不同气味，对脏腑发挥补益作用，或散，或收，或缓，或急，或坚，或软等，在运用的时候，要根据春、夏、秋、冬四季的不同和五脏之气的偏盛偏衰所苦所欲等具体情况，各随其所宜而用之。

宣明五气篇

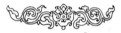

五味所入：酸入肝，辛入肺，苦入心，咸入肾，甘入脾。是谓五入。

五气所病：心为噫，肺为咳，肝为语，脾为吞，肾为欠为嚏，胃为气逆，为哕，为恐，大肠小肠为泄，下焦溢不水，膀胱不利为癃，不约为遗溺，胆为怒。是谓五病。

五精所并：精气并于心则喜，并于肺则悲，并于肝则忧，并于脾则畏，并于肾则恐。是谓五并，虚而相并者也。

五脏所恶：心恶热，肺恶寒，肝恶风，脾恶湿，肾恶燥。是谓五恶。

五脏化液：心为汗，肺为涕，肝为泪，脾为涎，肾为唾。是谓五液。

五味所禁：辛走气，气病无多食辛；咸走血，血病无多食咸；苦走骨，骨病无多食苦；甘走肉，肉病无多食甘；酸走筋，筋病无多食酸。是谓五禁。无令多食。

五病所发：阴病发于骨，阳病发于血，阴病发于肉，阳病发于冬，阴病发于夏。是谓五发。

五邪所乱：邪入于阳则狂，邪入于阴则痹，搏阳则为巅疾，搏阴则为瘖，阳入之阴则静，阴出之阳则怒。是谓五乱。

五邪所见：春得秋脉，夏得冬脉，长夏得春脉，秋得夏脉，冬得长夏脉。名曰阴出之阳，病善怒不治。是谓五邪。皆同命，死不治。

五脏所藏：心脏神，肺脏魄，肝脏魂，脾脏意，肾脏志。是谓五脏所藏。

五脏所主：心主脉，肺主皮，肝主筋，脾主肉，肾主骨。是谓五主。

五劳所伤：久视伤血，久卧伤气，久坐伤肉，久立伤骨，久行伤筋。是谓五劳所伤。

五脉应象：肝脉弦，心脉钩，脾脉代，肺脉毛，肾脉石。是谓五脏之脉。

【译文】

五味入胃之后，各归其所喜入的脏腑，酸味先入肝，辛味先入肺，苦味先入心，咸味先入肾，甜味先入脾，就是五味各随其所喜而入五脏。

五脏之气失调后所发生的病变：心气失调则暖气；肺气失调则咳嗽；肝气失调则多言；脾气失调则吞酸；肾气失调则为呵欠、喷嚏；胃气失调则为气逆为哕，或有恐惧感；大肠小肠病则不能沁别清浊，传送糟粕，而为泄泻；下焦不能通调水道，则水液泛溢于皮肤而为水肿；膀胱之气化不利，则为癃闭，膀胱不能约制，则为遗尿；胆气失调则易发怒。这是五脏之气失调而发生的病变。

五脏之精气相并所发生的疾病：精气并于心则喜，精气并于肺则悲，精气并于肝则忧，精气并于脾则畏，精气并于肾则恐，这就是所说的五并。都是由于五脏乘虚相并所致。

五脏各有所恶：心恶热，肺恶寒，肝恶风，脾恶湿，肾恶燥，这就是五脏所恶。

五脏化生的液体：心之液化为汗，肺之液化为涕，肝之液化为泪，脾之液化为涎，肾之液化为唾，这是五脏化生的五液。

五味所禁：辛味走气，气病不可多食辛味；咸味走血，血病不可多食咸味；苦味走骨，骨病不可多食苦味；甜味走肉，肉病不可多食甜味；酸味走筋，筋病不可多食酸味。这就是五味的禁忌，不可使之多食。

五种病的发生：阴病发生于骨，阳病发生于血，阴病发生于肉，阳病发生于冬，阴病发生于夏，这是五病所发。

五邪所乱：邪入于阳分，则阳偏胜，而发为狂病；邪入于阴分，则阴偏胜，而发为痹病；邪搏于阳则阳气受伤，而发为巅疾；邪搏于阴则阴气受伤，而发为音哑之疾；邪由阳而入于阴，则从阴而为静；邪由阴而出于阳，则从阳而为怒。这就是所谓五乱。

五脏克贼之邪所表现的脉象：春天见到秋天的毛脉，是金克木；夏天见到冬天的石脉，是水克火；长夏见到春的弦脉，是木克土；秋天见到夏天的洪脉，是火克金；冬天见到长夏的濡缓脉，是土克水。凡此五邪，都是真脏脉见而胃气绝的现象，为土败木贼，故病善怒，是不治之症。这是五邪致病的情况，都同样属于不治的死证。

五脏各有所藏：心脏藏神，肺脏藏魄，肝脏藏魂，脾脏藏意，肾脏藏志，这就是五脏所藏的神志。

五脏各有所主：心主血脉，肺主皮毛，肝主筋，脾主肌肉，肾主骨。这就是五脏所主。

五种过度的疲劳，可以伤耗五脏的精气：如久视则劳于精气而伤血，久卧则阳气不伸而伤气，久坐则血脉灌输不畅而伤肉，久立则劳于肾及腰、膝、胫等而伤骨，久行则劳于筋脉而伤筋。这就是五劳所伤。

五脏之脉应四时的形象：肝脉应春，端直而长，其脉象弦；心脉应夏，来盛去衰，其脉象钩；脾脉分王于四季，其脉软弱，随四时而更代；肺脉应秋，轻虚而浮，其脉象毛；肾脉应冬，其脉沉坚象石，这就是五脏应于四时的脉象。

血气形志篇

夫人之常数，太阳常多血少气，少阳常少血多气，阳明常多气多血，少阴常少血多气，厥阴常多血少气，太阴常多气少血，此天之常数。足太阳与少阴为表里，少阳与厥阴为表里，阳明与太阴为表里，是为足阴阳也。手太阳与少阴为表里，少阳与心主为表里，阳明与太阴为表里，是为手之阴阳也。今知手足阴阳所苦，凡治病先去其血，乃去其所苦，伺之所欲，然后泻有余，补不足。

欲知背俞，先度其两乳间，中折之，更以他草度去半已，即以两隅相拄也。乃举以度其背，令其一隅居上，齐脊大椎，两隅在下，当其下隅者，肺之俞也；复下一度，心之俞也；复下一度，左角肝之俞也，右角脾之俞也；复下一度，肾之俞也。是谓五脏之俞，灸刺之度也。

形乐志苦，病生于脉，治之以灸刺；形乐志乐，病生于肉，治之以针石；形苦志乐，病生于筋，治之以熨引；形苦志苦，病生于咽嗌，治之以百药；形数惊恐，经络不通，病生于不仁，治之以按摩醪药。是谓五形志也。

刺阳明出血气，刺太阳出血恶气，刺少阳出气恶血，刺太阴出气恶血，刺少阴出气恶血，刺厥阴出血恶气也。

【译文】

人身各经气血多少，是有一定常数的，如太阳经常多血少气，少阳经常少血多气，阳明经常多气多血，少阴经常少血多气，厥阴经常多血少气，太阴经常多气少血，这是先天禀赋之常数。

足太阳膀胱经与足少阴肾经为表里，足少阳胆经与足厥阴肝经为表里，足阳明胃经与足太阴脾经为表里。这是足三阳经和足三阴经之间的表里配合关系。手太阳小肠经和手少阴心经为表里，手少阳三焦经与手厥阴心包经为表里，手阳明大肠经与手太阴肺经为表里，这是手三阳经和手三阴经之间的表里配合关系。现已知道疾病发生在手足阴阳十二经脉的那一经，其治疗方法，必须先于其血脉盛满处刺出其血，以去其病苦，再诊察其所欲，根据病情的虚实，然后泻有余之实邪，补不足之虚。

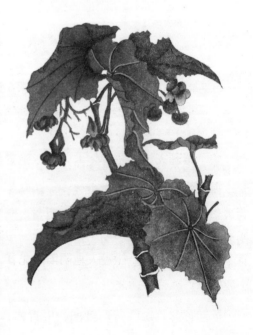

要想知道背部五脏俞穴的位置，先用草一根，度量两乳之间的距离，再从正中对折，另以一草与前草同样长度，折掉一半之后，拿来支撑第一根草的两边，就成了一个三角形，然后用它量病人的背部，使其一个角朝上，和脊背部大椎穴相平，

另外两个角在下，其下边左右两个角所指的部位，就是肺俞穴所在。再把上角移下一度，放在两肺俞连线的中点，则其下左右两角的位置是心俞的部位。再移下一度，左角是肝俞，右角是脾俞。再移下一度，左右两角是肾俞。这就是五脏俞穴的部位，为刺灸取穴的法度。

形体安逸但精神苦闷的人，病多发生在经脉，治疗时宜用针灸。形体安逸而精神也愉快的人，病多发生在肌肉，治疗时宜用针刺或砭石。形体劳苦但精神很愉快的人，病多发生在筋，治疗时宜用热熨或导引法。形体劳苦，而精神又很苦恼的人，病多发生在咽喉部，治疗时宜用药物。屡受惊恐的人，经络因气机紊乱而不通畅，病多为麻木不仁，治疗时宜用按摩和药酒。以上是形体和精神方面发生的五种类型的疾病。

刺阳明经，可以出血出气；刺太阳经，可以出血，而不宜伤气；刺少阳经，只宜出气，不宜出血；刺太阴经，只宜出气，不宜出血；刺少阴经，只宜出气，不宜出血；刺厥阴经，只宜出血，不宜伤气。

宝命全形论篇

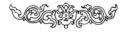

黄帝问曰：天覆地载，万物悉备，莫贵于人。人以天地之气生，四时之法成，君王众庶，尽欲全形。形之疾病，莫知其情，留淫日深，著于骨髓，心私虑之。余欲针除其疾病，为之奈何？岐伯对曰：夫盐之味咸者，其气令器津泄；弦绝者，其音嘶败；木敷者，其叶发；病深者，其声哕。人有此三者，是谓坏腑，毒药无治，短针无取，此皆绝皮伤肉，血气争黑。

帝曰：余念其痛，心为之乱惑，反甚其病，不可更代。百姓闻之，以为残贼。为之奈何？岐伯曰：夫人生于地，悬命于天，天地合气，命之曰人。人能应四时者，天地为之父母。知万物者，谓之天子。天有阴阳，人有十二节；天有寒暑，人有虚实。能经天地阴阳之化者，不失四时；知十二节之理者，圣智不能欺也；能存八动之变，五胜更立，能达虚实之数，独出独入，呿吟至微，秋毫在目。

帝曰：人生有形，不离阴阳，天地合气，别为九野，分为四时，月有大小，日有短长，万物并至，不可胜量。虚实呿吟，敢问其方？岐伯曰：木得金而伐，火得水而灭，土得木而达，金得火而缺，水得土而绝，万物尽然，不可胜竭。故针有悬布天下者五，黔首共余食，莫知之也。一曰治神，二曰知养身，三曰知毒药为真，四曰制砭石小大，五曰知腑脏血气之诊。五法俱立，各有所先。今末世之刺也，虚者实之，满者泄之，此皆众工所共知也。若夫法天则地，随应而动，和之者若响，随之者若影，道无鬼神，独来独往。

帝曰：愿闻其道。岐伯曰：凡刺之真，必先治神，五脏已定，九候已备，后乃存针。众脉不见，众凶弗闻，外内相得，无以形先，可玩往来，乃施于人。人有虚实，五虚勿近，五实勿远，至其当发，闻不容瞚。手动若务，针耀而匀，静意视义，观适之变，是谓冥冥，莫知其形，见其乌乌，见其稷稷，从见其气，不知其谁，伏如横弩，起如发机。

帝曰：何如而虚，何如而实？岐伯曰：刺虚者须其实，刺实者须其虚，经气已至，慎守勿失，深浅在志，远近若一，如临深渊，手如握虎，神无营于众物。

【译文】

黄帝问道：自然界天覆于上，地载于下，而万物具备，但在万物中没有比人更宝贵的了，人依靠天地之大气和水谷精气而生存，并随着四时温凉寒暑、生长收藏的规律而生活着。无论是君侯王公、黎民百姓，都愿保全自己的形体健康，但往往是身体已经有了疾病，而自己并未察觉，让病邪在体内继续停

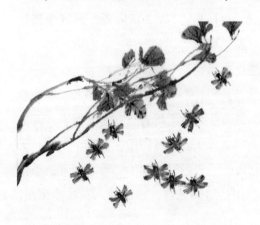

留，向里蔓延发展，日益深沉，一直到深入骨髓，我对此甚感忧虑，想用针法以解除他们的疾苦，应该怎么办呢？岐伯回答说：比如盐味是咸的，当贮藏于器皿中的时候，可以看到渗出水来，这就是盐之气的外泄；又比如弹琴，琴弦将要断绝的时候，发出的声音就嘶哑；再如树木，内部已经

溃坏，则枝叶萎谢飘落；人在病情深重胃气将要绝时，就会出现哕声。人若出现类似以上三种情况时，说明内脏已经损坏，这时药物治疗已无济于事，针灸也失去了治疗作用，若此，不可强施针药，因为此时皮肉已损伤败坏，血气交争而色变暗晦，病难挽回了。

黄帝说：我很同情病人的痛苦，心里总感到烦乱不安，因为不能给他们解除疾苦，反而使他们的病情加重，又没有更好的办法来代替，百姓认为我残暴不仁，应该怎么办才好呢？岐伯说：人成形于地而命赋于天，地气和天气结合起来才有人的生命活动。人能适应四时阴阳的变化，则天之阳气地之阴精就养育于人，所以说天地就是人的父母。能够知道万物的生长收藏之理者，就能够承受和运用万物，故人谓之天之子。天有阴阳寒暑以成岁，人有手足十二大节，以合手足十二经脉；天有寒暑，这是天之阴阳消长，人有虚实，这是人之阴阳消长。能够顺天地阴阳之道养生的，就能适应四时的变化；能够知道十二经脉原理的，就会有聪明才智，不会被疾病的现象所迷惑；能了解八风的变动，就能够知道五行的克胜衰旺；能通达疾病的虚实变化，就能有独立的见解和果断的行动，虽然吟呿吟的声音很微小，秋毫之形很纤细，仍然能够观察得很清楚。

黄帝说：人生而有形体，离不开阴阳之气的变化，天地阴阳二气相合，别为九野，分为四时，月亮有圆缺，日行有长短，这都是阴阳消长变化的体现，天地间万物的生长变化更是不可胜数，人和天地自然环境是相适应的，根据呿吟的细微之情，就能判断出疾病的虚实变化，我想请问针刺的道理有哪些？岐伯说：根据五行克胜的道理，木得金则被伐，火得水则严竣，土得木则通达，金得火则破缺，水得土则被制，万事万物各具五行之理，无不各有克胜，不胜枚举。故用针刺方法治疗疾病，向天下宣布的有五个关键问题，而一般黎民只知取用余食，以维持生活，对于针刺的道理及其奥妙是不知道的。其五个关键问题是：第一是治神，医生必须精神专一，才能洞悉病情的变化；第二是懂得养生的道理；第三要熟悉药物的性味和功能主治；第四要懂得制取砭石的大小，随病所宜，以适其用；第五要懂得对脏腑血气的诊断。明确了这五个关键问题，施治时知其缓急先后而能灵活运用。现在医生运用针刺方法，虚者用补法，实者用泻法，这些浅近的道理，一般的医生都会知道。若能够根据天地阴阳盈虚消长的道理，随其变化，而施以不同的治法，犹如响之随声，影之随形，疗效就会更好。医学的道理，没有什么鬼神，只要懂得这些道理，就能运用自如了。

黄帝说：我想听你讲讲用针的道理。岐伯说：针刺的重要道理，在于首先治神，医者要精神专一，对于五脏虚实的情况要胸有定见，对于三部九候的脉象变化，要全部诊断清楚，然后再考虑如何进行针刺治疗，但必须是未见真脏死脉，五脏也没有败绝的现象，外形与内脏协调，不能仅从外形上进行观察和诊断病情，还要能全面了解和精熟经气的往来变化规律，才可施针于病人。但病人有虚实不同，五虚的病人，

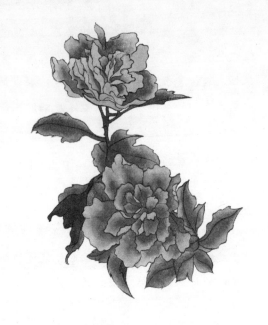

不要轻易用针刺治疗；五实的病人，不要轻易放弃针刺治疗，一定要掌握针刺的时机，不然在瞬息之间就会错过机会。在针刺的时候，手的动作要专一而协调，针体活动要均匀。要冷静地观察进针后气至的情况，以及气至后形气的变化，气之至虽看不见其形状，但如能细心地体察，气之至时有如鸟鸣之流畅，又如鸟飞之迅疾，只见其飞来飞去，不知其为谁，所以用针之时，当其气尚未至之时，应该留针候气，有如横弓待发，当其气至之时，有如拨机发箭一样的快速。

黄帝说：怎样治疗虚证？怎样治疗实证呢？岐伯说：刺虚证须用补法，必待其实而后已；刺实证须用泻法，必待其虚而后已。当针下感到经气已至，则应慎重掌握，不失时机地运用补泻手法。针刺或深或浅，全在于根据治疗目的灵活掌握，取穴无论远近，候针取气的道理是一致的。在进行针刺治疗时，应该集中精神，好像面临万丈深渊那样小心谨慎，又好像手中捉着猛虎那样坚定有力，全神贯注，观察针刺的变化，而不能为其他事物而扰乱精神。

八正神明论篇

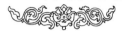

黄帝问曰：用针之服，必有法则焉，今何法何则？岐伯对曰：法天则地，合以天光。帝曰：愿卒闻之。岐伯曰：凡刺之法，必候日月星辰，四时八正之气，气定乃刺之。是故天温日明，则人血淖液而卫气浮，故血易泻，气易行；天寒日阴，则人血凝泣而卫气沉。月始生则血气始精，卫气始行；月郭满，则血气实，肌肉坚；月郭空，则肌肉减，经络虚，卫气去，形独居。是以因天时而调血气也。是以天寒无刺，天温无疑。月生无泻，月满无补，月郭空无治。是谓得时而调之。因天之序，盛虚之时，移光定位，正立而待之。故曰月生而泻，是谓脏虚；月满而补，血气扬溢，络有留血，命曰重实；月郭空而治，是谓乱经。阴阳相错，真邪不别，沉以留止，外虚内乱，淫邪乃起。

帝曰：星辰八正何候？岐伯曰：星辰者，所以制日月之行也；八正者，所以候八风之虚邪以时至者也；四时者，所以分春秋冬夏之气所在，以时调之也，八正之虚邪，而避之勿犯也。以身之虚，而逢天之虚，两虚相感，其气至骨，入则伤五脏，工候救之，弗能伤也。故曰：天忌不可不知也。

帝曰：善。其法星辰者，余闻之矣，愿闻法往古者。岐伯曰：法往古者，先知《针经》也。验于来今者，先知日之寒温，月之虚盛，以候气之浮沉，而调之于身，观其立有验也。观其冥冥者，言形气荣卫之不形于外，而工独知之，以日之寒温，月之虚盛，四时气之浮沉，参伍相合而调之，工常先见之，然而不形于外，故曰观于冥冥焉。通于无穷者，可以传于后世也，是故工之所以异也，然而不形见于外，故俱不能见也。视之无形，尝之无味，故谓冥冥，若神仿佛。

虚邪者，八正之虚邪气也。正邪者，身形若用力，汗出腠理开，逢虚风。其中人也微，故莫知其情，莫见其形。上工救其萌牙，必先见三部九候之气，尽调不败而救之，故曰上工。下工救其已成，救其已败。救其已成者，言不知三部九候之相失，因病而败之也。知其所在者，知诊三部九候之病脉处而治之，故曰守其门户焉，莫知其情，而见邪形也。

帝曰：余闻补泻，未得其意。岐伯曰：泻必用方，方者，以气方盛也，以月方满也，以日方温也，以身方定也，以息方吸而内针，乃复候其方吸而转针，乃复候其方呼而徐引针。故曰泻必用方，其气而行焉。补必用员，员者行也，行者移也，刺必中其荣，复以吸排针也。故员与方，非针也。故养神者，必知形之肥瘦，荣卫血气之盛衰。血气者，人之神，不可不谨养。

帝曰：妙乎哉论也！合人形于阴阳四时，虚实之应，冥冥之期，其非夫子，孰能通之？然夫子数言形与神，何谓形？何谓神？愿卒闻之。岐伯曰：请言形。形乎形，目冥冥，问其所病，索之于经，慧然在前，按之不得，不知其情，故曰形。帝曰：何谓神？岐伯曰：请言神。神乎神，耳不闻，目明，心开而志先，慧然独语，口弗能言，俱视独见，适若昏，昭然独明，若风吹云，故曰神。三部九候为之原，《九针》之论不必存也。

【译文】

黄帝问道：用针刺治病之事，必然要有一定的方法和准则，究竟是什么方法和准则呢？岐伯回答说：研究针刺的治疗法则，要上法天时，下则地理，还要结合日月星辰的变化规律。黄帝说：我想请你详尽地讲给我听。岐伯说：针刺之法，必须观察日月星辰的盈亏消长及四时八正的气候变化，当天地气正，人气安定时，始可以针刺。所以当天气温和，日色晴朗的时候，则人体的血液滑润流畅，而卫气浮于上，血容易泻，气容易行；天气寒冷，日色阴暗的时候，则人体的血液滞涩不畅，卫气沉于里。月亮初生的时候，则气血运行流利，卫气也畅行；月亮正圆的时候，人体的肌肉减弱，经络空虚，卫气亦随月而虚，唯形骸独存。所以用针治病，要随天时的变化而调治其血气。因而在天气寒冷的时候，不要针刺，天气温暖的时候，不要疑而不决。月亮初升的时候，不可用泻法，月亮正圆的时候，不要用补法，月廓无光时，不要进行治疗，这就是所谓能根据天时的变化而进行调治。因为天体的运行有一定顺序，月光有盈虚之时，根据日影的长短，月亮的盈亏，则岁时气候可定。所以说：月亮初升之时而用泻法，就会使脏气虚弱；月亮正圆的时候而用补法，就会使血气更加盛满而流溢于外，致络脉中有血液留滞，这叫做重实；在月廓无光时进行治疗，就会扰乱经气，这叫做乱经。这样的治法必然引起阴阳错乱，真气和邪气不分，邪气得以沉伏体内，久留不去，致使外则卫气不足，经络空虚，内则正气紊乱，疾病就要发生了。

黄帝说：星辰和八正可以观察什么呢？岐伯说：星辰的方位，可以测定日月运行的度数。八方之正位，可以观察乘时而至的八风之虚邪。四时是分别春秋冬夏不同季节人气所在的部位，应按时序来调养。八方虚邪要避之而不受其侵袭。如果正当人体虚弱的时候，再遭受到天地间虚邪贼风的侵袭，两虚凑在一起，邪气可以深入骨髓，再深入就可以伤害人体的五脏，如果医生懂得气候变化对人体的伤害，而教人早为预防，或已受到伤害，而医治及时，都不会造成对人体的伤害。所以说对于天忌之时，不可不知。

黄帝说：好。关于取法星辰道理，我已经听你讲过了，还想知道应当怎样效法往古。岐伯说：要想效法往古，就要首先懂得《针经》。要想把前人的学识验证于现在，必须知道日之寒温，月之盈亏，以及四季气候的浮沉变化，并用以调治于人身，以观其成效。所谓观于冥冥，是说营卫气血的变化虽不显形于外，而医生独能知道，是由于他能根据天气寒温，月亮之盈亏，四季气候的浮沉等进行综合分析，做出判断，然后调治于病人，因而只有医生才能够了解和认识到，然而疾病并未显形于外，所以叫做观于冥冥。凡是博学多才，知识渊深的医生，能了解通达许多事理，他的知识可以流传到后世，这就是学识经验丰富的医生不同于一般人之处。正是因为疾病不显形于外，所以一般的人都看不见。视之无形，尝之无味，故称之为冥冥，好似神灵一样的似有似无。

虚邪，就是八方虚邪贼风之气。正邪，就是八方之正风，如果身体用力劳累汗出，腠理开泄，此时遭遇的风邪，就是正邪，正邪侵袭人体后症状轻微，一般没有明显的感觉，也没有明显的形状可见。技术高明的医生能做到早期诊断和早期治疗，把疾病消灭在萌芽阶段，因为他先知三部九候脉象的变化，于形体尚未败坏之时，而予以适时的调治，所以称为"上工"。技术低的医生，不能做到早期诊断和早期治疗，只能在疾病已经形成或疾病已经败坏时才进行治疗。其所以只能救治于疾病已经形成之时，是因为他事先不知道三部九候之脉已经聘了病脉，所以才使疾病拖延败坏。能知道疾病发生的部位，就能诊察三部九候的病脉表现，而予以及时的治疗，所以说会诊察三部九候的脉象变化，就好像看守门户一样的重要，当疾病还没有表现明显时，而医生就已经知道病邪的形迹了。

黄帝说：我听说针刺有补泻方法，但不了解其意义。岐伯说：泻法要用方，方就是正的意思，如病人气正盛之时，月亮正圆之时，天气正温暖之时，身体正安定之时，并且要在病人正吸气之时进针，等到再吸气时进行捻针，再等到病人正在呼气时，慢慢地出针，所以说泻必用方，才能使邪气泄去而正气得以运行。补法要用员，员，就是行的意思，行，就是引导正气移至病所，针刺时一定要刺中其血脉，再等病人吸气时出针。所说的员与方，并不是指针的形状。泻之补之，贵得其神，故善于养神的人，必然知道病人形状的肥瘦，营卫血气的盛衰，知形之肥瘦则知用针之学浅，知营卫血气之盛衰，则知方员补泻。因此说血气是人之神的物质基础，不可不谨慎的保养。

黄帝说：多么奥妙的论述啊！把人体阴阳虚实的变化和天地阴阳、四时、虚实的变化结合起来，这是非常微妙的结合，若不是先生你，是谁也不能通晓的。然而先生屡次谈到形和神的问题，什么是形？什么是神呢？我想请你详尽地讲给我听。岐伯说：请让我来讲什么是形，形是反映于外的形象，这只能从外看见其概况，其细微的东西就不容易看到，必须通过问其发病的原因，再仔细诊察经脉的变化，结合起来分析，对病的认识就会很清楚，如果按诊仍不可得，是因为不了解病情，因为外部有形迹可察，所以称之为形。黄帝说：什么是神呢？岐伯说：请让我来讲什么是神，所谓神，虽未听到，但一见就会心明眼亮而智慧出，独自明白并领悟其中的道理，妙不可以言传，就好像大家共同观察一个东西，而唯有我能看见，如在昏暗之中，而我却明明白白，就像乌云被风吹走而日光重新露出一样的显明，所以叫做神。诊病时，若以三部九候为之本原，则神悟可得，《九针》的理论虽不存，亦无不可。

离合真邪论篇

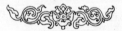

黄帝问曰：余闻九针之篇，夫子乃因而九之，九九八十一篇，余尽通其意矣。经言气之盛衰，左右倾移，以上调下，以左调右，有余不足，补泻于荥

输，余知之矣。此皆荣卫之倾移，虚实之所生，非邪气从外入于经也。余愿闻邪气之在经也，其病人何如？取之奈何？岐伯对曰：夫圣人之起度数，必应于天地。故天有宿度，地有经水，人有经脉。天地温和，则经水安静；天寒地冻，则经水凝泣；天暑地热，则经水沸溢；卒风暴起，则经水波涌而陇起。夫邪之入于脉也，寒则血凝泣，暑则气淖泽。虚邪因而入客，亦如经水之得风也，经之动脉，其至也亦时陇起，其行于脉中循循然，其至寸口中手也，时大时小，大则邪至，小则平。其行无常处，在阴与阳，不可为度，从而察之，三部九候，卒然逢之，早遏其路，吸则内针，无令气忤；静以久留，无令邪布；吸则转针，以得气为故；候呼引针，呼尽乃去；大气皆出，故命曰泻。

帝曰：不足者补之，奈何？岐伯曰：必先扪而循之，切而散之，推而按之，弹而怒之，抓而下之，通而取之，外引其门，以闭其神。呼尽内针，静以久留，以气至为故，如待所贵，不知日暮，其气以至，适而自护，候吸引针，气不得出，各在其处，推阖其门，令神气存，大气留止，故命曰补。

帝曰：候气奈何？岐伯曰：夫邪去络入于经也，舍于血脉之中，其寒温未相得，如涌波之起也，时来时去，故不常在。故曰方其来也，必按而止之，止而取之，无逢其冲而泻之。真气者，经气也。经气太虚，故曰其来不可逢，此之谓也。故曰候邪不审，大气已过，泻之则真气脱，脱则不复，邪气复至，而病益蓄。故曰其往不可追，此之谓也。不可挂以发者，待邪之至时而发针泻矣，若先若后者，血气已尽，其病不可下。故曰知其可取如发机，不知其取如扣椎。故曰知机道者不可挂以发，不知机者扣之不发，此之谓也。

帝曰：补泻奈何？岐伯曰：此攻邪也。疾出以去盛血，而复其真气，此邪新客，溶溶未有定处也，推之则前，引之则止，逆而刺之，温血也，刺出其血，其病立已。帝曰：善。然真邪以合，波陇不起，候之奈何？岐伯曰：审扪循三部九候之盛虚而调之，察其左右上下相失及相减者，审其病脏以期之。不知三部者，阴阳不别，天地不分，地以候地，天以候天，人以候人，调之中府，以定三部。故曰刺不知三部九候病脉之处，虽有大过且至，工不能禁也。诛罚无过，命曰大惑，反乱大经，真不可复，用实为虚，以邪为真，用针无义，反为气贼，夺人正气，以从为逆，荣卫散乱，真气已失，邪独内著，绝人长命，予人天殃。不知三部九候，故不能长久。因不知合之四时五行，因加相胜，释邪攻正，绝人长命。邪之新客来也，未有定处，推之则前，引之则止，逢而泻之，其病立已。

【译文】

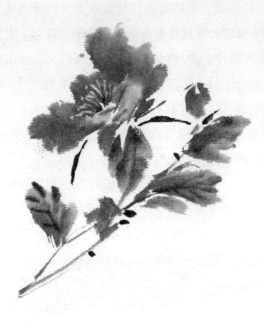

黄帝问道：我听说关于论述九针的九篇文章，先生又以这九篇演绎发挥成为九九八十一篇，我已经完全领会了其中的道理。《针经》上所说的气有盛衰的变化，左右阴阳升降变化有偏胜偏衰的不同，治上以调下，治左以调右，泻有余补不足，取穴于荥输，这些道理我都知道了。这都是由于荣气和卫气偏盛偏衰而导致气血虚实变化所形成的，并不是邪气从外部侵入经脉而发生的

病变。我现在希望知道邪气侵犯经脉之后，是怎样使人发病的？又应怎样治疗呢？岐伯回答道："圣人"在制定治疗法则的时候，必然与天地阴阳的变化相适应，所以天有二十八宿及三百六十五度，地有十二经水，人有十二经脉以互相适应。在天地气候温暖的时候，则经天亦安静；天气寒冷大地封冻的时候，则经水也凝结；暑天酷热，大地热气上蒸，则经水亦沸腾满溢；在突然大风骤起的时候，则经水亦波涛汹涌。如果病邪侵入经脉，受寒则使血脉凝涩，受暑热则使血气润滑流畅，虚邪贼风侵犯到人体后，也像经水受到风的鼓荡一样，经脉的搏动，有时也出现波涌隆起的现象，其在脉中流行虽然仍按一定次序进行，但当经脉的搏动到达寸口，按脉时就会感到时大时小，大脉则表示病邪盛，小脉则表示病邪已退，邪气侵犯人体后活动没有一个固定的部位，或在阴经或在阳经，而无定处，要根据三部九候的诊脉方法进行细致的诊察，一旦诊察出邪气之所在，就应及早治疗，以阻止其发展。治疗时应在吸气时进针，进针时不要使其气逆，进针后要留针以静候其气，以不使邪气布散。在吸气时捻转其针，以达到得气为原则，然后等病人呼气的时候，慢慢地起针，等呼气完

毕，即将针取出，则大邪之气尽随针外泄，所以叫做泻法。

黄帝说：不足者怎样用补法呢？岐伯说：首先要用手抚摸穴位，然后以指按压穴位，使其经气宣散，再用手指揉按穴位周围肌肤，使经气舒缓，易于进针，再用手指弹其穴位，令脉络怒张，用左手指甲掐正穴位，右手进针，下针后，候其气通，然后施以补泻之法而取其疾，出针之时，应迅速按闭针孔，不使真气外泄，进针的时候，是在病人呼气将尽时进针，并久留针，候其气至，以得气为原则，进针候气，一定要全神贯注，就像等待贵宾一样，而忘掉时间的早晚，当得气时，要谨慎地守护，等病人吸气时出针，真气就不致于随针外泄，而各在其所，出针后，应在其孔穴上推按，使针孔关闭，这样神气可以内存，经气也会留止，所以叫做补法。

黄帝说：怎样对邪气进行诊候呢？岐伯说：当邪气离开络脉而进入经脉，留居于血脉之中，或寒或温，邪正相争，真邪尚未相合，邪气在血脉中如波浪一样起伏不定，或往或来，因而无有定处。所以当邪气方来之时，其气尚微，可按其处以止之，取而泻之，以早遏其势，不要等到邪气正盛的时候再用泻法。所谓真气，就是经脉中的正气，邪气盛则经气必然大虚，在真气不实的情况下，不可迎而泻之，以防邪气虽去，真气亦随之而大虚，所以当邪气来而正盛的时候，不可用迎而一之，就是这个道理。所以说诊候邪气而不审慎，邪气已去，仍然用针以泻邪气，反使真气虚脱，真气虚脱而不能恢复，邪气必然乘虚复来，而病邪更加积蓄不去。所以说：邪气已去，不可再用泻邪的方法，以免损伤真气，就是这个道理。使用泻法，以泻邪气，必须掌握时机，这是速而不容挂发的，必须在邪气初至之时而用针泻之。若掌握不好时机，或在邪至之前，或在邪去之后，而用泻法，都是不适时的。不但不能排除邪气，反使人的血气受伤，病也不能治好。所以说，懂得用针泻邪的时机，就像拨动弩机一样的迅捷，不懂得用针泻邪的时机，就像叩击木椎一样的顽钝不灵，所以说，善于掌握针刺补泻时机的人，是速而不容挂发，毫不迟疑的，不善于掌握针刺补泻时机的人，顽冥不灵，纵然时机已至，他也不知如何用针，就是指此而言。

黄帝说：怎样进行补泻呢？岐伯说：首先应该以攻邪为主，要迅速泻去盛满之血，使邪气去，而恢复其正气。因为此时邪气初侵入经脉，流动尚无定处，推之则可前进，引之则可留止，迎而泻之，刺出其温血。刺出其血以后，病可立即痊愈。

黄帝说：好。如果邪气和真气已经相合，脉就没有波涌的现象，这时应怎样诊候呢？岐伯说：应仔细审察循摸三部九候的脉搏的盛衰虚实予以调治，诊察其左右上下各部分脉搏，有无不相称或减弱的情况，就可以知道病在哪一脏腑。如果不知道三部的脉象变化，则阴阳不能辨，上中下天地人也不能分。因为地以候下部，天以候上部，人以候中部，并结合胃气的多少有无，来判定疾病究竟在上中下哪一部。所以说，针刺时不知道三部九候病脉所在之处，虽有病邪将至，也不能予以防止。不应当用泻的而反泻之，致使正气受伤，这是诛罚无过，叫做大惑，反而使脏腑大的经脉受到扰乱，真气不能恢复；把实证当成虚证，当邪气当成真气，反而会助长邪气，贼害正气；把顺证当成逆证，反而使营卫之气败乱，真气散失，邪气独留着而不去，而断送病人的性命，给患者造成祸殃。这种不知道三部九候的庸医，不能使人长久于人世。由于不知道三部九候的道理，也不知道四时五行与人体及疾病的关系，更不知道"因加相胜"的道理，认不清邪正虚实，妄行补泻，助邪攻正，必将断绝病人的性命。当病邪开始入侵人体的时候，邪无定处，此时最容易治疗，推之则向前，引之则留止，迎而泻之，则疾病可立时痊愈。

通评虚实论篇

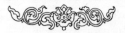

黄帝问曰：何谓虚实？岐伯对曰：邪气盛则实，精气夺则虚。帝曰：虚实何如？岐伯曰：气虚者，肺虚也；气逆者，足寒也。非其时则生，当其时则死。余脏皆如此。

帝曰：何谓重实？岐伯曰：所谓重实者，言大热病，气热脉满，是谓重实。帝曰：经络俱实何如？何以治之？岐伯曰：经络皆实，是寸脉急而尺缓也，皆当治之。故曰滑则从，涩则逆也。夫虚实者，皆从其物类始，故五脏骨肉滑利，可以长久也。帝曰：络气不足，经气有余，何如？岐伯曰：络气不足，经气有余者，脉口热而尺寒也；秋冬为逆，春夏为从，治主病者。帝曰：

经虚络满，何如？岐伯曰：经虚络满者，尺热满，脉口寒涩也，此春夏死秋冬生也。帝曰：治此者奈何？岐伯曰：络满经虚，灸阴刺阳；经满络虚，刺阴灸阳。帝曰：何谓重虚？岐伯曰：脉气上虚尺虚，是谓重虚。帝曰：何以治之？岐伯曰：所谓气虚者，言无常也。尺虚者，行步恇然。脉虚者，不象阴也。如此者，滑则生，涩则死也。

帝曰：寒气暴上，脉满而实何如？岐伯曰：实而滑则生，实而逆则死。帝曰：脉实满，手足寒，头热，何如？岐伯曰：春秋则生，冬夏则死。脉浮而涩，涩而身有热者死。帝曰：其形尽满何如？岐伯曰：其形尽满者，脉急大坚，尺涩而不应也。如是者，故从则生，逆则死。帝曰：何谓从则生，逆则死？岐伯曰：所谓从者，手足温也；所谓逆者，手足寒。

帝曰：乳子而病热，脉悬小者何如？岐伯曰：手足温则生，寒则死。帝曰：乳子中风热，喘鸣肩息者，脉何如？岐伯曰：喘鸣肩息者，脉实大也，缓则生，急则死。

帝曰：肠澼便血何如？岐伯曰：身热则死，寒则生。帝曰：肠澼下白沫何如？岐伯曰：脉沉则生，脉浮则死。帝曰：肠澼下脓血何如？岐伯曰：脉悬绝则死，滑大则生。帝曰：肠澼之属，身不热，脉不悬绝何如？岐伯曰：滑大者曰生，悬涩者曰死，以脏期之。

帝曰：癫疾何如？岐伯曰：脉搏大滑，久自己；脉小坚急，死不治。帝曰：癫疾之脉，虚实何如？岐伯曰：虚则可治，实则死。

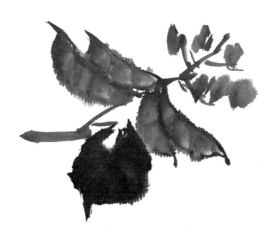

帝曰：消瘅虚实何如？岐伯曰：脉实大，病久可治；脉悬小坚，病久不可治。

帝曰：形度、骨度、脉度、筋度，何以知其度也？帝曰：春亟治经络，夏亟治经输，秋亟治六腑，冬则闭塞。闭塞者，用药而少针石也。所谓少针石者，非痈疽之谓也，痈疽不得顷时回。痈不知所，按之不应手，乍来乍已，刺手太阴傍三痏与缨脉各二。掖痈大热，刺足少阳五；刺而热不止，刺手心主三，刺手太阴经络者，大骨之会各三。暴痈筋软，随分而痛，魄汗不尽，胞气不足，治在经俞。腹暴满，按之不下，取手太阳经络者，胃之募也，少阴俞去脊椎三寸傍五，用员利针。霍乱，刺俞傍五，足阳明及上傍三。刺痫惊脉五，针手太阴各五，刺经太阳五，刺手太阴经络傍者一，足阳明一，上踝五寸刺三针。

凡治消瘅仆击，偏枯痿厥，气满发逆，甘肥贵人，则高粱之疾也。隔塞闭绝，上下不通，则暴忧之病也。暴厥而聋，偏塞闭不通，内气暴薄也。不从内，外中风之病，故瘦留著也。蹠跛，寒风湿之病也。黄帝曰：黄疸暴痛，癫疾厥狂，久逆所生也。五脏不平，六腑闭塞之所生也。头痛耳鸣，九窍不利，肠胃之所生也。

【译文】

黄帝问道：什么叫虚实？岐伯回答说：邪气盛则为实，精气不足则为虚。黄帝说：虚实的具体情况是怎样的呢？岐伯说：肺主气，气虚的就是肺虚；气机上逆而上实下虚，阳虚于下，故两足必寒。如果肺虚不是发生在相克的时令，其人可生，若发生在克贼的时令，其人将死。其余各脏虚实的道理，也是如此。黄帝说：什么叫做重实呢？岐伯说：所谓重实，如大热病气盛而热，脉盛而满，为内外俱实，这就叫做重实。黄帝说：经络俱实是怎样的？用什么方法治疗呢？岐伯说：所谓经络俱实，是指寸口脉急而尺肤纵缓，经和络都应该治疗。所以说，凡是滑利的就有生机为顺，凡是枯涩滞的就缺少生机为逆。万物的虚实就是如此，凡呈现滑利的为生，呈出枯涩的为死。所以五脏骨肉滑利的，是生气旺盛，生命可以长久。

黄帝道：络气不足，经气有余的情况怎样？岐伯说：所谓络气不足，经气有余，是指寸口脉热而尺脉却寒的情况。秋冬之时见到这样现象的，为逆；而在春夏之时，就为顺了。需要治疗的是那种主病的逆象。黄帝问：经虚络实的情况怎样？岐伯说：所谓经虚络实，是指尺脉热满而脉口寒涩，这种现象，若在春夏则死，若在秋冬则生。黄帝问：怎样治疗这种病呢？岐伯说：络实经虚的，灸阴刺阳；经实络虚的，刺阴灸阳。黄帝说：什么叫重虚？岐伯说：脉虚、气虚、尺肤虚，这就叫重虚。黄帝说：怎样治疗呢？岐伯说：所谓气虚的，是因精气不足而语音低微，为能接续；尺虚的是尺肤脆弱，行步怯弱无力；脉虚的，是脏阴之象有所不足。以上病症，如果脉现滑利的，仍有生机；如脉现涩象，已无生机，必死。

黄帝说：寒气突然上逆，脉盛满而充实的，将会怎样呢？岐伯说：如果脉象充实中而有滑利之象，说明仍有生机；若脉象盛满而实并兼有涩滞，或实而毫无柔和胃气等逆象出现，说明生机断绝，必死。

黄帝说：脉搏实而盛满，手足寒冷，头部热的，将会怎样呢？岐伯说：这种病在春秋的季节可生；在冬夏的季节必死。如果脉见浮而涩，或涩而出现身发热的，均主死。

黄帝说：身形肿满的将会怎样呢？岐伯说：其身形肿满的，脉搏表现为急大而坚，而尺肤枯涩与脉搏不相适应，在这种情况下，如果有顺证则生，出现逆证则死。黄帝说：什么叫从则生，逆则死呢？岐伯说：所谓从，就是指手足温而言；所谓逆，就是指手足寒冷而言。

黄帝说：产后哺乳期患热病，脉象悬小，其情况将是怎样的呢？岐伯说：手足温暖的，为阳气未绝，则可生；若手足寒冷，为阳气已绝，则主死。黄帝说：产后哺乳期感受风邪患热病，出现喘息摇肩症状的，其脉象是怎样的呢？岐伯说：出现喘息摇肩症状的，其脉应实大，若脉实大之中具有缓和之象的，是有胃气，病邪渐退则可生；若实大之中而兼见急象的，为胃气已绝，则主死。

黄帝说：肠赤痢的变化如何？岐伯说：若出现身发热的，为阳热盛而营血败，则主死；身寒而不发热的，为营血未伤，则可生。黄帝说：痢疾而下白沫的，其情况将是怎样的呢？岐伯说：出现沉脉的为血气内守，则可生；出现浮脉的，为血气外驰，则主死。黄帝说：痢疾而下脓血的，其情况将是怎样的呢？岐伯说：脉悬绝的，为胃气已去而真脏脉见，则主死；脉现滑大的，为气血未伤，则可生。黄帝说：痢疾病，身不发热，脉象也不悬绝，其情况将会怎样呢？岐伯说：如果脉象滑大的主生，脉象出现悬涩的主死，可根据五脏克胜的时间而判断其死期。

黄帝说：患癫痫病，其情况将会是怎样的呢？岐伯说：其脉来搏指而滑大的，为气血有余，病会慢慢自愈，若脉见小而坚硬急速，是真脏见，为不治的死症。黄帝说：癫疾的脉象，其虚实变化是怎样的呢？岐伯说：脉虚而柔缓

国学精粹 珍藏版
GUO XUE JING CUI ZHEN CANG BAN

的，为邪气微，可以治愈，脉实而弦急的，为邪盛，则主死。

黄帝说：消渴病其虚实变化是怎样的呢？岐伯说：脉象实大的，为真气未伤，病虽久亦可治愈；脉象悬小而坚的，为胃气已绝，病久则不可治。

黄帝说：形体的盛衰，骨骼的大小，经脉的长短，筋络的强弱，怎样才能测量出来呢？

黄帝说：春天治病，宜治其各经之络穴；夏天则治其各经之俞穴；秋天则治六腑的合穴；冬季天寒地冻是闭藏的季节，人气亦闭藏在内，治病时以药物为主，应少用针刺砭石。所谓少用针石，并不是指痈疽说的，因为痈疽热盛毒深，应该用针石排毒，而不应犹疑徘徊。

痈毒尚未固定，摸又摸不着，亦没有固定的疼部位，当刺手太阴肺经旁，如足阳明胃经之穴三次，及近结缨处之脉各二次。腋间生痈而发高烧的，应刺足少阳胆穴五次，如果针刺后热仍不退，宜刺手厥阴心包经穴三次，并刺手太阴经之络穴及大骨之会穴各三次。痈肿暴发，毒气随脉流行，致使筋脉缩急和分肉之间疼痛，由于疼痛较甚而汗出不止，这是因为膀胱之胞气化不足，卫外不固，应该针刺本经的俞穴。

腹部突然胀满，按之亦不消减，应取手太阳经的络穴支正，胃的募穴中脘，少阴肾经俞穴各刺五次，用员利针。霍乱，应针刺肾俞旁的穴五次，并刺胃俞穴及胃仓穴各三次。治痫惊病要针刺五条经脉上的穴位，针手太阴经穴左右各五次，刺太阳经穴左右各五次，刺手少阴经络穴旁一次，刺足阳明经穴一次，上踝五寸刺少阳经穴三次。

凡诊治消渴、卒中风、半身不遂、痿厥、气急而粗发为喘逆等疾病，如肥胖、富贵人得这种病，则是由于贪食肉食厚味过多所致。食饮不下，噎塞闭绝，气阻上下不通，都是由于突然忧愁不解所致。突然发生晕厥，不省人事，耳聋，大小便不通，都是因为情志不遂，阴阳失去平衡，阳气上迫所致。有的病不从内发，而是外中于风邪，邪气留恋不去而化热消灼肌肉。足行步不正而偏跛的，是风寒湿邪侵袭人体所致。

黄帝说：黄疸、突然出现的疼痛、癫病、厥狂等证，都是经气逆上日久所致。五脏不和，是因为六腑气机闭塞不通所致。头痛耳鸣，九窍不利，是因为肠胃痞塞，脉道阻滞所致。

106

太阴阳明论篇

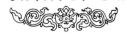

　　黄帝问曰：太阴阳明为表里，脾胃脉也，生病而异者何也？岐伯对曰：阴阳异位，更虚更实，更逆更从，或从内，或从外，有所不同，故病异名也。帝曰：愿闻其异状也。岐伯曰：阳者，天气也，主外；阴者，地气也，主内。故阳道实，阴道虚。故犯贼风虚邪者，阳受之；食饮不节，起居不时者，阴受之。阳受之则入六腑，阴受之则入五脏。入六腑，则身热，不时卧，上为喘呼；入五脏，则䐜满闭塞，下为飧泄，久为肠澼。故喉主天气，咽主地气。故阳受风气，阴受湿气。故阴气从足上行至头，而下行循臂至指端；阳气从手上行至头，而下行至足。故曰阳病者上行极而下，阴病者下行极而上。故伤于风者，上先受之；伤于湿者，下先受之。

　　帝曰：脾病而四支不用，何也？岐伯曰：四支皆禀气于胃，而不得至经，必因于脾，乃得禀也。今脾病不能为胃行其津液，四支不得禀水谷气，气日以衰，脉道不利，筋骨肌肉，皆无气以生，故不用焉。帝曰：脾不主时，何也？岐伯曰：脾者土也，治中央，常以四时长四脏，各十八日寄治，不得独于主时也。脾脏者常著胃土之精也，土者生万物而法天地，故上下至头足，不得主时也。帝曰：脾与胃以膜相连耳，而能为之行其津液，何也？岐伯曰：足太阴者三阴也，其脉贯胃、属脾、络嗌，故太阴为之行气于三阴。阳明者表也，五脏六腑之海也，亦为之行气于三阳。脏腑各因其经受气于阳明，故为胃行其津液。四支不得禀水谷气，日以益衰，阴道不利，筋骨肌肉无气以生，故不用焉。

【译文】

　　黄帝问道：太阴和阳明两经互为表里，也就是脾和胃的经脉，但所主的疾病不同，是什么道理呢？岐伯回答说：太阴属阴经，阳明属阳经，二经所主的上下内外部位不同，四时中虚实交替，顺逆交替，其疾病的发生，或从内生，或从外入，所以病名也就不相同。黄帝说：我想听你讲讲其生病后的不同表现。岐伯说：属阳者，有如天气，主卫护于外；属阴者，有如地气，主营养于内。所以阳刚阴柔，阳气常有余，阴气常不足。因而当受到虚邪贼风的侵犯时，阳气首先受到侵犯。饮食没有节制，起居没有规律，则阴气首先受到损伤。阳受邪则传入六腑；阴受邪则传入五脏。邪入六腑，则出现全身发热，不得安卧，气上逆喘急；病入五脏，则出现胀满，痞塞不通，下而大便泄泻，完谷不化，日久则成为肠道病。所以喉司呼吸而主天气，咽司受纳水谷而主地气。所以阳经易受风邪侵袭，阴经易受湿邪侵袭。三阴经脉之气，由足上行至头部，再向下行循臂至手指之端；三阴经脉之气，从手上行至头部，而向下行至足部。所以说：阳经感受病邪之后，先向上行到顶端的头部之后再向下行；阴经感受病邪之后，先行到下部再向上行顶端的头部。所以伤于风邪的，上部先受病；伤于湿邪的，下部先受病。

黄帝说：脾病则四肢不能正常的活动，这是什么道理呢？岐伯说：四肢都是承受胃气的濡养而发挥作用，但胃气不能直接到达四肢，必须依靠脾的变化，四肢才能得到胃气的濡养。现在脾发生病变后不能将胃的津液输送出去，四肢就得不到水谷精气的濡养，到达四肢的水谷精气一日比一日衰减，致脉道不通利，筋骨肌肉也得不到胃气的濡养，所以四肢也就失去其正常的功能活动。黄帝说：脾脏不能主旺在一个季节，是什么原因呢？岐伯说：脾在五行属土，在五方之中主中央，它在四季当中分别旺于四脏主治之时，所以为四脏之长，各于季终暂治十八日，所以脾不专主于一时。脾脏贮藏胃的精气，而为胃行其津液，以营养四肢百骸，脾土的这种作用，就好像天地养育万物一样，所以它能从上到下，从头至足，输送水谷精微，无处不到，而不专主于一时。

黄帝说：脾与胃仅仅以一膜相连，但脾能为胃运行津液，这是什么道理呢？岐伯说：足太阴脾经为三阴，它的经脉通贯于胃，连属于脾，络于咽嗌，所以脾能为胃运行其气入于三阴。足阳明胃经，是足太阴脾经之表，胃能受纳水谷，供给五脏六腑的营养物质，而为五脏六腑之海，阳明行气于三阳，亦赖脾气的运化。五脏六腑都是依靠其本经的经络，而接受阳明胃的水谷精微以为营养，所以脾能为胃运行津液。如果四肢得不到水谷精气的营养，一天比一天衰弱，脉道运行亦不通利，筋骨肌肉都得不到胃气的营养，所以就失去了正常的功能活动。

阳明脉解篇

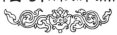

黄帝问曰：足阳明之脉病，恶人与火，闻木音则惕然而惊，钟鼓不为动。闻木音而惊，何也？愿闻其故。岐伯对曰：阳明者，胃脉也。胃者，土也。故闻木音而惊者，土恶木也。帝曰：善。其恶火何也？岐伯曰：阳明主肉，其脉血气盛，邪客之则热，热甚则恶火。帝曰：其恶人何也？岐伯曰：阳明厥则喘而惋，惋则恶人。帝曰：或喘而死者，或喘而生者，何也？岐伯曰：厥逆连脏则死，连经则生。帝曰：善。病甚则弃衣而走，登高而歌，或至不食数日，逾垣上屋，所上之处，皆非其素所能也，病反能者，何也？岐伯曰：四支者，诸阳之本也，阳盛则四支实，实则能登高也。帝曰：其弃衣而走者，何也？岐伯曰：热盛于身，故弃衣欲走也。帝曰：其妄言骂詈，不避亲疏而歌者，何也？岐伯曰：阳盛则使人妄言骂詈，不避亲疏，而不欲食，不欲食，故妄走也。

【译文】

黄帝问道：足阳明的经脉发生病变，则厌恶人与火光，听到木器响动的声音则恐惧，但听到打钟或击鼓的声音反而无动于衷，为什么听到木音就惊惧呢？我想听你讲讲其中的道理。岐伯回答说：足阳明是胃的经脉，胃在五行属土，其所以听到木音而惊惧的原因，是因为土恶木克。黄帝说：好。为什么恶火呢？岐伯说：足阳明主肌肉，其经脉多气多血，气血均盛，外邪侵袭而不去则发热，热甚因而恶火。黄帝说：为什么恶人呢？岐伯说：阳明脉厥逆则喘促而烦闷，烦闷则厌恶见人。黄帝说：有的阳明厥逆喘促而死，有的虽然厥逆喘促而不死，这是为什么呢？岐伯说：厥逆连脏则病深重，脏伤神去则死；厥逆连经脉则病轻浅，故可生。

黄帝说：好。病情严重的时候，则把衣服扔掉乱跑，登高歌唱，或者几天不吃饭，越墙上房，所能上去的地方，都是平素所不能的，而病后却能做到，这是什么原因呢？岐伯说：四肢是阳气的根本，阳气盛则四肢被阳气充实，四肢阳气实则能登高。黄帝说：病人扔掉衣服乱走，这是为什么呢？岐伯说：由于病人感到身上过于热了，所以才去掉衣服乱跑。黄帝说：病人胡言乱语骂人，不避远近亲疏的关系，又歌又唱，是什么原因呢？岐伯说：阳气亢盛，使其神志失常，所以胡言乱语，骂人，不避远近亲疏，也不知道吃饭，不想吃饭，所以到处乱跑。

热论篇

黄帝问曰：今夫热病者，皆伤寒之类也。或愈或死，其死皆在六七日之间，其愈皆以十者日以上者何也？不知其解，愿闻其故。岐伯对曰：巨阳者，诸阳之属也。其脉连于风府，故为诸阳之气也。人之伤于寒也，则为病热，热虽甚不死；其两感于寒而病者，必不免于死。

帝曰：愿闻其状。岐伯曰：伤寒一日，巨阳受之，故头项痛，腰脊强；二日阳明受之，阳明主肉，其脉侠鼻络于目，故身热目疼而鼻干，不得卧也；三日少阳受之，少阳主胆，其脉循胁络于耳，故胸胁痛而耳聋，三阳经络皆受其病，而未入于脏者，故可汗而已；四日太阴受之，太阴脉布胃中络于嗌，故腹满而嗌干；五日少阴受之，少阴脉贯肾络于肺，系舌本，故口燥舌干而渴；六日厥阴受之，厥阴脉循阴器而络于肝，故烦满而囊缩。三阴三阳、五脏六腑皆受病，荣卫不行，五脏不通，则死矣。

其不两感于寒者，七日巨阳病衰，头痛少愈；八日阳明病衰，身热少愈；九日少阳病衰，耳聋微闻；十日太阴病衰，腹减如故，则思饮食；十一日少阴病衰，渴止不满，舌干已而嚏；十二日厥阴病衰，囊纵少腹微下，大气皆去，病日已矣。

帝曰：治之奈何？岐伯曰：治之各通其脏脉，病日衰已矣。其未满三日者，可汗而已；其满三日者，可泄而已。

帝曰：热病已愈，时有所遗者，何也？岐伯曰：诸遗者，热甚而强食之，故有所遗也。若此者，皆病已衰，而热有所藏，因其谷气相薄，两热相合，故有所遗也。帝曰：善，治遗奈何？岐伯曰：视其虚实，调其逆从，可使必已矣。帝曰：病热当何禁之？岐伯曰：病热少愈，食肉则复，多食则遗，此其禁也。

帝曰：其病两感于寒者，其脉应与其病形何如？岐伯曰：两感于寒者，病一日则巨阳与少阴俱病，则头痛口干而烦满；二日则阳明与太阴俱病，则腹满身热，不欲食，谵言；三日则少阳与厥阴俱病，则耳聋囊缩而厥。水浆不入，不知人，六日死。帝曰：五脏已伤，六腑不通，荣卫不行，如是之后，三日乃死，何也？岐伯曰：阳明者，十二经脉之长也，其血气盛，故不知人，三日其气乃尽，故死矣。

凡病伤寒而成温者，先夏至日者为病温，后夏至日者为病暑，暑当与汗皆出，勿止。

【译文】

黄帝问道：现在所说的外感发热的疾病，都属于伤寒一类，其中有痊愈，有的死亡，死亡的都在六七日之间，痊愈的都在十日以上，这是什么道理呢？我不知如何解释，想听听其中的道理。岐伯回答说：太阳经为六经之长，统摄阳分，故诸阳皆隶属于太阳，太阳的经脉连于风府，与督脉、阳维相会，循行于巅背之表，所以太阳为诸阳主气，主一身之表。人感受寒邪以后，就要发热，发热虽重，一般不会死亡；如果阴阳二经，表里同时感受寒邪而发病，就难免于死亡了。

黄帝说：我想知道伤寒的症状。岐伯说：伤寒病一日，为太阳经感受寒邪，足太阳经脉从头下项，侠脊抵腰中，所以头项痛，腰脊强直不舒。二日阳明经受病，阳明主肌肉，足阳明经脉挟鼻于目，下行入腹，所以身热目痛而鼻干，不能安卧。三日少阳经受病，少阳主骨，足少阳经脉，循胸胁而上络于耳，所以胸胁痛而耳聋。若三阳经络皆受病，尚未入里入阳的，都可以发汗而愈。四日太阴经受病，足太阴经脉散布于胃中，上络于咽，所以腹中胀满而咽干。五日少阴经受病，足少阴经脉贯肾，络肺，上系舌本，所以口燥舌干而渴。六日厥阴经受病，足厥阴经脉环阴器而络于肝，所以烦闷而阴囊收缩。如果三阴三阳经脉和五脏六腑均受病，以致营卫不能运行，五脏之气不通，人就要死亡了。

如果病不是阴阳表里两感于寒邪的，则第七日太阳病衰，头痛稍愈；八日阳明病衰，身热稍退；九日少阳病衰，耳聋将逐渐能听到声音；十日太阴病衰，腹满已消，恢复正常，而欲饮食；十一日少阴病衰，口不渴，不胀满，舌不干，能打喷嚏；十二日厥阴病衰，阴囊松弛，渐从少腹下垂，至此大邪之气尽去，病也逐渐痊愈。黄帝说：怎么治疗呢？岐伯说：治疗时，应根据病在何脏经脉，分别予以施治，病将日渐衰退而愈。对这类病的治疗原则，一般病未满三日，而邪犹在表的，可发汗而愈；病已满三日，邪已入里的，可以泻之而愈。

黄帝说：热病已经痊愈，常有余邪不尽，是什么原因呢？岐伯说：凡是余邪不尽的，都是因为发热较重的时候强进饮食，所以有余热遗留。像这样的病，都是病势虽然已经衰退，但尚有余热蕴藏于内，如勉强病人进食，则必因饮食不化而生热，与残存的余热相薄，则两热相合，又重新发热，所以有余热不尽的情况出现。黄帝说：好。怎样治疗余热不尽呢？岐伯说：应诊察病的虚实，或补或泻，予以适当的治疗，可使其病痊愈。黄帝说：发热的病人在护理上有什么禁忌呢？岐伯说：当病人热势稍衰的时候，吃了肉食，病即复发，如果饮食过多，则出现余热不尽，这都是热病所应当禁忌的。

黄帝说：表里同伤于寒邪的两感证，其脉和症状是怎样的呢？岐伯说：阴阳两经表里同时感受寒邪的两感证，第一日为太阳与少阴两经同时受病，其病状既有太阳的头痛，又有少阴的口干和烦闷；二日为阳明与太阴两经同时受病，其症状既有阳明的身热谵言妄语，又有太阴的腹满不欲食；三日为少阳与厥阴两经同是受病，其症状既有少阳之耳聋，又有厥阴的阴囊收缩和四肢发冷。如果病势发展至水浆不入，神昏不知人的程度，到第六天便死亡了。

黄帝说：病已发展至五脏已伤，六腑不通，荣卫不行，像这样的病，要三天以后死亡，是什么道理呢？岐伯说：阳明为十二经之长，气血最盛，故病至昏迷而不知人，三天以后，阳明的气血已经竭尽，所以就要死亡。

凡是伤于寒邪而成为温热病的，病发于夏至日以前的为病温，病发于夏至日以后的为病暑。暑病汗出，可使暑热从汗散泄，所以暑病汗出，不要制止。

刺热篇

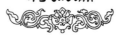

肝热病者，小便先黄，腹痛多卧身热。热争，则狂言及惊，胁满痛，手足躁，不得安卧；庚辛甚；甲乙大汗；气逆则庚辛死。刺足厥阴少阳。其逆则头痛员员，脉引冲头也。

心热病者，先不乐，数日乃热。热争，则卒心痛，烦闷善呕。头痛面赤无汗；壬癸甚；丙丁大汗；气逆则壬癸死。刺手少阴太阳。

脾热病者，先头重颊痛，烦心颜青，欲呕，身热。热争，则腰痛，不可用俯仰，腹满泄，两颔痛；甲乙甚；戊己大汗；气逆则甲乙死。刺足太阴阳明。

肺热病者，先淅然厥，起毫毛，恶风寒，舌上黄身热。热争，则喘咳，痛走胸膺背，不得太息，头痛不堪，汗出而寒；丙丁甚；庚辛大汗；气逆则丙丁死。刺手太阴阳明，出血如大豆，立已。

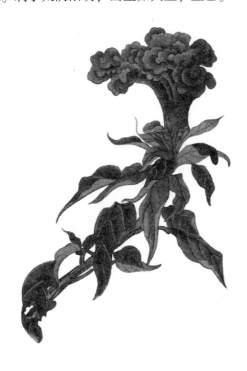

肾热病者，先腰痛胻酸，苦渴数饮，身热。热争，则项痛而强，胻寒且酸，足下热，不欲言，其逆则项痛员员澹澹然；戊己甚；壬癸大汗；气逆则戊己死。刺足少阴太阳。诸汗者，至其所胜日汗出也。

肝热病者，左颊先赤；心热病者，颜先赤；脾热病者，鼻先赤；肺热病者，右颊先赤；肾热病者，颐先赤。病虽未发，见赤色者刺之，名曰治未病。热病从部所起者，至期而已；其刺之反者，三周而已；重逆则死。诸当汗者，至其所胜日，汗大出也。

诸治热病，以饮之寒水，乃刺之，必寒衣之，居止寒处，身寒而止也。

热病先胸胁痛，手足躁，刺足少阳，补足太阴，病甚者为五十九刺。热病始手臂痛者，刺手阳明太阴而汗出止。热病始于头首者，刺项太阳而汗出止。热病始于足胫者，刺足阳明而汗出止。热病先身重骨痛，耳聋好瞑，刺足少阴，病甚为之五十九刺。热病先眩冒而热，胸胁满，刺足少阴少阳。

太阳之脉，色荣颧骨，热病也。荣未交，曰今得大汗，待时而已。与厥阴脉争见者，死期不过三日，其热病内连肾，少阳之脉色也。少阳之脉，色荣颊前，热病也。荣未交，曰今且得汗，待时而已；与少阴脉争见者，死期不过三日。

热病气穴：三椎下间主胸中热，四椎下间主膈中热，五椎下间主肝热，六椎下间主脾热，七椎下间主肾热。荣在骶也。项上三椎陷者中也。颊下逆颧为大瘕，下牙车为腹满，颧后为胁痛。颊上者，膈上也。

【译文】

肝脏发生热病，先出现小便黄、腹痛、多卧、身发热等证。当热邪入脏，与正气相争时，则狂言惊骇，胁部满痛，手足躁扰不得安卧，逢到庚辛日，则因木受金克而病重，若逢甲乙日木旺时，便大汗出而热退，若病重而正气逆乱，将在庚辛日死亡。治疗时，应刺足厥阴肝脉和足少阳胆脉。若肝气上逆，则见头痛眩晕，这是因热邪循肝脉上冲于头所致。

心脏发生热病，先觉得心中不愉快，数天以后始发热。当热邪入脏与正气相争时，则突然心痛，烦闷，时呕，头痛，面赤，无汗，逢到壬癸日，则因火受水克而病重，若逢丙丁日火旺时，便大汗出而热退，若病重而正气逆乱，就在壬癸日死亡。治疗时，

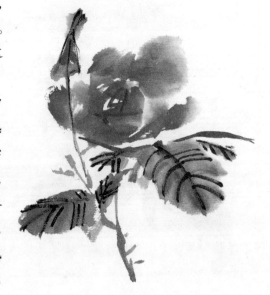

应刺手少阴心脉和手太阳小肠脉。

脾脏发生热病，先感觉头重，面颊痛，心烦，额部发青，欲呕，身热。当热邪入脏，与正气相争时，则腰痛不可以俯仰，腹部胀满而泄泻，两颌部疼痛，逢到甲乙日木旺时则因土受木克而病重，若逢戊己日土旺时，便大汗出而热退，若病重而正气逆转，就在甲乙日死亡。治疗时，刺足太阴脾脉和足阳明胃脉。

肺脏发生热病，先感到体表渐渐然寒冷，毫毛竖立，畏恶风寒，舌上发黄，全身发热。当热邪入脏，与正气相争时，则气喘咳嗽，疼痛走窜于胸膺背部，不能太息，头痛得很厉害，汗出而恶寒，逢丙丁日火旺时，则因金受火克而病重，若逢庚辛日金旺时，便大汗出而热退，若病重而正气逆乱，到丙丁日死亡。治疗时，刺手太阴肺脉和手阳明大肠脉，刺出其血如大豆样大，则热邪去而经脉和，病可立愈。

肾脏发生热病，先觉腰痛和小腿发酸，口渴得很厉害，频频饮水，全身发热。当邪热入脏，与正气相争时，则项痛而强直，小腿寒冷疼痛，足心发热，不欲言语。如果肾气上逆，则项痛头眩晕而摇动不定，逢到戊己日土旺时，则因水受土克而痛重，若逢壬癸日水旺时，便大汗出而热退，若病重而正气逆乱，就到戊己日死亡。治疗时，刺足少阴肾脉和足太阳膀胱脉。以上所说的诸脏之大汗出，都是到了各脏气旺之日，正胜邪却，即大汗出而热退病愈。

肝脏发生热病，左颊部先见赤色；心脏发生热病，额部先见赤色；脾脏发生热病，鼻部先见赤色；肺脏发生热病，右颊部先见赤色；肾脏发生热病，颐部先见赤色。病虽然还没有发作，但面部已有赤色出现，就应予以刺治，这叫做"治未病"。热病只在五脏色部所在出现赤色，并未见到其他症状的，为病尚轻浅，若予以及时治疗，则至其当旺之日，病即可愈；若治疗不当，应泻反补，应补反泻，就会延长病程，需通过三次当旺之日，始能病愈；若一再误治，势必使病情恶化而造成死亡。诸脏热病应当汗出的，都是至其当旺之日，大汗出而病愈。

凡治疗热病，应在喝些清凉的饮料之后，再进行针刺，并且要病人衣服穿得单薄些，居住于凉爽的地方，这样可使热退身凉而病愈。

热病先出现胸胁痛，手足躁扰不安的，是邪在足少阳经，应刺足少阳经以泻阳分之邪，补足太阴经以培补脾土，病重的就有五十九刺的方法。热病先手臂痛的，刺手阳明、太阴二经之穴，汗出则热止。热病开始发于头部的，刺足太阳经项部的穴位，汗出则热止。热病开始发于足胫部的，刺足阳明经穴，汗出则热止。热病先出现身体重，骨节痛，耳聋，昏倦嗜睡的，是发于少阴的热病，刺足少阴经之穴，病重的用五十九刺的方法。热病先出现头目眩晕昏冒、发热、胸胁满的，是病发于少阳，并涉及少阴，使阴阳枢机失常，刺足少阴和足少阳二经，以枢转邪气外出。

太阳经脉之病，赤色出现于颧骨部的，这是热病，若色泽尚未暗晦，病尚轻浅，可以得到汗出，待至其当旺之时病愈。若同时又见厥阴脉色现于颧骨部，此为木盛水衰的死证，死期不过三日，这是因为热病已连于肾，兼见少阳脉色的缘故。少阳经脉之病，赤色出现于面颊的前方，这是热病，若色泽尚未暗晦，可以得到汗出，待至其当旺之时病愈。若同时又见少阴脉色现于颊部，是母胜其子的死证，其死期不过三日。

治疗热病的气穴：第三脊椎下方主治胸中的热病，第四脊椎下方主治膈中的热病，第五脊椎下方主治肝热病，第六脊椎下方主治脾热病，第七脊椎下方主治肾热病，又应刺尾骶骨处。项部第三椎凹陷处的中央部位，由此开始向下数脊椎。面部之色，可以诊察出某些疾病，如颊部赤色由下向上到颧骨部，为有大瘕泄病，颊车部见赤色，为腹部胀满，赤色见于颧骨后侧，为胁痛，赤色见于颊上，为病在膈上。

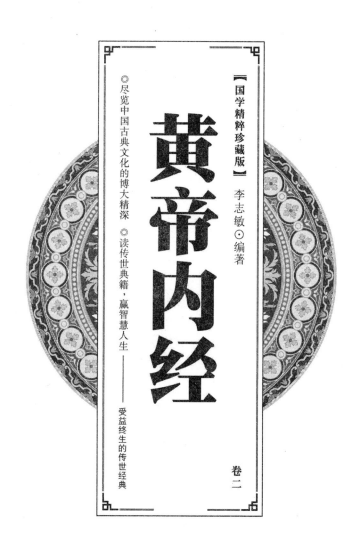

【国学精粹珍藏版】

李志敏 ⊙ 编著

◎尽览中国古典文化的博大精深 ◎读传世典籍，赢智慧人生 —— 受益终生的传世经典

黄帝内经

卷二

民主与建设出版社

·北京·

评热病论篇

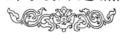

黄帝问曰：有病温者，汗出辄复热，而脉躁疾不为汗衰，狂言不能食，病名为何？岐伯对曰：病名阴阳交，交者死也。帝曰：愿闻其说。岐伯曰：人之所以汗出者，皆生于谷，谷生于精。今邪气交争于骨肉而得汗者，是邪却而精胜也。精胜，则当能食而不复热，复热者邪气也，汗者精气也。今汗出而辄复热者，是邪胜也。不能食者，精无俾也。病而留者，其寿可立而倾也。且夫《热论》曰："汗出而脉尚躁盛者死。"今脉不与汗相应，此不胜其病也，其死明矣。狂言者，是失志，失志者死。今见三死，不见一生，虽愈必死也。

帝曰：有病身热汗出烦满，烦满不为汗解，此为何病？岐伯曰：汗出而身热者，风也；汗出而烦满不解者，厥也；病名曰风厥。帝曰：愿卒闻之。岐伯曰：巨阳主气，故先受邪，少阴与其为表里也，得热则上从之，从之则厥也。帝曰：治之奈何？岐伯曰：表里刺之，饮之服汤。

帝曰：劳风为病何如？岐伯曰：劳风法在肺下。其为病也，使人强上冥视，唾出若涕，恶风而振寒，此为劳风之病。帝曰：治之奈何？岐伯曰：以救俯仰。巨阳引。精者三日，中年者五日，不精者七日。咳出青黄涕，真状如脓，大如弹丸。从口中若鼻中出，不出则伤肺，伤肺则死也。

帝曰：有病肾风者，面胕痝然壅，害于言，可刺否？岐伯曰：虚不当刺。不当刺而刺，后五日其气必至。帝曰：其至何如？岐伯曰：至必少气时热，时热从胸背上至头，汗出手热，口干苦渴，小便黄，目下肿，腹中鸣，身重难以行，月事不来，烦而不能食，不能正偃，正偃则咳。病名曰风水，论在《刺法》中。

帝曰：愿闻其说。岐伯曰：邪之所凑，其气必虚。阴虚者，阳必凑之，故少气时热而汗出也。小便黄者，少腹中有热也。不能正偃者，胃中不和也。正偃则咳甚，上迫肺也。诸有水气者，微肿先见于目下也。帝曰：何以言？岐伯曰：水者阴也，目下亦阴也，腹者至阴之所居，故水在腹者，必使目下肿也。

真气上逆，故口苦舌干，卧不得正偃，正偃则咳出清水也。诸水病者，故不得卧，卧则惊，惊则咳甚也。腹中鸣者，病本于胃也。薄脾则烦不能食，食不下者，胃脘隔也。身重难以行者，胃脉在足也。月事不来者，胞脉闭也。胞脉者，属心而络于胞中。今气上迫肺，心气不得下通，故月事不来也。帝曰：善。

【译文】

黄帝问道：有的温热病患者，汗出以后，随即又发热，脉象急疾躁动，其病势不仅没有因汗出而衰减，反而出现言语狂叫，不进饮食等症状，这叫什么病？岐伯回答说：这种病叫阴阳交，阴阳交是死证。黄帝说：我想听听其中的道理。岐伯说：人所以能够出汗，是依赖于水谷所化生的精气，水谷之精气旺盛，便能胜过邪气而汗出，现在邪气与正气交争于骨肉之间，能够得到汗出的是邪气退而精气胜，精气胜的应当能进饮食而不再发热。复发热是有邪气，汗出是精气胜，现在汗出后又复发热，是邪气胜过精气，不进饮食，则精气得不到继续补益，邪热又逗留不去，这样发展下去，病人的生命就会立即发生危险。《热论》中也曾说：汗出而脉仍躁盛，是死证。现在其脉象不与汗出相应，是精气已经不能胜过邪气，死亡的征象已是很明显的了。狂言乱语，是神志失常，神志失常，是死证。现在已出现了三种死证，却没有一点生机，病虽可能因汗出而暂时减轻，但终究是要死亡的。

黄帝说：有的病全身发热，汗出，烦闷，其烦闷并不因汗出而缓解，这是什么病呢？岐伯说：汗出而全身发热，是因感受了风邪；烦闷不解，是由于下气上逆所致，病名叫风厥。黄帝说：希望你能详尽地讲给我听。岐伯说：太阳为诸阳主气，主人一身之表，所以太阳首先感受风邪的侵袭，少阴与太阳相为表里，表病则里必应之，少阴受太阳发热的影响，其气亦从之而上逆，上逆便成为厥。黄帝说：怎么治疗呢？岐伯说：治疗时应并刺太阳、少阴表里两经，即刺太阳以泻风热之邪，刺少阴以降上逆之气，并内服汤药。

黄帝说：劳风的病情是怎样的呢？岐伯说：劳风的受邪部位常在肺下，其发病的症状，使人头项强直，头目昏眩而视物不清，唾出粘痰似涕，恶风而寒栗，这就是劳风病的发病情况。黄帝说：怎样治疗呢？岐伯说：首先应治疗其俯仰不能自如。肾精充盛的青年人，太阳之气能引肾精外布，则水能济火，可三日而愈，中年人精气稍衰，须五日可愈，老年人精气已衰，水不济火，须七日始愈。本证愈时，咳出青黄色粘痰，其状似脓，大小如弹丸，从口中或鼻中排出，如果不能咳出，则必伤其肺，肺伤则死。

黄帝说：有患肾风的人，面部浮肿，目下壅起，妨害言语，这种病可以用针刺治疗吗？岐伯说：虚证不应当刺，如果不应当刺而误刺，必伤其真气，而使其脏气虚，五天以后，则病气复至而病势加重。黄帝说：病气至时怎样呢？岐伯说：病气至时，病人必感到少气，时发热，时常觉得热从胸背上至头，汗出，手热，口干渴甚，小便色黄，目下浮肿，腹中鸣响，身体沉重，行动困难，妇女则月经闭止，心烦而不能饮食，不能仰卧，仰卧就咳嗽得很厉害，病名叫风水，在《刺法》中有所论述。

黄帝说：我想听听其中的道理。岐伯说：邪气所以能够聚集发病，是由于其正气先虚，故当肾阴虚时，阳邪必乘虚而聚集，因而少气，时时发热而汗出。小便色黄，是因为腹中有热。不能仰卧，是因为邪气上乘于胃，则胃中不和。仰卧则咳嗽加剧，是因为邪气上迫于肺。凡是有水气病的，目下部先出现微肿。黄帝说：为什么这样说呢？岐伯说：水是属阴的，目下也是属阴的部位，腹部也是至阴所在之处，所以腹中有水的，必使目下部位微肿。水邪之气上泛凌心，迫使脏真心火之气上逆，所以口苦咽干，不能仰卧，仰卧则水气上逆而咳出清水。凡是有水气病的人，都因水气上乘于胃而不能卧，卧则水气上凌于心而惊，惊而咳嗽加剧。腹中鸣响，是胃肠中有水气窜动，其病本在于胃。若水迫于脾，则心烦不能食，若饮食不下，是由于水气阻隔于胃脘。身体沉重而行动困难，是因为胃的经脉下行于足，水气随经下流所致。妇女月经不来，是因水气阻滞，胞脉闭塞，胞脉属于心而络于胞中，现水气上迫于肺，使心气不得下通，所以胞脉闭而月经不来。黄帝说：好。

逆调论篇

黄帝问曰：人身非常温也，非常热也，为之热而烦满者，何也？岐伯对曰：

阴气少而阳气胜，故热而烦满也。帝曰：人身非衣寒也，中非有寒气也，寒从中生者何？岐伯曰：是人多痹气也，阳气少，阴气多，故身寒如从水中出。

帝曰：人有四支热，逢风寒如炙如火者，何也？岐伯曰：是人者，阴气虚，阳气盛。四支者，阳也，两阳相得，而阴气虚少，少水不能灭盛火，而阳独治。独治者，不能生长也，独胜而止耳。逢风而如炙如火者，是人当肉烁也。

帝曰：人有身寒，汤火不能热，厚衣不能温，然不冻栗，是为何病？岐伯曰：是人者，素肾气胜，以水为事；太阳气衰，肾脂枯不长，一水不能胜两火。肾者水也，而生于骨，肾不生，则髓不能满，故寒甚至骨也。所以不能冻栗者，肝一阳也，心二阳也，肾孤脏也，一水不能胜二火，故不能冻栗，病名曰骨痹，是人当挛节也。

帝曰：人之肉苛者，虽近衣絮，犹尚苛也，是谓何疾？岐伯曰：荣气虚，卫气实也。荣气虚则不仁，卫气虚则不用，荣卫俱虚，则不仁且不用，肉如故也，人身与志不相有，曰死。

帝曰：人有逆气，不得卧而息有音者；有不得卧而息无音者；有起居如故而息有音者；有得卧，行而喘者；有不得卧，不能行而喘者；有不得卧，卧而喘者。皆何脏使然？愿闻其故。岐伯曰：不得卧而息有音者，是阳明之逆也。足三阳者下行，今逆而上行，故息有音也。阳明者，胃脉也，胃者，六腑之海，其气亦下行。阳明逆，不得从其道，故不得卧也。《下经》曰："胃不和则卧不安。"此之谓也。夫起居如故而息有音者，此肺之络脉逆也；络脉不得随经上下，故留经而不行，络脉之病人也微，故起居如故而息有音也。夫不得卧，卧则喘者是水气之客也；夫水者，循津液而流也。肾者，水脏，主津液，主卧与喘也。帝曰：善。

【译文】

黄帝问道：有的病人，既不是因衣温而温，也不是因衣热而热，却出现发热而烦闷，是什么原因呢？岐伯回答说：这是由于阴气少而阳气胜，所以发热而烦闷。黄帝说：有的人穿的衣服并不单薄，也没有为寒邪所中，却总觉得寒气从内而生，这是什么原因呢？岐伯说：是由于这种人多痹气，阳气少而阴气多，所以经常感觉身体发冷，像从冷水中出来一样。

黄帝说：有的人四肢发热，一遇到风寒，便觉得身如热熏火烧一样，这是什么原因呢？岐伯说：这种人多因素体阴虚而阳气盛，四肢属阳，风邪也属阳，四肢发热，又感受风寒邪气，是两阳相并，则阳气更加亢盛，阳气益盛则阴气日益虚少，致衰少的

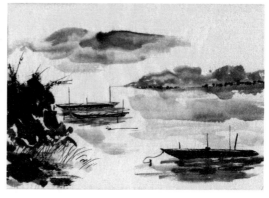

阴气不能熄灭旺盛的阳火，形成了阳气独治的局面。现阳气独治，便不能生长，因阳气独胜而生机不全，所以凡四肢热，逢风而热得如灸如火的，其人必然肌肉逐渐消瘦。

黄帝说：有的人身体寒凉，虽近汤火不能使之热，多穿衣服也不能使之温，但却不恶寒战栗，这是什么病呢？岐伯说：这种人平素即肾水之气盛，又经常接近水温，致水寒之气偏盛，而太阳之阳气偏衰，太阳之阳气衰，则为孤阴，孤阴不生，故肾脂枯竭不长，一水不能胜两火，肾是水脏，主生长骨髓，肾脂不生则骨髓不对充满，故寒冷至骨。其所以不恶寒战栗，是因为肝是一阳，心是二阳，肾是孤脏，一个独阴的肾水，胜不过心肝二阳之火，所以不恶寒战栗，这种病叫骨痹，病人必骨节拘挛。

黄帝说：有的人皮肉麻木沉重，虽穿上棉衣，仍然如故，这是什么病呢？岐伯说：这是由于营气虚而卫气实所致。营气虚弱则皮肉麻木不仁，卫气虚弱，则肢体不能举动，营气与卫气俱虚，则既麻木不仁，又不能举动，所以皮肉麻木沉重。若人的形体与内脏的神志不能相互为用，就要死亡。

黄帝说：人病气逆，有的不能安卧而呼吸有声，有的不能安卧而呼吸无声，有的起居如常而呼吸有声，有的能够安卧，行动而气喘，有的不能安卧，也不能行动而气喘，有的不能安卧，卧则气喘，是哪些脏腑发病，使之这样呢？我想知道是什么缘故所致。岐伯说：不能安卧而呼吸有声的，是阳明经脉之气上逆，足三阳的经脉，从头到足，都是下行的，现在足阳明经脉之气上逆而行，所以呼吸有声。阳明是胃脉，胃是六腑之海，胃气亦以下行为顺，若阳明经脉之气逆，胃气便不能循常道而下行，所以不能安卧。《下经》曾说：胃

不和则卧不安。就是这样意思。起居如常而呼吸有声的，这是由于肺之络脉上逆，络脉不能随着经脉往来上下，故留置于经脉而不行，但络脉生病是比较轻微的，所以起居如常而呼吸有声。不能安卧，卧则气喘的，是由于水气侵犯所致，水气是循着津液所行的道路而流动的，肾是水脏，主持津液，如肾病不能主水，水气上逆而犯肺，则人即不能安卧而气喘，所以肾病主不能安卧与气喘。黄帝说：好。

疟论篇

黄帝问曰：夫痎疟皆生于风，其蓄作有时者何也？岐伯对曰：疟之始发也，先起于毫毛，伸欠乃作，寒栗鼓颔，腰脊俱痛，寒去则内外皆热，头痛如破，渴欲冷饮。

帝曰：何气使然？愿闻其道。岐伯曰：阴阳上下交争，虚实更作，阴阳相移也。阳并于阴，则阴实而阳虚，阳明虚，则寒栗鼓颔也；巨阳虚，则腰背头项痛；三阳俱虚，则阴气胜，阴气胜则骨寒而痛；寒生于内，故中外皆寒；阳盛则外热，阴虚则内热，外内皆热则喘而渴，故欲冷饮也。此皆得之夏伤于暑，热气盛，藏于皮肤之内，肠胃之外，此荣气之所舍也。此令人汗空疏，腠理开，因得秋气，汗出遇风，及得之以浴，水气舍于皮肤之内，与卫气并居。卫气者，昼日行于阳，夜行于阴，此气得阳而外出，得阴而内搏，内外相搏，是以日作。

帝曰：其间日而作者何也？岐伯曰：其气之舍深，内薄于阴，阳气独发，阴邪内著，阴与阳争不得出，是以间日而作也。帝曰：善。其作日晏与其日早者，何气使然？岐伯曰：邪气客于风府，循膂而下，卫气一日一夜大会于风府，其明日日下一节，故其作也晏，此先客于脊背也。每至于风府，则腠理开；腠理开则邪气入；邪气入则病作，以此作稍益晏也。其出于风府，日下一节，二十五日下至骶骨；二十六日入于脊内，注于伏膂之脉；其气上行，九日出于缺盆之中，其气日高，故作日益早也。其间日发者，由邪气内薄于五脏，

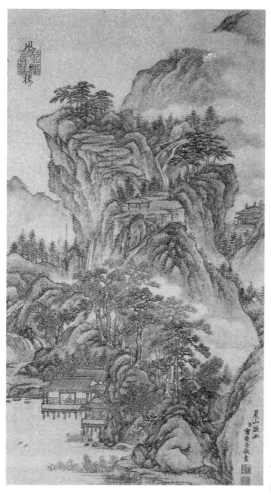

横连募原也。其道远，其气深，其行迟，不能与卫气俱行，不得皆出，故间日乃作也。

帝曰：夫子言卫气每至于风府，腠理乃发，发则邪气入，入则病作。今卫气日下一节，其气之发也，不当风府，其日作者奈何？岐伯曰：此邪气客于头项循膂而下者，故虚实不同，邪中所异，则不得当其风府也。故邪中于头项者，气至头项而病；中于背者，气至背而病；中于腰脊者，气至腰脊而病；中于手足者，气至手足而病。卫气之所在，与邪气相合，则病作。故风无常府，卫气之所发，必开其腠理，邪气之所合，则其府也。

帝曰：善。夫风之与疟也，相似同类，而风独常在，疟得有时而休者，何也？岐伯曰：风气留其处，故常在；疟气随经络沉以内薄，故卫气应乃作。帝曰：疟先寒而后热者，何也？岐伯曰：夏伤于大暑，其汗大出，腠理开发，因遇夏气凄沧之水寒，藏于腠理皮肤之中，秋伤于风，则病成矣。夫寒者，阴气者。风者，阳气也。先伤于寒而后伤于风，故先寒而后热也。病以时作，名曰寒疟。帝曰：先热而后寒者，何也？岐伯曰：此先伤于风，而后伤于寒，故先热而后寒也，亦以时作，名曰温疟。其但热而不寒者，阴气先绝，阳气独发，则少气烦冤，手足热而欲呕，名曰瘅疟。

帝曰：夫经言有余者泻之，不足者补之。今热为有余，寒为不足。夫疟者之寒，汤火不能温也，及其热，冰水不能寒也。此皆有余不足之类。当此之时，良工不能止，必须其自衰乃刺之，其故何也？原闻其说。岐伯曰：经言无刺熇熇之热，无刺浑浑之脉，无刺漉漉之汗，故为其病逆，未可治也。夫疟之始发也，阳气并于阴，当是之时，阳虚而阴盛，外无气，故先寒栗也；阴气逆极，则复出之阳，阳与阴复并于外，则阴虚而阳实，故先热而渴。夫疟气者，并于阳则阳胜，并于阴则阴胜。阴胜则寒，阳胜则热。疟者，风寒之气不常也，病极则复，至病之发也，如火之热，如风雨不可当也。故经言曰："方其盛时必毁，因其衰也，事必大昌。"此之谓也。夫疟之未发也，阴未并阳，阳未并阴，因而调之，真气得安，邪气乃亡，故工不能治其已发，为其气逆也。帝曰：善。攻之奈何？早晏何如？岐伯曰：疟之且发也，阴阳之且移也，必从四末始也。阳已伤，阴从之，故先其时坚束其处，令邪气不得入，阴气不得出，审候见之，在孙络盛坚而血者，皆取之，此真往而未得并者也。

帝曰：疟不发，其应何如？岐伯曰：疟气者，必更盛更虚，当气之所在也。病在阳，则热而脉躁；在阴，则寒而脉静；极则阴阳俱衰，卫气相离，故病得休；卫气集，则复病也。

帝曰：时有间二日或至数日发，或渴或不渴，其故何也？岐伯曰：其间日者，邪气与卫气客于六腑，而有时相失，不能相得，故休数日乃作也。疟者，阴阳更胜也，或甚或不甚，故或渴或不渴。帝曰：论言"夏伤于暑，秋必病疟"，今疟不必应者，何也？岐伯曰：此应四时者也。其病异形者，反四时也。其以秋病者寒甚，以冬病者寒不甚，以春病者恶风，以夏病者多汗。

帝曰：夫病温疟与寒疟而皆安舍，舍于何脏？岐伯曰：温疟者，得之冬中于风，寒气藏于骨髓之中，至春则阳气大发，邪气不能自出，因遇大暑，脑髓烁，肌肉消，腠理发泄，或有所用力，邪气与汗皆出。此病藏于肾，其气先从内出之于外也。如是者，阴虚而阳盛，阳盛则热矣，衰则气复反入，入则阳虚，阳虚则寒矣。故先热而后寒，名曰温疟。帝曰：瘅疟何如？岐伯曰：瘅疟者，肺素有热，气盛于身，厥逆上冲，中气实而不外泄，因有所用力，腠理开，风寒舍于皮肤之内，分肉之间而发，发则阳气盛，阳气盛而不衰，则病矣。其气不及于阴，故但热而不寒，气内藏于心，而外舍于分肉之间，令人消烁脱肉，故命瘅疟。帝曰：善。

【译文】

黄帝问道：疟疾都是由于感受了风邪，但病的休止及发作却有一定的时间，这是什么道理呢？岐伯回答说：疟疾在开始发作的时候，先起于毫毛，使汗毛直竖，然后伸展四肢，呵欠乃作，恶寒战栗，两颔鼓动，腰和脊背等处俱痛；及至寒冷过去，则全身内外发热，头痛有如破裂，口渴欲饮冷水。

黄帝说：这是什么原因引起的呢？我想听听其中的道理。岐伯说：这是由于阴阳上下相争，虚实交替发作，阴阳互相更移所致。阳气并入于阴分，则阴气实而阳气虚，阳明经气虚则寒粟鼓颔；太阳经气虚，则腰背头项疼痛；三阳经气都虚，则阴气过胜，阴胜则寒，因而骨节寒冷而疼痛；由于阳虚于外而外寒，阴胜于内而内寒，所以内外缘寒；如阴气并于阳分，则阳气实而阴气虚，阳胜则外热，阴虚则内热，内外皆热，热壅于肺则喘促，热伤津液则口渴，所以欲饮冷水。这都是由于夏季伤于暑邪，热气过盛，邪气留藏于皮肤之内，肠胃之外，此为经脉所过之处，亦即荣气所居的部位。由于暑热内伏，使人汗孔疏松，腠理开泄，到了秋天，又感受了秋令清肃之气，或汗出遇到风邪，或洗澡时感受水气，风邪水气停留于皮肤之内，与卫气相合。卫气是白天行于阳分，夜间行于阴分，邪气随卫气循行于阳分时则外出，循行于阴分时则内入，阴阳内外相迫，所以每日发作。

黄帝说：疟疾有隔一天发作一次的是什么道理呢？岐伯说：是因为邪气居留之处较深，向内迫及阴分，阳气独发于外，阴邪留着于内，阴与阳争不能即出，所以隔一日发作一次。黄帝说：好。但疟疾发作的时间，有的逐日推迟，有的逐日提前，是什么原因引起的呢？岐伯说：这是因为邪气从风府侵入人体，循着脊骨逐日向下，人身的卫气一日一夜大会于风府，当卫气会于风府时，与邪气相遇，正邪分争病就发作，由于邪气每日向下移行一节，所以发作的时间一天比一天晚，这种情况多是邪气先客于脊背，卫气每至风府时，则腠理开，腠理开则邪气内入，邪气内入则病即发作，因邪气日下一节，所以发作的时间就逐日向后推移了。邪气从内府开始，循脊骨每日向下移行一节，至二十五日下至骶骨，二十六日再入脊内，转注于伏膂之脉，邪气循伏膂之脉上行，至九日上出于两缺盆的中间，由于邪气逐日升高，所以发作的时间也就一天比一天早。至于隔日发作一次的，是由于邪气向内迫近于五脏，横连于募原，它所行走的道理较远，邪气较深，循行迟缓，不能和卫气并行，因而不能与卫气同时外出，所以隔一日才能发作一次。

黄帝说：先生说卫气每至于风府时，则腠理开发，腠理开发则邪气袭入，邪气袭入则疟疾发作。现在卫气是每日向下移行一节，疟疾发作时，其邪气并不是在风府穴处，但疟疾还是每日发作一次，这是什么道理呢？岐伯说：这是由于邪气客于头项，循着脊骨下行的缘故，人体有虚实的不同，邪中的部位也不一样，所以邪气所客，不一定都在风府穴处。故邪中于头项的，卫气行至头项与邪气相合而发病；邪中于背部的，则卫气行至背部而发病；邪中于腰脊的，卫气行至腰脊而发病；邪中于手足的，卫手行至手足而发病。凡卫气循行至邪留着之处，与邪气相合，则病即发作。所以说风邪侵袭人体没有一定的部位，凡卫气外发之处，必然开泄腠理，邪气因而袭与卫气在此相合，此处即是风之府。

黄帝说：好。但风证与疟疾，相似而同类，为什么风证常持续存在，而疟疾却发作有时呢？岐伯说：风邪致病是常留于所中之处，所以症状持续存在；疟邪则是循着经络深入，内迫五脏，横连募原，必须与卫气相遇才能发病，故发作有时。

黄帝说：疟疾发作先寒后热的，是什么道理呢？岐伯说：夏天感受了严重的暑热，人体汗出过多，使腠理开泄，这时如果遇到微寒外迫，邪气藏在腠理皮肤之内，及至秋天又为风邪所伤，疟疾因而形成。寒邪属阴，风邪属阳，因先伤于寒邪，后伤于风邪，所以先寒而后热，这种疟疾发作有一定的时间，名叫寒疟。黄帝说：先热而后寒的是什么道理呢？岐伯说：这是先伤于风邪，后伤于寒邪，所以先热而后寒，这种疟疾也是按一定的时间发作，名叫温疟。若但发热而不恶寒的，这是由于阴气虚弱较甚，阳气独发于外，因热盛伤气，内扰神明，故少气烦闷；内外俱热，故手足热而欲吐，这叫做瘅疟。

黄帝说：经云有余的应当泻，不足的应当补。今发热为有余，发冷为不足。而疟疾的寒冷，虽用热水和炭火也不能使之温暖，及至发热时，虽用冰水也不能使之凉爽，这都是有余不足之类的病。当其寒热正在发作的时候，虽是好的医生也无法制止，必须等到病热自行衰退之后才可以施用针刺治疗，这是什么原因呢？我愿意听听其中的道理。岐伯说：经云：高热的时候不能刺，脉搏急速的时候不能刺，大汗出的时候不能刺，因为这正是邪盛气逆的时候，故不可立即针刺治疗。疟疾刚开始发作时，阳气并于阴分，当此之时，阳气虚而阴气盛，阳气随疟邪入里而表虚，所以先发生寒栗。当阴气逆乱已极，物极必反，则复出于阳分，阳与阴相并于外，则阴分虚而阳分实，所以先热而口渴。关于疟邪，关于阳时则阳盛，并于阴时则阴盛，阴盛则发冷，阳盛则发热。疟疾感受的风寒之气并不常在，其发作是由于阴阳相并而盛极时，则病又重复发作。当其病发作的时候，好像火一样剧烈，又像暴风骤雨势不可挡。故经书上说：当邪气正盛的时候，切不可攻邪，在邪势自衰的时候，治疗效果良好，就是这个意思。因此治疗疟疾，应该在疟疾尚未发作之时，此时阴气未并于阳分，阳分未并于阴分，因而加以调治，则可使正气安定，邪气乃得消亡。所以医生不能在疟疾发作的时候进行治疗，是由于此时正是正邪交争气机逆乱的缘故。

黄帝说：好。那么如何治疗呢？时间的早晚怎样掌握呢？岐伯说：疟疾将要发作之时，正是阴阳将要更移之时，它必然从四肢末端开始，如果阳气已被邪伤，则阴气亦必往而从之，所以应当在阴阳二气尚未相并的时候，即在疟疾发作之前，以绳索紧束其四肢末端，使邪气不得内入，阴气不得外出，两者不能更移，然后详细观察，若发现孙络坚实充盛而有淤血者，都要刺出其血，这样就会使真气虽往而不能与邪气相并，则疟疾不能发作。

黄帝说：疟疾在不发作的时候，它的情况是怎样的呢？岐伯说：疟疾的发作，必然是阴阳虚实交替出现，这种情况一般是适值卫气所在的部位。病在阳分时，则发热而脉搏躁急；病在阴分时，则发冷而脉搏沉静；病热发展到了极点，物极必反，则阴阳俱衰，邪气与卫气分离，所以疟疾也就停止发作；若卫气与邪气再度相合时，则疟疾又会发作了。

黄帝问：有的疟疾隔二日或隔数日发作一次，发作时有的渴，有的不渴，这是什么原因呢？岐伯说：疟疾之所以隔日而发，是因为邪气客于六腑之募原，卫气亦因之入腑与邪气相会，不能外出，卫气与邪气有时相失，不能每日相会，所以要隔二日或停数日才能发作。疟疾病，是由于阴阳更替相胜造成的，如果阳胜于阴，则热甚口渴；阴胜于阳，则寒甚而不渴。故疟疾发作时有的渴有的不渴。

黄帝说：论言夏天伤于暑热之邪，秋天就要发生疟疾，现在有些疟疾的发作，与此说并不符合，是什么道理呢？岐伯说：夏伤于暑，秋必病疟，这是应于四时发病的一般规律。有些发病情况与此不同的，则是由于与四时发病情况相反。如疟疾发于秋天则寒冷较重，发于冬天的寒冷较轻，发于春天的病多恶风，发于夏天的出汗很多。

黄帝说：温疟和寒疟，其邪气都留止于什么地方？藏于何脏？岐伯说：温疟是由于冬天感受了风寒之邪，邪气藏于骨髓之中，到了春天阳气发生的时候，由于邪气潜藏较深，不能随阳气自行外出，到了夏天又因感受暑热之气，热气上熏，使之脑髓消烁，精神疲倦，热气外迫而肌肉消瘦，腠理发泄，或因劳力过甚，邪气与汗同时外出，此病邪原是藏之于肾，留止于骨髓，故邪气先从内而出之外。这样的病，多是阴虚而阳盛，阳盛所以就发热，热极而衰则邪气复入阴分，复入阴分则阴盛而阳虚，阳虚就要发冷了，因这种病是先热而后寒，所以名叫温。

黄帝说：瘅疟的情况是怎样的呢？岐伯说：瘅疟是由于肺中素有郁热，肺主一身之气，故热气充斥全身，此热不能外出皮毛，故逆而冲上，致使气实于内不能外泄，适因劳力过甚，腠理开泄，风寒之邪乘机侵入于皮肤之内、肌肉之间而发病，发则阳气偏盛，阳气盛如不见衰减，就会发生疟疾。由于邪气不能入阴分，所以但热而不寒，这种病邪内脏于心脏，外留于肌肉之间，能使人肌肉消瘦，所以叫瘅疟。黄帝说：好。

刺疟篇

足太阳之疟，令人腰痛头重，寒从背起，先寒后热，熇熇暍暍然，热止汗出。难已，刺郄中出血。足少阳之疟，令人身体解㑊，寒不甚，热不甚，恶见人，见人心惕惕然，热多，汗出甚。刺足少阳。足阳明之疟，令人先寒，洒淅洒淅，寒甚久乃热，热去汗出，喜见日月光火气，乃快然。刺足阳明跗上。足太阴之疟，令人不乐，好太息，不嗜食，多寒热汗出，病至则善呕，呕已乃衰。即取之。足少阴之疟，令人呕吐甚，多寒热，热多寒少，欲闭户牖而处，病难已。足厥阴之疟，令人腰痛少腹满，小便不利，如癃状，非癃也，数便，意恐惧，气不足，腹中悒悒。刺足厥阴。

肺疟者，令人心寒，寒甚热，热间善惊，如有所见者。刺手太阴阳明。心疟者，令人烦心甚，欲得清水，反寒多，不甚热。刺手少阴。肝疟者，令人色苍苍然，太息，其状若死者。刺足厥阴见血。脾疟者，令人寒，腹中痛，热而肠中鸣，鸣已汗出。刺足太阴。肾疟者，令人洒洒然，腰脊痛宛转，大便难，目眴眴然，手足寒。刺足太阳少阴。胃疟者，令人且病也，善饥而不能食，食而支满腹大。刺足阳明太阴横脉出血。

疟发身方热，刺跗上动脉，开其空，出其血，立寒；疟方欲寒，刺手阳明太阴，足阳明太阴。疟脉满大急，刺背俞，用中针，傍伍胠俞各一，适肥瘦出其血也。疟脉小实急，灸胫少阴，刺指井。疟脉满大急，刺背俞，用五胠俞、背俞各一，适行于血也。疟脉缓大虚，便宜用药，不宜用针。凡治疟，先发如食顷，乃可以治。过之则失时也。诸疟而脉不见，刺十指间出血，血去必已；先视身之赤如小豆者，尽取之。十二疟者，其发各不同时，察其病形，以知其何脉之病也。先其发时如食顷而刺之，一刺则衰，二刺则知，三刺则已；不已，刺舌下两脉出血；不已，刺郄中盛经出血，又刺项已下侠脊者必已。舌下两脉者，廉泉也。

刺疟者，必先问其病之所先发者，先刺之。先头痛及重者，先刺头上及两额两眉间出血，先项背痛者，先刺之。先腰脊痛者，先刺郄中出血。先手臂痛者，先刺手少阴阳明十指间。先足胫酸痛者，先刺足阳明十指间出血。风疟，疟发则汗出恶风，刺三阳经背俞之血者。胕酸痛甚，按之不可，名曰胕髓病，以镵针针绝骨出血，立已。身体小痛，刺至阴，诸阴之井无出血，间日一刺。疟不渴，间日而作，刺足太阳；渴而间日作，刺足少阳；温疟汗不出，为五十九刺。

【译文】

足太阳经的疟疾，使人腰痛头重，感觉寒冷从脊背而起，先寒后热，热势炽盛，热止而汗出，此为邪气盛而正气虚，故难以痊愈，治疗时可刺委中出血。

　　足少阳经的疟疾，使人身体困倦懈怠，恶寒发热均不甚厉害，厌恶见人，见人则心中感到恐惧，发热的时候较多，汗出也很严重，治疗时，可刺足少阳经的荥穴侠溪。

　　足阳明经的疟疾，使人先觉得发冷，恶寒战栗，寒冷逐渐加剧，时间很久则发热，热退时汗出，喜见日月光及火热之气，见到了就感到痛快，治疗时，可刺足阳明跗上的冲阳穴。

　　足太阴经的疟疾，使人心中闷闷不乐，喜太息，不思饮食，多发寒热而汗出，疟疾发作时则多呕吐，呕吐之后病即减轻，治疗应在其衰时，立即刺足太阴经的络穴公孙和井穴隐白。

　　足少阴经的疟疾，使人发生严重的呕吐，多发寒热，且热多寒少，喜欢关闭门窗独居，这种疟疾因病在至阴，故难以治愈。

　　足厥阴经的疟疾，使人腰痛，少腹胀满，小便不利好像癃病，却又不是癃病，只是小便次数多而不爽，心中有恐惧感，气觉不足，腹中悒悒不畅，治疗时，应刺足厥阴经的俞穴太冲。

　　肺疟，使人心中感到发冷，冷到极点又发热，在发热的时候容易发惊，好像见到了可怕的东西一样，治疗时应刺手太阴经的列缺和手阳明经的合谷穴。心疟，使人心烦较甚，想喝冷水，但身上反觉寒重而不甚热，治疗时应刺手少阴经的神门穴。肝疟，使人面色青，喜太息，状如死人，治疗时，应取足厥阴经的中封穴刺出其血。脾疟，使人发冷，腹中痛，待转为热时则脾气行而肠鸣，鸣后阳气外达即汗出，治疗时应刺跟着主阴经的商丘穴。肾疟，使人洒洒寒冷，腰脊痛转侧不利，大便困难，目眩，手足寒冷，治疗时应刺足太阳经的委中穴和足少阴经的大钟穴。胃疟，当其发病的时候，使人感到饥饿但又不能吃东西，吃东西就要胀满而腹部膨大，治疗时应刺足阳明经的厉兑、解溪、三里穴和和取足太阴纵横脉刺出其血。

　　疟疾始发而身体刚要发热的时候，可刺足背动脉处的冲阳穴，并开大针孔，使之出血，则可立即热退身凉。疟疾将要发冷而尚未发冷的时候，可刺手阳明、手太阴、足阳明、足太阴的井穴和俞穴进行治疗。

　　疟疾而脉搏满大急疾的，是阳邪盛实，应刺背部的五脏俞穴，以及两旁的五胠俞，用中等针，各刺一次，以泻阳邪，在针刺的时候，应根据患者体质的胖瘦，确定针刺出血的多少。疟疾而脉搏小实急疾的，是阴邪盛实，当灸胫部足少阴经的得溜穴以散其寒，刺足太阳经的井穴至阴以泻邪气。疟疾而脉搏满大急疾的，应取背部的俞穴，刺五䏶俞和背俞各一次，并根据患者的胖瘦行针以至出血。疟疾而脉搏缓大虚弱的，是气血两亏，宜用药物治疗，不宜用针刺。

凡是治疗疟疾，一般应在病还没有发作之前约一顿饭的时间进行治疗，过了这个时间则会失去治疗时机。

各种疟疾，如果阳盛阻遏于中，不得外达，以致脉伏而不外现的，当刺十指间井穴出血，出血后则病必愈，同时在未刺以前如果看到患者身上有赤如小豆的出血点，也都要刺出其血。上述十二种疟疾，其发病时间虽各有不同，但诊察其症状，就可以明确属哪一经脉发病。治疗时，应在其发病之前约一顿饭的时候给予针刺，刺一次病气即衰，刺两次病即觉轻，刺三次病可痊愈。若病不愈，可刺舌下两脉出血；若病仍不愈，再刺委中充血的经脉出血，又刺项以下挟脊椎两旁的背俞、五䏶俞等穴，就必然会痊愈。所谓舌下两脉，是指足少阴经的廉泉穴。

凡刺疟疾，必先问明开始发病时最先感觉的症状和部位，先给予针刺。如果先发现头痛头重的，当先刺头部的上星、百会等穴，及两额的悬颅、两眉间的攒竹穴，都刺之出血。先发现项背疼痛的，就先刺项之风池、风府及背之大杼、神道等穴。先发现腰脊痛的，就先刺委中出血。先手臂痛的，就先刺手少阴经的井穴少冲和手阳明经的井穴商阳，并根据邪居的部位，循经取刺其他经的井穴。先发现足胫部酸痛的，当先刺足阳明经的井穴厉兑，然后根据邪居的部位，循经取刺其他经的井穴，并刺出其血，以泻实邪。

风疟，在病发作时则出汗恶风，应刺足太阳经在背部的俞穴使之出血。胫部酸痛得很厉害，不敢按压的，名叫胕髓病，可以用镵针刺绝骨穴出血，其痛能立刻停止。如果身体只觉得轻微疼痛，可选刺手、足三阴经的井穴，但不要出血，并隔一天针一次。疟疾口不渴而间日发作一次的，是邪在太阳之表，应刺足太阳经。若口渴而间日发作次的，是邪近于里，应刺足少阳经。温疟而汗出不出的，可以用"五十九刺"的刺法。

气厥论篇

黄帝问曰：五脏六腑，寒热相移者何？岐伯曰：肾移寒于脾，痈肿少气。脾移寒于肝，痈肿筋挛。肝移寒于心，狂隔中。心移寒于肺，肺消。肺消者饮一溲二，死不治。肺移寒于肾，为涌水。涌水者，按腹不坚，水气客于大肠，疾行则鸣濯濯，如囊裹浆，水之病也。脾移热于肝，则为惊衄。肝移热于心，则死。心移热于肺，传为鬲消。肺移热于肾，传为柔痓。肾移热于脾，传为虚，肠澼死，不可治。胞移热于膀胱，则癃溺血。膀胱移热于小肠，鬲肠不便，上为口糜。小肠移热于大肠，为虙瘕，为沉。大肠移热于胃，善食而瘦人，谓之食亦。胃移热于胆，亦曰食亦。胆移热于脑，则辛頞鼻渊，鼻渊者，浊涕下不止也，传为衄蔑瞑目，故得之气厥也。

【译文】

黄帝问道：五脏六腑寒热相移的情况是怎样的呢？岐伯说：肾的寒邪移传于脾，则气血壅滞而为肿，元气亏损而少气。脾的寒邪传于肝，则气血凝滞而为肿，筋脉受寒而拘挛。肝的寒邪移传于心，则损伤心阳而神乱无主发为狂，阳被寒抑隔塞不通而为隔中。心的寒邪移传于肺，而发热而渴为肺消，肺消病是饮水一分而小便两分，属不可治的死症。肺的寒邪移传于肾，则阳虚水泛为涌水，涌水病，其腹部按之不甚坚硬，是水气留居于大肠，故快走时肠中濯濯鸣响，好像用袋子盛着水浆，这是水气所形成的疾病。

脾的热邪移传于肝，则风热交炽而为惊骇、鼻衄。肝的热邪移传于心，风火相煽则阳极神绝而死。心的热邪移传于肺，则火灼肺金津液耗伤而为鬲消。肺的热邪移传于肾，则水枯不能养筋而为柔痓。肾的热邪移传于脾，则脾肾阴亏而为虚损；若湿热相搏则为肠澼，日久不愈，脾肾俱败，成为不可治的死症。胞的热邪移传于膀胱，水被火灼，则为小便不利或尿血。膀胱的热邪移传于小肠，热邪闭塞肠道则大便不通；其热上蒸则为口疮糜烂。小肠的热邪移传于大肠，气血留滞不行则为虙瘕，或为沉痔。大肠的热邪移传于胃，胃热则消谷，虽能食而肌肉消瘦，病名叫食亦。胃的热邪移传于胆，胆热薰蒸也叫食亦病。胆的热邪移传于脑，则鼻梁内感觉辛辣发为鼻渊，鼻渊的症状是鼻流浊涕而不止，如果日久不愈，则转为鼻中出血和头目不清的症状。以上各症都是由于寒热之气厥逆，在脏腑中互相移传的结果。

咳论篇

黄帝问曰：肺之令人咳，何也？岐伯对曰：五脏六腑皆令人咳，非独肺也。帝曰：愿闻其状。岐伯曰：皮毛者，肺之合也。皮毛先受邪气，邪气以从其合也。其寒饮食入胃，从肺脉上至于肺，则肺寒，肺寒则外内合邪，因而客之，则为肺咳。五脏各以其时受病，非其时，各传以与之。人与天地相参，故五脏各以治时感于寒则受病，微则为咳，甚则为泄为痛。乘秋则肺先受邪，乘春则肝先受之，乘夏则心先受之，乘至阴则脾先受之，乘冬则肾先受之。帝曰：何以异之？岐伯曰：肺咳之状，咳而喘息有音，甚则唾血。心咳之状，咳则心痛，喉中介介如梗状，甚则咽肿喉痹。肝咳之状，咳则两胁下痛，甚则不可以转，转则两胠下满。脾咳之状，咳则右胁下痛，阴阴引肩背，甚则不可以动，动则咳剧。肾咳之状，咳则腰背相引而痛，甚则咳涎。

帝曰：六腑之咳奈何？安所受病？岐伯曰：五脏之久咳，乃移于六腑。脾咳不已，则胃受之；胃咳之状，咳而呕，呕甚则长虫出。肝咳不已，则胆受之；胆咳之状，咳呕胆汁。肺咳不已，则大肠受之；大肠咳状，咳而遗失。心咳不已，则小肠受之；小肠咳状，咳而失气，气与咳俱失。肾咳不已，则膀胱受之；膀胱咳状，咳而遗溺。久咳不已，则三焦受之；三焦咳状，咳而腹满，不欲食饮。此皆聚于胃，关

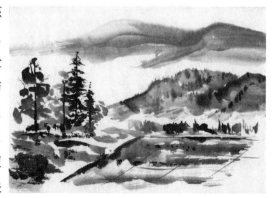

于肺，使人多涕唾，而面浮肿气逆也。帝曰：治之奈何？岐伯曰：治脏者治其俞，治腑者治其合，浮肿者治其经。帝曰：善。

【译文】

黄帝问道：肺脏有病能使人咳嗽，这是什么道理呢？岐伯回答说：五脏六腑有病都能使人咳嗽，不独肺脏是如此。黄帝说：我想听听各种咳嗽的症状。岐伯说：皮毛与肺结合，皮毛先感受了外邪，邪气就会直接影响肺脏。如果又吃了寒冷的饮食，寒气由胃循着肺脉上行于肺，则肺又受寒，这样就使内外寒邪相合而停留于肺脏，就成为肺咳。一般地讲，五脏是各在其所主的时令受病，如果咳嗽不是在肺所主的秋天发生，则是由于其他脏腑有病传给肺腑引起的。

人和自然界是相应的，故五脏各在其所主的时令感受了寒邪，就要得病，轻微者则上乘于肺而为咳嗽，严重者则内入于里而为腹泻，或寒伤肌肉经络而为疼痛。所以秋天感寒而肺先受邪，春天感寒则肝先受邪，夏天感寒则心先受邪，至阴感寒则脾先受邪，冬天感寒则肾先受邪。

黄帝说：怎样区别这些咳嗽呢？岐伯说：肺咳的症状是：咳而气喘，呼吸有音，病重则时唾血。心咳的症状是：咳嗽则心痛，咽喉好像有东西梗塞一样，病重时则出现咽喉肿痛不利。肝咳的症状是：咳嗽则两侧胁下作痛，病重时使人不能转侧，转侧则两胁下胀满。脾咳的症状是：咳嗽则右胁下痛，隐隐然牵引肩背也痛，病重时则不能活动，活动就会使咳嗽加重。肾咳的症状是：咳嗽则腰部和背部互相牵引作痛，病重时则咳吐痰涎。

黄帝说：六腑咳嗽的症状是怎样的呢？又是如何受病的？岐伯说：五脏的咳嗽日久不愈，则移传于六腑。脾与胃合，脾咳不愈，则胃受病，胃咳的症状是：咳而呕吐，甚则呕出蛔虫。肝与胆合，肝咳不愈，则胆受病，胆咳的症状是：咳而呕吐胆汁。肺与大肠合，肺咳不愈，则大肠受病，大肠咳的症状是：咳而大便失禁。心与小肠合，心咳不愈，则小肠受病，小肠咳的症状是：咳而失气，并且咳嗽和失气同时出现。肾与膀胱合，肾咳不愈，则膀胱受病，膀胱咳的症状是：咳而遗尿。以上各种咳嗽如经久不愈，则使三焦受病，三焦咳的症状是：咳而腹部胀满，不想饮食。总之，咳嗽的病变都是邪气聚于胃，而关系到肺，故使人多涕唾而面部浮肿、咳嗽气逆。

黄帝说：如何进行治疗呢？岐伯说：治五脏的咳嗽取其俞穴，治六腑的咳嗽取其合穴，因咳而致面浮肿的，取各脏腑的经穴而分治之。黄帝说：好！

举痛论篇

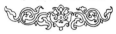

黄帝问曰：余闻善言天者，必有验于人；善言古者，必有合于今；善言人者，必有厌于己。如此，则道不惑而要数极，所谓明也。今余问于夫子，令言而可知，视而可见，扪而可得，令验于己而发蒙解惑，可得而闻乎？岐伯再拜稽首对曰：何道之问也？帝曰：愿闻人之五脏卒痛，何气使然？岐伯对曰：经脉流行不止，环周不休。寒气入经而稽迟，泣而不行，客于脉外则血少，客于脉中则气不通，故卒然而痛。

帝曰：其痛或卒而止者，或痛甚不休者，或痛甚不可按者，或按之而痛止者，或按之无益者，或喘动应手者，或心与背相引而痛者，或胁肋与少腹相引而痛者，或腹痛引阴股者，或痛宿昔而成积者，或卒然痛死不知人、有少间复生者，或痛而呕者，或腹痛而后泄者，或痛而闭不通者，凡此诸痛，各不同形，别之奈何？

岐伯曰：寒气客于脉外则脉寒，脉寒则缩蜷，缩蜷则脉绌急，绌急则外引小络，故卒然而痛，得炅则痛立止；因重于中寒，则痛久矣。寒气客于经脉之中，与炅气相薄则脉满，满则痛而不可按也。寒气稽留，炅气从上，则脉充大而血气乱，故痛甚不可按也。寒气客于肠胃之间，膜原之下，血不得散，小络急引故痛，按之则血气散，故按之痛止。寒气客于侠脊之脉，则深按之不能及，故按之无益也。寒气客于冲脉，冲脉起于关元，随腹直上，寒气客则脉不通，脉不通则气因之，故喘动应手矣。寒气客于背俞之脉，则脉泣，脉泣则血虚，血虚则痛，其俞泣于心，故相引而痛，按之则热气至，热气至则痛止矣。寒气客于厥阴之脉，厥阴之脉者，络阴器系于肝，寒气客于脉中，则血泣脉急，故胁肋与少腹相引痛矣。厥气客于阴股，寒气上及少腹，血泣在下相引，故腹痛引阴股。寒气客于小肠膜原之间，络血之中，血泣不得注于大经，血气稽留不得行，故宿昔而成积矣。寒气客于五脏，厥逆上泄，阴气竭，阳气未入，故卒然痛死不知人，气复反则生矣。寒气客于肠胃，厥逆上出，故痛而呕也。寒气客于小肠，小肠不得成聚，故后泄腹痛矣。热气留于小肠，肠中痛，瘅热焦渴，则坚干不得出，故痛而闭不通矣。

帝曰：所谓言而可知者也，视而可见奈何？岐伯曰：五脏六腑，固尽有部，视其五色，黄赤为热，白为寒，青黑为痛，此所谓视而可见者也。帝曰：扪而可得奈何？岐伯曰：视其主病之脉。坚而血及陷下者，皆可扪而得也。

帝曰：善。余知百病生于气也。怒则气上，喜则气缓，悲则气消，恐则气下，寒则气收，炅则气泄，惊则气乱，劳则气耗，思则气结，九气不同，何病之生？

岐伯曰：怒则气逆，甚则呕血及飧泄，故气上矣。喜则气和志达，荣卫通利，故气缓矣。悲则心系急，肺布叶举，而上焦不通，荣卫不散，热气在中，故气消矣。

恐则精却，却则上焦闭，闭则气还，还则下焦胀，故气不行矣。寒则腠理闭，气不行，故气收矣。炅则腠理开，荣卫通，汗大泄，故气泄。惊则心无所倚，神无所归，虑无所定，故气乱矣。劳则喘息汗出，外内皆越，故气耗矣。思则心有所存，神有所归，正气留而不行，故气结矣。

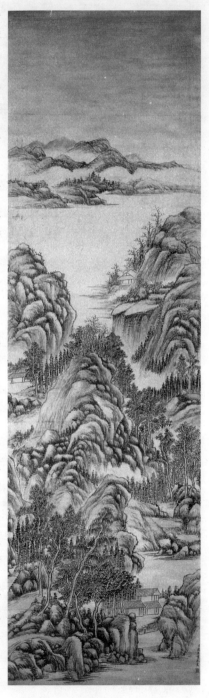

【译文】

黄帝问道：我听说善于谈论天道的，必能应验于人事；善于谈论历史的，必能应合于今事；善于谈论人事的，必能结合自己的情况。这样，才能掌握事物的规律而不迷惑，了解事物的要领极其透彻，这就是所谓明达事理的人。现在我想请教先生，我问诊所知，望诊所见，切诊所得的情况告诉我，使我有所体验而发蒙解惑，你能否告诉我呢？岐伯再次跪拜回答说：你要问的是哪些道理呢？黄帝说：我想听听人体的五脏突然作痛，是什么邪气造成的呢？岐伯回答说：人体经脉中的气血流行不止，如环无端，如果寒邪侵入了经脉，则经脉气血的循环迟滞，凝涩而不畅行，故寒邪侵袭于经脉内外，则使经脉凝涩而血少，脉气留止而不通，所以突然作痛。

黄帝说：其疼痛有突然停止的，有痛得很剧烈而不停止的，有痛得很剧烈而不能按压的，有按压而疼痛停止的，有按压也不见缓解的，有疼痛跳动应手的，有心和背部相互牵引而痛的，有胁肋和少腹相互牵引而痛的，有腹痛牵引阴股的，有疼痛日久而成积聚的，有突然疼痛昏厥如死不知人事稍停片刻而又清醒的，有痛而呕吐的，有腹痛而后泄泻的，有痛而大便闭结不通的，以上这些疼痛的情况，其病形各不相同，如何加以区别呢？岐伯说：寒邪侵袭于脉外，则经脉受寒，经脉受寒则经脉收缩不伸，收缩不伸则屈曲拘急，因而牵引在外的细小脉络，内外引急，故突然发生疼痛，如果得到热气，则疼痛立刻停止。假如再次感受寒邪，卫阳受损就会久痛不止。寒邪侵袭经脉之中，和人体本身的热气相互搏争，则经脉充满，脉满为实，不任压迫，故痛而不可按。寒邪停留于脉中，人体本身的热气则随之而上，与寒邪相搏，使经脉充满，气血运行紊乱，故疼痛剧烈而不可触按。寒邪侵袭于肠胃之间，膜原之下，以致血气凝涩而不散，细小的络脉拘急牵引，所以疼痛，如果以手按揉，则血气散行，故按之疼痛停止。寒邪侵袭于侠脊之脉，由于邪侵的部位较深，按揉难以达到病所，故按揉也无济于事。寒邪侵袭于冲脉之中，冲脉是从小腹关元穴开始，循腹上行，如因寒气侵入则冲脉不通，脉不通则气因之鼓脉欲通，故腹痛而跳动应手。寒邪袭于背俞足太阳之脉，则血脉流行滞涩，脉涩则血虚，血虚则疼痛，因足太阳脉循脊当心入散，故心与背相引而痛，按揉能使热气来复，热气来复则寒邪消散，故疼痛即可停止。寒邪侵袭于足厥阴之脉，足厥阴之脉循股阴入毛中，歪阴器抵少腹，布胁肋而属于肝，寒邪侵入于脉中，则血凝涩而脉紧急，故胁肋与少腹牵引作痛。寒厥之气客于阴股，寒气上行少腹，气血凝涩，上下牵引，故腹痛引阴股。寒邪侵袭于小肠膜原之间、络血之中，使络血凝涩不能源流注于大的经脉，血气留止不能畅行，故日久便可结成积聚。寒邪侵袭于五脏，迫使五脏之气逆而上行，以致脏气上越外泄，使阴气竭于内，阳气不得入，阴阳暂时相离，故突然疼痛昏厥如死不知人事，如果阳气复返，阴阳相接，则可以苏醒。寒邪侵袭于肠胃，迫使肠胃之气逆而上行，故出现疼痛而呕吐。寒邪复袭于小肠，小肠为受盛之腑，因寒而阳气不化，水谷不得停留，故泄泻而腹痛。如果是热邪留蓄于小肠，也可发生肠中疼痛，由于内热伤津而唇焦口渴，粪便坚硬难以排出，故腹痛而大便闭结不通。

黄帝说：以上所说从问诊中可以了解。至于望诊可见又是怎样的呢？岐伯说：五脏六腑在面部各有所属的部位，望面部五色的变化就可以诊断疾病，如黄色赤色主热，白色主寒，青色黑色主痛，这就是通过望诊可以了解的。

黄帝说：用手切诊而知病情是怎样的呢？岐伯说：看他主病的经脉，然后以手循按，如果脉坚实的，是有邪气结聚；属气血留滞的，络脉必充盛而高起；如果脉陷下的，是气血不足，多属阴证。这些都是可以有手扪切按循而得知的。

黄帝说：好。我已知道许多疾病的发生，都是由气机失调引起的，如暴怒则气上逆，喜则气舒缓，悲哀则气消沉，恐惧则气下却，寒冷则气收敛，火热则气外泄，受惊则气紊乱，过劳则气耗散，思虑则气郁结，这九种气的变化各不相同，会发生怎样的疾病呢？岐伯说：大怒则使肝气上逆，血随气逆，甚则呕血，或肝气乘脾发生飧泄，所以说是气上。喜则气和顺而志畅达，荣卫之气通利，所以说是气缓。悲哀太过则心系急迫，但悲为肺志，悲伤肺则肺叶张举，上焦随之闭塞不通，营卫之气得不到布散，热气郁闭于中而耗损肺气，所以说是气消。恐惧伤肾则使精气下却，精气下却则升降不交，故上焦闭塞，上焦闭塞则气还归于下，气郁于下则下焦胀满，所以说是气行下。寒冷之气侵袭人体，则使腠理闭密，荣卫之气不得畅行而收敛于内，所以说是气收。火热之气能使人腠理开放，荣卫通畅，汗液大量外出，致使气随津泄，所以说是气泄。受惊则心悸动无所依附，神志无所归宿，思虑无所决定，所以说是气乱。

劳役过度则气动喘息，汗出过多，喘则内气越，汗出过多则外气越，内外之气皆泄越，所以说是气耗。思则精力集中，心有所存，神归一处，以致正气留结而不运行，所以说是气结。

腹中论篇

黄帝问曰：有病心腹满，旦食则不能暮食，此为何病？岐伯对曰：名为鼓胀。帝曰：治之奈何？岐伯曰：治之以鸡矢醴，一剂知，二剂已。帝曰：其时有复发者，何也？岐伯曰：此饮食不节，故时有病也。虽然其病且已，时故当病，气聚于腹也。

帝曰：有病胸胁支满者，妨于食，病至则先闻腥臊臭，出清液，先唾血，四支清，目眩，时时前后血，病名为何？何以得之？岐伯曰：病名血枯。此得之年少时，有所大脱血；若醉入房中，气竭肝伤，故月事衰少不来也。帝曰：治之奈何？复以何术？岐伯曰：以四乌鲗骨，一藘茹，二物并合之，丸以雀卵，大如小豆，以五丸为后饭，饮以鲍鱼汁，利肠中及伤肝也。

帝曰：病有少腹盛，上下左右皆有根，此为何病？可治不？岐伯曰：病名曰伏梁。帝曰：伏梁何因而得之？岐伯曰：裹大脓血，居肠胃之外，不可治。治之每切，按之致死。帝曰：何以然？岐伯曰：此下则因阴，必下脓血，上则迫胃脘，生鬲，侠胃脘内痈，此久病也，难治。居齐上为逆，居齐下为从，勿动亟夺，论在《刺法》中。帝曰：人有身体髀股胻皆肿，环齐而痛，是为何病？岐伯曰：病名伏梁，此风根也。其气溢于大肠而著于肓，肓之原在齐下，故环齐而痛也。不可动之，动之为水溺涩之病。

帝曰：夫子数言热中、消中，不可服高梁芳草石药，石药发瘨，芳草发狂。夫热中消中者，皆富贵人也，今禁高梁，是不合其心，禁芳草石药，是病不愈，愿闻其说。岐伯曰：夫芳草之气美，石药之气悍，二者其气急疾坚劲，故非缓心和人，不可以服此二者。帝曰：不可以服此二者，何以然？岐伯曰：夫热气慓悍，药气亦然，二者相遇，恐内伤脾。脾者土也，而恶木，服此药者，至甲乙日更论。

帝曰：善。有病膺肿颈痛胸满腹胀，此为何病？何以得之？岐伯曰：名厥逆。帝曰：治之奈何？岐伯曰：灸之则瘖，石之则狂，须其气并，乃可治也。帝曰：何以然？岐伯曰：阳气重上，有余于上，灸之则阳气入阴，入则瘖；石之则阳气虚，虚则狂；须其气并而治之，可使全也。

帝曰：善。何以知怀子之且生也？岐伯曰：身有病而无邪脉也。帝曰：病热而有所痛者，何也？岐伯曰：病热者，阳脉也。以三阳之动也，人迎一盛少阳，二盛太阳，三盛阳明。入阴也，夫阳入于阴，故病在头与腹，乃䐜胀而头痛也。帝曰：善。

【译文】

黄帝问道：有一种心腹胀满的病，早晨吃了饭晚上就不能再吃，这是什么病呢？岐伯回答说：这叫鼓胀病。黄帝说：如何治疗呢？岐伯说：可用鸡矢醴来治疗，一剂就能见效，两剂病就好了。黄帝说：这种病有时复发是什么原因呢？岐伯产：这是因为饮食不注意，所以病有时复发。这种情况多是正当疾病将要痊愈时，而又复伤于饮食，使邪气复聚于腹中，因此鼓胀就会再发。

黄帝说：有一种胸胁胀满的病，妨碍饮食，发病时先闻到腥臊的气味，鼻流清涕，先唾血，四肢清冷，头目眩晕，时常前阴及大便出血，这种病叫什么名字？是什么原因引起的？岐伯说：这种病的名字叫血枯，得病的原因是在少年的时候患过大的失血病，使内脏有所损伤，或者是醉后肆行房事，使肾气竭，肝血伤，所以月经闭止而不来。黄帝说：怎样治疗呢？要用什么方法使其恢复？岐伯说：用四份乌贼骨，一份藘茹，二药混合，以雀卵为丸，制成如小豆大的丸药，每次服五丸，饭前服药，饮以鲍鱼汁，然后再吃饭。这个方法可以通利肠道，补益损伤的肝脏。

黄帝说：病有少腹盛满，上下左右都有根，这是什么病呢？可以治疗吗？岐伯说：病名叫伏梁。黄帝说：伏梁病是什么原因引起的？岐伯说：小腹部裹藏着大量脓血，居于肠胃之外，所以不可用按摩的方法治疗，如果用这种方法治疗，往往引起病处发生剧烈疼痛而有闷乱欲死的感觉。黄帝说：为什么会这样呢？岐伯说：此下为小腹及二阴，按摩则使脓血下出；此上是胃脘部，按摩则上迫胃脘，出于膈肌，发生围绕胃脘的内部痈肿，根深病久，故难治疗。一

般地说，这种病生在脐上的为逆
症，生在脐下的为顺症，不可用
屡次攻下的方法治疗，以免损伤
正气。关于本病的治方，在《刺
法》中有所论述。黄帝说：有人
身体髀、股、胻等部位都发肿，
且环绕脐部疼痛，这是什么病呢？
岐伯说：病的名字叫伏梁，这是

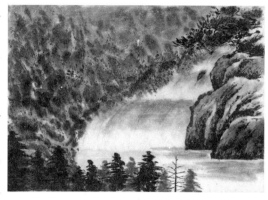

由于宿受风寒厥而上逆所致。风寒之气充溢于大肠而留着于肓，肓的根源在脐
下气海，所以绕脐而痛。这种病不可用攻下的方法治疗，如果误用攻下，就会
发生小便涩滞不利的病。

　　黄帝说：先生屡次说患热中消中病的，不能吃肥甘厚味，也不能吃芳香药
草和金石药，因为金石药物能使人发癫，芳草药物能使人发狂。患热中消中病
的，多是富贵之人，现在如禁止他们吃肥甘厚味，则不适合他们的心理，不使
用芳草石药，又治不好他们的病，这种情况如何处理呢？我愿意听听你的意
见。岐伯说：芳草之气多香窜，石药之气多猛悍，这两类药物的性能都是急疾
坚劲的，故不是性情和缓的人，不可以服用这两类药物。黄帝说：不可以服用
这两种药物，是什么道理呢？岐伯说：因为这种人平素嗜食肥甘而生内热，内
热之气本身是慓悍的，药物的性能也是这样，两者遇在一起，恐怕会损伤人的
脾气，脾属土而恶木，所以服用这类药物，在甲日和乙日肝木主令时，病情就
会更加严重。

　　黄帝说：好。有人患膺肿、颈痛、胸满、腹胀，这是什么病呢？是什么原
因引起的？岐伯说：病名叫厥逆。黄帝说：怎样治疗呢？岐伯说：这种病如果
用灸法便会失音，用针刺就会发狂，必须等到阴阳之气上下相合，才能进行治
疗。黄帝说：为什么呢？岐伯说：上本为阳，阳气又逆于上，重阳在上，则有
余于上，若再用灸法，是以火济火，阳极乘阴，阴不能上承，故发生失音；若
用砭石针刺，阳气随刺外泄则虚，神失其守，故发生神志失常的狂证；必须在
阳气从上下降，阴气从下上升，阴阳二气交并以后再进行治疗，才可以获得
痊愈。

黄帝说：好。妇女怀孕直至生产是如何知道的呢？岐伯说：身体虽有某些病的征候，但不见有病脉，就可以诊为妊娠。

黄帝说：有病发热而兼有疼痛的是什么原因呢？岐伯说：阳脉是主热证的，外感发热是三阳受邪，故三阳脉动甚。若人迎大一倍于寸口，是病在少阳；大两倍于寸口，是病在太阳；大三倍于寸口，是病在阳明。三阳既毕，则传入于三阴。病在三阳，则发热头痛，今传入于三阴，故又出现腹部胀满，所以病人有腹胀和头痛的症状。黄帝说：好。

刺腰痛篇

足太阳脉令人腰痛，引项脊尻背如重状，刺其郄中，太阳经出血，春无见血。少阳令人腰痛，如以针刺其皮中，循循然不可以俯仰，不可以顾，刺少阳成骨之端出血，成骨在膝外廉之骨独起者，夏无见血。阳明令人腰痛，不可以顾，顾如有见者，善悲，刺阳明于胻前三痏，上下和之出血，秋无见血。足少阴令人腰痛，痛引脊内廉，刺少阴于内踝上二痏，春无见血，出血太多，不可复也。厥阴之脉，令人腰痛，腰中如张弓弩弦，刺厥阴之脉，在腨踵鱼腹之外，循之累累然，乃刺之，其病令人善言，默默然不慧，刺之三痏。

解脉令人腰痛，痛引肩，目䀮䀮然，时遗溲，刺解脉，在膝筋肉分间郄外廉之横脉出血，血变而止。解脉令人腰痛如引带，常如折腰状，善恐；刺解脉，在郄中结络如黍米，刺之血射以黑，见赤血而已。

同阴之脉，令人腰痛，痛如小锤居其中，怫然肿，刺同阴之脉，在外踝上绝骨之端，为三痏。

阳维之脉，令人腰痛，痛上怫然肿，刺阳维之脉，脉与太阳合腨下间，去地一尺所。

衡络之脉，令人腰痛，不可以俯仰，仰则恐仆，得之举重伤腰，衡络绝，恶血归之，刺在郄阳筋之间，上郄数寸，衡居为二痏出血。

会阴之脉，令人腰痛，痛上漯漯然汗出，汗干令人欲饮，饮已欲走，刺直阳之脉上三痏，在踝上郗下五寸横居，视其盛者出血。

飞阳之脉，令人腰痛，痛上怫怫然，甚则悲以恐，刺飞阳之脉，在内踝上五寸，少阴之前，与阴维之会。

昌阳之脉，令人腰痛，痛引膺，目㑹㑹然，甚则反折，舌卷不能言，刺内筋为二痏，在内踝上大筋前，太阴后，上踝二寸所。

散脉，令人腰痛而热，热甚生烦，腰下如有横木居其中，甚则遗溲，刺散脉，在膝前骨肉分间，络外廉束脉，为三痏。

肉里之脉，令人腰痛，不可以咳，咳则筋缩急，刺肉里之脉为二痏，在太阳之外，少阳绝骨之后。

腰痛侠脊而痛至头几几然，目䀮䀮欲僵仆，刺足太阳郗中出血。腰痛上寒，刺足太阳阳明。上热，刺足厥阴。不可以俯仰，刺足少阳。中热而喘，刺足少阴，刺郗中出血。腰痛上寒，不可顾，刺足阳明。上热，刺足太阴。中热而喘，刺足少阴。大便难，刺足少阴。少腹满，刺足厥阴。如折，不可以俯仰，不可举，刺足太阳。引脊内廉，刺足少阴。腰痛引少腹控䏚，不可以仰，刺腰尻交者，两髁胂上，以月生死为痏数，发针立已，左取右，右取左。

【译文】

足太阳经脉发病使人腰痛，痛时牵引项脊尻背，好像担负着沉重的东西一样，治疗时应刺其合穴委中，即在委中穴处刺出其恶血。若在春季不要刺出其血。

足少阳经脉发病使人腰痛，有如用针刺于皮肤中，逐渐加重不能前后俯仰，并且不能左右回顾。治疗时应刺足少阳经在成骨的起点出血，成骨即外侧高骨独起处，若在夏季则不要刺出其血。

阳明经脉发病时使人腰痛，颈项不能转动回顾，如果回顾则神乱目花犹如妄见怪异，并且善于悲伤，治疗时应刺足阳明经在胫骨前的足三里穴三次，并配合上、下巨虚穴刺出其血，秋季则不要刺出其血。

足少阴脉发病使人腰痛，痛时牵引到脊骨的内侧，治疗时应刺足少阴经在内踝上的复溜穴两次，若在春季则不要刺出其血。如果出血太多，就会导致肾气损伤而不易恢复。

厥阴经脉发病使人腰痛，腰部强急如新张的弓弩弦一样，治疗时应刺足厥阴的经脉，其部位在腿肚和足跟之间鱼腹之外的蠡沟穴处，摸之有结络累累然不平者，就用针刺之，这种病常使人沉默寡言而精神抑郁不爽，可以针刺三次。

解脉发病使人腰痛，痛时会牵引到肩部，眼睛视物不清，时常遗尿，治疗时应取解脉在膝后大筋分肉间（委中穴）外侧的委阳穴处，有血络横见，紫黑盛满，要刺出其血直到血色由紫变红才停止。

解脉发病使人腰痛，好像有带子牵引一样，常好像腰部被折断一样，并且时常有恐惧的感觉，治疗时应刺解脉，在郄中有络脉结滞如黍米者，刺之则有黑色血液射出，等到血色变红时即停止。

同阴之脉发病使人腰痛，痛时胀闷沉重，好像有小锤居于其中，病处怫然肿胀，治疗时应刺同阴之脉，在外踝上绝骨之端的阳铺穴处，针三次。

阳维之脉发病使人腰痛，痛处怫然肿胀，应刺阳维脉的承山穴，因为阳维脉与足太阳脉会合于腿肚下端的中间，即离地一尺左右的承山穴。

衡络之脉发病使人腰痛，不可以前仰和后仰，后仰则恐怕跌倒，这种病大多得之于用力举重伤及腰部，使横络阻绝不通，淤血留滞在里，治疗时应刺委阳大筋间上行数寸处的殷门穴，视其血络横居盛满者针刺二次，令其出血。

会阴之脉发病使人腰痛，痛处漯漯然汗出，汗止则欲饮水，饮水后又欲奔走，治疗时应刺直阳之脉上三次，其部位在阳跷申脉穴上、足太阳郄中穴下五寸的承筋穴处，视其左右有络脉横居、血络盛满的，刺出其血。

飞阳之脉发病使人腰痛，痛处的筋脉肿胀，严重时出现神志悲哀而恐惧，治疗时应刺飞阳之脉，其部位是在内踝上二寸，足少阴之前，与阴维相会之处的筑宾穴。

昌阳之脉发病使人腰痛，疼痛牵引胸膺部，眼睛视物昏花，严重时腰痛向后反折，舌卷短不能言语，治疗时应取筋内侧的复溜穴刺二次，其穴在内踝上大筋的前面，足太阴经的后面，内踝上二寸处。

散脉发病使人腰痛而发热，热甚则生心烦，腰下好像有一块横木梗阻其中，甚至会发生遗尿，治疗时应刺散脉下俞之巨虚上廉和巨虚下廉，其穴在膝前外侧骨肉分间，看到有青筋缠束的脉络，即用针刺三次。

肉里之脉发病使人腰痛，痛得不能咳嗽，咳嗽则筋脉拘急挛缩，治疗时应刺肉里之脉二次，其穴在足太阳的外前方，足少阳绝骨之端的后面。

腰痛挟脊背而痛，上连头部拘强不舒，眼睛昏花，时欲跌仆，治疗时应刺足太阳经的委中穴出血。

腰痛时上部有寒冷感觉的，应刺足太阳经和足阳明经，以散阳分之阴邪；上部有火热感觉的，应刺足厥阴经，以去阴中之风热；腰痛不能俯仰的，应刺足少阳经，以转枢机关；若内热而喘促的，应刺足少阴经，以壮水制火，并刺委中的血络出血。

腰痛时，感觉上部寒冷，头项强急不能回顾的，应刺足阳明经；感觉上部火热的，应刺足太阴经；感觉内里发热兼有气喘的，应刺足少阴经。大便困难的，应刺足少阴经。少腹胀满的，应刺足厥阴经。腰痛有如折断一样不可前后俯仰，不能举动的，应刺足太阳经。腰痛牵引脊骨内侧的，应刺足少阴经。

腰痛时牵引少腹上控眇部，不能后仰的，治疗时应刺腰尻交处的下髎穴，其部位在两踝骨下挟脊两旁的坚肉处，针刺时以月亮的盈缺计算针刺的次数，针后会立即见效，并采用左痛刺右侧、右痛刺左侧的方法。

风论篇

黄帝问曰：风之伤人也，或为寒热，或为热中，或为寒中，或为疠风，或为偏枯，或为风也，其病各异，其名不同，或内至五脏六腑。不知其解，愿闻其说。岐伯对曰：风气藏于皮肤之间，内不得通，外不得泄。风者善行而数变，腠理开则洒然寒，闭则热而闷，其寒也则衰饮食，其热也则消肌肉，故使人怢栗而不能食，名曰寒热。风气与阳明入胃，循脉而上至目内眦，其人肥则风气不得外泄，则为热中而目黄；人瘦则外泄而寒，则为寒中而泣出。风气与太阳俱入，行诸脉俞，散于分肉之间，与卫气相干，其道不利，故使肌肉愤䐜而有疡，卫气有所凝而不行，故其肉有不仁也。疠者，有荣气热胕，其气不清，故使其鼻柱坏而色败，皮肤疡溃。风寒客于脉而不去，名曰疠风，或名曰寒热。

以春甲乙伤于风者，为肝风；以夏丙丁伤于风者，为心风；以季夏戊己伤于邪者，为脾风；以秋庚辛中于邪者，为肺风；以冬壬癸中于邪者，为肾风。

风中五脏六腑之俞，亦为脏腑之风，各入其门户所中，则为偏风。风气循风府而上，则为脑风。风入系头，则为目风，眼寒。饮酒中风，则为漏风。入房汗出中风，则为内风。新沐中风，则为首风。久风入中，则为肠风飧泄。外在腠理，则为泄风。故风者百病之长也，至其变化，乃为他病也，无常方，然致有风气也。

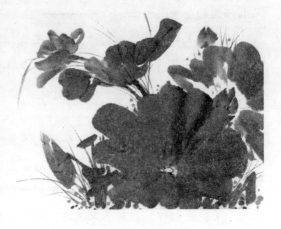

帝曰：五脏风之形状不同者何？愿闻其诊及其病能。岐伯曰：肺风之状，多汗恶风，色皏然白，时咳短气，昼日则差，暮则甚。诊在眉上，其色白。心风之状，多汗恶风，焦绝，善怒吓，赤色，病甚则言不可快。诊在口，其色赤。肝风之状，多汗恶风，善悲，色微苍，嗌干善怒，时憎女子。诊在目下，其色青。脾风之状，多汗恶风，身体怠堕，四支不欲动，色薄微黄，不嗜食。诊在鼻上，其色黄。肾风之状，多汗恶风，面疣然浮肿，脊痛不能正立，其色炲，隐曲不利。诊在肌上，其色黑。胃风之状，颈多汗恶风，食饮不下，鬲塞不通，腹善满，失衣则䐜胀，食寒则泄。诊形瘦而腹大。首风之状，头面多汗恶风，当先风一日，则病甚，头痛不可以出内，至其风日，则病少愈。漏风之状，或多汗，常不可单衣，食则汗出，甚则身汗，喘息恶风，衣常濡，口干善渴，不能劳事。泄风之状，多汗，汗出泄衣上，口中干，上渍其风，不能劳事，身体尽痛则寒。帝曰：善。

【译文】

黄帝问道：风邪伤害人体，有的发为寒热，有的发为热中，有的发为寒中，有的成为疠风，有的成为偏枯，有的成为风病，它们虽然都是由风引起的，但产生的疾病各不一样，病名也不相同，有的甚至向内侵及五脏六腑，不知道如何解释，我想听听其中的道理。岐伯回答说：当人体腠理开放时，风邪便侵入人体，藏于皮肤腠理之间，向内不能通，向外不能泄，风为阳邪，喜动而多变，若卫气不固，腠理开时，就觉得洒洒然而寒冷，若腠理闭时则阳气内郁，就觉得发热而烦闷，其寒胜时，阳气必衰，胃气不振，则饮食减少，其热胜时，阴气必亏，津液耗损，则肌肉消瘦，所以使人突然寒栗而不能饮食，这叫做寒热。

风邪干犯阳明经而入于胃，循着经脉上行至目内眦，若其人体质肥胖，则腠理致密，风邪不能外泄，郁而成热，即为热中而目珠发黄；若其人体质瘦弱，则腠理疏松，阳气易于外泄而寒冷，即为寒中而不时流泪。风邪干犯太阳经脉而侵入人体，自背而下，行走于五脏六腑诸经脉的俞穴之处，散布于分肉

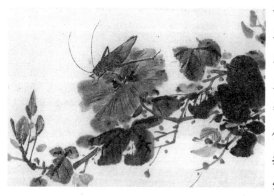

之间，而与卫气相互干扰，致使卫气循行的道路不畅，邪气壅滞不散，因则使肌肉胀满肿起而成为疮疡，同时，由于卫气受到邪气的阻塞，凝涩而不流行，因而使其肌肉麻木不仁而不知痛痒。疠风，是由于风邪侵入经脉，与荣气合而为热，血脉腐坏，致使

气也溃乱不清，所以使鼻柱损坏而颜色败恶，皮肤发生疮疡溃烂，因为病是由于风寒之邪侵入血脉稽留不去而成，故名叫疠风，也叫做寒热。

春季甲日或乙日伤于风邪的，为肝风；夏季丙日或丁日伤于风邪的，为心风；长夏戊日或己日伤于风邪的，为脾风；秋季庚日或辛日中于风邪的，为肺风；冬季壬日或癸日中于风邪的，为肾风。

风邪侵入于五脏六腑的俞穴，内传于脏腑，也能成为五脏六腑之风，它们各从其相应的俞穴偏中于一处，则为偏风。

风邪侵入风府循经而上入于脑，则为脑风。风邪入头侵犯目系，则为目风，两眼畏惧风寒。饮酒之后中于风邪，汗出如漏，则为漏风。若因房事汗出而中于风邪，则为内风。刚洗过头毛孔尚开，风邪乘机侵入头部，则为首风。外中风邪日久不愈，内传于肠胃，则可成为大便下血的肠风病，或成为完谷不化的飧泄病。风邪外客于腠理，卫气不固，不时汗出，则为泄风。所以说风

邪，是引起许多疾病的致病因素，故称"百病之长"，它侵入人体以后不断变化，就形成其他疾病，虽然这些病情的变化没有一定，但其致病的原因却都是由于风邪引起。

黄帝说：五脏风所表现的症状有哪些不同呢？我想听听对此应如何诊断及其具体的病态。岐伯说：肺风的症状是：多汗而恶风，面色浅白，时时咳嗽气短，白天减轻，夜晚加重，诊察的外候是两眉之间的阙庭部位，其色变白。心风的症状是：多汗而恶风，唇舌焦燥津液枯绝，善怒而吓人，面色发赤，病重时则言语不流利，诊察的外候是口舌，其色变赤。肝风的症状是：多汗而恶风，好悲哀，面色微青，咽喉干燥而善愤怒，时时憎恶女子，诊察的外部是两目下，其色变青。脾风的症状是：多汗而恶风，身体倦怠懒惰，四肢不愿活动，面色淡满微黄，不思饮食，诊察的外候是鼻上，其色变黄。肾风的症状是：多汗而恶风，面部瘣然浮肿，腰脊疼痛不能直立，面色黑如煤烟，隐曲之事不利，诊察的外候是颐部，其色变黑。

胃风的症状是：颈部多汗恶风，饮食不下，隔塞不通，腹部时常胀满，衣服减少则腹部膜胀，吃寒冷的饮食则大便泄泻，诊察的要点是形体消瘦而腹部胀大。首风的症状是：头面部多汗恶风，每当外界风气将要发生的前一天，则病情加重，头痛得不敢离开室内，到风气已经发生的一天，则病情渐有好转。漏风的症状是：有时汗出过多，有时不甚出汗，常常衣服穿得不能过于单薄，吃饭时即汗出，甚则上迫于肺出现全身出汗，及喘息恶风等症，衣服常常被汗液浸湿，口干善渴，不能操劳事务。泄风的症状是：多汗，汗出湿衣，口中干燥，上半身如水浸渍，患这种风病的人，由于津亏气虚，所以不能操劳，全身疼痛，身发寒冷。黄帝说：好。

痹论篇

黄帝问曰：痹之安生？岐伯对曰：风寒湿三气杂至，合而为痹也。其风气胜者为行痹，寒气胜者为痛痹，湿气胜者为著痹也。帝曰：其有五者何也？岐伯曰：以冬遇此者为骨痹，以春遇此者为筋痹，以夏遇此者为脉痹，以至阴遇此者为肌痹，以秋遇此者为皮痹。

帝曰：内舍五脏六腑，何气使然？岐伯曰：五脏皆有合，病久而不去者，内舍于其合也。故骨痹不已，复感于邪，内舍于肾；筋痹不已，复感于邪，内舍于肝；脉痹不已，复感于邪，内舍于心；肌痹不已，复感于邪，内舍于脾；皮痹不已，复感于邪，内舍于肺，所谓痹者，各以其时重感于风寒湿之气也。

凡痹之客五脏者，肺痹者，烦满喘而呕；心痹者，脉不通，烦则心下鼓，暴上气而喘，嗌干善噫，厥气上则恐；肝痹者，夜卧则惊，多饮，数小便，上为引如怀；肾痹者，善胀，尻以代踵，脊以代头；脾痹者，四支解堕，发咳呕汁，上为大塞；肠痹者，数饮而出不得，中气喘争，时发飱泄；胞痹者，少腹膀胱按之内痛，若沃以汤，涩于小便，上为清涕。

阴气者，静则神藏，躁则消亡，饮食自倍，肠胃乃伤。淫气喘息，痹聚在肺；淫气忧思，痹聚在心；淫气遗溺，痹聚在肾；淫气乏竭，痹聚在肝；淫气肌绝，痹聚在脾。

诸痹不已，亦益内也。其风气胜者，其人易已也。

帝曰：痹，其时有死者，或疼久者，或易已者，其故何也？岐伯曰：其入脏者死，其留连筋骨间者疼久，其留皮肤间者易已。帝曰：其客于六腑者，何也？岐伯曰：此亦其饮食居处，为其病本也。六腑亦各有俞，风寒湿气中其俞，而食饮应之，循俞而入，各舍其府也。帝曰：以针治之奈何？岐伯曰：五脏有俞，六腑有合，循脉之分，各有所发。各随其过，则病瘳也。

帝曰：荣卫之气，亦令人痹乎？岐伯曰：荣者，水谷之精气也，和调于五脏，洒陈于六腑，乃能入于脉也，故循脉上下，贯五脏，络六腑也。卫者，水谷之悍气也，其气慓疾滑利，不能入于脉也，故循皮肤之中，分肉之间，熏于肓膜，散于胸腹。逆其气则病，从其气则愈。不与风寒湿气合，故不为痹。帝曰：善。痹或痛，或不痛，或不仁，或寒，或热，或燥，或湿，其故何也？岐伯曰：痛者，寒气多也，有寒故痛也。其不痛不仁者，病久入深，荣卫之行涩，经络时疏，故不通，皮肤不营，故为不仁。其寒者，阳气少，阴气多，与病相益，故寒也。其热者阳气多，阴气少，病气胜，阳遭阴，故为痹热。其多汗而濡者，此其逢湿甚也，阳气少，阴气盛，两气相感，故汗出而濡也。

帝曰：夫痹之为病，不痛何也？岐伯曰：痹在于骨则重，在于脉则血凝而不流，在于筋则屈不伸，在于肉则不仁，在于皮则寒。故具此五者则不痛也。凡痹之类，逢寒则虫 [急]，逢热则纵。帝曰：善。

【译文】

黄帝问道：痹病是怎样发生的呢？岐伯回答说：风、寒、湿三种邪气错杂而生，相合侵入人体，则成为痹病。其风气偏胜的叫行痹，寒气偏胜的叫痛痹，湿气偏胜的叫着痹。

黄帝说：痹病又可分为五种是什么道理呢？岐伯说：风寒湿三气侵袭人体的季节不同，痹病的名称也不一样。肾应冬主骨，在冬季遇此三气而成痹病，叫骨痹；肝应春主筋，在春季遇此三气而成痹病，叫筋痹；心应夏主脉，在夏季遇此三气而成痹病，叫脉痹；脾应长夏主肌肉，在长夏遇此三气而成痹病，叫肌痹；肺应秋主皮毛，在秋季遇此三气而成痹病，叫皮痹。

黄帝说：痹病内含于五脏六腑，是什么病气使其这样的呢？岐伯说：五脏与皮肉筋骨脉内外相合，假如病在五体日久而不去，便内含于其所合的脏器。所以骨痹不愈，再感受邪气，则内居于肾。筋痹不愈，再感受邪气，则内居于肝。脉痹不愈，再感受邪气，则内居于心。肌痹不愈，再感受邪气，则内居于脾。皮痹不愈，再感受邪气，则内居于肺。因此这些痹病，都是在各个相应的季节里再次感受了风寒湿三气造成的。

凡痹病侵入到五脏的，病变随脏腑而不同，肺痹的症状是：烦恼闷胀满，喘息而呕吐。心痹的症状是：血脉不通，烦躁而心下鼓动，突然上气喘息，咽喉干燥，嗳气，厥气上逆则为恐惧。肝痹的症状是：夜卧则惊惧，饮水多而小便次数亦多，上为引满如怀孕之状。肾痹的症状是：腹部好发胀，由于肢体挛急屈而不伸，以尾骨代足，颈曲头倾，脊骨高出，以脊代头。脾痹的症状是：四肢懈惰无力，咳嗽，呕吐清水，上部胸膈闭塞。肠痹的症状是：经常饮水而小便不畅，肠胃气逆迫肺以致喘息气急，时而发生完谷不化的飧泄症。膀胱痹的症状是：手按少腹，内有痛感，且腹中觉热，好像被热汤浇灌一样，小便涩滞不爽，上为鼻流清涕。

五脏之气，安静则使精神内脏，躁动则气易消亡。六腑之气，受盛水谷而化生营养，若饮食过量，肠胃就要受到损伤。

152

邪气浸淫入里引起呼吸喘促的，是痹邪聚集在肺的肺痹病；邪气浸淫入里引起的忧愁思虑，是痹邪聚集在心的心痹病；邪气浸淫入里引起的遗尿症，是痹邪聚集在肾的肾痹病；邪气浸淫入里引起阴血亏耗疲乏力竭的，是痹邪聚集在肝的肝痹病；邪气浸淫入里引起肌肉竭绝消瘦的，是痹邪聚集在脾的脾痹病。若上述各种痹病日久不愈，痹邪就会日深一日，逐渐向内发展。风气较胜的痹病，因为发无定处不能停聚，所以病人容易痊愈。

黄帝说：痹病，有能引起死亡的，有疼久不愈的，有容易痊愈的，这是什么缘故呢？岐伯说：痹病若传入于五脏，致使脏气闭结的则死；若留连于筋骨之间，邪不易出的则疼久难愈；若留连于皮肤之间，邪浅易散的则容易痊愈。

黄帝说：痹病侵入于六腑的是什么原因呢？岐伯说：这也是饮食不节、起居失常，为其发病的根源。六腑在背部各有俞穴，风寒湿三气外中其俞，而饮食所伤在内应之，病邪循俞穴入里，各舍其本府，则成为六腑痹。

黄帝说：怎样用针刺治疗呢？岐伯说：五脏有俞穴，六腑有合穴，循着经脉所行的部位，脏腑脉气各有所发，因此可根据脏腑病气所在的部位，分别针刺其相应的俞穴或合穴，病就可以痊愈了。

黄帝说：荣气和卫气也能使人发生痹病吗？岐伯说：荣是水谷所化的精气，能够调和营养于五脏，散布精气于六腑，乃能行于经脉之中，故循经脉上下运行，贯通五脏，联络六腑，发挥其营养作用。卫是水谷所化的悍气，其气急疾滑利，不能入于脉中，故循行于皮肤之中，腠理之间，熏蒸于肓膜，散布于胸腹。荣卫循行周身，周而复始。如果荣卫气逆，失去平衡协调，就会生病，只有调其荣卫，使之顺行，病才能痊愈。由于荣卫循行不止，不能与风寒湿三气相合，所以不发生痹病。

黄帝说：好。痹病有的痛，有的不痛，有的肌肤麻木不仁，有的身寒，有的身热，有的皮肤干燥，有的皮肤湿润，这是什么缘故呢？岐伯说：痛是寒气偏多，有寒所以才痛。其不知痛痒而麻木不仁的，是患病日久，邪气深入，荣卫运行涩滞，致使经络有时空虚，气血衰少，所以不知痛痒，皮肤得不到营养，所以麻木不仁。其身寒的，是由于平素身体阳气不足，阴气有余，阴气与病邪相合而加重其寒，所以身上感觉寒冷。其身热的，是由于平素身体阳气有余，阴气不足，阳气与病邪相逢，阴不能胜过阳气，遂化而为热，所以成为痹热。其多汗而湿润的，是因为感受湿邪太甚，体内的阳气不足，阴气有余，外在的湿邪与体内的阴气两相感召，外开腠理，所以汗出而湿润。

黄帝说：痹病有不痛的，是什么原因呢？岐伯说：痹在骨则身重，痹在脉则血凝涩而不畅，痹在筋则屈不能伸，痹在肌肉则麻木不仁，痹在皮肤则发冷，故具有这五种症状的痹病，则不会有疼痛的感觉。大凡痹病之类，遇到寒冷则筋脉拘急，遇到温热则筋脉弛缓。黄帝说：好。

痿论篇

黄帝问曰：五脏使人痿，何也？岐伯对曰：肺主身之皮毛，心主身之血脉，肝主身筋膜，脾主身之肌肉，肾主身之骨髓。故肺热叶焦，则皮毛虚弱急薄，著则生痿躄也；心气热，则下脉厥而上，上则下脉虚，虚则生脉痿，枢折挈，胫纵而不任地也；肝气热，则胆泄口苦筋膜干，筋膜干则筋急而挛，发为筋痿；脾气热，则胃干而渴，肌肉不仁，发为肉痿；肾气热，则腰脊不举，骨枯而髓减，发为骨痿。

帝曰：何以得之？岐伯曰：肺者，脏之长也，为心之盖也。有所失亡，所求不得，则发肺鸣，鸣则肺热叶焦。故曰："五脏因肺热叶焦，发为痿躄。"此之谓也。悲哀太甚，则胞络绝，胞络绝，则阳气内动，发为心下崩，数溲血也。故《本病》曰："大经空虚，发为肌痹，传为脉痿。"思想无穷，所愿不得，意淫于外，入房太甚，宗筋弛纵，发为筋痿，及为白淫。故《下经》曰："筋痿者，生于肝，使内也。"有渐于湿，以水为事，若有所留，居处相湿，肌肉濡渍，痹而不仁，发为肉痿。故《下经》曰："肉痿者，得之湿地也。"有所远行劳倦，逢大热而渴，渴则阳气内伐，内伐则热舍于肾。肾者水脏也，今水不胜火，则骨枯而髓虚，故足不任身，发为骨痿。故《下经》曰："骨痿者，生于大热也。"

帝曰：何以别之？岐伯曰：肺热者色白而毛败，心热者色赤而络脉溢，肝热者色苍而爪枯，脾热者色黄而肉蠕动，肾热者色黑而齿槁。

帝曰：如夫子言可矣，论言"治痿者独取阳明"，何也？岐伯曰：阳明者，五脏六腑之海，主润宗筋，宗筋主束骨而利机关也。冲脉者，经脉之海也，主渗灌溪谷，与阳明合于宗筋。阴阳揔宗筋之会，会于气街，而阳明为之长，皆属于带脉，而络于督脉。故阳明虚则宗筋纵，带脉不引，故足痿不用也。帝曰：治之奈何？岐伯曰：各补其荥而通其俞，调其虚实，和其逆顺，筋、脉、骨、肉，各以其时受月，则病已矣。帝曰：善

【译文】

黄帝问道：五脏能使人发生痿证是什么道理呢？岐伯回答说：肺主全身的皮毛，心主全身的血脉，肝主全身的筋膜，脾主全身的肌肉，肾主全身的骨髓。所以肺中有热，则津液耗伤而肺叶干燥，肺不能输精于皮毛，则皮毛虚弱急迫不适，热气日久留着于肺，则发生下肢痿弱不能行走的痿脉证。心气热，则下部之脉厥而上行，上行则下部脉虚，脉虚则发生脉痿，四肢关节弛缓如折，不能提举，足胫纵绘不能站立于地。肝气热，则胆汁外泄而口苦，阴血耗伤不能滋养筋膜而使其干燥，筋膜干燥则筋脉拘急而挛缩，发为筋痿证。脾气热，则耗伤胃中津液而口渴，肌肉失于营养而麻痹不仁，发为肉痿证。肾气热，则精液耗竭，髓减骨枯而腰脊不能举动，发为骨痿证。

黄帝说：痿病是怎样发生的呢？岐伯说：肺为诸脏之长，又为心的上盖，遇有失意的事情，或个人的要求没能达到目的，则肺气郁而不畅，发生肺气喘鸣，喘鸣则气郁为热，致使肺叶干燥，不能敷布营卫气血。所以说，五脏都是因肺热叶焦得不到营养，而发为痿躄证，就是这个意思。悲哀太过则心系急，心包之络脉阻绝不通，则阳气不能外达而鼓动于内，致使心下崩损，络血外溢，时常小便尿血。所以《本病》上说：大的经脉空虚，则发生肌痹，最后转变为脉痿。思想贪欲无穷，愿望又不能达到，意志淫惑于外，房劳过伤于内，致使宗筋弛缓，发为筋痿，以及白淫之病。所以《下经》上说：筋痿之病发于肝，由于房劳过度所致。经常被水湿浸渍，以临水工作为职业，水湿有所留滞，或居处潮湿，肌肉经常湿邪浸害，久则肌肉麻痹不仁，发生肉痿。所以《下经》上说：肉痿证，是久居湿地造成的。由于远行过于劳累，又适遇气候炎热，汗多伤津而致口渴，津伤口渴则阳气内盛而热气内攻，内攻则热气侵舍于肾，肾属水脏，今水不能胜过火热的攻伐，则骨枯槁而髓空虚，以致两

足不能支持身体，发为骨痿证。所以《下经》上说：骨痿证，是由于大热造成的。

黄帝说：五种痿证如何区别呢？岐伯说：肺脏有热的，面色发白而毛发败坏。心脏有热的，面色发赤而络脉充溢。肝脏有热的，面色发青而爪甲枯槁。脾脏有热的，面色发黄而肌肉蠕动。肾脏有热的，面色发黑而邪齿焦槁。

黄帝说：先生所谈的痿证我认为是很好的，但医论上说治痿证应独取阳明，是什么道理呢？岐伯说：阳明属胃，是五脏六腑营养的源泉，能够润养宗筋，宗筋主约束骨骼而使关节滑利。冲脉为十二经脉之海，主输送营养以渗灌滋养肌腠，与阳明经会合于宗筋，故此阴阳二脉总统宗筋诸脉，会合于气街，气街为阳明脉气所发，故阳明为诸经的统领，它们又都连属于带脉，而络系于督脉，所以阳明胃脉亏虚则宗筋纵缓，带脉也不能收引，因而两足痿弱不用。

黄帝说：怎样治疗呢？岐伯说：要根据不同情况，诊察在受病之经而治之，补其荥穴以致气，通其俞穴以行气，再以不同的手法，调其正邪的虚实，和其病情的逆顺，并根据各脏腑受气的时月，治疗筋脉骨肉的痿证，病就可以痊愈。黄帝说：好。

厥论篇

黄帝问曰：厥之寒热者，何也？岐伯对曰：阳气衰于下，则为寒厥；阴气衰于下，则为热厥。帝曰：热厥之为热也，必起于足下者，何也？岐伯曰：阳气起于足五指之表，阴脉者集于足下，而聚于足心，故阳气胜则足下热也。帝曰：寒厥之为寒也，必从五指而上于膝者，何也？岐伯曰：阴气起于五指之里，集于膝下而聚于膝上。故阴气胜，则从五指至膝下寒；其寒也，不从外，皆从内也。

帝曰：寒厥何失而然也？岐伯曰：前阴者，宗筋之所聚，太阴阳明之所合也。春夏则阳气多而阴气少，秋冬则阴气盛而阳气衰。此人者质壮，以秋冬夺于所用，下气上争不能复，精气溢下，邪气因从之而上也；气因于中，阳气衰，不能渗营其经络，阳气日损，阴气独在，故手足为之寒也。

帝曰：热厥何如而然也？岐伯曰：酒入于胃，则络脉满而经脉虚。脾主为胃行其津液者也，阴气虚则阳气入，阳气入则胃不和。胃不和则精气竭，精气竭则不营其四支也。此人必数醉若饱以入房，气聚于脾中不得散，酒气与谷气相薄，热盛于中，故热遍于身，内热而溺赤也。夫酒气盛而慓悍，肾气有衰，阳气独胜，故手足为之热也。

帝曰：厥或令人腹满，或令人暴不知人，或至半日远至一日乃知人者，何也？岐伯曰：阴气盛于上则下虚，下虚则腹胀满；阳气盛于上，则下气重上，而邪气逆，逆则阳气乱，阳气乱则不知人也。

帝曰：善。愿闻六经脉之厥状病能也。岐伯曰：巨阳之厥，则肿首头重，足不能行，发为眴仆；阳明之厥，则癫疾欲走呼，腹满不得卧，面赤而热，妄见而妄言；少阳之厥，则暴聋颊肿而热，胁痛，胻不可以运；太阴之厥，则腹满膜胀，后不利，不欲

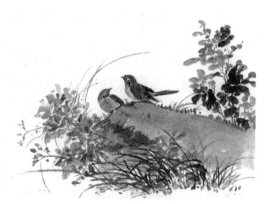

食，食则呕，不得卧；少阴之厥，则口干溺赤，腹满心痛；厥阴之厥，则少腹肿痛，腹胀，泾溲不利，好卧屈膝，阴缩肿，胻内热。盛则泻之，虚则补之，不盛不虚，以经取之。

太阴厥逆，胻急挛，心痛引腹，治主病者；少阴厥逆，虚满呕变，不泄清，治主病者；厥阴厥逆，挛腰痛，虚满前闭，谵言，治主病者；三阴俱逆，不得前后，使人手足寒，三日死。太阳厥逆，僵仆，呕血善衄，治主病者；少阴厥逆，机关不利，机关不利者，腰不可以行，项不可以顾，发肠痈，不可治，惊者死；阳明厥逆，喘咳身热，善惊，衄呕血。

手太阴厥逆，虚满而咳，善呕沫，治主病者；手心主、少阴厥逆，心痛引喉，身热，死不可治；手太阳厥逆，耳聋泣出，项不可以顾，腰不可以俯仰，治主病者；手阳明、少阳厥逆，发喉痹，嗌肿，痓，治主病者。

【译文】

黄帝问道：厥证有寒厥和热厥，它们是怎样发生的？岐伯回答说：阳气衰于下的，则发为寒厥；阴气衰于下的，则发为热厥。

黄帝说：热厥证的发热，必先起于足下是什么原因呢？岐伯说：阳气起于足五趾的表面，阴气则集中在足下而会聚于足心，今阴气虚而阳气胜，故足下先热。

黄帝说：寒厥证的寒冷，必先从足五趾开始向上冷到膝部，这又是什么原因呢？岐伯说：阴气起于足五趾内侧，集中于膝下而聚会于膝上，今阳气虚而阴气胜，故寒冷从足五趾上行到膝部，这种寒冷，不是由体外侵入的寒邪所致，而是由于体内阳虚所致。

黄帝说：寒厥是由于怎样失误而造成的呢？岐伯说：前阴是宗筋所聚之处，也是足太阴和足阳明经脉所会合的地方。人身的阴阳变化，一般地是春夏季节阳气多而阴气少，秋冬季节阴气盛而阳气衰。如果有人自恃体质壮实，在秋冬阴气旺盛的季节里纵欲无度，强夺肾精，精虚于下，则欲取足于上，故下气上争，虽争而不能复，精气不断溢泄于下，元阳亦随之而虚，阳虚生内寒，阴寒之邪因而随上争之气而上逆，邪气因此停聚于中焦，使脾胃阳气虚衰，不能化水谷以渗灌经络营养四肢，则阳气日渐损伤，阴气独留于内，所以手足为之寒冷。

黄帝说：热厥又是怎样造成的呢？岐伯说：酒气悍热，入胃以后，从卫气行于皮肤络脉，故络脉充满而经脉空虚，脾为胃输布津液营养，嗜酒损胃则阳气盛阴气虚，阳气乘入，致使胃气受扰而不和，脾也因之虚衰，脾虚不能化生精微，则精气竭绝，精气竭绝则不能营养四肢。患这种病的人必是经常醉后或饱食后嗜行房事，热气聚于脾中不得宣散，酒气与谷气相迫，酝酿成热，热盛于中，流溢于外，所以全身发热，且因于内热而小便色赤。酒气悍盛而猛烈，饮酒过多则热盛，肾气有伤则阴虚，以致阳热之气独盛，所以手足发热。

黄帝说：厥证或者使人腹部胀满，或者使人突然不省人事，少者半天，多者一天才能清醒过来，这是什么道理呢？岐伯说：人有阴气偏盛于上，则上下皆阴而阳气虚，阳气虚于下则阴气不化，故腹部胀满；人的阳气偏盛于上，则下部阳气虚，阴气并而上行，则为邪气，邪气逆于上，阳气紊乱，神明失守，故突然不省人事。

黄帝说：好。我想听听六经厥证的病状。岐伯说：太阳经所发生的厥证，则头部浮肿而沉重，两足不能行走，若厥气上逆扰及神明，则发生眩晕而仆倒。阳明经所发生的厥证，由于阳热亢盛，则发为癫病而欲狂走呼叫，腹部胀满，不得安卧，面赤而热，神明被阳热所扰，则出现妄见怪异或妄言谵语的症状。少阳经所发生的厥证，则突然耳聋，颊部肿起而发热，胁痛，两腿运转失灵。太阴经所发生的厥证，则腹部胀满，大便不利，不欲饮食，食则呕吐，不得安卧。少阴经所发生的厥证，则出现口干，小便赤，腹满心痛等症。厥阴经所发生的厥证，则少腹肿痛，腹胀，大小便不利，喜欢屈膝而卧，前阴挛缩而肿起，足胫内侧发热。厥证的治疗，邪气盛的就用泻法，正气虚的就用补法，邪气既不太盛正气也不甚虚的，就从其本经取穴治疗。

足太阴经的经气厥证，小腿拘急痉挛，心痛牵引腹部，当取本经主病的俞穴治疗。足少阴经的经气厥逆，腹部虚饱胀满，上而呕吐，下而泄利清稀，当取本经主病的俞穴治疗。足厥阴经的经气厥逆，挛急腰痛，腹部胀满，小便不通，胡言乱语，当取本经主病的俞穴治疗。若足三阴经脉都发生厥逆，则大小便闭结不通，使人手足寒冷，三天就要死亡。足太阳经的经气厥逆，身体僵直仆倒，呕血，经常鼻出血，当取本经主病的俞穴治疗。足少阳经的经气厥逆，筋骨关节不利，筋骨关节不利则腰部不能活动，项部不能左右回顾，如果兼发肠痛，就为不可治的危证，如再发惊，就会死亡。阳明经的经气厥逆，喘息咳嗽，全身发热，容易惊骇，且有鼻衄、呕血。

手太阴经的经气厥逆，胸中胀满而咳嗽，常呕吐涎沫，当取本经主病的俞穴治疗。手心主和手少阴经的经气厥逆，心痛连及咽喉，全身发热，是不可治的死证。手太阳经的经气厥逆，耳聋不闻，眼中流泪，头项不能左右回顾，腰不能前后俯仰，当取本经主病的俞穴治疗。手阳明经和手少阳经的经气厥逆，发为喉部痹塞，咽部肿痛，颈项强直，当取本经主病的俞穴治疗。

病能论篇

黄帝问曰：人病胃脘痈者，诊当何如？岐伯对曰：诊此者当候胃脉，其脉当沉细，沉细者气逆，逆者人迎甚盛，甚盛则热。人迎者胃脉也，逆而盛，则热聚于胃口而不行，故胃脘为痈也。帝曰：善。人有卧而有所不安者，何也？岐伯曰：脏有所伤，及精有所之寄则安，故人不能悬其病也。帝曰：人之不得偃卧者，何也？岐伯曰：肺者脏之盖也，肺气盛则脉大，脉大则不得偃卧。论在《奇恒阴阳》中。

帝曰：有病厥者，诊右脉沉而紧，左脉浮而迟，不然病主安在？岐伯曰：冬诊之，右脉固当沉紧，此应四时；左脉浮而迟，此逆四时。在左当主病在肾，颇关在肺，当腰痛也。帝曰：何以言之？岐伯曰：少阴脉贯肾络肺，今得肺脉，肾为之病，故肾为腰痛之病也。帝曰：善。有病颈痈者，或石治之，或针灸治之，而皆已，其真安在？岐伯曰：此同名异等者也。夫痈气之息者，宜以针开除去之；夫气盛血聚者，宜石而泻之。此所谓同病异治也。

帝曰：有病怒狂者，此病安生？岐伯曰：生于阳也。帝曰：阳何以使人狂？岐伯曰：阳气者，因暴折而难决，故善怒也。病名曰阳厥。帝曰：何以知之？岐伯曰：阳明者常动，巨阳少阳不动，不动而动大疾，此其候也。帝曰：治之奈何？岐伯曰：夺其食即已。夫食入于阴，长气于阳，故夺其食即已。使之服以生铁洛为饮，夫生铁洛者，下气疾也。

帝曰：善。有病身热解墯，汗出如浴，恶风少气，此为何病？岐伯曰：病名曰酒风。帝曰：治之奈何？岐伯曰：以泽泻、术各十分，麋衔五分，合，以三指撮，为后饭。

所谓深之细者，其中手如针也，摩之切之，聚者坚也，搏者大也。《上经》者，言气之通天也；《下经》者，言病之变化也；《金匮》者，决死生也；《揆度》者，切度之也；《奇恒》者，言奇病也。所谓奇者，使奇病不得以四时死也。恒者，得以四时死也。所谓揆者，方切求之也，言切求其脉理也。度者，得其病处，以四时度之也。

【译文】

黄帝问道：有患胃脘痈病的，应当如何诊断呢？岐伯回答说：诊断这种病，应当诊其胃脉，它的脉搏必然沉细，沉细主胃气上逆，上逆则人迎脉过盛，过盛则有热，人迎属于胃脉，胃气逆则经气盛，热气聚集于胃口而不散，所以胃脘发生痈肿。

黄帝说：好。有人睡卧不能安宁的，是什么原因呢？岐伯说：五脏有所伤及，精气复得其所，则睡卧不能安宁，这是由于患者不能悬置其病所致。

黄帝说：人有不能仰卧的是什么原因呢？岐伯说：肺居胸上，为五脏六腑的华盖，如果肺脏为邪气所犯，邪气盛于内侧脉大，仰卧时肺气不利呼吸急促，故不能仰卧。在《奇恒阴阳》中有这方面的论述。

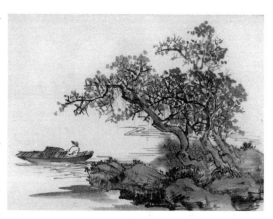

黄帝说：有患厥病的，诊得右脉沉而紧，左脉浮而迟，不知主病在何处？岐伯说：因为是冬天诊察其脉象，右脉本来应当沉紧，这是和四时相应的正常脉象，但左脉浮迟，则是逆四时的反常脉象，因病脉现于左手，又是冬季，所以当主病在肾，浮迟为肺脉，所以与肺脏关联，腰为肾之府，故当有腰痛的症状。黄帝说：为什么这样说呢？岐伯说：少阴的经脉贯肾络于肺，现于冬季肾脉部位诊得了浮迟的肺脉，是肾气不足的表现，虽与肺有关，但主要是肾病，故肾病当主为腰痛。

黄帝说：好。有患颈痈病的，或用砭石治疗，或用针灸治疗，都能治好，其治愈的道理何在？岐伯说：这是因为病名虽同而在气在血有所不同的缘故。颈痈属于气滞不行的，宜用针刺开导以除去其病，若是气盛壅滞而血液结聚的，宜用砭石以泻其淤血，这就是所谓同病异治。

黄帝说：有患怒狂病的，这种病是怎样发生的呢？岐伯说：阳气因为受到突然强烈的刺激，郁而不畅，事情又难以决断，阳气厥而上逆，因而使人善怒发狂，由于此病为阳气厥逆所生，故名阳厥。黄帝说：怎样知道是阳气受病呢？岐伯说：在正常的情况下，足阳明经脉是常动不休的，太阳、少阳经脉是不甚搏动的，现在不甚搏动的太阳、少阳经脉也搏动得大而急疾，这就是病生于阳气的征象。黄帝说：如何治疗呢？岐伯说：减少病人的饮食就可以好了。因为饮食物经过脾的运化，能够助长阳气，所以减少病人的饮食，使过盛的阳气得以衰少，病就可以痊愈。同时，再给以生铁洛煎水服之，因为生铁洛有降气开结的作用。

黄帝说：好。有患全身发热，肢体懈怠无力，汗出多得像洗澡一样，恶风，呼吸少气，这是什么病呢？岐伯说：病名叫酒风。黄帝说：如何治疗呢？岐伯说：用泽泻和白术各十分，麋衔五分，合研为末，每次服三指撮，先服药，后吃饭。

所谓深按而得细脉的，其脉在指下细小如针，必须仔细地按摩切循。凡脉气聚而不散的是坚脉；搏击于指下的是大脉。《上经》是论述人体功能与自然界相互关系的。《下经》是论述疾病变化的。《金匮》是论述疾病诊断决定死生的。《揆度》是论述脉搏以诊断疾病的。《奇恒》是论述特殊疾病的。所谓奇病，就是这些病不受四时季节的影响而决定死生。所谓恒病，就是随着四时气候的变化而决定死生。所谓揆，是说切按脉搏，以推求疾病的所在及其病理。所谓度，是从切脉得其病处，并结合四时气候的变化进行判断，以知道疾病的轻重缓急。

奇病论篇

黄帝问曰：人有重身九月而瘖，此为何也？岐伯对曰：胞之络脉绝也。帝曰：何以言之？岐伯曰：胞络者系于肾，少阴之脉，贯肾系舌本，故不能言。帝曰：治之奈何？岐伯曰：无治也，当十月复。《刺法》曰："无损不足，益有余，以成其疹，然后调之。"所谓无损不足者，身羸瘦，无用镵石也；无益其有余者，腹中有形而泄之，泄之则精出而病独擅中，故曰疹成也。

帝曰：病胁下满气逆，二三岁不已，是为何病？岐伯曰：病名曰息积，此不妨于食，不可灸刺，积为导引服药，药不能独治也。帝曰：人有身体髀股骺皆肿，环齐而痛，是为何病？岐伯曰：病名曰伏梁，此风根也。其气溢于大肠，而著于肓，肓之原在脐下，故环齐而痛也。不可动之，动之为水溺涩之病也。

帝曰：人有尺脉数甚，筋急而见，此为何病？岐伯曰：此所谓疹筋，是人腹必急，白色黑色见，则病甚。帝曰：人有病头痛以数岁不已，此安得之？名为何病？岐伯曰：当有所犯大寒，内至骨髓，髓者以脑为主，脑逆故令头痛，齿亦痛，病名曰厥逆。帝曰：善。

帝曰：有病口甘者，病名为何？何以得之？岐伯曰：此五气之溢也，名曰脾瘅。夫五味入口，藏于胃，脾为之行其精气，津液在脾，故令人口甘也；此肥美之所发也。此人必数食甘美而多肥也。肥者令人内热，甘者令人中满，故其气上溢，转为消渴。治之以兰，除陈气也。

帝曰：有病口苦取阳陵泉，口苦者病名为何？何以得之？岐伯曰：病名曰胆瘅。夫肝者中之将也，取决于胆，咽为之使。此人者，数谋虑不决，故胆虚气上溢，而口为之苦。治之以胆募俞，治在《阴阳十二官相使》中。

帝曰：有癃者，一日数十溲，此不足也；身热如炭，颈膺如格，人迎躁盛，喘息气逆，此有余也；太阴脉微细如发者，此不足也。其病安在？名为何病？

岐伯曰：病在太阴，其盛在胃，颇在肺，病名曰厥，死不治。此所谓得五有余二不足也。帝曰：何谓五有余二不足？岐伯曰：所谓五有余者，五病之气有余也。二不足者，亦病气之不足也。今外得五有余，内得二不足，此其身不表不里，亦正死明矣。

帝曰：人生而病巅疾者，病名曰何？安所得之？岐伯曰：病名为胎病，此得之在母腹中时，其母有所大惊，气上而不下，精气并居，故令子发为巅疾也。

帝曰：有病痝然如有水状，切其脉大紧，身无痛者，形不瘦，不能食，食少，名为何病？岐伯曰：病生在肾，名为肾风。肾风而不能食，善惊，惊已，心气痿者死。帝曰：善。

【译文】

黄帝问道：有的妇女怀孕，九个月而不能说话的，这是什么缘故呢？岐伯回答说：这是因为胞中的络脉被胎儿压迫，阻绝不能所致。黄帝说：为什么这样说呢？岐伯说：胞宫的络脉系于肾脏，而足少阴肾脉贯肾上系于舌本，今胞宫的络脉受阻，肾脉亦不能上通于舌，舌本失养，故不能言语。黄帝说：如何治疗呢？岐伯说：不需要治疗，待至十月分娩之后，胞络畅通，声音就会自然恢复。《刺法》上说：正气不足的不可用泻法，邪气有余的不可用补法，以免因误治而造成疾病。所谓无损不足，就是怀孕九月而身体瘦弱的，不可再用针石治疗以伤其正气。所谓无益其有余，就是说腹中已经怀孕而又妄用泻法，用泻法则精气耗伤，使病邪独据于中，正虚邪实，所以说疾病形成了。

黄帝说：有病胁下胀满，气逆喘促，二三年不好的，是什么疾病呢？岐伯说：病名叫息积，这种病在胁下而不在胃，所以不妨碍饮食，治疗时切不可用艾灸和针刺，必须逐渐地用导引法疏通气血，并结合药物慢慢调治，若单靠药物也是不能治愈的。

黄帝说：人有身体髀部、大腿、小腿都肿胀，并且环绕肚脐周围疼痛，这是什么疾病呢？岐伯说：病名叫伏梁，风寒为其发病的根本。邪气流溢于大肠而留着于肓膜，因为肓膜的起源在肚脐下部，所以环绕脐部作痛。这种病不可用攻下的方法治疗，若误用攻下，就会造成小便涩滞不利的疾病。

黄帝说：人有尺部脉搏跳动数疾，筋脉拘急外现的，这是什么病呢？岐伯说：这就是所谓疹筋病，此人腹部必然拘急，如果面部见到或白或黑的颜色，病情则更加严重。

黄帝说：有人患头痛已经多许不愈，这是怎么得的？叫做什么病呢？岐伯说：此人当受过严重的寒邪侵犯，寒气向内侵入骨髓，脑为髓海，寒气由骨髓上逆于脑，所以使人头痛，齿为骨之余，故牙齿也痛，病由寒邪上逆所致，所以病名叫做厥逆。黄帝说：好。

黄帝说：有患口中发甜的，病名叫什么？是怎样得来的呢？岐伯说：这是由于五味的精气向上泛溢所致，病名叫脾瘅。五味入于口，藏于胃，其精气上输于脾，脾为胃输送食物的精华，因病津液停留在脾，致使脾气向上泛溢，就会使人口中发甜，这是由于肥甘美味所引起的疾病，患这种病的人，必然经常吃气味甘美而肥腻的食物，肥腻能使人生内热，甘味能使人中满，所以脾运失常，脾热上溢，就会转成消渴病。本病可用兰草治疗，以排除陈故郁热之气。

黄帝说：有病口中发苦的，应取足少阳胆经的阳陵泉治疗。口中发苦是什么病？是怎样得的呢？岐伯说：病名叫胆瘅。肝为将军之官，主谋虑，胆为中正之官，主决断，诸谋虑取决于胆，咽部为之外使。患者因屡次谋虑而不能决断，遂使胆气烦劳致虚，胆气循经上泛，所以口中发苦。治疗时应取胆募日月穴和背部的胆俞穴，这种治法，记载于《阴阳十二官相使》中。

黄帝说：有患癃病的，一天要解数十次小便，这是正气不足的现象。同时又有身热如炭火，咽喉与胸膺之间有格塞不通的感觉，人迎脉躁动急数，呼吸喘促，肺气上逆，这又是邪气有余的现象。寸口脉微细如头发，这也是正气不足的表现。这种病的原因究竟在哪里？叫做什么病呢？岐伯说：此病是太阴脾脏不足，热邪炽盛在胃，且与肺略有关系，病的名字叫做厥，属于不能治的死证，这就是所谓"五有余二不足"的证候。黄帝说：什么叫"五有余二不足"呢？岐伯说：所谓"五有余"，就是身热如炭，喘息，气逆等五种病气有余的证候。所谓"二不足"，就是癃而一日数十溲，脉微细如发等两种正气不足证候。现在患者外见五有余，内见二不足，这种病既不属单纯的表证，又不属单纯的里证，不表不里，补泻难施，所以说是必死无疑了。

黄帝说：人出生以后就患有癫疾病的，病的名字叫什么？是怎样得的呢？岐伯说：病的名字叫胎病，这种病是胎儿在母腹中得的，由于其母曾受到很大的惊恐，气逆于上而不下，精也随而上逆，精气逆乱及与胎儿，如使其子生下来就患癫疾病。

黄帝说：有患面色不荣而浮肿，好像有水气一样，切按脉搏大而且紧，身体没有痛处，形体也不消瘦，但不能吃饭，或者吃得很少，这种病叫什么呢？岐伯说：这种病发生在肾脏，名叫肾风。肾风病人不能吃饭，常常惊恐，若惊后心气痿弱不能恢复的，是心肾俱败，神气消亡，故属死证。黄帝说：好。

大奇论篇

　　肝满肾满肺满皆实，即为肿。肺之雍，喘而两胠满；肝雍，两胠满，卧则惊，不得小便；肾雍，脚下至少腹满，胫有大小，髀䯊大跛，易偏枯；心脉满大，痫瘛筋挛；肝脉小急，痫瘛筋挛；肝脉骛暴，有所惊骇，脉不至若瘖，不治自己；肾脉小急，肝脉小急，心脉小急，不鼓皆为瘕。

　　肾肝并沉为石水，并浮为风水，并虚为死，并小弦欲惊。肾脉大急沉，肝脉大急沉，皆为疝。心脉搏滑急为心疝，肺脉沉搏为肺疝。三阳急为瘕，三阴急为疝，二阴急为痫厥，二阳急为惊。脾脉外鼓，沉为肠澼，久自己；肝脉小缓为肠澼，易治；肾脉小搏沉，为肠澼下血，血温身热者死；心肝澼亦下血，二脏同病者可治，其脉小沉涩为肠澼，其身热者死，热见七日死。

　　胃脉沉鼓涩，胃外鼓大，心脉小坚急，皆鬲偏枯。男女发左，女子发右，不瘖舌转，可治，三十日起。其从者，瘖，三岁起。年不满二十者。三岁死。脉至而搏，血衄身热者死；脉来悬钩浮，为常脉。脉至而喘，名曰暴厥，暴厥者，不知与人言；脉至如数，使人暴惊，三四日自己。

　　脉至浮合，浮合如数，一息十至以上，是经气予不足也，微见九十日死；脉至如火薪然，是心精之予夺也，草干而死；脉至如散叶，是肝气予虚也，木叶落而死；脉至如省客，省客者，脉塞而鼓，是肾气予不足也，悬去枣华而死；脉至如丸泥，是胃精予不足也，榆荚落而死；脉至如横格，是胆气予不足也，禾熟而死；脉至如弦缕，是胞精予不足也，病善言，下霜而死，不言，可治；脉至如交漆，交漆者，左右傍至也，微见三十日死；脉至如涌泉，浮鼓肌中，太阳气予不足也，少气味，韭英而死。

　　脉至如颓土之状，按之不得，是肌气予不足也，五色先见黑，白垒发死；脉至如悬雍，悬雍者，浮揣切之益大，是十二俞之予不足也，水凝而死；脉至如偃刀，偃刀者，浮之小急，按之坚大急，五脏菀熟，寒热独并于肾也，如此其人不得坐，立春而死；脉至如丸滑不直手，不直手者，按之不可得也，是大

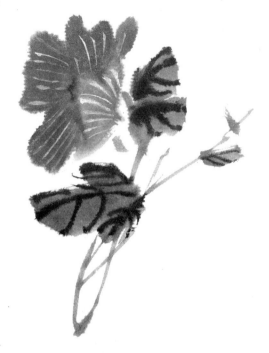

肠气予不足也，枣叶生而死；脉至如华者，令人善恐，不欲坐卧，行立常听，是小肠气予不足也，季秋而死。

【译文】

肝经、肾经、肺经胀满者，其脉搏必实，其症即为浮肿。

肺脉壅滞，则喘息而两胁胀满。肝脉壅滞，则两胁胀满，睡卧时惊惕不安，小便不利。肾脉壅滞，则胁下至少腹部胀满，两侧胫部粗细大小不同，患侧髀胫活动受限，且易发生偏枯病。

心脉满大，是心经热盛，耗劫肝阴，心神被伤，筋脉失养，故发生癫痫抽搐和筋脉拘挛。肝脉小急，是肝血虚而寒滞肝脉，血不养心，筋脉不利，也能出现癫痫抽搐和筋脉拘挛。肝脉的搏动急疾而乱，是由于受了惊吓，如果按不到脉搏或突然出现失音的，这是因惊吓一时气逆而致脉气不通，不需治疗，待其气通即可恢复。肾、肝、心三脉细小而急疾，指下浮取鼓击不明显，是寒邪内迫，气血积聚在腹中，皆当发为瘕病。

肾脉和肝脉均见沉脉，为石水病；均见浮脉，为风水病；均见虚，为死证；均见小而兼弦之脉，将要发生惊病。肾脉沉大急疾，肝脉沉大急疾，均为疝病。心脉搏动急疾流利，为心疝；肺脉沉而搏击于指下，为肺疝。太阳之脉急疾，是受寒血凝为瘕；太阴之脉急疾，是受寒气聚为疝；少阴之脉急疾，是邪乘心肾，发为痫厥；阳明之脉急疾，是木邪乘胃，发为惊骇。

脾脉见沉而又有向外鼓动之象，是痢疾，日久必然自愈。肝脉小而缓慢的，为痢疾邪气较轻，容易治愈。肾脉沉小而搏动，是痢疾而下血，若血温身热，是邪热有余，真阴伤败，为预后不良的死证。心肝二脏所发生的痢疾，亦见下血，如果是两脏同病的可以治疗，若其脉都出现小沉而涩滞的痢疾，兼有身热的，预后多不良，如连续身热七天，多属死证。

胃脉沉而应指涩滞，或者浮而应指甚大，以及心脉细小坚硬急疾的，都属气血隔塞不通，当病偏枯半身不遂。若男子发病在左侧，女子发病在右侧，说话正常，舌体转动灵活的，可以治疗，经过三十天可以痊愈。如果男病在右，女病在左，说话发不出声音的，需要三年才能痊愈。如果患者年龄不满二十岁，此为禀赋不足，不出三年就要死亡。脉来搏指有力，病见衄血而身发热，为真阴脱败的死证。若是脉来浮钩如悬的，则是失血的常见之脉。脉来喘急，突然昏厥不知与人言语的，名叫暴厥。脉来如热盛之数，得之暴受惊吓，经过三四天就会自行恢复。

脉来如浮波之合，像热盛时的数脉一样急疾，一息跳动十次以上，这是经脉之气授与不足的现象，从开始见到这种脉象起，经过九十天就要死亡。脉来如薪燃之火，其形不定，这是心脏的精气给与夺失，至秋末冬初野草干枯的时候就要死亡。脉来如散落的树叶，浮泛无根，这是肝脏授与脉的精气不足，至深秋树木落叶时就要死亡。脉来如访问之客，或去或来，或停止不动，或搏动鼓指，这是肾脏授与脉的精气不足，在初夏枣花开落的时候，火旺水败，就会死亡。脉来如泥丸，坚强短涩，这是胃腑授与脉的精气不足，在春末夏初榆荚枯落的时候就要死亡。脉来如有横木在指下，长而坚硬，这是胆授与脉的精气不足，到秋后谷类成熟的时候，金旺木败，就要死亡。脉来紧急如弦，细小如缕，是胞授与脉的精气不足，若患者反多言语，是真阴亏损而虚阳外现，在下霜时，阳气虚败，就会死亡；若患者静而不言，则可以治疗。

脉来如交漆，缠绵不清，左右旁至，为阴阳偏败，从开始见到这种脉象起三十日就会死亡。脉来如泉水上涌，浮而有力，鼓动于肌肉中，这是足太阳膀胱授与脉的精气不足，小便清长少气味，到长夏六月韭花开的时候就要死亡。脉来如倾颓的腐土，虚大无力，重按则无，这是脾授与脉的精气不足，若面部先见到五色中的黑色，是土败水侮的现象，到春天白藤长叶复苏的时候就要死亡。脉来浮动有力，按之益大，与筋骨相离，这是十二俞授与脉的精气不足，十二俞均属太阳膀胱经，故在冬季结冰的时候，阴盛阳绝，就要死亡。

脉来如仰卧的刀口，浮取小而急疾，重按坚大而急疾，这是五脏郁热形成的寒热独并于肾脏，这样的病人仅能睡卧，不能坐起，至立春阳盛阴衰时就要死亡。脉来如弹丸，短小而滑，按之无根，这是大肠授与脉的精气不足，在初夏枣树生叶的时候，火旺金衰，就要死亡。脉来如草木之花，轻浮柔弱，其人易发惊恐，坐卧不宁，内心多疑，所以不论行走或站立时，经常偷听别人的谈话，这是小肠授与脉的精气不足，到秋末阴盛阳衰的季节就要死亡。

脉解篇

太阳所谓肿腰脽痛者，正月太阳寅，寅太阳也，正月阳气出在上，而阴气盛，阳未得自次也，故肿腰脽痛也。病偏虚为跛者，正月阳气冻解地气而出也，所谓偏虚者，冬寒颇有不足者，故偏虚为跛也。所谓强上引背者，阳气大上而争，故强上也。所谓耳鸣者，阳气万物盛上而跃，故耳鸣也。所谓甚则狂巅疾者，阳尽在上，而阴气从下，下虚上实，故狂巅疾也。所谓浮为聋者，皆在气也。所谓入中为瘖者，阳盛已衰，故为瘖也。内夺而厥，则为瘖俳，此肾虚也。少阴不至者，厥也。

少阳所谓心胁痛者，言少阳盛也，盛者心所表也，九月阳气尽而阴气盛，故心胁痛也。所谓不可反侧者，阴气藏物也，物藏则不动，故不可反侧也。所谓甚则跃者，九月万物尽衰，草木毕落而堕，则气去阳而之阴，气盛而阳之下长，故谓跃。

阳明所谓洒洒振寒者，阳明者午也，五月盛阳之阴也，阳盛而阴气加之，故洒洒振寒也。所谓胫肿而股不收者，是五月盛阳之阴也，阳者衰于五月，而一阴气上，与阳始争，故胫肿而股不收也。所谓上喘而为水者，阴气下而复上，上则邪客于脏腑间，故为水也。所谓胸痛少气者，水

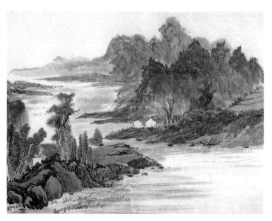

气在脏腑也，水者阴气也，阴气在中，故胸痛少气也。所谓甚则厥，恶人与火，闻木音则惕然而惊者，阳气与阴气相薄，水火相恶，故惕然而惊也。所谓欲独闭户牖而处者，阴阳相薄也，阳尽而阴盛，故欲独闭户牖而居。所谓病至则欲乘高而歌，弃衣而走者，阴阳复争，而外并于阳，故使之弃衣而走也。所谓客孙脉则头痛鼻衄腹肿者，阳明并于上，上者则孙络太阴也，故头痛鼻衄腹肿也。

太阴所谓病胀者，太阴子也，十一月万物气皆藏于中，故曰病胀。所谓上走心为噫者，阴盛而上走于阳明，阳明络属心，故曰上走心为噫也。所谓食则呕者，物盛满而上溢，故呕也。所谓得后与气则快然如衰者，十二月阴气下衰，而阳气且出，故曰得后与气则快然如衰也。

少阴所谓腰痛者，少阴者肾也，七月万物阳气皆伤，故腰痛也。所谓呕咳上气喘者，阴气在下，阳气在上，诸阳气浮，无所依从，故呕咳上气喘也。所谓色色不能久立，久坐，起则目䀮䀮无所见者，万物阴阳不定未有主也，秋气始至，微霜始下，而方杀万物，阴阳内夺，故目䀮䀮无所见也。所谓少气善怒者，阳气不治，阳气不治，则阳气不得出，肝气当治而未得，故善怒，善怒者，名曰煎厥。所谓恐如人将捕之者，秋气万物未有毕去，阴气少，阳气入，阴阳相薄，故恐也。所谓恶闻食臭者，胃无气，故恶闻食臭也。所谓面黑如地色者，秋气内夺，故变于色也。所谓咳则有血者，阳脉伤也，阳气未盛于上而脉满，满则咳，故血见于鼻也。

厥阴所谓癫疝，妇人少腹肿者，厥阴者，辰也，三月阳中之阴，邪在中，故曰癫疝少腹肿也。所谓腰脊痛不可以俯仰者，三月一振荣华，万物一俯而不可仰也。所谓癫癃疝肤胀者，曰阴亦盛而脉胀不通，故曰癫癃疝也。所谓甚则嗌干热中者，阴阳相薄而热，故嗌干也。

【译文】

太阳经有所谓腰肿和臀部疼痛的，是因为正月属于太阳，而月建在寅，正月是阳气升发的季节，但阴寒之气尚盛，阳气未能依正常规律，据其应有的位次，当旺不旺，病及于经，故发生腰肿和臀部疼痛。病有阳气不足而发为偏枯跛足的，是因为正月里阳气促使冰冻解散的，地气从下上出，由于寒冬的影响，阳气颇感不足，若阳气偏虚于足太阳经一侧，则发生偏枯跛足的症状。所谓颈项强急而牵引背部的，是因为阳气剧烈地上升而争引，影响于足太阳经脉，所以发生颈项强急。所谓出现耳鸣症状的，是因为阳气过盛，好像万物向上盛长而活跃，盛阳循经上逆，故出现耳鸣。所谓阳邪亢盛发生狂病癫痫的，是因为阳气尽在上部，阴气却在下面，下虚而上实，所以发生狂病和癫痫病。所谓逆气上浮而致耳聋的，是因为气分失调，手太阳之脉入耳中，气逆上浮，故致耳聋。所谓阳气在内不能言语的，是因为阳气盛极而衰，故不能言语。若房事不节内夺肾精，精气耗散而厥逆，就会发生瘖痱病，这是因为肾虚，少阴经的精气不至而发生厥逆。

少阳所以发生心胁痛的症状，是因少阳属九月，月建在戌，少阳脉散络心包，为心之表，九月阳气将尽，阴气方盛，邪气循经而病，所以心胁部发生疼痛。所谓不能侧身转动，是因为九月阴气盛，万物皆潜藏而不动，少阳经气应之，所以不能转侧。所谓甚则跳跃，是因为九月万物衰败，草木尽落而坠地，人身的阳气也由表入里，盛于下部而鼓动于阴分，少阳脉下出足之外踝，所以容易发生跳跃的状态。

阳明经有所谓洒洒振寒的症状，是因为阳明旺于五月，月建在午，五月是阳极而阴生的时候，人体也是一样，阴气加于盛阳之上，故令人洒洒然寒栗。所谓足胫浮肿而两股弛缓不收，是因为五月阳盛极而阴生，阳气始衰，在下初生之一阴，向上与阳气相争，致使阳明经脉不和，故发生足胫浮肿而两股弛缓不收的症状。所谓因水肿而致喘息的，是由于土不制水，阴气自下而上，居于脏腑之间，水气不化，故为水肿之病，水气上犯肺脏，所以出现喘息的症状。所谓胸部疼痛呼吸少气的，也是由于水气停留于脏腑之间，水液属于阴气，停留于脏腑，上逆于心脏，所以出现胸痛少气的症状。所谓病甚则厥逆，厌恶见人与火光，听到木击的声音则惊惕不已，这是由于阳气与阴气相争，水火不相协调，所以发生惊惕一类的症状。所谓想关闭门窗而独居的，是由于阴气与阳气相争，阳气衰而阴气盛，阴主静，所以病人喜欢关闭门窗而独居。所谓发病则登高处而歌唱，抛弃衣服而奔走的，是由于阴阳之气反复相争，而外并于阳经使阳气盛，阳主热主动，热盛于上，所以病人喜欢登高而歌唱，热盛于外，所以弃衣而走。所谓客于孙脉则头痛、鼻塞和腹部肿胀的，是由于阳明经的邪气上逆，若逆于本经的细小络脉，就出现头痛鼻塞的症状，若逆于太阴脾经，就出现腹部肿胀的症状。

太阴经脉有所谓病腹胀的，是因为太阴为阴中之至阴，应于十一月，月建在子，此时阴气最盛，万物皆闭藏于中，人气亦然，阴邪循经入腹，所以发生腹胀的症状。所谓上走于心而为噫气的，是因为阴邪盛，阴邪循脾经上走于阳明胃经，足阳明之正上通于心，心主噫气，所以说上走于心就会发生噫气。所谓食入则呕吐的，是因为脾病，食物不能运化，胃中盛满而上溢，所以发生呕吐的症状。所谓得到大便和矢气就觉得爽快而病减的，是因为十一月阴气盛极而下衰，阳气初生，人体也是一样，腹中阴邪得以下行，所以腹胀噫气的病人得到大便或矢气后，就觉得爽快，就像病减轻了似的。

少阴有所谓腰痛的，是因为足少阴经应在七月，月建在申，七月阴气初生，万物肃杀，阳气皆伤，腰为肾之府，故出现腰痛的症状。所谓呕吐、咳嗽、上气喘息的，是因为阴气盛于下，阳气浮越于上而无所依附，少阴脉从肾上贯肝膈入肺中，故出现呕吐、咳嗽、上气喘息的症状。所谓身体衰弱不能久立，久坐起则眼花缭乱视物不清的，是因为七月秋气始至，微霜始降，阴阳交争尚无定局，肃杀之气损伤阳气，人体应之，则阴阳交争而内夺，肾主骨，肾虚故不能久立，肾虚不能上荣瞳子，故久坐乍起则两目视物不清。所谓少气善怒的，是因为少阳之气不治，少阳不治则阳气不得外出，故少气。阳气郁滞在内，肝当疏泄之，今肝气当治而未得治，故容易发怒。怒则气逆而厥，叫做煎厥。所谓恐惧不安好像被人捉捕一样，是因为秋天阴气始生，万物尚未尽衰，人体应之，阴气少，阳气入，阴阳交争，循经入肾，故恐惧如人将捕之。所谓厌恶食物气味的，是因为肾火不足，不能温养化源，致使胃气虚弱，故不欲进食而厌恶食物的气味。所谓面色发黑如地色的，是因为秋天阴生阳衰，阴阳交争，精气内夺而肾虚，故面色变黑。所谓咳嗽则出血的，是上焦阳脉损伤，阳气未盛于上，寒邪充斥而脉满，满则肺气不利，故咳嗽，络脉伤则血见于鼻。

厥阴经脉为病有所谓癫疝，及妇女少腹肿的，是因为厥阴应于三月，月建在辰，三月阳气方长，阴气尚存，阴邪积聚于中，循厥阴肝经发病，故发生阴囊肿大疼痛及妇女少腹肿的症状。所谓腰脊痛不能俯仰的，是因为三月阳气振华，万物荣华繁茂，然尚有余寒，人体应之，故出现腰脊疼痛而不能俯仰的症状。所谓有癃癀疝皮肤肿胀的，也是因为阴邪旺盛，以致厥阴经脉胀闭不通，故发生前阴肿痛、小便不利而导致皮肤胀等病。所谓病甚则咽干热中的，是因为三月阴阳相争而阳气胜，阳胜故为热中，热邪循厥阴肝经上逆入喉，故出现咽喉干燥的症状。

刺要论篇

黄帝问曰：愿闻刺要。

岐伯对曰：病有浮沉，刺有浅深，各至其理，无过其道。过之则内伤，不及则生外壅，壅则邪从之，浅深不得，反为大贼，内动五脏，后生大病。故曰：病在有毫毛腠理者，有在皮肤者，有在肌肉者，有在脉者，有在筋者，有在骨者，有在髓者。是故刺毫毛腠理无伤皮，皮伤则内动肺，肺动则秋病温疟，淅淅然寒栗。刺皮无伤肉，肉伤则内动脾，脾动则七十二日四季三月，病腹胀烦，不嗜食。刺肉无伤脉，脉伤则内动心，心动则夏病心痛。刺脉无伤筋，筋伤则内动肝，肝动则春病热而筋驰。刺筋无伤骨，骨伤则内动肾，肾动则冬病胀、腰痛。刺骨无伤髓，髓伤则销铄胻酸，体解㑊然不去也。

【译文】

黄帝问道：我想听你谈谈针刺方面的要点。岐伯回答说：病有在表在里的不同，针有刺浅刺深的区别，各须达到一定的目的，既不能刺得太深，也不能刺得过浅。若刺得过深，就会伤及在内的脏器，刺得太浅，则达不到病变所在的部位，反会使气机壅滞，给邪气以可乘之机。因此，若针刺深浅不当，反为大害，以致内动脏气，而后生大病。所以说：病有在毫毛腠理的，有在皮肤的，有在肌肉的，有在脉的，有在筋的，有在骨的，有在髓的。因此在刺毫毛腠理时不要刺伤皮，皮为肺之合，皮伤会影响到内在的肺气，肺应秋，肺气受伤，秋天就易病温疟，或发生淅淅然恶寒战栗的症状。刺皮时不要刺伤肉，肉为脾之合，肉伤会影响到在内的脾气，脾应每季之末的十八天，脾气受伤，易于在四季之七十二天中发生腹胀满闷，不思饮食。刺肉时不要刺伤脉，脉为心之合，脉伤会影响到在内的心气，心应夏，心气受伤，夏天就易病心痛。刺脉时不要刺伤筋，筋为肝之合，筋伤会影响到在内的肝气，肝应春，肝气受伤，则春天易病发热而弛缓。刺筋时不要刺伤骨，骨为肾之合，骨伤会影响到在内的肾气，肾应冬，肾气受伤，冬天则易病胀满、腰痛。刺骨时不要刺伤髓，髓伤则髓日渐销铄，足胫酸软无力，身体懈怠困弱，不欲行动。

刺齐论篇

黄帝问曰：愿闻刺浅深之分。岐伯对曰：刺骨者无伤筋，刺筋者无伤肉，刺肉者无伤脉，刺脉者无伤皮；刺皮者无伤肉，刺肉者无伤筋，刺筋者无伤骨。

帝曰：余未知其所谓，愿闻其解。岐伯曰：刺骨无伤筋者，针至筋而去，不及骨也；刺筋无伤肉者，至肉而去，不及筋也；刺肉无伤脉者，至脉而去，不及肉也；刺脉无伤皮者，至皮而去，不及脉也。所谓刺皮无伤肉者，病在皮中，针入皮中，无伤肉也；刺肉无伤筋者，过肉中筋也；刺筋无伤骨者，过筋中骨也。此之谓反也。

【译文】

黄帝问道：我想听你讲讲针刺的深浅应如何区别。岐伯回答说：如刺骨时不要伤着筋，刺筋时不要伤着肉，刺肉时不要伤着脉，刺脉时不要伤着皮，刺皮时不要伤着肉，刺肉时不要伤着筋，刺筋时不要伤着骨。黄帝说：我还是不明其中的道理，想听你详细地讲解。岐伯说：所谓刺骨时不要伤着筋，就是病在骨的应刺深至骨，不要仅刺到筋而未至骨时就停针而去。刺筋时不要伤着肉，就是病在筋的应深刺至筋，不应仅刺到肉而未至筋时

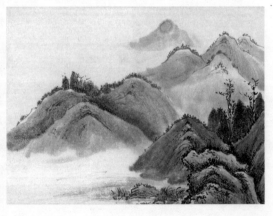

就停针而去。刺肉时不要伤着脉，就是病在肉的应刺到肉，不要仅刺到脉而未至肉时就停针而去。刺脉时不要伤着皮，就是病在脉的应刺到脉，不应仅刺到皮而未至脉时就停针而去。所谓刺皮时不要伤着肉，就是说病在皮肤中的，应当刺到皮肤中而止，不应深刺而伤及肌肉。刺肉时不要伤着筋，就是说病在肌肉时，应当刺到肌肉而止，不应过深而伤及筋。刺筋时不要伤着骨，就是说病在筋时，应当刺到筋而止，不应过深而伤及骨。这就是所谓违犯了针刺深浅的基本原则。

刺禁论篇

黄帝问曰：愿闻禁数。岐伯对曰：脏有要害，不可不察。肝生于左，肺脏于右，心部于表，肾治于里，脾为之使，胃为之市，鬲肓之上，中有父母，七节之傍，中有小心。从之有福，逆之有咎。

刺中心，一日死，其动为噫。刺中肝，五日死，其动为语。刺中肾，六日死，其动为嚏。刺中肺，三日死，其动为咳。刺中脾，十日死，其动为吞。刺中胆，一日半死，其动为呕。刺跗上，中大脉，血出不止死。刺面，中溜脉，不幸为盲。刺头，中脑户，入脑立死。刺舌下，中脉太过，血出不止为瘖。刺足下布络中脉，血不出为肿。刺郄中大脉，令人仆脱色。刺气街，中脉，血不出为肿，鼠仆。刺脊间，中髓，为伛。刺乳上，中乳房，为肿，根蚀。刺缺盆中内陷，气泄，令人喘咳逆。刺手鱼腹内陷，为肿。

无刺大醉，令人气乱。无刺大怒，令人气逆。无刺大劳人，无刺新饱人，无刺大饥人，无刺大渴人，无刺大惊人。刺阴股，中大脉，血出不止，死。刺客主人内陷，中脉，为内漏，为聋。刺膝髌出液，为跛。刺臂太阴脉，出血多立死。刺足少阴脉，重虚出血，为舌难以言。

刺膺中陷，中肺，为喘逆仰息。刺肘中内陷，气归之，为不屈伸。刺阴股下三寸内陷，令人遗溺。刺掖下胁间内陷，令人咳。刺少腹，中膀胱，溺出，令人少腹满。刺腨肠内陷为肿。刺匡上陷骨中脉，为漏，为盲。刺关节中液出，不得屈伸。

【译文】

黄帝问道：我想听你讲讲针刺禁忌的部位有多少。岐伯回答说：五脏各有其要害部位，不可不知，肝气是主生发的，气生于左；肺气是主肃降的，气藏于右；心为阳中之阳，气布于表；肾为阴中之阴，气治于里；脾主运化，以营四脏，故为之使；胃主受纳，为水谷集聚之所，故为之市。膈肓以上有心、肺两脏，分主阴阳，以像父母；第七椎节之旁有小心。以上这些部位，都是人体要害之处，针刺时若遵循禁刺的原则，便可取得疗效，若违犯禁刺原则时，便能招致灾殃。

若误刺中心脏，一天之内即死，其变动症状为嗳气。若误刺中肝脏，五天之内即死，其变动症状为多言多语。若误刺中肾脏，六天之内即死，其变动症状为喷嚏。若误刺中肺脏，三天之内即死，其变动症状为咳嗽。若误刺中脾脏，十天之内即死，其变动症状为吞咽。若误刺中胆，一天半之内即死，即变动症状为呕吐。

刺足背上误中大脉，若出血不止可令人死亡。刺面部若误中溜脉，有时可令人眼目失明。刺头部的脑户穴，若深入脑中可使人立即死亡。刺舌下廉泉穴，中脉太过，若血出不止，可使人不能言语。刺足下布散之络脉，若血留于内，可令局部肿胀。刺委中穴，若误伤了大脉，可令人仆倒，面部脱血。刺气冲穴，若中伤血脉，血不得出，可使局部肿得像伏着的老鼠一样。刺脊椎间隙，若中伤脊髓，可使人脊背伛偻。刺乳部若中伤乳房，可令局部肿胀，若肿久不消，可使乳根溃烂腐蚀。刺缺盆中太深，有伤于内，则肺气外泄，可使人喘咳逆气。刺的上鱼腹过深，有伤于内，可使局部肿胀。

饮酒大醉时不可刺，刺则使人气血紊乱。盛怒之时不可刺，刺则使人气逆。过度疲劳之时不可刺，刚吃完饭之后不可刺，饥饿的时候不可刺，太渴的时候不可刺，受到大惊吓时不可立即针刺。

刺大腿内侧若误中大脉，血出不止，可使人死亡。刺上关穴太深内伤中脉，可令耳底生脓，使人耳聋。刺膝膑骨下若流出液体，可使人腿跛。刺臂部若误伤手太阴脉，出血太多可使人立即死亡。肾气时刺足少阴脉出血，这是重虚，可使舌转动不灵，言语困难。刺胸膺部太深，内伤及肺，可令人气上喘递、仰息。刺肘弯部太深而内伤，可使气归于内，血聚不散，令肘关节不得屈伸。刺大腿内侧五里等穴处太深而内伤，可令人小便失禁。刺腋下胁肋间太深，内伤及肺，可使人咳嗽。刺小腹部误中膀胱则溺液溢出，令人小腹满胀。刺腿肚部位太深而内伤，可使气聚血郁局部肿胀。刺眼眶部深陷骨间，伤及脉络，可使人流泪不止，甚可失盲。刺关节中若流出液体，可使关节不能屈伸。

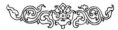

刺志论篇

黄帝问曰：愿闻虚实之要。岐伯对曰：气实形实，气虚形虚，此其常也，反此者病。谷盛气盛，谷虚气虚，此其常也，反此者病。脉实血实，脉虚血虚，此其常也，反此者病。帝曰：如何而反？岐伯曰：气虚身热，此谓反也；谷入多而气少，此谓反也；谷不入而气多，此谓反也；脉盛血少，此谓反也；脉少血多，此谓反也。

气盛身寒，得之伤寒。气虚身热，得之伤暑。谷入多而气少者，得之有所脱血，湿居下也。谷入少而气多者，邪在胃及与肺也。脉小血多者，饮中热也。脉大血少者，脉有风气，水浆不入，此之谓也。夫实者，气入也。虚者，气出也。气实者，热也。气虚者，寒也。入实者，左手开针空也。入虚者，左手闭针空也。

【译文】

黄帝问道：我想听你讲进有关虚实的道理。岐伯回答说：气充实的，形体也就充实，气虚弱的，形体也就虚弱，这是正常现象，若与此相反的就是病态。纳谷多的气盛，纳谷少的气虚，这是正常现象，与此相反的即是病

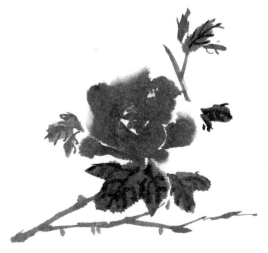

态。脉搏大而有力的，血液就充盛，脉搏小而细弱的，血液就不足，这是正常现象，与此相反的即是病态。黄帝说：怎样才是相反呢？岐伯说：气盛而身体反感寒冷，气虚而身体反感发热，这都是反常现象。饮食虽多而气不足，是反常现象。饮食虽少而气反盛，是反常现象。脉搏盛而血少，是反常现象。气盛而身寒冷，是被寒邪所伤。脉搏小而血反多，是反常现象。气虚而身发热，是被暑邪所伤。纳谷多而气反少，是由于失血的原因，或是因湿邪聚居于下部。饮食少而气反盛，是因邪在于肺、胃。脉搏小而血多，是饮病而中焦有热。脉搏大而血少，是因感受风邪而汤水不进。就是这个道理。所谓实，是指邪气侵入人体；虚，是指正气外泄。气实则热，气虚则寒。针刺治实证，出针时，左手要开其针孔，以泻其邪气。针刺虚证，出针时，左手急按其穴，紧闭针孔，则正气不得外泄。

针解篇

黄帝问曰：愿闻九针之解，虚实之道。岐伯对曰：刺虚则实之者，针下热也，气实乃热也；满而泄之者，针下寒也，气虚乃寒也；菀陈则除之者，出恶血也。邪胜则虚之者，出针勿按；徐而疾则实者，徐出针而疾按之；疾而徐则虚者，疾出针而徐按之；言实与虚者，寒温气多少也。若无若有者，疾不可知也。察后与先者，知病先后也。为虚与实者，工勿失其法。若得若失者，离其法也。虚实之要，九针最妙者，为其各有所宜也。补泻之时者，与气开阖相合也，九针之名，各不同形者，针穷其所当补泻也。

刺实须其虚者，留针阴气隆至，乃去针也；刺虚须其实者，阳气隆至，针下热，乃去针也。经气已至，慎守勿失者，勿变更也。深浅在志者，知病之内外也；无近如一者，深浅其候等也；如临深渊者，不敢堕也；手如握虎者，欲其壮也；神无营于众物者，静志观病人，无左右视也；义无邪下者，欲端以正也；必正其神者，欲瞻病人目制其神，令气易行也；所谓三里者，下膝三寸也；所谓跗之者，举膝分易见也；巨虚者，蹻足胻独陷者；下廉者，陷下者也。

帝曰：余闻九针，上应天地四时阴阳，愿闻其方，令可传于后世以为常也。岐伯曰：夫一天、二地、三人、四时、五音、六律、七星、八风、九野，身形亦应之，针各有所宜，故曰九针。人皮应天，人肉应地，人脉应人，人筋应时，人声应音，人阴阳合气应律，人齿面目应星，人出入气应风，人九窍三百六十五络应野，故一针皮，二针肉，三针脉，四针筋，五针骨，六针调阴阳，七针益精，八针除风，九针通九窍，除三百六十五节气，此之谓各有所主也。人心意应八风，人气应天，人发齿耳目五声应五音六律，人阴阳血气应地，人肝目应之九。

【译文】

黄帝问道：我想听你讲讲关于《九针》的解释和针刺治疗虚实之证的道理。岐伯回答说：刺虚证使正气充实的，就是使针下产生热感，因为正气充实之后针下方能产生热感。治疗满实证泄其实邪的，就是使针下产生凉感，因为病气衰去之后针下才能产生凉感。血液瘀积日久应当除之的，就是要放出恶血。邪气盛的疾病，应当用泻法，就是出针后不按闭针孔。徐而疾则正气充实，就是指徐徐将针起出，出针后疾速按闭针孔，则可使正气充实而不外泄。疾而徐则邪气衰退，就是指迅速将针起出，出针后可不闭针孔，或只缓缓揉按针也，以使邪气得以外泄。所谓实和虚，就是指气至后针下凉感与热感的多少。所谓若无若有，就是指气至时，来去疾速，非细心明辨是不易察知的。所谓察后与先，就是指诊病要察明病变的标本先后。虚则补之和实则泻之，是医生在治病时不能离开的基本原则。针刺治病有时有效，有时无效，是医生离开了补虚泄实的原则。对针刺治疗虚实的主要关键，在于对九针的巧妙运用，这是由于九针各有其不同的适应病症。在针刺补泻时，应与气的来去开阖相配合。九针的名称不同，其形状也各不相同，所以九针能根据虚实补泄的不同要求而各尽其用。

针刺实证须使邪气虚衰，就是要留针，待阴气隆盛针下有凉寒的感觉后才可出针。针刺虚证须使正气充实，就是要待阳气隆盛针下有温热感觉后才能出针。气至后，应该谨慎守候，不可失此时机，而随意变更手法。决定针刺的深浅，在于察知疾病的在内在外，病深在内应刺深，病浅在外宜刺浅。针刺的深浅远近虽不同，但候气的方法却是一样的。行针时好似面临深渊一样小心谨慎，不得松懈。持针犹如握虎之气势，欲其坚实有力。针刺时精神要集中，不能东张西望，被外界事物分散精神。针刺时要端正直下，不可使针左右倾斜。针入人体后，必须注意病人的眼神，勿令斜视，以控制其精神活动，使经气易行。所谓足三里穴，是在膝下外侧三寸处。又所谓跗之者，乃是说举膝则肌肉微陷而易显现。巨虚穴，在胫骨之外廉，若将足跷起，则肌肉凹陷。巨虚下廉就是在此凹陷中。

黄帝说：我听说九针能与天地四时阴阳相应合，愿意听听其中的道理，并作为基本常法，以流传于后世。岐伯说：九针一是应天，二是应地，三是应人，四是应四时，五是应五音，六是应六律，七是应七星，八是应八风，九是应九野，人的形体也是与其相适应。九针各有不同的用途，所以名为九针。人的皮肤以应天，人的肌肉以应地，人的血脉以应人，人的筋以应四时，人的声音以应五音，人的脏腑阴阳相合以应六律，人面部的目窍和牙齿以应七星，人的呼吸出入之气以应风，人的九窍和三百六十五络以应九野。所以第一针是刺皮，第二针是刺肌肉，第三针是刺血脉，第四针是刺筋，第五针是刺骨，第六针是用以调合阴阳，第七针是用以补益精气，第八针用以除风邪，第九针用以通利九窍，驱除三百六十五节的邪气，这就是所谓九针各有不同的用途和主治范围。人的心意变化无常以应八风，人的气运行不息以应天，人的齿更发长，耳聪目明，语声阴阳清浊以应五音六律，人的阴阳经脉是气血运行的通路以应地，人的肝开窍于目以应九。

长刺节论篇

刺家不诊，听病者言。在头，头疾痛，为藏针之，刺至骨，病已，上无伤骨肉及皮，皮者道也。阴刺，入一傍四处，治寒热。深专者，刺大脏，迫脏刺背，背俞也。刺之迫脏，脏会，腹中寒热去而止。与刺之要，发针而浅出血。治腐肿者，刺腐上，视痈大小深浅刺。刺大者多血，小者深之，必端内针为故止。

病在少腹有积，刺皮髓以下，至少腹而止；刺侠脊两旁四椎间，刺两髂癥季胁肋间，导腹中气热下已。病在少腹，腹痛不得大小便，病名曰疝，得之寒。刺少腹两股间，刺腰髁骨间，刺而多之，尽炅病已。

病在筋，筋挛节痛，不可以行，名曰筋痹。刺筋上为故，刺分肉间，不可中骨也。病起筋炅，病已止。病在肌肤，肌肤尽痛，名曰肌痹，伤于寒湿。刺大分，小分，多发针而深之，以热为故。无伤筋骨，伤筋骨，痈发若变。诸分尽热，病已止。病在骨，骨重不可举，骨髓酸痛，寒气至，名曰骨痹。深者刺，无伤脉肉为故。其道大分小分，骨热病已止。

病在诸阳脉，且寒且热，诸分且寒且热，各曰狂。刺之虚脉，视分尽热，病已止。病初发，岁一发；不治，月一发；不治，月四五发，名曰癫病。刺诸分诸脉，其无寒者以针调之，病已止。病风且寒且热，炅汗出，一日数过，先刺诸分理络脉；汗出且寒且热，三日一刺，百日而已。病大风，骨节重，须眉堕，名曰大风。刺肌肉为故。汗出百日，刺骨髓，汗出百日，凡二百日，须眉生而止针。

【译文】

精通治法的医生，虽然不诊，是要认真听取病人的自诉。病在头部，而病头痛时，可取头部俞穴，必须深刺到骨部病才能愈而停止针刺，更不能妄行提插动摇而伤及骨肉皮肤，皮肤是针刺出入的必通之路，勿使损伤。阳刺的方法，是正中刺一针，傍入四处。治寒热之病邪深入于脏的，应该刺治五脏，因邪迫于五脏，所以应当刺背部，背部是指的五脏俞穴，病邪迫于五脏而刺背俞的原因，是因背俞乃脏气聚会的地方，刺至腹中寒热已去，即可停针，进行针刺的主要方法，是在出针时使其浅部出血。治痈肿时，应刺其痈肿的部位，视其痈的大小而决定刺的深浅，刺大痈宜多出血，刺小痈要刺到应刺的深度，但必须持针端正直入，刺到一定深度即止。邪在少腹部成积聚时，可取皮肉丰厚之处以下的部位刺之，并刺第四椎间两旁的俞穴，髂骨两旁的居髎穴和在季胁肋间的京门穴，以引导腹中热邪下行，则病可痊愈。病邪在少腹，腹部疼痛不能大小便，病名叫疝，这是感受寒邪所致，可刺少腹两股间的俞穴，并多取腰髁骨间俞穴刺之，至少腹有热感时，则病可痊愈。

181

病邪在筋，则筋肉拘挛，牙关疼痛，不能行动，名叫筋痹，针时应刺到筋上，从分肉间刺入，不可刺伤骨部，待筋部感到发热时，其病始可痊愈而停止针刺。病邪在肌肤，则肌肉皮肤都感到疼痛，名叫肌痹。这是被寒湿之邪所伤，应刺大小分肉之间，要多下针而且须深刺至患处，以致肌肉感到发热时为原则，不可刺伤筋骨，若刺伤筋骨，其病就会发生变化而成痛，等到针刺大小肌肉都感到发热时，其病始可痊愈而停止针刺。病邪在骨，则骨感到沉重而举动困难，骨髓深处感到疼痛，并且像寒气侵入一样感到发冷，名叫骨痹。治疗时应深刺，以不伤脉肉为原则，应在大小分肉之间进针，待骨部感到发热时，其病始可痊愈而停止针刺。

病邪在手足诸阳经，发生或寒或热的症状，其大小分肉之处亦有或寒或热的感觉，名叫狂病。刺用泻法以泻其实邪，使其脉虚，刺后若诸分肉均有热感时，说明病已痊愈，可以停止针刺。若初病一年发作一次，不及时治疗，即可发展到一月发作一次，若再不治疗，可每月发作四五次，名叫癫病。当用针刺其大小分肉和诸经脉，如果没有寒冷的症候，用针或补或泻，应根据具体病症来灵活调治，直到病愈为止。病因于风邪，而见或冷或热的症状，若发热时则汗出，一日发作数次，应先刺其大小分肉腠理和络脉；若汗出而仍然发冷发热的，应三天针一次，一百天才能痊愈。病因于大风，周身骨节沉重，胡须眉毛脱落，名叫大风病。这种病应刺肌肉为主，刺后令其出汗，连续治疗一百天，再刺其骨髓，刺后仍令其出汗，连续治疗一百天，这样共治疗二百天，胡须眉毛重新生长后，方可停止针刺。

皮部论篇

黄帝问曰：余闻皮有分部，脉有经纪，筋有结络，骨有度量，其所生病各异，别其分部，左右上下，阴阳所在，病之始终，愿闻其道。

岐伯对曰：欲知皮部以经脉为纪者，诸经皆然，阳明之阳，名曰害蜚，上下同法，视其部中有浮络者，皆阳明之络也。其色多者则痛，多黑则痹，黄赤则热，多白则寒，五色皆见，则寒热也。络盛则入客于经，阳主外，阴主内。

少阳之阳，名曰枢持，上下同法，视其部中有浮络者，皆少阳之络也。络盛则入客于经。故在阳者主内，在阴者主出，以渗于内，诸经皆然。

太阳之阳，名曰关枢，上下同法，视其部中有浮络者，皆太阳之络也。络盛则入客于经。

少阴之阴，名曰枢儒，上下同法，视其部中有浮络者，皆少阴之络也。络盛则入客于经。其入经也，从阳部注于经，其出者，从阴内注于骨。

心主之阴，名曰害肩，上下同法，视其部中有浮络者，皆心主之络也。络盛则入客于经。

太阴之阴，名曰关蛰，上下同法，视其部中有浮络者，皆太阴之络也。络盛则入客于经。

凡十二经络脉者，皮之部也。

是故百病之始生也，必先于皮毛；邪中之则腠理开，开则入客于络脉；留之不去，传入于经；留之不去；传入于腑，廪于肠胃。邪之始入于皮也，溯然起毫毛，开腠理；其入于络也，则络脉盛色变；其入客于经也，则感虚乃陷下；其留于筋骨之间，寒多则筋挛骨痛，热多则筋弛骨消，肉烁䐃破，毛直而败。

帝曰：夫子言皮之十二部，其生病皆何如？岐伯曰：皮者，脉之部也，邪客于皮，则腠理开，开则邪入客于络脉，络脉满则注于经脉，经脉满则入舍于脏腑也。故皮者有分部，不与而生大病也。帝曰：善。

【译文】

黄帝问道：我听说人的皮肤有十二经分属部位，脉络的分布纵横有序，筋有结聚连络，骨有长短大小，其所发生的疾病各不相同，而辨别其皮肤分部的左右上下，阴阳的所在，就可知道疾病的开始和预后，我想听听其中的道理。岐伯回答说：要知道皮肤的分属部位，它是以经脉循行部位为纲纪的，各经都是如此。阳明经的阳名叫害蜚，手、足阳明经脉的诊法是一样的，诊察它上下分属部位所浮现的络脉，都是属于阳明的络，它的络脉之色多青的，则病痛；多黑的是病痹；色黄赤的病属热；色白的病属寒；若五色兼见，则是寒热错杂的病；若络脉的邪气盛，就会向内传入于经。因为络脉在外属阳，经脉在内属阴，见外邪的侵入，一般是由络传经，由表传里的。少阳经的阳，名叫枢持，手、足少阳经的诊法是一样的，诊察它上下分属部位所浮现的络脉，都是属于少阳的络。络脉的邪气盛，就会向内传入于经，所以邪在阳分主内传入经，邪在阴分主外出或渗入于内，各经的内外出入都是如此。太阳经的阳名叫关枢，手、足太阳经的诊法是一样的，诊察它上下分属部位所浮现的络脉，都是属于太阳的络，在络脉的邪气盛，就会向内传入于经。少阴经的阴，名叫枢儒，手、足少阴经的诊法是一样的，诊察它上下分属部位所浮现的络脉，都是属于少阴的络。络脉的邪气盛，就会向内传入于经，邪气传入于经，是先从属阳的络脉注入于经，然后从属阴的经脉出而向内注于骨部。心主手厥阴经的阴，名叫害肩，手、足厥阴经的诊法是一样的，诊察它上下分属部位所浮现的络，都是属于厥阴的络。络脉的邪气盛，就会向内传入于经脉。太阴经的阴，名叫关蛰，手、足太阴经的诊法是一样的，诊察它上下分属部位所浮现的络，都是属太阴的络。络脉的邪气盛，就会向内传入于经脉。以上所述这十二经之络脉的各个分部，也就是分属于皮肤的各个分部。因此，百病的发生，必先从皮毛开始，病邪中于皮毛，则腠理开，腠理开则病邪侵入络脉，留而不去，就向内传入于经脉，若再留而不去，就传入于腑，聚积于肠胃。病邪开始侵犯皮毛时，使人恶寒而毫毛直起，腠理开泄；病邪侵入络脉，则络脉盛满，其色变异常；病邪侵入经脉，是由于经气虚而病邪乃得陷入；病邪留连于筋骨之间，若寒邪盛时则筋挛急骨节疼痛，热邪盛时则筋弛缓骨软无力，皮肉破坏，毛发枯槁。

　　黄帝说：您说的皮之十二部，发生的病都是怎样呢？岐伯说：皮肤是络脉分属的部位，邪气侵入于皮肤则腠理开泄，腠理开泄则病邪侵入于络脉，络脉的邪气盛，则内注于经脉，经脉的邪气满盛则入舍于腑脏，所以说皮肤有十二经脉属的部位，若不加治疗，邪气将内传于腑脏而生大病。黄帝说：好。

经络论篇

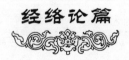

　　黄帝问曰：夫络脉之见也，其五色各异，青黄赤白黑不同，其故何也？岐

伯对曰：经有常色，而络无常变也。帝曰：经之常色何如？岐伯曰：心赤、肺白、肝青、脾黄、肾黑，皆亦应其经脉之色也。帝曰：络之阴阳，亦应其经乎？岐伯曰：阴络之色应其经，阳络之色变无常，随四时而行也。寒多则凝泣，凝泣则青黑；热多则淖泽，淖泽则黄赤；此皆常色，谓之无病。五色具见者，谓之寒热。帝曰：善。

【译文】

黄帝问道：络脉显露在外面，五色各不相同，有青、黄、赤、白、黑的不同，这是什么原故呢？岐伯回答说：经脉的颜色经常不变，而络脉则没有常色，常随四时之气变而变。黄帝说：经脉的常色是怎样的呢？岐伯说：心主赤，肺主白，肝主青，脾主黄，肾主黑，这些都是与其所属经脉的常色相应的。黄帝说：阴络与阳络，也与其经脉的主色相应吗？岐伯说：阴络的颜色与其经脉相应，阳络的颜色则变化无常，它是随着四时的变化而变化的。寒气多时则气血运行迟滞，因而多出现青黑之色；热气多时则气血运行滑利，因而多出现黄赤的颜色。这都是正常的，是无病的表现。如果是五色全部显露，那就是过寒过热所引起的变化。黄帝说：好。

气穴论篇

黄帝问曰：余闻气穴三百六十五，以应一岁，未知其所，愿卒闻之。岐伯稽首再拜对曰：窘乎哉问也！其非圣帝，孰能穷其道焉！因请溢意尽言其处。帝捧手逡巡而却曰：夫子之开余道也，目未见其处，耳未闻其数，而目以明，耳以聪矣。岐伯曰：此所谓圣人易语、良马易御也。帝曰：余非圣人之易语也。世言真数开人意，今余所访问者真数，发蒙解惑，未足以论也。然余愿闻夫子溢志尽言其处，令解其意，请藏之金匮，不敢复出。岐伯再拜而起曰：臣请言之。背与心相控而痛，所治天突与十椎及上纪，上纪者，胃脘也；下纪者，关元也。背胸邪系阴阳左右，如此其病前后痛涩，胸脘痛而不得息，不得卧，上气短气偏痛，脉满起，斜出尻脉，络胸胁支心贯鬲，上肩加天突，斜下

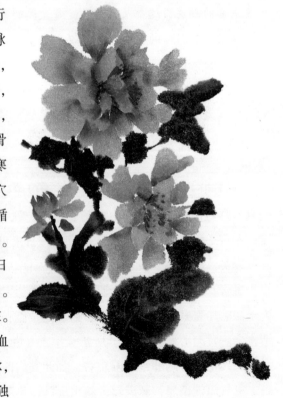

肩交十椎下。脏俞五十穴，腑俞七十二穴，热俞五十九穴，水俞五十七穴，头上五行行五，五五二十五穴，中胎两傍各五，凡十穴，大椎上两傍各一，凡二穴，目瞳子浮白二穴，两髀厌分中二穴，犊鼻二穴，耳中多所闻二穴，眉本二穴，完骨二穴，项中央一穴，枕骨二穴，上关二穴，大迎二穴，下关二穴，天柱二穴，巨虚上下廉四穴，曲牙二穴，天突一穴，天府二穴，天牖二穴，扶突二穴，天窗二穴，肩解二穴，关元一穴，委阳二穴，肩贞二穴，瘖门一穴，脐一穴，胸俞十二穴，背俞二穴，膺俞十二穴，分肉二穴，踝上横二穴，阴阳蹻四穴。水俞在诸分，热俞在气穴，寒热俞在两骸厌中二穴。大禁二十五，在天府下五寸。凡三百六十五穴，针之所由行也。

帝曰：余已知气穴之处，游针之居，愿闻孙络豀谷，亦有所应乎？岐伯曰：孙络三百六十五穴会，亦以应一岁，以溢奇邪，以通荣卫，荣卫稽留，卫散荣溢，气竭血著，外为发热，内为少气。疾泻无怠，以通荣卫，见而泻之，无问所会。帝曰：善。愿闻豀谷之会也。岐伯曰：肉之大会为谷，肉之小会为豀。肉分之间，豀谷之会，以行荣卫，以会大气，邪溢气壅，脉热肉败，荣卫不行，必将为脓，内销骨髓，外破大䐃，留于节腠，必将为败。积寒留舍，荣卫不居，卷肉缩筋，肋肘不得伸，内为骨痹，外为不仁，命曰不足，大寒留于豀谷也。豀谷三百六十五穴会，亦应一岁，其小痹淫溢，循脉往来，微针所及，与法相同。帝乃辟左右而起，再拜曰：今日发蒙解惑，藏之金匮，不敢复出。乃藏之金兰之室，署曰气穴所在。岐伯曰：孙络之脉别经者，其血盛而当泻者，亦三百六十五脉，并注于络，传注十二络脉，非独十四络脉也，内解泻于中者十脉。

【译文】

　　黄帝问道：我听说人体上的气穴有三百六十五个，以应一年之日数，但不知其所在的部位，我想听你详尽地讲讲。岐伯再次鞠躬回答说：你所提出的这个问题太重要了，若不是圣帝，谁能穷究这些深奥的道理，因此请允许我将气穴的部位都一一讲出来。黄帝拱手谦逊退让地说：先生对我讲解的道理，使我很受启发，虽然我尚未看到其具体部位，未听到其具体的数字，然而已经使我耳聪目明地领会了。岐伯说：你领会得如此深刻，这真是所谓圣人易语，良马易御了。黄帝说道：我并不是易语的圣人，世人说气穴之数理可以开阔人的意识，现在我向你所询问的是气穴的数理，主要是开发蒙昧和解除疑惑，还谈不到什么深奥的理论。然而我希望听先生将气穴的部位尽情地全都讲出来，使我能了解它的意义，并藏于金匮之中，不敢轻易传授于人。岐伯再拜而起说：我现在就谈吧！背部与心胸互相牵引而痛，其治疗方法应取任脉的天突穴和督脉的中枢穴，以及上纪下纪。上纪就是胃脘部的中脘穴，下纪就是关元穴。盖背在后为阳，胸在前为阴，经脉斜系于阴阳左右，因此其病前胸和后背相引而痛涩，胸胁痛得不敢呼吸，不能仰卧，上气喘息，呼吸短促，或一侧偏痛，若经脉的邪气盛满则溢于络，此络从尻脉开始斜出，络胸胁部支心惯穿横膈，上肩而至天突，再斜下肩交于背部第十椎节之下，所以取此处穴位治疗。

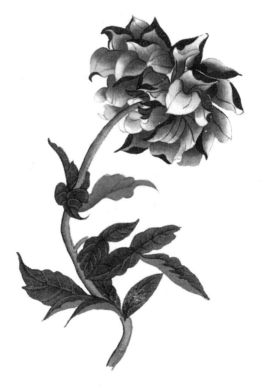

　　五脏各有井荥俞经合五俞，五五二十五，左右共五十穴；六腑各有井荥俞原经合六俞，六六三十六，左右共七十二穴；治热

病的有五十九穴，治诸水病的有五十七穴。在头部有五行，每行五穴，五五二十五穴。五脏在背部脊椎两旁各有五穴，二五共十穴。大椎上两旁各有一穴，左右共二穴。瞳子髎、浮白左右共四穴。环跳二穴，犊鼻二穴，听宫二穴，攒竹二穴，完骨二穴，风府一穴，枕骨二穴，上关二穴，大迎二穴，下关二穴，天柱二穴，上巨虚、下巨虚、左右共四穴，颊车二穴，天突一穴，天府二穴，天牖二穴，扶突二穴，天窗二穴，肩井二穴，关元一穴，委阳二穴，肩贞二穴，瘖门一穴，神阙一穴，胸俞左右共十二穴，大杼二穴，膺俞左右共十二穴，分肉二穴，交信、跗阳左右共四穴，照海、申脉左右共四穴，治诸水病的五十七穴，皆在诸经的分肉之间，治热病的五十九穴，皆在经气聚会之处，治寒热之俞穴，在两膝关节的外侧，为足少阳胆经的阳关左右共二穴。大禁之穴是天府下五寸处的五里穴。以上凡三百六十五穴，都是针刺的部位。

黄帝说道：我已经知道气穴的部位，即是施行针刺的处所，还想听听孙络溪谷是否也与一岁相应呢？岐伯说：孙络与三百六十五穴相会以应一岁，若邪气客于孙络，溢注于络脉而不入于经就会产生奇病，孙络是外通于皮毛，内通于经脉以通行营卫，若邪客之则营卫稽留，卫气外散，营血满溢，若卫气散尽，营血留滞，外则发热，内则少气，因此治疗时应迅速针刺用泻法，以通畅营卫，凡是见到有营卫稽留之处，即泻之，不必问其是否是穴会之处。黄帝说：好。还想听听溪谷之会合是怎样的。岐伯说：较大的肌肉与肌肉会合的部位叫谷，较小的肌肉与肌肉会合的部位叫溪。分肉之间，溪谷会合的部位，能通行营卫，会合宗气。若邪气溢满，正气壅滞，则脉发热，肌肉败坏，营卫不能畅行，必将郁热腐肉成脓，内则销烁骨髓，外则可溃大肉，若邪留连于关节肌腠，必使髓液皆溃为脓，而使筋骨败坏。若寒邪所客，积留而不去，则营卫不能正常运行，以致筋脉肌肉卷缩，肋肘不得伸展，内则发生骨痹，外则肌肤麻木不仁，这是不足的症候，乃由寒邪留连溪谷所致。溪谷与三百六十五穴相会合，以应于一岁。若是邪在皮毛孙络的小痹，则邪气随脉往来无定，用微针即可治疗，方法与刺孙络是一样的。黄帝乃避退左右起身再拜说道：今天承你启发，已解除了我的疑惑，应把它藏于金匮之中，不敢轻易拿出传人。于是将它藏于金兰之室，题名叫做"气穴所在"。岐伯说：孙络之脉是属于经脉支别的，其血盛而当泻的，也是与三百六十五脉相同，若邪气侵入孙络，同样是传注于络脉，复注于十二脉络，那就不是单独十四络脉的范围了，若邪犯之从内解泻时，可取五脏之经，左右共十脉泻之。

气府论篇

足太阳脉气所发者，七十八穴：两眉头各一，入发至顶三寸半，傍五，相去三寸，其浮气在皮中者凡五行，行五，五五二十五，项中大筋两傍各一，风府两傍各一，侠背以下至尻尾二十一节，十五间各一，五脏之俞各五，六腑之俞各六，委中以下至足小指傍各六俞。足少阳脉气所发者六十二穴：两角上各二，直目上发际内各五，耳前角上各一，耳前角下各一，锐发下各一，客主人各一，耳后陷中各一，下关各一，耳下牙车之后各一，缺盆各一，掖下三寸，胁下至胠八间各一，髀枢中傍各一，膝以下至足小指次指各六俞。足阳明脉气所发六十八穴：额颅发际傍各三，面鼽骨空各一，大迎之骨空各一，人迎各一，缺盆外骨空各一，膺中骨间各一，侠鸠尾之外，当乳下三寸，侠胃脘各五，侠脐广三寸各三，下脐二寸侠之各三，气街动脉各一，伏菟上各一，三里以下至足中指各八俞，分之所在穴空。

手太阳脉气所发者三十六穴：目内眦各一；目外眦各一，鼽骨下各一，耳郭上各一，耳中各一，巨骨穴各一，曲掖上骨穴各一，柱骨上陷者各一，上天窗四寸各一，肩解各一，肩解下三寸各一，肘以下至手小指本各六俞。手阳明脉气所发者二十二穴：鼻空外廉，项上各二，大迎骨空各一，柱骨之会各一，髃骨之会各一，肘以下至手大指次指本各六俞。手少阳脉气所发者三十二穴：鼽骨下各一，眉后各一，角上各一，下完骨后各一，项中足太阳之前各一，侠扶突各一，肩贞各一，肩贞下三寸分间各一，肘以下至手小指次指本各六俞。督脉气所发者二十八穴：项中央二，发际后中八，面中三，大椎以下至尻尾及傍十五穴，至骶下凡二十一节，脊椎法也。任脉之气所发者二十八穴：喉中央二，膺中骨陷中各一，鸠尾下三寸，胃脘五寸，胃脘以下至横骨六寸半一，腹脉法也。下阴别一，目下各一，下唇一，龂交一。冲脉气所发者二十二穴：侠鸠尾外各半寸至脐寸一，侠脐下傍各五分至横骨寸一，腹脉法也。足少阴舌下，厥阴毛中急脉各一，手少阴各一，阴阳跷各一。手足诸鱼际脉气所发者，凡三百六十五穴也。

【译文】

足太阳膀胱经脉气所发的有七十八个俞穴：在眉头的陷中左右各有一穴，自眉头直上入发际，当发际正中至前顶穴，有神庭、上星、囟会三穴，计长三寸五分，其左右分次两行和外两行，共为五行，自中行至外两行相去各为三寸，其浮于头部的脉气，运行在头皮中的有五行，即中行、次两行和外两行，每行五穴，共五行，五五二十五穴；在项中的大筋两旁左右各有一穴；在风府穴的两旁左右各有一穴；侠脊自上而下至骶尾骨二十一节，其中十五个椎间左右各有一穴；五脏肺、心、肝、脾、肾的俞穴，左右各有一穴；六腑三焦、胆、胃、大小肠、膀胱的俞穴，左右各有一穴；自委中以下至足小趾傍左右各有井、荥、俞、原、经、合六穴。

足少阳胆经脉气所发的有六十二穴：头两角上各有二穴；两目瞳孔直上的发际内各有五穴；两耳前角上各有一穴；两耳前角下各有一穴；两耳前的锐发下各有一穴；上关左右各一穴；两耳后的陷凹中各有一穴；下关左右各有一穴；两耳下牙车之后各有一穴；缺盆左右各有一穴，腋下三寸胁下至胠左右各有一穴；髀枢中左右各有一穴；膝以下至足第四趾的小趾侧各有井、荥、俞、原、经、合六穴。

足阳明胃经脉气所发的有六十八穴：额颅发际旁各有三穴；面鼽骨空各有一穴；大迎穴在下颌角前之骨空陷中，左右各有一穴；在结喉之旁的人迎，左右各有一穴；缺盆外的骨陷中左右各有一穴；膺中的骨空间陷中左右各有一穴；侠鸠尾之外，乳下三寸，侠胃脘左右各有五穴；侠脐之傍各有三穴；脐下二寸左右各有三穴；气冲左右各有一穴；在伏菟上左右各有一穴；足三里以下到足中趾内间，左右各有八个俞穴；以上皆阳明所在部分的空穴。

手太阳小肠经脉气所发的有三十六穴：目内眦各有一穴；目外眦各有一穴；颧骨下各有一穴；耳廓上各有一穴；耳中珠子旁各有一穴；巨骨穴左右各一；曲腋上各有一穴；柱骨上陷中各有一穴；两天窗穴之上四寸各有一穴；肩解部各有一穴；肩解部之下三寸处各有一穴；肘部以下至小指端的爪甲根部各

有井、荥、俞、原、经、合六穴。

手阳明大肠经脉气所发的有二十二穴：鼻孔的外侧各有一穴；项部左右各有一穴；大迎穴在下颌骨空间左右各有一穴；柱骨之会左右各有一穴；髃骨之会左右各有一穴；肘部以下至食指端的爪甲根部左右各有井、荥、俞、原、经、合六穴。

手少阳三焦经脉气所发的有三十二穴；颧骨下各有一穴；眉后各有一穴；耳前角上各有一穴；耳后完骨后下各有一穴；项中足太阳经之前各有一穴；侠扶突之外侧各有一穴；肩贞穴左右各一；在肩贞穴之下三寸分肉之间各有三穴；肘部以下至手无名指之端爪甲根部各有井、荥、俞、原、经、合六穴。

督脉之经气所发的有二十八穴：项中央有二穴；前发际向后中行有八穴；面部的中央从鼻至唇有三穴；自大椎以下至尻尾旁有十五穴。自大椎至尾骶骨共二十一节，这是脊椎穴位的计算方法。

任脉之经气所发有二十八穴：喉部中行有二穴；胸膺中行之骨陷中有六穴；自蔽骨至上脘是三寸，上脘至脐中是五寸，脐中至横骨是六寸半；计十四寸半，每寸一穴，计十四穴，这是腹部取穴的方法。自曲骨向下至前后阴之间有会阴穴；两目之下各有一穴；下唇下有一穴；上齿缝有一穴。

冲脉之经气所发的有二十二穴：侠鸠尾傍开五分向下至脐一寸一穴，左右共十二穴；自脐傍开五分向下至横骨一寸一穴，左右共十穴。这是腹脉取穴的方法。

足少阴肾经脉气所发的舌下有二穴；肝足厥阴在毛际中左右各有一穴；心手少阴经左右各有一穴；阴跷阳跷左右有一穴；四肢手足赤白肉分，状如鱼际之处，是脉气所发的部位。以上凡三百六十五穴。

骨空论篇

黄帝问曰：余闻风者百病之始也，以针治之奈何？岐伯对曰：风从外入，令人振寒，汗出，头痛，身重，恶寒，治在风府，调其阴阳。不足则补，有余

则泻。大风颈项痛，刺风府，风
府在上椎。大风汗出，灸譩譆，
譩譆在背下侠脊傍三寸所，厌之，
令病者呼譩譆譆，譩譆应手。从
风憎风，刺眉头，失枕，在肩上
横骨间。折，使揄臂，齐肘正，
灸脊中。胁络季胁引少腹胀，刺
譩譆。腰痛不可以转摇，急引阴
卵，刺八髎与痛上。八髎在腰尻
分间。鼠瘘，寒热，还刺寒府，
寒府在附膝外解营。取膝上外者
使之拜，取足心者使之跪。

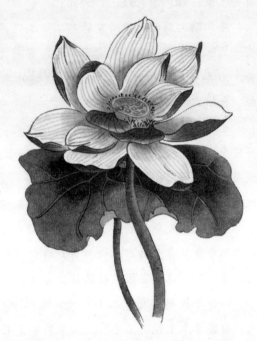

任脉者，起于中极之下，以
上毛际，循腹里上关元，至咽喉，
上颐循面入目。冲脉者，起于气街，并少阴之经，侠脐上行，至胸中而散。任
脉为病，男子内结七疝，女子带下瘕聚。冲脉为病，逆气里急。督脉为病，脊
强反折。督脉者，起于少腹以下骨中央；女子入系廷孔，其孔，溺孔之端也。
其络循阴器合篹间，绕篹后，别绕臀，至少阴与巨阳中络者合，少阴上股内后
廉，贯脊属肾，与太阳起于目内眦，上额交巅，上入络脑，还出别下项，循肩
髆内，侠脊抵腰中，入循膂络肾；其男子循茎下至篹，与女子等。其少腹直上
者，贯脐中央，上贯心入喉，上颐环唇，上系两目之下中央。此生病，从少腹
上冲心而痛，不得前后，为冲疝；其女子不孕，癃，痔，遗溺，嗌干。督脉生
病治督脉，治在骨上，甚者在脐下营。

其上气有音者，治其喉中央，在缺盆中者。其病上冲喉者治其渐，渐者，
上侠颐也。蹇，膝伸不屈，治其楗。坐而膝痛，治其机。立而暑解，治其骸
关。膝痛，痛及拇指，治其腘。坐而膝痛如物隐者，治其关。膝痛不可屈伸，
治其背内。连骺若折，治阳明中俞髎。若别，治巨阳少阴荥。淫泺胫酸，不能
久立，治少阳之维，在外上五寸。辅骨上，横骨下为楗。侠髋为机。膝解为骸
关，侠膝之骨为连骸。骸下为辅。辅上为腘，腘上为关。头横骨为枕。

水俞五十七穴者，尻上五行，行五；伏菟上两行，行五；左右各一行，行五；踝上各一行，行六穴。髓空在脑后三分，在颅际锐骨之下，一在断基下，一在项后中复骨下，一在脊骨上空在风府上。脊骨下空，在尻骨下空。数髓空在面侠鼻，或骨空在口下当两肩；两髆骨空，在髆中之阳，臂骨空在臂阳，去踝四寸两骨空之间。股骨上空在股阳，出上膝四寸。骺骨空在辅骨之上端。股际骨空在毛中动下。尻骨空在髀骨之后相去四寸。扁骨有渗理凑，无髓孔，易髓无空。

灸寒热之法，先灸项大椎，以年为壮数；次灸橛骨，以年为壮数。视背俞陷者灸之，举臂肩上陷者灸之，两季胁之间灸之，外踝上绝骨之端灸之，足小指次指间灸之，腨下陷脉灸之，外踝后灸之，缺盆骨上切之坚痛如筋者灸之，膺中陷骨间灸之，掌束骨下灸之，脐下关元三寸灸之，毛际动脉灸之，膝下三寸分间灸之，足阳明跗上动脉灸之，巅上一灸之。犬所啮之处灸之三壮，即以犬伤病法灸之。凡当灸二十九处。伤食灸之，不已者，必视其经之过于阳者，数刺其俞而药之。

【译文】

黄帝问道：我听说风邪是一切疾病发生的起源，怎样用针刺治疗呢？岐伯回答说：风邪从外侵入人体，使人洒洒振寒，汗出头痛，身重怕冷，治疗时应取风府穴，以调和其阴阳气血；正气不足的就用补法，邪风有余的就用泻法。若感受风邪较重而出现颈项疼痛，亦应针刺风府穴，风府在项部的第一椎上。若感受风邪较重而出汗时，应当灸譩譆穴，譩譆穴在背部第六胸椎棘突下傍开三寸处，用手按此处令病人呼"譩譆"之声，则此处应手而动。病由于风邪则恶风，应刺眉头陷中的攒竹穴。失枕，可在肩上横骨间取穴治疗。若脊背折痛，不能伸舒，可摇其手臂，灸下垂齐肘尖的脊中以治之。从肞络季胁牵引到少腹部疼痛而胀的，应刺譩譆穴。腰痛不能转侧动摇，痛急则下引睾丸，可刺八髎穴与痛处之上，八髎穴在腰以下骶后孔中。鼠瘘寒热病，应当刺寒府，寒府在膝关节外侧的骨缝中。取膝上外解骨缝之穴，应使膝微屈。若取脚心的穴，应采取跪的姿势。

任脉起于中极穴的下面，向上行到毛际处的曲骨穴入腹，循腹里上行到元关，直上到咽喉，再上行颐循面而入于目。冲脉起于气街穴，与肾足少阴经并行，侠脐左右向上行，到达胸中而散。任脉发生病变的症候，男子则在腹内结为七疝，女子则有带下瘕积聚。冲脉发生病变的病候，则气逆上冲，腹内拘急疼痛。督脉发生病变的病候，则脊痛强直而反张。督脉起于少腹部以下的横骨中央，女子则内系于廷孔，廷孔就是尿道的外口，它分出的络脉，循着阴器会合于前后二阴之间的会阴部，再绕行到会阴部后面，别绕行臀部，至少阴经脉处，与太阳经中的络相合，足少阴之脉，经股内后廉上行，贯穿脊柱而连属于肾脏，又一别络则与足太阳经起于目内眦，上行于额交于巅顶，入络于脑，分别左右经项下行，沿肩膊内，侠脊向下到达腰中，内入循膂联络于肾；若是男子，其督脉则循阴茎下至会阴，与女子相同；其从少腹直上的脉，贯穿肚脐中央，再上贯心入喉；上至颐环绕口唇，向上系于两目之下中央。督脉发生的疾病，是气从少腹向上冲心而痛，不能大小便，这叫"冲疝"。若是在女子则为不孕、小便不利、痔病、遗尿、嗌干等证。凡是督脉发生的病就应该治督脉，可取横骨上的曲骨穴，若病重的可取肚脐下的阴交穴。

若病气上逆而呼吸有声的，当治其喉部中央的天突穴，天突穴在两缺盆的

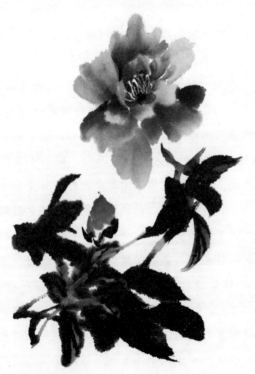

中间。若其气逆上冲于喉部的，当治其"渐"，即侠颐处的大迎穴。膝塞跛伸而不能屈的，应当治其"楗"，即股部足阳明经穴。坐而膝关节疼痛的应当治其"机"，即挟臀两旁骨缝活动处的环跳穴。起立时膝关节痛牵引到骨缝时，当取膝关节的阳关穴治疗。膝关节处痛，痛时牵引到脚趾的，应当取腿部委中穴治疗。坐而膝关节痛如有物隐藏在内的，应当取环跳穴治疗。膝关节疼痛不能伸屈的，应当取背部足太阳膀胱腧穴治疗。膝关节处痛加及骱骨象折断似的，应当取足阳明

经相应俞穴治疗。若是膝疼如与脐骨别离，应取足太阳和足少阴的荥穴治疗。若膝胫酸软无力，不能较长时间的站立，应取足少阳络光明穴治疗，穴在足外踝上五寸。膝两侧的辅骨以上，横骨以下的股骨叫楗；侠髋骨两侧关节活动的部位叫机；膝部关节活动分解处叫骸关；侠膝两侧的高骨与胫骨相连处叫连骸；连骸下面的高骨叫辅骨；辅骨上面上腘窝；腘上关节活动处叫骸关；项上后头部的横骨叫枕骨。

治疗诸水病的俞穴有五十七穴，尻以上有五行，每行五穴，计二十五穴；伏兔之上两行，每行五穴，又左右各一行，每行五穴，计四五二十穴；足内踝之上各一行，每行六穴，计十二穴。以上共五十七穴。髓空在脑后三分，颅骨竹际锐骨下的风府，一空在龂基下面的下颐，一空在项后复骨的下面，一空在脊椎骨上空当风府穴上面。脊骨下空在尻骨下面的长强处。有数空是在面部和鼻孔的两旁，或有空是在口下面，正当迎于两肩的大迎。两肩髆胛骨空，是在肩脯的外侧。臂骨之空是在前臂的外侧，去尺骨茎突之上四寸两骨空之间。股骨上的骨空，在股骨的外侧上膝四寸。骱骨的骨空是在辅骨上端的犊鼻。股际的骨空，是在腹部的阴毛中的动脉下面。尻骨空是髀部后方相去四寸的地方。扁骨有渗灌血脉之纹理，而没有曲空，其渗腠理而代髓之功，全靠渗澹之纹理，所以无空。

灸寒热病的方法：先灸项部的大椎穴，根据病人的年龄决定应灸的壮数；其次灸骶骨端的长强穴，也是以病人年龄作为应灸的壮数；察其背部脏腑俞穴有陷凹处灸之；举臂时肩上有陷凹的部位灸之；两季胁间的京门穴灸之；足外踝上绝骨之端阳辅穴灸之；足小趾次趾间的侠溪穴灸之；腨下陷凹处的承山穴灸之；外踝后的昆仑穴灸之；缺盆骨上按之坚硬如筋而疼痛处灸之；膺中陷骨间的无突穴灸之；手背腕上陷中的阳池穴灸之；在脐下三寸处的关元穴灸之；毛际动脉处的气冲穴灸之；膝下三寸分肉之间的足三里穴灸之；足阳明足跗上的冲阳穴灸之；头顶上的百会穴灸之；被犬咬伤的部位灸三壮，即按照治犬咬伤的方法灸。以上灸寒热病的部位共二十九处。伤食发寒热的亦可施灸，若灸之不愈，应诊视其经脉所过阳邪之盛处，多刺其俞穴以泻之，同时还须内服药物以调之。

水热穴论篇

黄帝问曰：少阴何以主肾？肾何以主水？岐伯对曰：肾者，至阴也。至阴者，盛水也。肺者，太阴也。少阴者，冬脉也。故其本在肾，其末在肺，皆积水也。帝曰：肾何以能聚水而生病？岐伯曰：肾者，胃之关也。关门不利，故聚水而从其类也。上下溢于皮肤，故为胕肿。胕肿者，聚水而生病也。

帝曰：诸水皆生于肾乎？岐伯曰：肾者，牝脏也。地气上者属于肾，而生水液也，故曰至阴。勇而劳甚则肾汗出；肾汗出逢于风，内不得入于脏腑，外不得越于皮肤，客于玄府，行于皮里，传为胕肿。本之于肾，名曰风水。所谓玄府者，汗空也。

帝曰：水俞五十七处者，是何主也？岐伯曰：肾俞五十七穴，积阴之所聚也，水所从出入也。尻上五行行五者，此肾俞。故水病下为胕肿大腹，上为喘呼，不得卧者，标本俱病，故肺为喘呼，肾为水肿，肺为逆不得卧，分为相输俱受者，水气之所留也。伏菟上各二行行五者，此肾之街也，三阴之所交结于脚也。踝上各一行行六者，此肾脉之下行也，名曰太冲。凡五十七穴者，皆脏之阴络，水之所客也。

帝曰：春取络脉分肉，何也？岐伯曰：春者木始治，肝气始生，肝气急，其风疾，经脉常深，其气少，不能深入，故取络脉分肉间。帝曰：夏取盛经分腠，何也？岐伯曰：夏者火始治，心气始长，脉瘦气弱，阳气留溢，热熏分腠，内至于经，故取盛经分腠，绝肤而病去者，邪居浅也。所谓盛经者，阳脉也。帝曰：秋取经俞，何也？岐伯曰：秋者金始治，肺将收杀，金将胜火，阳气在合，阴气初胜，湿气及体，阴气未盛，未能深入，故取俞以泻阴邪，取合以虚阳邪，阳气始衰，故取于合。帝曰：冬取井荥，何也？岐伯曰：冬者水始治，肾方闭，阳气衰少，阴气坚盛，巨阳伏沉，阳脉乃去，故取井下阴逆，取荥以实阳气。故曰："冬取井荥，春不鼽衄。"此之谓也。

帝曰：夫子言治热病五十九俞，余论其意，未能领别其处，愿闻其处，因闻其意。岐伯曰：头上五行行五者，以越诸阳之热逆也。大杼、膺俞、缺盆、背俞，此八者，以泻胸中之热也。气街、三里、巨虚上下廉，此八者，以泻胃中之热也。云门、髃骨、委中、髓空，此八者，以泻四支之热也。五脏俞傍五，此十者，以泻五脏之热也。凡此五十九穴者，皆热之左右也。帝曰：人伤于寒而传为热，何也？岐伯曰：夫寒盛，则生热也。

【译文】

黄帝问道：少阴为什么主肾？肾又为什么能主水呢？岐伯回答说：肾居下焦属水，为阴中之阴，所以称为至阴之脏，水属阴，而主于肾，所以说至阴者，为主水之脏器，肺为太阴，司气化而通调水道，肾属少阴，主水而旺于冬，其脉从肾上贯肝膈入肺中，故诸水病，其本在肾而标在肺，肺、肾皆可积水而成此病。

黄帝说：肾为什么能聚水而生病呢？岐伯说：肾居下焦，开窍于二阴，为胃之关，关闭不利，则水气停留，同类相从，就可产生水病。水气上下泛溢，留于皮肤，故成为浮肿。浮肿的形成，是因水气积聚而成病。

黄帝说：一切水病都发生在肾吗？岐伯说：肾是阴脏，阴气向上蒸腾属于肾，因而化生水液，故以肾为至阴之脏。若其人逞勇而劳力过度则汗出于肾，若汗出适感风邪，汗孔闭塞，其汗液既不能向内入于脏腑，也不能向外透越皮肤，而停留在玄府，流行于皮肤之中，以致成为浮肿，此病之本是属于肾，又加感受了风邪，所以叫风水。所说的玄府，就是汗孔。

黄帝说：治水病的有五十七个俞穴，是哪一脏所主呢？岐伯说：肾所结络的俞穴有五十七个，是阴气积聚的部位，也是水气津液出入的地方。尻骨以上有五行，每行有五个俞穴，计二十五穴，是肾气所及的俞穴。所以水液泛溢之病，在下部则腹以下浮肿，在上部则呼吸喘急，不能平卧，这是标本俱病，因为肺病则喘呼，肾病则水肿，肺为上逆之水气所迫，故不能平卧，所以肺肾标本同病，以致水气相互输应，水气则稽留于皮肤之中。在股部的伏兔以上左右各有二行，每行有五个穴，这是肾气所通行的道路，也是足三阴经相交于足胫的路径。足内踝上各有一行，每行六个俞穴，这是肾脉下行的部分，名之曰太冲。以上所说的五十七个俞穴，都是阴脏结络的部位，也是水气停留的地方。

黄帝说：春天针刺时取络脉分肉是为什么呢？岐伯说：春季是木气开始主

时，人的肝气开始发生，肝气之性急，其病邪为风气急疾，人的经脉则深伏于内，风气始发，其气尚微，不能深入经脉，所以治疗时需要浅刺，应取络脉分肉之间。

黄帝说：夏天针刺时取盛经分腠是为什么呢？岐伯说：夏天是火气开始主时，人的心气开始盛长，脉瘦气弱，而阳气流溢，其热向外薰蒸于分腠之间，向内则入于经脉，所以应取盛经分腠，针刺时只透过皮肤，而病即可衰去，这是因为邪居于表浅部位的缘故。这里所说的盛经，指的是阳经的经脉。

黄帝说：秋天针刺时取经俞是为什么呢？岐伯说：秋季是金气开始主时，人的肺气即将收敛肃杀，乃金旺火衰之时，阳气开始进入在经脉的合穴，阴气初生，寒湿之气开始犯人，但阴气尚未太盛，还不能深主，所以取俞穴以泻阴邪，取合穴以虚阳邪。因为阳气是初衰，所以应取合穴。

黄帝说：冬天针刺时取井荥是为什么呢？岐伯说：冬季是水气开始主时，人的肾气开始闭藏，阳气已经衰少，少阴之气是坚盛的，而太阳之气则深伏于里，其阳脉亦随之而去，所以取井穴以降阴气之上逆，取荥宋以补阳气之不足。因此说：冬季刺井穴荥穴，春天就不患鼻塞和鼻出血的疾病。这就是其中的道理。

黄帝说：先生所说治热病的五十九个俞穴，我已知其大意，但不能识别清楚它的具体部位，我想听您讲清这些俞穴的部位，及其所以能治疗热病的道理，岐伯说：头上五行，每行五穴，可以泻越诸阳经上逆的热邪。大杼、中府、缺盆、风门，左右共八穴，可以清泻胸中的热邪。气冲、足三里、巨虚上廉、巨虚下廉，左右共八穴，可以泻胃中的热。云门、肩髃、委中、横骨，左右共八穴，可以泻四肢的热。五脏俞之旁有五穴，左右共十穴，可以泻五脏的热邪。以上五十九个俞穴，是治疗热病的左右要穴。

黄帝说：人伤于寒邪，而发生热病是为什么呢？岐伯说：若寒邪极盛，阳气郁遏就会发热。

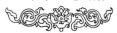

调经论篇

黄帝问曰：余闻刺法言："有余泻之，不足补之。"何谓有余？何谓不足？岐伯对曰：有余有五，不足亦有五。帝欲何问？帝曰：愿尽闻之。岐伯曰：神，有余有不足；气，有余有不足；血，有余有不足；形，有余有不足；志，有余有不足。凡此十者，其气不等也。帝曰：人有精、气、津、液、四支、九窍、五脏、十六部、三百六十五节，乃生百病。百病之生，皆有虚实。今夫子言有余有五，不足亦有五，何以生之乎？岐伯曰：皆生于五脏也。夫心脏神，肺脏气，肝脏血，脾脏肉，肾脏志，而此成形。志意通，内连骨髓，而成身形五脏。五脏之道，皆出于经隧，以行血气，血气不和，百病乃变化而生。是故守经隧焉。

帝曰：神有余不足何如？岐伯曰：神有余，则笑不休；神不足，则悲。血气未并，五脏安定，邪客于形，洒淅起于毫毛，未入于经络也。故命曰神之微。帝曰：补泻奈何？岐伯曰：神有余，则泻其小络之血，出血勿之深斥，无中其大经，神气乃平。神不足者，视其虚络，按而致之，刺而利之，无出其血，无泄其气，以通其经，神气乃平。帝曰：刺微奈何？岐伯曰：按摩勿释，著针勿斥，移气于不足，神气乃得复。

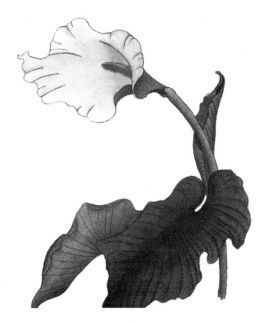

帝曰：善。[气]有余不足奈何？岐伯曰：气有余，则喘咳上气；不足，则息利少气。血气未并，五脏安定，皮肤微病，命

曰白气微泄。帝曰：补泻奈何？岐伯曰：气有余，则泻其经隧，无伤其经，无出其血，无泄其气；不足，则补其经隧，无出其气。帝曰：刺微奈何？岐伯曰：按摩勿释，出针视之，曰"我将深之。"适人必革，精气自伏，邪气散乱，无所休息，气泄腠理，真气乃相得。

帝曰：善。血有余不足奈何？岐伯曰：血有余，则怒；不足，则恐。血气未并，五脏安定，孙络外溢，则经有留血。帝曰：补泻奈何？岐伯曰：血有余，则泻其盛经，出其血；不足，则视其虚经，内针其脉中，久留而视，脉大，疾出其针，无令血泄。帝曰：刺留血奈何？岐伯曰：视其血络，刺出其血，无令恶血得入于经，以成其疾。帝曰：善。形有余不足奈何？岐伯曰：形有余，则腹胀，泾溲不利；不足，则四支不用。血气未并，五脏安定，肌肉蠕动，命曰微风。帝曰：补泻奈何？岐伯曰：形有余，则泻其阳经；不足，则补其阳络。帝曰：刺微奈何？岐伯曰：取分肉间，无中其经，无伤其络，卫气得复，邪气乃索。

帝曰：善。志有余不足奈何？岐伯曰：志有余，则腹胀飧泄；不足，则厥。血气未并，五脏安定，骨节有动。帝曰：补泻奈何？岐伯曰：志有余，则泻然筋血者；不足，则补其复溜。帝曰：刺未并奈何？岐伯曰：即取之，无中其经，邪所乃能立虚。

帝曰：善。余已闻虚实之形，不知其何以生？岐伯曰：气血以并，阴阳相倾，气乱于卫，血逆于经，血气离居，一实一虚。血并于阴，气并于阳，故为惊狂；血并于阳，气并于阴，乃为炅中；血并于上，气并于下，心烦惋善怒；血并于下，气并于上，乱而喜忘。帝曰：血并于阴，气并于阳，如是血气离居，何者为实，何者为虚？岐伯曰：血气者，喜温而恶寒，寒则泣不能流，温则消而去之，是故气之所并为血虚，血之所并为气虚。帝曰：人之所有者，血与气耳。今夫子言血并为虚，气并为虚，是无实乎？岐伯曰：有者为实，无者为虚。故气并则无血，血并则无气。今血与气相失，故为虚焉。络之与孙脉，俱输于经，血与气并，则为实焉。血之与气，并走于上，则为大厥，厥则暴死，气复反则生，不反则死。

帝曰：实者何道从来？虚者何道从去？虚实之要，愿闻其故。岐伯曰：夫阴与阳，皆有俞会。阳注于阴，阴满之外，阴阳匀平，以充其形，九候若一，命曰平人。夫邪之生也，或生于阴，或生于阳。其生于阳者，得之风雨寒暑；其生于阴者，得之饮食居处，阴阳喜怒。帝曰：风雨之伤人奈何？岐伯曰：风雨之伤人也，先客于皮肤，传入于孙脉，孙脉满则传入于络脉，络脉满则输于大经脉。血气与邪并客于分腠之间，其脉坚大，故曰实。实者外坚充满，不可按之，按之则痛。帝曰：寒湿之伤人奈何？岐伯曰：寒湿之中人也，皮肤不收，肌肉坚紧，荣血泣，卫气去，故曰虚。虚者，聂辟气不足，按之则气足以温之，故快然而不痛。帝曰：善。阴之生实奈何？岐伯曰：喜怒不节，则阴气上逆，上逆则下虚，下虚则阳气走之，故曰实矣。帝曰：阴之生虚奈何？岐伯曰：喜则气下，悲则气消，消则脉虚空；因寒饮食，寒气熏满，则血泣气去，故曰虚矣。

帝曰：经言阳虚则外寒，阴虚则内热，阳盛则外热，阴盛则内寒，余已闻之矣，不知其所由然也。岐伯曰：阳受气于上焦，以温皮肤分肉之间，今寒气在外，则上焦不通，上焦不通，则寒气独留于外，故寒栗。帝曰：阴虚生内热奈何？岐伯曰：有所劳倦，形气衰少，谷气不盛，上焦不行，下脘不通，胃气热，热气熏胸中，故内热。帝曰：阳盛生外热奈何？岐伯曰：上焦不通利，则皮肤致密，腠理闭塞，玄府不通，卫气不得泄越，故外热。

帝曰：阴盛生内寒奈何？岐伯曰：厥气上逆，寒气积于胸中而不泻，不泻则温气去，寒独留，则血凝泣，凝则脉不通，其脉盛大以涩，故中寒。

帝曰：阴与阳并，血气以并，病形以成，刺之奈何？岐伯曰：刺此者，取之经隧，取血于营，取气于卫，用形哉，因四时多少高下。帝曰：血气以并，病形以成，阴阳相倾，补泻奈何？岐伯曰：泻实者气盛乃内针，针与气俱内，以开其门，如利其户；针与气俱出，精气不伤，邪气乃下，外门不闭，以出其疾；摇大其道，如利其路，是谓大泻。必切而出，大气乃屈。帝曰：补虚奈何？岐伯曰：持针勿置，以定其意，候呼内针，气出针入，针空四塞，精无从去。方实而疾出针，气入针出，热不得还，闭塞其门，邪气布散，精气乃得存。动气候时，近气不失，远气乃来，是谓追之。

帝曰：夫子言虚实者有十，生于五脏，五脏五脉耳。夫十二经脉皆生其病，今夫子独言五脏，夫十二经脉者，皆络三百六十五节，节有病，必被经脉，经脉之病，皆有虚实，何以合之？岐伯曰：五脏者，故得六腑与为表里，经络支节，各生虚实，其病所居，随而调之。病在脉，调之血；病在血，调之络；病在气，调之卫；病在肉，调之分肉；病在筋，调之筋；病在骨，调之骨；燔针劫刺其下及与急者；病在骨，焠针药熨；病不知所痛，两蹻为上；身形有痛，九候莫病，则缪刺之；痛在于左而右脉病者，巨刺之。必谨察其九候，针道备矣。

【译文】

黄帝问道：我听《刺法》上说：病属有余的用泻法，不足的用补法，但怎样是有余，怎样是不足呢？岐伯回答说：病属有余的有五种，不足的也有五种，你要问的是哪一种呢？黄帝说：我希望你能全部讲给我听。岐伯说：神有有余，有不足；气有有余，有不足；血有有余，有不足；形有有余，有不足；志有有余，有不足，凡此十种，其气各不相等。

黄帝说：人有精气津液，四肢九窍五脏十六部，三百六十五节，而发生百病，但百病的发生，都有虚实。现在先生说病属有余的有五种，病属不足的也有五种，是怎样发生的呢？岐伯说：都是生于五脏。五脏之心主藏神，肺主藏气，肝主藏血，脾主藏肉，肾主藏志，由五脏所藏之神、气、血、肉、志，组成了人的形体。但必须保持志意通达，内与骨髓联系，始能使身形与五脏相互为用。五脏相互联系的道路，都是出于经脉，通过经脉以运行血气，人若血气不和，就会变化而发生各种疾病，所以必须保持经脉通畅，不失其常。

黄帝说：神有余和神不足会出现什么症状呢？岐伯说：神有余的则喜笑不止，神不足的则悲哀。若在气血没有相并，五脏安定之时，有邪气侵袭，则邪气仅客于形体之肤表，病人觉得寒栗起于毫毛，尚未侵入经络，乃属神病之微邪，所以叫做"神之微"。黄帝说：怎样进行补泻呢？岐伯说：神有余的应刺其小络，使之出血，但不要向里深推其针，不要刺中大经，神气自会平复。神不足的其络必虚，应在春虚络处，先用手按摩，使气血实于虚络，再以针刺之，以疏利其气血，但不要使之出血，也不要使气外泄，以通其经，神气就可以平复。黄帝说：怎样刺微邪呢？岐伯说：按摩的时间要久一些，针刺时不要向里深推，使气移于不足之处，神气就可以平复。

黄帝说：好。气有余和气不足会出现什么症状呢？岐伯说：气有余的则喘咳气上逆，气不足的则呼吸虽然通利，但气息短少。若在气血没有相并，五脏安定这时，有邪气侵袭，则邪气仅客于皮肤，而发生皮肤微病，使肺气微泄，病属肺气微虚，所以叫做"白气微泄"。黄帝说：怎样进行补泻呢？岐伯说：气有余的应当泻其经隧，但不要伤其经脉，不要使之出血，不要使其气泄。气不足的则应补其经隧，不要使其出气。黄帝说：怎样刺其微邪呢？岐伯说：先用手按摩，时间要久一些，然后拿出针来给病人看，并说："我要深刺"，但在刺时却刺之甚浅，这样可使其精气深伏于内，邪气散乱于外，而无所留，邪气从腠理外泄，则真气通达，恢复正常。

黄帝说：好。血有余和不足会出现什么症状呢？岐伯说：血有余的则发怒，血不足则恐惧。若在气血没有相并，五脏安定之时，有邪气侵袭，则邪气仅客于孙络，孙络盛满外溢，则流于络脉，使络脉有血液留滞。黄帝说：怎样进行补泻呢？岐伯说：血有余的应泻其血盛的经脉，以出其血。血不足的应察其经脉之虚者补之，刺中其经脉后，久留其针而观察之，侯气至而脉搏转大时，即迅速出针，但不要使其出血，黄帝说：刺留血时应当怎样呢？岐伯说：诊察其血络有留血的，刺出其血，使恶血不得入于经脉，而形成其他疾病。

黄帝说：好。形有余和形不足会出现什么症状呢？岐伯说：形有余的则腹胀满，大小便不利，形不足的则四肢不能运动。若在气血没有相并，五脏安定之时，有邪气侵袭，则邪气仅客于肌肉，使肌肉有蠕动的感觉，这叫做"微风"。黄帝说：怎样进行补泻呢？岐伯说：形有余应当泻足阳明的经脉，使邪气从内外泻，形不足的应当补足阳明的络脉，使气血得以内聚。黄帝说：怎样刺微风呢？岐伯说：应当刺其分肉之间，不要刺中经脉，也不要伤其络脉，使卫气得以恢复，则邪气就可以消散。

黄帝说：好。志有余和志不足会出现什么症状呢？岐伯说：志有余的则腹胀飧泄，志不足的则足厥冷。若气血没有相并，五脏安定之时，有邪气侵袭，则邪

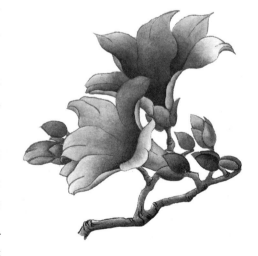

气仅客于骨，使骨节间如有物鼓动的感觉。黄帝说：怎样进行补泻呢？岐伯说：志有余的应泻然谷下筋以出其血，志不足的则应补复溜穴。黄帝说：当气血尚未相并，邪气仅客于骨时，应当怎样刺法呢？岐伯说：应当在骨节有鼓动感时，立即刺治，但不要中其经脉，邪气去尽便会立虚。

黄帝说：好。关于虚实的症状我已经知道了，但还不了解它是怎样发生的。岐伯说：虚实的发生，是由于气血之相并，气为阳，血为阴，气血相并，则必有所偏胜，使阴阳失去协调而有所偏倾，致气乱于卫，血逆于经，血气各离其所，便形成一虚一实的现象，如血并于阴，气并于阳，则发生惊狂。血并于阳，气并于阴，则发生热中。血并于上，气并于下，则发生心烦闷而易怒。血并于下，气并于上，则发生精神散乱而善忘。

黄帝说：血并于阴，气并于阳，像这样血气各离其所的病症，怎样是实，怎样是虚呢？"岐伯说：血和气都是喜温暖而恶寒冷的，因为寒冷则气血滞涩而流行不畅，温暖则可使滞涩的气血消散流行。所以气所并之处则血少而为血虚，血所并之处则气少而为气虚。黄帝说：人身的重要物质是血和气。现在先生说血并的是虚，气并的也是虚，难道没有实吗？岐伯说：有的就是实，无的就是虚，所以气并之处则血少，为气实血虚，血并这处则气少，为血实气虚，血和气各离其所不能相济而为虚。人身络脉和孙脉的气血均输注于经脉，如果血与气相并，就成为实了。譬如血与气并而循经上逆，就会发生大厥病，由于上盛下虚，根本离绝，使人突然昏厥如死，这种病如果气血得以及时下行，则可以生，如果气血壅于上而不下行，就要死亡。

黄帝说：实是通过什么渠道来的？虚又是通过什么渠道去的？形成虚和实的道理，希望能听你讲一讲。岐伯说：阴经和阳经都有俞有会，以互相沟通，如阳经的气血灌注于阴经，阴经的气血盛满则充溢于外，能这样运行不已，保持阴阳平调，形体得到充足的气血滋养，九候的脉象也表现一致，这就是正常的人。凡邪气的发生，或使人病生于阳，或使人病生于阴。病生于阳经在表的，都是感受了风雨寒暑邪气的侵袭；病生于阴经在里的，都是由于饮食不节、起居不时、阴阳失调、喜怒无常所致。

黄帝说：风雨之邪伤人是怎样有呢？岐伯说：风雨之邪伤人，是先侵入皮肤，由皮肤而传入于孙脉，孙脉满则传入于络脉，脉满则输注于大经脉，由于血气与邪气并聚于分肉腠理之间，其脉必坚实而大，所以叫做实证。实证的受邪部位，其表面多坚实充满，不可按之，按之则痛。黄帝说：寒湿之邪伤人是怎样的呢？岐伯说：寒湿邪气伤人，使人皮肤收缩，肌肉坚紧，营血滞涩，卫气离去，所以叫做虚证。虚证多见皮肤皱折，卫气不足，营血滞涩等，按摩可以致气，使气足则能温煦营血，故按摩则卫气充实，营血畅行，便觉得爽快而不疼痛了。黄帝说：好。阴分所发生的实证是怎样的呢？岐伯说：人若喜怒不加节制，则使阴气上逆，阴气逆于上则必虚于下，阴虚者阳必凑之，所以叫做实证。黄帝说：阴分所发生的虚证是怎样的呢？岐伯主：人若过度喜乐则气易下，过度悲哀则气易消散，气消散则血行迟缓，因而脉道空虚，若再吃寒凉饮食，寒气伤动了脏气，致阳气伤血行滞涩而气耗，所以叫做虚证。

黄帝说：古经上所说的阳虚则生外寒，阴虚则生内热，阳盛则生外热，阴盛则生内寒，我已听说过了，但不知是什么原因产生的。岐伯说：诸阳之气，均承受于上焦，以温煦皮肤分肉之间，现寒气侵袭于外，使上焦不能宣通，阳气不能充分外达以温煦皮肤分肉，如此则寒气独留于肌表，因而发生恶寒战栗。黄帝说：阴虚则生内热是怎样的呢？岐伯说：过度劳倦则伤脾，脾虚不能运化，必形气衰少，也不能转输水谷的精微，这样上焦即不能宣发五谷气味，下脘也不能受水谷之津，胃气郁而生热，热气上熏于胸中，因而发生内热。黄帝说：阳盛则生外热是怎样的呢？岐伯说：若上焦不通利，可使皮肤致密，腠理闭塞汗孔不通，如此则卫气不得发泄散越，郁而发热，所以发生外热。黄帝说：阴盛则生内寒是怎样的呢？岐伯说：若寒厥之气上逆，寒气积于胸中而不泻，寒气不泻，则阳气必受耗伤，阳气耗伤，则寒气独留，寒性凝敛，寒气独留，则致营血滞涩，脉行不畅，脉搏必见盛大而涩，所以成为内寒。

黄帝说：阴与阳相并，气与血相并，疾病已经形成时，怎样进行刺治呢？岐伯说：刺治这种疾病，应取其经脉，病在血的，刺治其营，病在气的，刺治其卫，同时还要根据病人形体的肥瘦高矮，四时气候的寒热温凉，决定针刺次数的多少，取穴部位的高下。黄帝说：血气和邪气已并，病已形成，阴阳失去平衡的，刺治时应怎样应用补法和泻法呢？岐伯说：泻实证时，应在气盛的时候进针，即在病人吸气时进针，使针与气同时入内，刺其俞穴是开邪出之路，而通利其门户，并在病人呼气时出针，使针与邪气同时外出，这样可使精气不伤，邪气亦得以外泄，在针刺时还要使针孔不要闭塞，以排泄邪气，应摇大其针孔，而通利其道路，这叫做大泻，出针时先以左手轻轻切按针孔周围，以散其正气，然后出针，这样亢盛的邪气就可穷尽。黄帝说：怎样补虚呢？岐伯说：以手持针，不要立即刺入，先安定其神气，待病人呼气时进针，即气出针入，针刺入后不要动摇，使针孔周围紧密与针体连接，使精气无隙外泄，当气至而针下实时，迅速出针，但要在病人吸气时出针，气入针出，使针下所致的热气不能内还，出针后立即按闭针孔使邪气消散，精气得以保存，针刺候气时，要耐心等待，必俟其气至而充实，始可出针，这样可使已至之气不致散失，未至之气可以续来，这叫做补法。

黄帝说：先生说虚证和实证共有十种，都是发生于五脏，但五脏只有五条经脉，而十二经脉都能发生疾病，现在先生单独谈了五脏。况且十二经脉又都联络三百六十五节，节有病也必然波及到经脉，经脉所发生的疾病，又都有虚有实，这些虚证和实证，又怎样和五脏的虚证和实证相结合呢？岐伯说：五脏和六腑，本有其表里关系，经络和肢节，各有其所发生的虚证和实证，应根据其病变所在，随其病情的虚实变化，给予适当的调治。如病在脉，可以调治其血；病在血，可以调治其络脉；病在气分，可以调治其卫气；病在肌肉，可以调治其分肉；病在筋，可以调治其筋；病在骨，可以调治其骨。病在筋，亦可用燔针劫刺其病之下，及其筋脉挛急之处；病在骨，亦可用粹针和药熨法治之；病不知疼痛，以刺阳蹻阴蹻二脉为好；身有疼痛，而九候之脉没有病象，则用缪刺法治之；如果疼痛在左侧，而右脉有病象，则用巨刺法治之。总之，必须详审地诊察九候的脉象，根据病情，运用针刺进行调治，只有这样，针刺的技术才算完备。

缪刺论篇

黄帝问曰：余闻缪刺，未得其意，何谓缪刺？岐伯对曰：夫邪之客于形也，必先舍于皮毛；留而不去，入舍于孙脉；留而不去，入舍于络脉；留而不去，入舍于经脉；内连五脏，散于肠胃，阴阳俱感，五脏乃伤。此邪之从皮毛而入，极于五脏之次也。如此，则治其经焉。今邪客于皮毛，入舍于孙络，留而不去，闭塞不通，不得入于经，流溢于大络，而生奇病也。夫邪客大络者，左注右，右注左，上下左右，与经相干，而布于四末，其气无常处，不入于经俞，命曰缪刺。帝曰：愿闻缪刺。以左取右，以右取左，奈何？其与巨刺，何以别之？岐伯曰：邪客于经，左盛则右病，右盛则左病，亦有移易者，左痛未已而右脉先病，如此者，必巨刺之。必中其经，非络脉也。故络病者，其痛与经脉缪处，故命曰缪刺。

帝曰：愿闻缪刺奈何？取之何如？岐伯曰：邪客于足少阴之络，令人卒心痛，暴胀，胸胁支满。无积者，刺然骨之前出血，如食顷而已；不已，左取右，右取左，病新发者，取五日已。邪客于手少阳之络，令人喉痹舌倦，口干心烦，臂外廉痛，手不及头。刺手中指次指爪甲上，去端如韭叶，各一痏。壮者立已，老者有顷已。左取右，右取左，此新病，数日已。邪客于足厥阴之络，令人卒疝暴痛。刺足大指爪甲上，与肉交者，各一痏。男子立已，女子有顷已。左取右，右取左。邪客于足太阳之络，令人头项肩痛。刺足小指爪甲上，与肉交者，各一痏，立已；不已，刺外踝下三痏，左取右，右取左，如食顷已。邪客于手阳明之络，令人气满胸中，喘息而支胠，胸中热。刺手大指次指爪甲上，去端如韭叶，各一痏。左取右，右取左，如食顷已。

邪客于臂掌之间，不可得屈。刺其踝后，先以指按之痛，乃刺之，以月死生为数，月生一日一痏，二日二痏，十五日十五痏，十六日十四痏。邪客于足阳蹻之脉，令人目痛从内眦始。刺外踝之下半寸所，各二痏，左刺右，右刺左，如行十里顷而已。人有所堕坠，恶血留内，腹中满胀，不得前后。先饮利药。此上伤厥阴之脉，下伤少阴之络。刺足内踝之下，然骨之前血脉出血，刺足跗上动脉；不已，刺三毛上各一痏，见血立已，左刺右，右刺左。善悲惊不乐，刺如右方。

邪客于手阳明之络，令人耳聋，时不闻音。刺手大指次指爪甲上，去端如韭叶，各一痏，立闻；不已，刺中指看爪甲上与肉交者，立闻；其不时闻者，不可刺也。耳中生风者，亦刺之如此数。左刺右，右刺左。

凡痹往来，行无常处者，在分肉间痛而刺之，以月死生为数，用针者随气盛衰，以为痏数，针过其日数则脱气，不及日数则气不泻。左刺右，右刺左，病已，止；不已，复刺之如法。月生一日一痏，二日二痏，渐多之；十五日十五痏，十六日十四痏，渐少之。邪客于足阳明之经，令人鼽衄，上齿寒。刺足中指次指爪甲上与肉交者，各一痏。左刺右，右刺左。

邪客于足少阳之络，令人胁痛不得息，咳而汗出。刺足小指次指爪甲上。与肉交者，各一痏，不得息立已，汗出立止，咳者温衣饮食，一日已。左刺右，右刺左，病立已；不已，复刺如法。邪客于足少阴之络，令人嗌痛，不可内食，无故善怒，气上走贲上。刺足下中央之脉，各三痏，凡六刺，立已。左刺右，右刺左。嗌中肿，不能内唾，时不能出唾者，缪刺然骨之前，出血立已。左刺右，右刺左。

邪客于足太阴之络，令人腰痛，引少腹控䏚，不可以仰息。刺腰尻之解，两胂之上，是腰俞，以月死生为痏数，发针立已。左刺右，右刺左。邪客于足太阳之络，令人拘挛背急，引胁而痛。刺之从项始，数脊椎侠脊，疾按之应手如痛，刺之傍三痏，立已。邪客于足少阳之络，令人留于枢中痛，髀不可举。刺枢中以毫针，寒则久留针，以月死生为数，立已。治诸经刺之，所过者不病，则缪刺之。耳聋，刺手阳明；不已，刺其通脉出耳前者。齿龋，刺手阳明；不已，刺其脉入齿中，立已。邪客于五脏之间，其病也，脉引而痛，时来时止。视其病，缪刺之于手足爪甲上，视其脉，出其血，间日一刺，一刺不已，五刺已。缪传引上齿，齿唇寒痛。视其手背脉血者去之，足阳明中指爪甲上一痏，手大指次指爪甲上各一痏，立已。左取右，右取左。

邪客于手足少阴太阴足阳明之络，此五络皆会于耳中，上络左角，五络俱竭，令人身脉皆动，而形无知也，其状若尸，或曰尸厥。刺其足大指内侧爪甲上，去端如韭叶，后刺足心，后刺足中指爪甲上各一痏，后刺手大指内侧，去端如韭叶，后刺手心主，少阴锐骨之端，各一痏，立已；不已，以竹管吹其两耳，鬄其左角之发，方一寸，燔治，饮以美酒一杯，不能饮者灌之，立已。

凡刺之数，先视其经脉，切而从之，审其虚实而调之。不调者，经刺之。有痛而经不病者，缪刺之，因视其皮部有血络者尽取之，此缪刺之数也。

【译文】

黄帝问道：我听说有一种缪刺法，但不知有何意义，怎样才叫缪刺？岐伯回答说：凡病邪侵袭人体，必先留止在皮毛，若停留不去，则深入留止在孙脉；若再留而不去，就深入流止在络脉；若再流而不去，则深入留止在经脉，内连于五脏，布散于肠胃；若阴经和阳经都感受邪气，五脏就会受伤，这是邪气从皮毛侵入，最终传到五脏的次序，这样的情况则应当治其经穴。今邪气侵犯皮毛，进入并留止于孙络，其邪气留而不去，则络脉闭塞不通，邪气不能传入经脉，就流溢于大络，而发生异常的疾病。凡邪气侵入大络，可从左侧流注到右侧，从右侧流注到左侧，邪气上下左右流注，与经脉相干，并循大络流布于四肢，但由于邪气的流注没有一定部位，也不入于经脉之内，其刺法叫做缪刺。

黄帝说：我想听听关于缪刺的方法，是怎样以左取右，以右取左的呢？它与巨刺有什么区别呢？岐伯说：邪气侵犯到经脉，左侧邪气盛则右侧发病，右侧邪气盛则左侧发病，但是也有左右互相转移的，左侧疼痛还没有停止，而右侧的脉又开始发病，这样的病，必须用巨刺法治疗，刺中其经脉，而不是刺中络脉。因为络脉病，其痛与经脉病的疼痛部位不同，所以叫缪刺。

黄帝说：我想听听缪刺是怎样的？如何刺法？岐伯说：邪气侵入足少阴肾经的络脉，使人突然发生痛腹胀，胸胁支撑胀满，如果病人平时没有积聚，可刺然骨穴出血，刺后约当吃一顿饭的时间，病就可痊愈；如病不愈，就要用左病刺右，右病刺左的方法。如果是新发的病，五天就可痊愈。

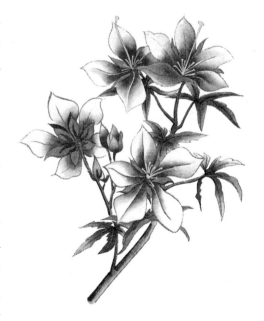

邪气侵入于手少阳三焦经的络脉，使人发生喉痛痹塞，舌卷，口干心烦，臂外侧疼痛，手不能上举到头部，应刺手无名指的爪甲上，距爪甲角如韭叶宽的关冲穴，各刺一次，身体强壮的可以立刻痊愈，老年人稍等片刻即可

痊愈。用左病取右、右病取左的方法，这是指新得的病，几天的时间就可恢复正常。

邪气侵入足厥阴肝经的络脉，使人突然发生疝气痛，应刺足大趾爪甲上与肉交接处的大敦穴，各刺一次，男子可以立即痊愈，女子稍等片刻也就好了。用左病取右，右病取左的方法。

邪气侵入足太阳膀胱经的络脉，使人头项及肩部疼痛，庆刺足小指爪甲上与肉交接的至阴穴，各刺一次，病可立即痊愈。如不愈，可再刺外踝下的金门穴三次。用左病取右，右病取左的方法，约当吃一顿饭的时间病就可以痊愈。

邪气侵入手阳明大肠经的络脉，使人胸中气满，喘息而两胁肋支满，胸中发热，应刺食指内侧距爪甲角如韭叶处的商阳穴，各刺一次。左病取右，右病取左，约当吃一顿饭的时间病就可以痊愈。

邪气侵入于掌臂之间，使其关节不能屈曲，应刺其腕踝之后，先以手指按之，于压痛之处针刺，针刺的次数，应以月亮圆缺为依据，每月初一以后至十五，月亮日渐向圆，第一天是一刺，第二天是二刺，以后逐日加一次，至十五日是十五刺，下半月月亮日渐向缺，自十六日，应逐日减少一刺，所以十六日是十四刺。

邪气侵入足部阳蹻之脉，使人眼痛从眼内角开始，应刺足外踝下半寸处的申脉穴各二次。用左病取右，右病取左的刺法，约当走十里路的时间即可痊愈。

若人由于堕坠跌伤，致淤血停留于体内，使人腹中胀满，大、小便不通，治疗时应先服通便逐瘀之药，这是由于堕坠上伤了足厥阴肝经之脉，下伤了足少阴肾经之络，可刺足内踝之下然骨之前的血脉出血，并刺足背上动脉处的太冲穴。如果刺后不愈，可再刺足大趾上三毛处的大敦穴，各刺一次，见血之后病即痊愈。用左病刺右，右病刺左的方法。若善悲善惊郁郁不乐，其刺治的方法则与上述者同。

邪气侵入手阳明大肠经的络脉，使人耳聋，有时能听到声音，有时听不到声音，取手食指端距爪甲角如韭叶的商阳穴，各刺一次，可立即听到声音。如病不愈，再刺手中指爪甲上与肉交界处的中冲穴，可立即听到声音。如果完全失去听力，是络气已绝，就不可用针刺治疗。若耳鸣如风声的，也可采用上述刺法治疗。用左病刺右，右病刺左的方法。

凡痹证疼痛往来游走而无固定部位的，应在分肉间随其疼痛所在进行针刺，以月亮的圆缺定针刺的次数，针刺时，还要根据邪气的盛衰，症状的轻重，以确实针刺的次数。若超过了应刺的日数，会使人正气脱失，若达不到应刺的日数，则病气不能泻除。用左病刺右，右病刺左的方法，病愈即停止针刺。若病仍不愈，可以再按上法针刺。月生一日一刺，二日二刺，逐日增加，至十五日十五次，十六日就十四次，以后逐日渐少一刺。

邪气侵入足阳明胃经的络脉，使人鼻塞出血和上齿感到寒冷，应刺足大指次指爪甲上和皮肉交界处的厉兑穴，各刺一次。用左病刺右，右病刺左的方法。

邪气侵入足少阳胆经的络脉，使人胁痛而不得呼吸，咳嗽汗出，应刺足小趾次趾爪甲上与肉交界处的窍阴穴，各刺一次，不得呼吸的症状可立即痊愈，汗出可以立即止住，有咳嗽症状时，要保持衣服饮食的温暖，一天就可以痊愈。用左刺右，右刺左的方法，病可立愈。如果不愈，可再按上法进行针刺。

邪气侵入足少阴肾经的络脉，使人咽痛，不能进食，常常无故发怒，气上冲隔上，应取足下中央涌泉穴，各刺三次，左右凡六次，病可立即痊愈。用左病刺右，右病刺左的方法。嗌肿胀痛，不能咽下和有时不能吐出唾液的，应用缪刺法，取足少阴在然骨前的然谷穴，出血可以立即痊愈。用左病刺右，右病刺左的方法。

邪气侵入足太阴脾经的络脉，使人腰痛，牵引至少腹部和季胁之下，并且不能仰身呼吸，应刺腰尻部骨缝中挟脊两旁肌肉上的腰俞穴，根据月亮的圆缺决定针刺的次数，起针后病可立即痊愈。用左病刺右，右病刺左的方法。

邪气侵入足太阳膀胱经的络脉，使人背部拘急，牵引到胁部疼痛，向内并牵引到心痛，刺时从项部开始沿脊椎两旁，迅速按压，病人感有压痛的部位，针刺三次，病可立即痊愈。

邪气侵入足少阳胆经的络脉，使人环跳穴处长期疼痛，股部不能抬举，应用毫针刺髀枢中的环跳穴，如系寒邪所致，留针的时间应长一些，根据月亮的圆缺决定针刺的次数，刺后病可立即痊愈。

凡是各经有病的，应当刺其经，如果经脉所过之处不病，而病在络脉部位的，就应当用缪刺法。

耳聋，可刺手阳明经的商阳穴。如果不愈，可刺其经脉通过耳前的听会穴。齿龋痛，可刺手阳明经的商阳等穴，其痛可以立止。如果不愈，再刺通向齿中的经脉，可以立即痊愈。

邪气侵入五脏之间，其发生的病，为络脉牵引作痛，时痛时止，应视其病脉的所在部位，在手足爪甲上的井穴进行缪刺。并视其有瘀血的络脉，刺之出血，隔一天针一次。如针一次不愈时，刺五次即可痊愈。

手阳明的病邪，若交错传入足阳阴经而牵引至上齿的时候，使人齿唇发生冷痛，应视其手背上的瘀血的络脉，刺其出血，然后刺足阳明经的厉兑穴一次，手大指次指爪甲上的商阳穴各一次，病可以立即痊愈。用左病取右，右病取左的方法。

邪气侵入于手少阴、足少阴、手太阴、足太阴与足阳明的络脉，这五经的络脉都会于两耳中，向上络于左耳上额角，若这五条络脉的脉气全都衰竭，就会使人全身的经脉虽然皆动，但形体却无知觉，其状像死尸一样，这种现象也称为"尸厥"，应刺其足太阴脾经在足大指内侧，距爪甲角如韭叶处的隐白穴，再刺足少阴肾经在足心的涌泉穴，再刺足阳明胃经在足中指爪甲上的厉兑穴各一次，然后再刺手太阴肺经在手大指内侧，距爪甲角如韭叶处的少商穴，再刺手心主之中冲穴，手少阴心经在锐骨之端的神门穴各一次，病可立即痊愈。如病不愈，可用竹管吹其两耳，将病人左侧头角处的头发剃下约一方寸，烧制成末，用好酒一杯冲服，如病人不能饮时，可灌入口中，病就可以痊愈。

针刺治病的方法，必先诊察其经脉，循经切按，详细辨明其属虚属实，然后进行调治，若经脉不调的，就用巨刺法刺其经穴；如果身体疼痛而病不在经的，是邪在络脉，应当用缪刺法；并且要看皮肤的络脉有无淤血，若络有淤血，则尽刺之，以出其血，这就是所谓缪刺的大法。

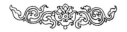

四时刺逆从论篇

厥阴有余，病阴痹；不足，病生热痹；滑，则病狐疝风；涩，则病少腹积气。少阴有余，病皮痹隐轸；不足，病肺痹；滑，则病肺风疝；涩，则病积溲血。太阴有余，病肉痹寒中，不足，病脾痹；滑，则病脾风疝；涩，则病积心腹时满。阳明有余，病脉痹，身时热；不足，病心痹；滑，则病心风疝；涩，则病积时善惊。太阳有余，病骨痹身重；不足，病肾痹；滑，则病肾风疝；涩，则病积善时癫疾。少阳有余，病筋痹胁满；不足，病肝痹，滑，则病肝风疝，涩，则病积时筋急目痛。

是故春气在经脉，夏气在孙络，长夏在肌肉，秋气在皮肤，冬气在骨髓中。帝曰：原闻其故。岐伯曰：春者，天气始开，地气始泄，冻解冰释，水行经通，故人气在脉。夏者，经满气溢，入孙络受血，皮肤充实。长夏者，经络皆盛，内溢肌中。秋者，天气始收，腠理闭塞，皮肤引急。冬者盖藏，血气在中，内著骨髓，通于五脏。是故邪气者，常随四时之气血而入客也，至其变化，不可为度，然必从其经气，辟除其邪，除其邪则乱气不生。

帝曰：逆四时而生乱气，奈何？

岐伯曰：春刺络脉，血气外溢，令人少气；春刺肌内，血气环逆，令人上气；春刺筋骨，血气内著，令人腹胀。夏刺经脉，血气乃竭，令人解㑊；夏刺肌肉，血气内却，令人善恐；夏刺筋骨，血气上逆，令人善怒。秋刺经脉，血气上逆，令人善忘；秋刺络脉，气不外行，令人卧不欲动；秋刺筋骨，血气内散，令人寒栗。冬刺经脉，血气皆脱，令人目不明；冬刺络脉，内气外泄，留为大痹；冬刺肌肉，阳气

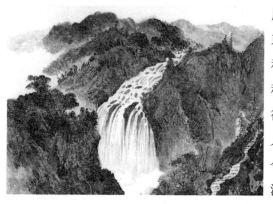

竭绝，令人善忘。凡此四时刺者，大逆之病，不可不从也；反之，则生乱气，相淫病焉。故刺不知四时之经，病之所生，以从为逆，正气内乱，与精相薄。必审九候，正气不乱，精气不转。

帝曰：善。刺五脏，中心一日死，其动为噫；中肝五日死，其动为语；中肺三日死，其动为咳；中肾六日死，其动为嚏欠；中脾十日死，其动为吞。刺伤人五脏必死，其动则依其脏之所变，候知其死也。

【译文】

厥阴之气有余，则病发为阴痹；不足则病发为热痹。脉若见滑象则病狐疝风，脉若见涩象则病少腹中有积气。

少阴之气有余，则病发为皮痹和瘾疹；不足则病发为肺痹。脉若见滑象则病肺风疝；脉若见涩象则病积聚和尿血。

太阴之气有余，则病发为肉痹和寒中；不足则病发为脾痹。脉若见滑象则病脾风疝；脉若见涩象则病积聚和心腹时时胀满。

阳明之气有余，则病发为脉痹和时时发热；不足则病发为心痹。脉若见滑象则病心风疝；脉若见涩象，则病积聚和时常发惊。

太阳之气有余，则病发为骨痹和身体沉重；不足则病发为肾痹。脉若见滑象则病肾风疝；脉若见涩象，则病积聚和常发生巅顶部疾病。

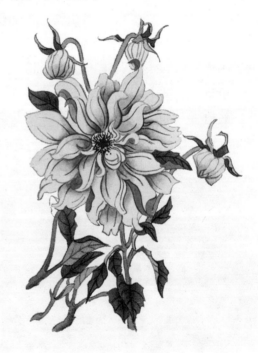

少阳之气有余，则病发为筋痹和胁部胀满；不足则病发为肝痹。脉若见滑象则病肝风疝；脉若见涩象则病积聚和时时筋脉拘急目痛。

所以说春天的人气在经脉，夏天的人气在孙络，长夏的人气在肌肉，秋天的人气在皮肤，冬天的人气在骨髓中。

黄帝说：我想听听其中的缘故。岐伯说：春季，天之阳气开始开发，地之阴气开始发泄，天气由寒变暖，冰冻消溶，河水流行，经脉畅通，所以人气在经脉。夏季，人体气血旺盛，经满气溢，气血流溢，入于孙络，皮肤得以充实润泽。长夏，人体经脉络脉的气血都很充盛，内溢充润于肌肉之中。秋季，天气开始收杀，人的腠理闭塞，皮肤收引缩急。冬季，是闭藏之月，人的气血收敛于内，而着于骨髓，通于五脏。所以六淫之邪常随四时气血的不同变化而侵入人体，至于它的变化，则不能以常法来度量。然而必须根据四时经气的变化进行治疗，以祛除邪气，邪气被除，人体才不会产生乱气。

黄帝说：若针刺违反四时之气的规律而导致的气血逆乱是怎样的呢？岐伯回答说：春季若误刺络脉，则血气向外溢散，使人感到少气；春季误伤肌肉，则气血的循环就会发生逆转，使人气上逆；春季若误刺筋骨，则血气留着于内，使人腹部胀满。夏季若误刺经脉，血气就会竭绝，使人解㑊；夏季若误刺肌肉，则血气虚于内，使人易于恐惧；夏季若误刺筋骨，则血气上逆，使人易怒。若秋季误刺经脉，则血气上逆，使人健忘；秋季误刺络脉，则气不能向外循行，使人嗜卧不想活动；秋季若误刺筋骨，则气血散乱于内，使人恶寒战颤。冬季若误刺经脉，则气血脱夺，使人目视不明；冬季若误刺络脉，则气由内向外泄越，使人发病为大痹；冬季若误刺肌肉，则阳气竭绝，使人健忘。凡是逆于四时之气的针刺，都可使气血逆乱而生大病，所以必须遵循四时之气的变化规律进行针刺，反之，则使人气血紊乱相淫为病。因此针刺如果不懂得四时经气的所在部位，疾病发生的原因，以从为逆，则使在内的正气逆乱，邪气与精气相迫而生大病，所以在针刺治疗时必须审察三部九候之脉，从而做出正确的诊断，给予适当针刺治疗，方可使正气不乱，精气不致损耗而发生逆转。

黄帝说：好。针刺如果误中了五脏，人就会死亡，若误刺中心一天内死亡，其变动的症状是噫气。若误刺中肝五天内死亡，其变动的症状是多语。若误刺中肺三天内死亡，其变动的症状是咳嗽。若误刺中肾六天内死亡，其变动的症状是打喷嚏和呵欠。若误刺中脾十天内死亡，其变动的症状如吞咽之状。针刺时若刺伤人的五脏必然导致死亡，根据五脏变动所发生的证候，可知刺伤何脏，而预测其死亡的日期。

标本病传论篇

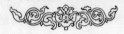

黄帝问曰：病有标本，刺有逆从，奈何？岐伯对曰：凡刺之方，必别阴阳，前后相应，逆从得施，标本相移。故曰：有其在标而求之于标，有其在本而求之于本，有其在本而求之于标，有其在标而求之于本。故治有取标而得者，有取本而得者，有逆取而得者，有从取而得者。故知逆与从，正行无问；知标本者，万举万当；不知标本，是谓妄行。夫阴阳逆从，标本之为道也，小而大，言一而知百病之害；少而多，浅而博，可以言一而知百也。以浅而知深，察近而知远。言标与本，易而勿及。治反为逆，治得为从。先病而后逆者治其本；先逆而后病者治其本。先寒而后生病者治其本；先病而后生寒者治其本。先热而后生病者治其本；先热而后生中满者治其标。先病而后泄者治其本；先泄而后生他病者治其本，必且调之，乃治其他病。先病而后生中满者治其标；先中满而后烦心者治其本。人有客气，有同气。小大不利治其标；小大利治其本。病发而有余，本而标之，先治其本，后治其标；病发而不足，标而本之，先治其标，后治其本。谨察间甚，以意调之。间者并行，甚者独行。先小大不利而后生病者，治其本。

夫病传者，心病先心痛，一日而咳；二日胁支痛；五日闭塞不通，身痛体重；三日不已，死。冬夜半，夏日中。肺病喘咳，三日而胁支满痛；一日身重体痛；五日而胀；十日不已，死。冬日入，夏日出。肝病头目眩，胁支满，三日体重身痛；五日而胀；三日腰脊少腹痛，胫酸；三日不已，死。冬日入，夏早食。脾病身痛体重，一日而胀；二日少腹腰脊痛胫酸；三日背䯒筋痛，小便闭；十日不已，死。冬人定，夏晏食。肾病少腹腰脊痛，骱酸，三日背䯒筋痛，小便闭；三日腹胀；三日两胁支痛；三日不已，死。冬大晨，夏晏晡。胃病胀满，五日少腹腰脊痛骱酸；三日背䯒筋痛，小便闭；五日身体重；六日不已，死。冬夜半后，夏日昳。膀胱病，小便闭，五日少腹胀，腰脊痛，骱酸；一日腹胀；一日身体痛；二日不已，死。冬鸡鸣，夏下晡。诸病以次相传，如是者，皆有死期，不可刺。间一脏止，及至三四脏者，乃可刺也。

【译文】

黄帝问道：疾病有标病本病的区别，刺法有逆治从治的不同，这是什么原因呢？岐伯回答说：针刺之道，必须辨明疾病属阴属阳，何病在前，何病在后，相互照应，并根据病情变化，或者逆治，或者从治，恰当的施治，或先治标，或先治本，根据病情互相移易，所以说有标病而从标治疗的，有本病而从本治疗的，有本病而从标治疗的，有标病而从本治疗的。因此在疗效上，有治标而愈的，治本而愈的，有逆治而愈的，有从治而愈的。所以知道了逆治与从治的原则，便能掌握正确的治疗，而不必再有顾虑，懂得了标本之间的缓急轻重，随机应变，就能万举万当，治疗无误，如果不知标本，就是妄行乱施，盲目治疗。

关于阴阳逆从标本的道理，看起来比较简单，实际应用却很广泛，掌握其中的道理，就能触类旁通，知道许多疾病的危害，即由少而知多，由浮浅而博深，言一而知百。但以浅而知深，察近而知远，以及标本的道理，说起来比较容易，真正掌握却并非易事。如果不明标本，治疗与此相反，则为逆治，往往使病情恶化；只有熟识标本，才能治之得宜，而为顺治。

先患病而后气血逆乱的，当治其先病之本；先气血逆乱而后患病的，当治其气血；先因寒邪致病而后发生其他病的，当治其先病之寒；先患病而后发生寒证的，当治其先病。先患热病而后发生其他病的，当治其先病之热；先患热病而后发生中满的，先治其中满之标；先患病而后发生泄泻的，当治其先病；先泄泻而后发生其他病的，当先治其泄泻，必定先调治好泄泻，然后才能治疗其他病；先患病而后发生中满的，当先治其中满之标；先患中满证而后发生心烦的，先治其中满的本病。人有由新感外邪而生病的，也有由体内原来之邪而生病的。但不管新感之邪或固有之邪，凡是出现大小便不利的，当先治其大小便不利之标；大小便通利的，则治其本病。如果疾病的发生属于邪气有余的实证，则邪气为本，其他证候为标，当先治其本病之邪，然后再调治其他证候。如果疾病的发生属于正气不足的虚证，则正气为标，邪气为本，当先治其正气不足的标，然后再治其病邪之本。必须谨慎地观察病情的轻重缓急，细心地进行调治，病轻的，可以标本兼治；病重的，或治标或治本，应单独进行。若是先大小便不利而后发生其他疾病的，必须先治其大小便不利。

　　疾病的传变，是先传其所胜之脏。例如心病先出现心痛，一日病传于肺而咳嗽，三日病传于肝而胁肋痛，五日病传于脾而瘖闷闭塞不通，身体疼痛而沉重，如再过三日不愈，五脏已病四脏，则多主死亡，冬天死于半夜，夏天死于日中。若肺先病，则发生喘息咳嗽，三日病传于肝而协胁胀满疼痛，又一日病传于脾而身体沉重疼痛，又五日病传于胃而胀满，如再过十日不愈，则主死亡，冬天死于日入的时候，夏天死于日出的时候。若肝先病，则头目眩晕，胁肋胀满，三日病传于脾而身体重痛，又五日病传于胃而胀满，又三日病传于肾而腰脊少腹疼痛，足胫发酸，如再如三日不愈，则主死亡，冬天死于日入的时候，夏天死于吃早饭的时候。若脾先病，则身体疼痛沉重，一日病传于胃而胀满，又二日病传于肾而少腹腰脊疼痛，足胫发酸，又三日病传于膀胱而背部脊椎两侧竖疼痛，小便闭而不通，如再过十日不愈，则主死亡，秋季死于夜深人定之时，夏天死于晚吃早饭的时候。若肾先病，则少腹腰脊疼痛，胫部发酸，三日病传于膀胱而背部脊椎两旁竖筋疼痛，小便闭而不通，又三日病传于胃而腹胀，又三日病传于肝而两胁胀痛，如再过三日不愈，则主死亡，冬天死于天亮的时候，夏天死于黄昏的时候。

　　若胃先病，则腹部胀满，五日病传于肾而少腹腰脊疼痛，又三日病传于膀胱而背部筋骨疼痛，小便闭塞不通，又五日病传于脾而身体沉重，如再过六日不愈，则主死亡，冬天死于半夜以后，夏天死于中午以后。若膀胱先病，则小便闭而不通，五日病传于肾而少腹胀满，腰脊疼痛，又一日病传于胃而腹胀，又一日病传于脾而身体疼痛，如再过二日不愈，则主死亡，冬天死于夜间，鸡叫的时候，夏天死于下午的时候。各种疾病按照一定的规律以次相传，如此发展下去，都有一定的死期。凡间隔一脏按相克规律传变的，病属危险，则不可针刺，及至按三脏或四脏传变的，病尚轻浅，故可以针刺治疗。

天元纪大论篇

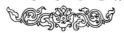

　　黄帝问曰：天有五行，御五位，以生寒、暑、燥、湿、风；人有五脏，化五气，以生喜、怒、思、忧、恐。论言"五运相袭而皆治之，终期之日，周而复始"。余已知之矣。愿闻其与三阴三阳之候，奈何合之？鬼臾区稽首再拜对曰：昭乎哉问也！夫五运阴阳者，天地之道也，万物之纲纪，变化之父母，生杀之本始，神明之府也，可不通乎？故物生谓之化，物极谓之变，阴阳不测谓之神，神用无方谓之圣。夫变化之为用也，在天为玄，在人为道，在地为化；化生五味，道生智，玄生神。神在天为风，在地为木；在天为热，在地为火；在天为湿，在地为土；在天为燥，在地为金；在天为寒，在地为水。故在天为气，在地成形，形气相感而化生万物矣。然天地者，万物之上下也；左右者，阴阳之道路也；水火者，阴阳之征兆也；金木者，生成终始也。气有多少，形有盛衰，上下相召，而损益彰矣。

　　帝曰：愿闻五运之主时也，何如？鬼臾区曰：五气运行，各终期日，非独主时也。帝曰：请闻其所谓也。鬼臾区曰：臣积考《太始天元册》文曰："太虚寥廓，肇基化元，万物资始，五运终天。布气真灵，摠统坤元，九星悬朗，七曜周旋，曰阴曰阳，曰柔曰刚，幽显既位，寒暑驰张，生生化化，品物咸章。"臣斯十世，此之谓也。

　　帝曰：善。何谓气有多少，形有盛衰？

　　鬼臾区曰：阴阳之气，各有多少，故曰三阴三阳也。形有盛衰，谓五行之治，各有太过不及也。故其始也，有余而往，不足随之；不足而往，有余从之。知迎知随，气可与期，应天为天符，承岁为岁直，三合为治。帝曰：上下相召奈何？鬼臾区曰：寒、暑、燥、湿、风、火，天之阴阳也，三阴三阳上奉之；木、火、土、金、水、火，地之阴阳也，生长化收藏下应之。天以阳生阴长，地以阳杀阴藏。天有阴阳，地亦有阴阳。木火土金水火，地之阴阳也，生长化收藏。故阳中有阴，阴中有阳。所以欲知天地之阴阳者，应天之气，动而不息，故五岁而右迁；应地之气，静而守位，故六期而环会。动静相召，上下相临，阴阳交错，而变由生也。帝曰：上下周纪，其有数乎？鬼臾区曰：天以六为节，地以五为制。周天气者，六期为一备；终地纪者，五岁为一周。君火以明，相火以位。五六相合，而七百二十气为一纪，凡三十岁；千四百四十气，凡六十岁而为一周，不及太过，斯皆见矣。

帝曰：夫子之言，上终天气，下毕地纪，可谓悉矣！余愿闻而藏之，上以治民，下以治身，使百姓昭著，上下和亲，德泽下流，子孙无忧，传之后世，无有终时，可得闻乎？鬼臾区曰：至数之机，迫迮以微，其来可见，其往可追，敬之者昌，慢之者亡，无道行私，必得夭殃，谨奉天道。请言真要。帝曰：善言始者，必会于终，善言近者，必知其远；是则至数极而道不惑，所谓明矣。愿夫子推而次之，令有条理，简而不匮，久而不绝，易用难忘，为之纲纪。至数之要，愿尽闻之。鬼臾区曰：昭乎哉问！明乎哉道！如鼓之应桴，响之应声也。臣闻之，甲己之岁，土运统之；乙庚之岁，金运统之；丙辛之岁，水运统之；丁壬之岁，木运统之；戊癸之岁，火运统之。帝曰：其于三阴三阳，合之奈何？鬼臾区曰：子午之岁，上见少阴；丑未之岁，上见太阴；寅申之岁，上见少阳，卯酉之岁，上见阳明；辰戌之岁，上见太阳；己亥之岁，上见厥阴。少阴所谓标也，厥阴所谓终也。厥阴之上，风气主之；少阴之上，热气主之；太阴之上，湿气主之；少阳之上，相火主之；阳明之上，燥气主之；太阳之上，寒气主之。所谓本也，是谓六元。帝曰：光乎哉道！明乎哉论！请著之玉版，藏之金匮，署曰《天元纪》。

【译文】

黄帝问道：天有木、火、土、金、水五行，临治于东、西、南、北、中五个方位，从而产生寒、暑、燥、湿、风等气候变化，人有五脏生五志之气，从而产生喜、怒、思、忧、恐等情志变化。经论所谓五运递相因袭，各有一定的主治季节，到了一年终结之时，又重新开始的情况，我已经知道了。还想再听听五运和三阴三阳的结合是怎样的呢？鬼臾区再次跪拜回答说：你提这个问题很高明啊！五运和阴阳是自然界变化的一般规律，是自然万物的一个总纲，是事物发展变化的基础和生长毁灭的根本，是宇宙间无穷尽的变化所在，这些道理哪能不通晓呢？因而事物的开始发生叫做"化"，发展到极点叫做"变"，难以探测的阴阳变化叫做"神"，能够掌握和运用这种变化无边的原则的人，叫做"圣"。阴阳变化的作用，在宇宙空间，则表现为深远无穷，在人则表现为认识事物的自然规律，在地则表现为万物的生化。物质的生化而产生五味，认识了自然规律而产生智慧，在深远的宇宙人间，产生无穷尽的变化。神明的作用，在天为风，在地为木；在天为热，在地为火；在天为湿，在地为土；在天为燥，在地为金；在天为寒，在地为水。所以在天为无形之气，在地为有形之质，形和气互相感召，就能变化和产生万物。天复于上，地载于下，所以天地是万物的上下；阳升于左，阴降于右，所以左右为阴阳的道路；水属阴，火属阳，所以水火是阴阳的象征；万物发生于春属木，成实于秋属金，所以金木是生成的终始。阴阳之气并不是一成不变的，它有多少的不同，有形物质在发展过程中也有旺盛和衰老的区别，在上之气和在下之质互相感召，事物太过和不及的形象就都显露出来了。

黄帝说：想听听关于五运分主四时是怎样的呢？鬼臾区说：五运各能主一年，不是单独只主四时。黄帝说：请你把其中的道理讲给我听听。鬼臾区说：臣久已考查过《太始天元册》，文中说：广阔无边的天空，是物质生化之本元的基础，万物滋生的开始，五运行于天道，终而复始，布施天地真元之气，概括大地生化的本元，九星悬照天空，七曜按周天之度旋转，于是万物有阴阳的不断变化，有柔刚的不同性质，幽暗和显明按一定的位次出现，寒冷和暑热，按一定的季节往来，这些生生不息之机，变化无穷之道，宇宙万物的不同形

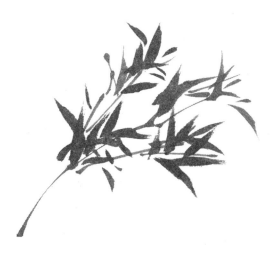

象，都表现出来了。臣家研究这些道理已有十世，就是这个意思。

黄帝说：好。怎样叫气有多少，形有盛衰呢？鬼臾区说：阴气和阳气各有多少的不同，厥阴为一阴，少阴为二阴，太阴为三阴，少阴为一阳，阳明为二阳，太阳为三阳，所以叫作三阴三阳。形有盛衰，指天干所主的运气，各有太过不及的区别。例如开始

是太过的阳年过后，随之而来的是不及的阴年，不及的阴年过后，从之而来的是太过的阳年。只要明白了迎之而至的是属于什么气，随之而至的是属于什么气，对一年中运气的盛衰情况，就可以预先知道。凡一年的中运之气与司天之气相符的，属于"天符"之年，一年的中运之气与岁支的五行相同的，属于"岁直"之年，一年的中运之气与司天之之气及年支的五行均相合的，属于"三合"之年。

黄帝说：天气和地气互相感召是怎样的呢？鬼臾区说：寒、暑、燥、湿、风、火，是天的阴阳，三阴三阳上承之。木、火、土、金、水、火，是地的阴阳，生长化收藏下应之。上半年天气主之，春夏为天之阴阳，主生主长；下半年地气主之，秋冬为地之阴阳，主杀主藏。天气有阴阳，地气也有阴阳。因此说，阳中有阴，阴中有阳。所以要想知道天地阴阳的变化情况，是这样的，五行应于天干而为五运，常动而不息，故五年之间，自东向西，每运转换一次；六气应于地支，为三阴三阳司天，其运行较迟，各守其位，故六年而环周一次。由于动和静互相感召，天气和地气互相加临，阴气和阳气互相交错，而运气的变化就发生了。

黄帝说：天气和地气，循环周旋，有没有定数呢？鬼臾区说：司天之气，以六为节，司地之气，以五为制。司天之气，六年循环一周，谓之一备；司地之气，五年循环一周，谓之一周。主运之气的火运，君火是有名而不主令，相火代君宣化火令。六气和五运互相结合，七百二十气，谓之一纪，共三十年；一千四百四十气，共六十年而成为一周，在这六十年中，气和运的太过和不及，都可以出现了。

黄帝说：先生所谈论的，上则终尽天气，下则穷究地理，可以说是很详尽了。我想在听后把它保存下来，上以调治百姓的疾苦，下以保养自己的身体，并使百姓也都明白这些道理，上下和睦亲爱，德泽广泛流行，并能传之于子孙后世，使我们不必发生忧虑，并且没有终了的时候，可以再听你谈谈吗？鬼臾区说：气运结合的机理，很是切近而深切，它来的时候，可以看得见，它去的时候，是可以追溯的。遵从这些规律，就能繁荣昌盛，违背这些规律，就要损折夭亡；不遵守这些规律，而只按个人的意志去行事，必然要遇到天然的灾殃。现在请让我根据自然规律讲讲其中的至理要道。黄帝说：凡是善于谈论事理的起始，也必能领会其终结，善于谈论近的，也必然就知道远的。这样，气运的至数虽很深远，而其中的道理并不至被迷惑，这就是所谓明了的意思。请先生把这些道理，进一步加以推演，使它更有条理，简明而又不贫乏，永远相传而不至于绝亡，容易掌握而不会忘记，使其能提纲挈领，至理扼要，我想听你详细地讲讲。鬼臾区说：你说的道理很明白，提的问题也很高明啊！好像鼓槌击在鼓上的应声，又像发出声音立即得到回声一样。臣听说过，凡是甲己年都是土运治理，乙庚年都是金运治理，丙辛年都是水运治理，丁壬年都是木运治理，戊癸年都是火运治理。

黄帝说：三阴三阳与六气是怎样相合的呢？鬼臾区说：子午年是少阴司天，丑未年是太阴司天，寅申年是少阳司天，卯酉年是阳明司天，辰戌年是太阳司天，巳亥年是厥阴司天。地支十二，始于子，终于亥，子是少阴司天，亥是厥阴司天，所以按这个顺序排列，少阴是起首，厥阴是终结。厥阴司天，风气主令；少阴司天，热气主令；太阴司天，湿气主令；少阳司天，相火主令；阳明司天，燥气主令；太阳司天，寒气主令。这就是三阴三阳的本元，所以叫做六元。黄帝说：你的论述很伟大，也很高明啊！我将把它刻在玉版上，藏在金匮里，题上名字，叫做天元纪。

著至教论篇

黄帝坐明堂，召雷公而问之曰：子知医之道乎？雷公对曰：诵而颇能解，解而未能别，别而未能明，明而未能彰，足以治群僚，不足治侯王，愿得受树天之度，四时阴阳合之，别星辰与日月光，以彰经术，后世益明，上通神农，著至教，疑于二皇。帝曰：善。无失之，此皆阴阳表里上下雌雄相输应也，而道上知天文，下知地理，中知人事，可以长久，以教众庶，亦不疑殆，医道论篇，可传后世，可以为宝。

雷公曰：请受道，讽诵用解。帝曰：子不闻《阴阳传》乎？曰：不知。曰：夫三阳天为业，上下无常，合而病至，偏害阴阳。雷公曰：三阳莫当，请闻其解。帝曰：三阳独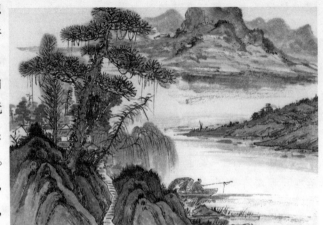
至者，是三阳并至，并
至如风雨，上为巅疾，
下为漏病，外无期，内
无正，不中经纪，诊无
上下，以书别。雷公曰：
臣治疏愈，说意而已。
帝曰：三阳者，至阳也，
积并则为惊，病起疾风，
至如砺砺，九窍皆塞，阳气滂溢，干嗌喉塞，并于阴，则上下无常，薄为肠
澼。此谓三阳直心，坐不得起，卧者便身全。三阳之病，且以知天下，何以别
阴阳，应四时，合之五行。

雷公曰：阳言不别，阴言不理，请起受解，以为至道。帝曰：子若受传，
不知合至道以惑师教，语子至道之要，病伤五脏，筋骨以消。子言不明不别，
是世主学尽矣。肾且绝，惋惋日暮，从容不出，人事不殷。

【译文】

黄帝坐于明堂，召见雷公问道：你懂得医学的道理吗？雷公回答说：我诵
读医书不能完全理解，有的虽能粗浅的理解，但不能分析辨别，有的虽能分析
辨别，但不能深入了解其精奥，有的虽了解其精奥，但不能加以阐发和应用，
所以我的医术，只足以治疗一般官吏的病，不足以治疗侯王之疾。我很希望你
能传授给我关于树立天之度数，如何合之四时阴阳，测日月星辰之光等方面的
知识，以进一步阐发其道理，使后世更加明了，可以上通于神农，并让这些精
确的道理得到发扬，其功可比拟于二皇。黄帝说：好。不要忘掉，这些都是阴
阳表里上下雌雄相互联系相互应合的道理。就医学而言，必须上通天文，下通
地理，中知人事，才能长久流传下去，用以教导群众，也不致发生疑惑，只有
这样的医学论篇，才能传于后世，而作为宝贵的遗产。

雷公说：请把这些道理传授给我，以便背诵和理解。黄帝说：你没听说过
有《阴阳传》这部书吗？雷公说：不知道。黄帝说：三阳之气，主卫护人一
身之表，以适应天气的变化，若人之上下经脉的循行失其常度，则内外之邪相

合而病至，必使阴阳有所偏盛而为害。雷公说："三阳莫当"这句话，应当怎样理解。黄帝说：所谓三阳独至，实为三阳之气合并而至，并至则阳气过盛，其病来疾如风雨，犯于上则发为头巅部疾病，犯于下则发为大小便失禁的漏病。由于这种病变化无常，外无明显的气色变化等症状可察，内无一定的征象可以预期，其病又不符合于一般的发病规律，所以在诊断时，也就无法记录其病变的属上属下。雷公说：我治疗这类病，很少治愈，请你详细解释一下，以解除我的疑惑。黄帝说：三阳是极盛之阳，若三阳之气积并而至，则发而为惊，病起迅如疾风，病至猛如霹雳，九窍皆因之闭塞，因阳气滂沛盈溢，而咽干喉塞。若并于阴，则为盛阳之气内薄于脏，病亦上下无常，如果迫于下，则发为肠澼。若三阳之气直冲心膈，使人坐而不得起，卧下觉得舒适，这是三阳积并而至之病。由此而知，欲通晓人与天地相应的关系，必须知道如何辨别阴阳，及其上应天之四时，下合地之五行等道理。

雷公说：对这些道理，明显地讲，我不能辨别，隐晦地讲，我更不能理解，请你再解释一下其中的精微，使我能更好地领会这一深奥的道理。黄帝说：你受老师的传授，若不知与至道相合，反而会对老师的传授产生疑惑，我现在告诉你至道的要点。若人患病伤及了五脏，筋骨日渐瘦削，如果像你所说的那样不能辨别，世上的医学岂不失传了吗。例如肾气将绝，则终日心中惋惋不安，欲静处不欲外出，更不欲繁的人事往来。

示从容论篇

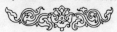

　　黄帝燕坐，召雷公而问之曰：汝受术诵书者，若能览观杂学，及于比类，通合道理，为余言子所长，五脏六腑，胆胃大小肠脾胞膀胱，脑髓涕唾，哭泣悲哀，水所从行，此皆人之所生，治之过失，子务明之，可以十全。即不能知，为世所怨。雷公曰：臣请诵《脉经》上下篇甚众多矣，别异比类，犹未能以十全，又安足以明之？

　　帝曰：子别试通五脏之过，六腑之所不知，针石之败，毒药所宜，汤液滋味，具言其状，悉言以对，请问不知。雷公曰：肝虚、肾虚、脾虚，皆令人体重烦冤，当投毒药刺灸砭石汤液，或已，或不已，愿闻其解。帝曰：公何年之长而问之少，余真问以自谬也。吾问子窈冥，子言《上下篇》以对，何也？夫脾虚浮似肺，肾小浮似脾，肝急散似肾，此皆工之所时乱也，然从容得之。若夫三脏，土木水参居，此童子之所知，问之何也？

　　雷公曰：于此有人，头痛筋挛骨重，怯然少气，哕噫腹满，时惊，不嗜卧，此何脏之发也？脉浮而弦，切之石坚，不知其解，复问所以三脏者，以知其比类也。帝曰：夫从容之谓也。夫年长则求之于腑，年少则求之于经，年壮则求之于脏。今子所言皆失，八风菀熟，五脏消烁，传邪相受。夫浮而弦者，是肾不足也；沉而石者，是肾气内著也；怯然少气者，是水道不行、形气消索也；咳嗽烦冤者，是肾气之逆也。一人之气，病在一脏也。若言三脏俱行，不在法也。

　　雷公曰：于此有人，四肢解堕，喘咳血泄，而愚诊之，以为伤肺，切脉浮大而紧，愚不敢治。粗工下砭石，病愈多出血，血止身轻，此何物也？帝曰：子所能治，知亦众多，与此病失矣。譬以鸿飞，亦冲于天。夫圣人之治病，循法守度，援物比类，化之冥冥，循上及下，何必守经？今夫脉浮大虚者，是脾气之外绝，去胃外归阳明也。夫二火不胜三水，是以脉乱而无常也。四肢解堕，此脾精之不行也。喘咳者，是水气并阳明也。血泄者，脉急血无所行也。

若夫以为伤肺者，由失以狂也，不引比类，是知不明也。夫伤肺者，脾气不守，胃气不清，经气不为使，真脏坏决，经脉傍绝，五脏漏泄。不衄则呕，此二者不相类也。譬如天之无形，地之无理，白与黑相去远矣。是失，吾过矣。以子知之，故不告子，明引比类从容，是以名曰诊轻，是谓至道也。

【译文】

黄帝安坐，召唤雷公问道：你是学习医术，诵读医书的，或能广泛阅览群书，并能取象比类，贯通融汇医学的道理。对我谈谈你的专长吧。五脏六腑、胆、胃、大小肠、脾、胞、膀胱、脑髓、涕唾，哭泣悲哀，皆五液所从运行，这一切都是人体赖以生存，治疗中易于产生过失的，你务必明了，治病时方可十全，若不能通晓，就不免要出差错，而为世人抱怨。雷公回答说：我诵读过《脉经》上、下篇的内容已经很多了，但对辨别异同，取象之类，还不能十全，又怎能说完全明白呢。

黄帝说：你试用《脉经》上、下篇以外，以素所通晓的理论，来解释五脏之所病，六腑之所不和，针石治疗之所败，毒药治疗之所宜，以及汤液滋味等方面的内容，并具体说明其症状，详细地作出回答，如果有不知道的地方，请提出来问我。雷公说：肝虚、肾虚，脾虚都能使人身体沉重和烦冤，当施以毒药、刺灸、砭石、汤液等方法治疗后，有的治愈，有的不愈，想知道这应如何解释。黄帝说：你已经年长了，为什么提的问题这么幼稚呢，这是由于我的发问而招来的错误回答。我本来想问你比较深奥的道理，而你却从《脉经》上、下篇的内容来回答我，是什么缘故呢？脾脉本宜微软，今病而现虚浮，与肺脉相似，肾脉本应微沉，今病而现小浮，与脾脉相似，肝脉本应微弦，今病而现急沉散，与肾脉相似，这些都是医生时常易于混乱的，然而如能从容不迫地去诊视，还是可以分辨清楚的。至于脾、肝、肾三脏，分属于土、木、水，三者均居膈下，部位相近，这是小孩子都知道的，你问它有什么意义呢？

雷公说：在此有这样的病人，头痛，筋脉拘挛，骨节沉重，畏怯少气，哕噫腹满，时常惊骇，不欲卧，这是哪一脏所发的病呢？其脉象浮而弦，重按则坚硬如石，我不知应如何解释，故再问三脏，以求能知如何比类辨析。黄帝说：这应从容进行分析，一般的说，老年人的病，应从六腑来探求，少年人的病，应从经络来探求，壮年人的病，应从五脏来探求，现在你只讲脉证，不谈致病的根由，如外而八风之郁热，内而五脏的消烁，以及邪传相受的次第等，这样就失去了对疾病全面的理解。脉浮而弦的，是肾气不足。脉沉而坚硬如石的，是肾气内著而不行。畏怯少气的，是因为水道不行，而形气消散。咳嗽烦闷的，是肾气上逆所致！这是一人之气，其病在肾一脏，如果说是三脏俱病，是不符合诊病法则的。

雷公问：在此有这样的病人，四肢懈惰无力，气喘咳嗽而血泄，我诊断了一下，以为是伤肺，诊其脉浮大而紧，我未敢治疗，一个粗率的医生治之以砭石，病愈，但出血多，血止以后，身体觉得轻快，这是什么病呢？黄帝说：你所能治的和能知道的病，已是很多的了，但对这个病的诊断却错了。医学的道理是非常深奥的，好比鸿雁的飞翔，虽亦能上冲于天，却得不到浩涉长空的边际。所以圣人治病，遵循法度，引物比类，掌握变化于冥冥莫测之中，察上可以及下，不一定拘泥于常法。今见浮大而虚，这是脾气外绝，去胃而外归于阳明经。由于二火不能胜三水，所以脉乱而无常。四肢懈惰无力，是脾精不能输布的缘故。气喘咳嗽，是水气泛溢于胃所致。血泄，是由于脉急而血行失其常度。假如把本病诊断为伤肺，是错误的狂言。诊病不能引物比类，是知之不明。如果肺气受伤。则脾气不能内守，致胃气不清，经气也不为其所使，肺脏损坏，则治节不通，致经脉有所偏绝，五脏之气俱漏泄，不衄血则呕血，病在肺在脾，二者是不相类同的。如果不能辨别，就如天之无形可求，地之无位可理，黑白不分，未免相距太远了。这个失误是我的过错，我以为你已经知道了，所以没有告诉你，由于诊病必须明晓此物比类，以求符合从容篇的说法，所以叫做真经，这是至真至确的道理所在。

疏五过论篇

黄帝曰：呜呼远哉！闵闵乎若视深渊，若迎浮云，视深渊尚可测，迎浮云莫知其际。圣人之术，为万民式，论裁志意，必有法则，循经守数，按循医事，为万民副，故事有五过与四德，汝知之乎？雷公避席再拜曰：臣年幼小，蒙愚以惑，不闻五过与四德，比类形名，虚引其经，心无所对。帝曰：凡未诊病者，必问尝贵后贱，虽不中邪，病从内生，名曰脱营；尝富后贫，名曰失精；五气留连，病有所并。医工诊之，不在脏腑，不变躯形，诊之而疑，不知病名；身体日减，气虚无精，病深无气，洒洒然时惊。病深者，以其外耗于卫，内夺于荣。良工所失，不知病情。此亦治之一过也。凡欲诊病者，必问饮食居处，暴乐暴苦，始乐后苦，皆伤精气，精气竭绝，形体毁沮。暴怒伤阴，暴喜伤阳，厥气上行，满脉去形。愚医治之，不知补泻，不知病情，精华日脱，邪气乃并。此治之二过也。善为脉者，必以比类奇恒从容知之。为工而不知道，此诊之不足贵。此治之三过也。诊有三常，必问贵贱，封君败伤，及欲侯王。故贵脱势，虽不中邪，精神内伤，身必败亡。始富后贫，虽不伤邪，皮焦筋屈，痿躄为挛。医不能严，不能动神，外为柔弱，乱至失常，病不能移，则医事不行。此治之四过也。凡诊者，必知终始，有知余绪，切脉问名，当合男女，离绝菀结，忧恐喜怒，五脏空虚，血气离守。工不能知，何术之语！尝富大伤，斩筋绝脉，身体复行，令泽不息，故伤败结，留薄归阴，脓积寒炅。粗工治之，亟刺阴阳，身体解散，四肢转筋，死日有期，医不能明，不问所发，唯言死日，亦为粗工。此治之五过也。凡此五者，皆受术不通，人事不明也。

故曰：圣人之治病也，必知天地阴阳，四时经纪，五脏六腑，雌雄表里，刺灸砭石，毒药所主，从容人事，以明经道，贵贱贫富，各异品理，问年少长，勇怯之理。审于分部，知病本始，八正九候，诊必副矣。治病之道，气内为宝，循求其理，求之不得，过在表里，守数据治，无失俞理。能行此术，终身不殆。不知俞理，五脏菀熟，痈发六腑。诊病不审，是谓失常。谨守此治，与经相明。《上经》《下经》，揆度阴阳，奇恒五中，决以明堂，审于终始，可以横行。

【译文】

黄帝说：深远啊！道之远大幽深，好像视探深渊，又好像迎着浮云，但渊虽深，尚可以测量，迎看浮云，却摸不着其边际。圣人的医术，是万民学习的榜样，论裁人的志意，必有法则，因循遵守医学的常规和法则，审查医事，为万民的辅助，所以医事有五过和四德，你知道吗？雷公离开席位再拜回答说：

我年幼小，蒙昧无知，不曾听说过五过和四德，虽然也能从病的症状和名目上来比类，但只是虚引经义而已，心里还不明白不能回答。

黄帝说：在未诊病时，应问病人的生活改变情况，如果是先贵后贱，虽然没有感受外邪，也会病从内生，这种病叫"脱营"。如果是先富后贫，发病叫做"失精"，由于五脏之气留连不运，积并而为病。医生诊察这种病，病的初期，由于病不在脏腑，形体也无改变，医生常诊而疑之，不知是什么病。日久则身体逐渐消瘦，气虚而精无以生，病势深重则真气被耗，阳气日虚，因洒洒恶寒而心怵时惊，其所以病势日益深重，是因为在外耗损了卫气，在内劫夺了营血。这种病即便是技术高明的医生，若不问明病人的情况，不知其致病原因，更不能治愈，这是诊治上的第一个过失。

凡欲诊治疾病时，一定要问病人的饮食和居住环境，以及是否有精神上的突然欢乐，突然忧苦，或先乐后苦等情况，因为突然苦乐都能损伤精气，使精气竭绝，形体败坏。暴怒则伤阴，暴喜则伤阳，阴阳俱伤，则使人气厥逆而上行，充满于经脉，而神亦浮越，去离了形体。技术低劣的医生，在诊治这种疾病时，既不能恰当地运用补泻治法，又不了解病情，致使精气日渐耗散，邪气得以积并，这是诊治上的第二个过失。

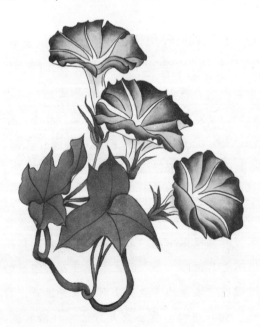

善于诊脉的医生，必将病之奇恒，比类辨别，从容分析，得知其病情，如果医生不懂得这个道理，他的诊治技术就没有什么可贵之处，这是诊治上的第三个过失。

诊病时须注意三种情况，即必须问其社会地位的贵贱，及是否曾有被削爵失势之事，以及是否有欲作侯王的妄想。因为原来地位高贵，失势以后，其情志必抑郁不伸，这种人，虽然未中外邪，但由于精神已经内伤，身体必然败亡。先富后贫的人，虽未伤于邪气，也会发生皮毛憔枯，筋脉拘挛，足痿弱拘挛不能行走。对这类病人，医生如果不能严肃地对其开导，不能触动其思想改变其精神面貌，而一味地对其柔弱顺从，任其发展下去，则必然乱之而失常，致病不能变动，医治也不发生效果，这是诊治上的第四个过失。

凡诊治疾病，必须了解其发病初期和现在的病情，又要知其病之本末，在诊脉问证时，应结合男女在生理及脉证上的特点。如因亲爱之人分离而怀念不绝，致情志郁结难解，及忧恐喜怒等，都可使五脏空虚，血气离守，医生如不知道这些道理，还有什么诊治技术可言。尝富之人，一旦失去财势，必大伤其心神，致筋脉严重损伤，形体虽依然能够行动，但津液已不再滋生了。若旧伤败结，致血气留聚不散，郁而化热，归于阳分，久则成脓，脓血蓄积，使人寒热交作。粗率的医生治疗这种病，由于他不了解病系劳伤脓积，而多次刺其阴阳经脉，使其气血更虚，致身体懈散，四肢转筋，死期已不远了，医生对此既不能明辨，又不问其发病原因，只是说病已危重，这是粗率的医生，此为诊治上的第五个过失。

上述的五种过失，都是由于医生的学术不精，人情事理不明造成的。所以说：圣人的治病，必知自然界阴阳的变化，四时寒暑的规律，五脏六腑之间的关系，经脉之阴阳表里，刺灸、砭石、毒药治病之所宜，能周密详审人情事理，以明诊治之常道，从病人的贵贱贫富，区分其体质及发病的各自特点，问其年龄之长幼，知其性情勇怯之理，审察病色出现的部位，以知其病之本始，并结合四时八风正气及三部九候脉象等进行分析，所以他的诊疗技术是全备的。治病的道理，应重视病人元气的强弱，从其元气的强弱变化中，探求其病，如果求之不得，其病便是在阴阳表里之间。治病时就遵守气血多少及针刺深浅等常规，不要失以穴的理法，能这样来进行医疗，则终生可不发生差错。如果不知取穴的理法，而妄施针石，可使五脏积热，痈发于六腑。若诊病不能详审周密，便是失常，若能谨守这些诊治法则，自会与经旨相明，能通晓《上经》《下经》之义，及如何揆测度量阴阳的变化，诊察奇恒之疾和五脏之病，而取决于明堂之色，审知疾病的始终等道理，便可随心所欲而遍行于天下。

徵四失论篇

黄帝在明堂，雷公侍坐。黄帝曰：夫子所通书受事众多矣，试言得失之意，所以得之，所以失之。雷公对曰：循经受业，皆言十全，其时有过失者，请闻其事解也。帝曰：子年少智未及邪？将言以杂合耶？夫经脉十二，络脉三百六十五，此皆人之所明知，工之所循用也。所以不十全者，精神不专，志意不理，外内相失，故时疑殆。

诊不知阴阳逆从之理，此治之一失也。

受师不卒，妄作杂术，谬言为道，更名自功，妄用砭石，后遗身咎，此治之二失也。

不适贫富贵贱之居，坐之薄厚，形之寒温，不适饮食之宜，不别人之勇怯，不知比类，足以自乱，不足以自明，此治之三失也。

诊病不问其始，忧患饮食之失节，起居之过度，或伤于毒，不先言此，卒持寸口，何病能中，妄言作名，为粗所穷，此治之四失也。

是以世人之语者，驰千里之外，不明尺寸之论，诊无人事，治数之道，从容之葆，坐持寸口，诊不中五脉，百病所起，始以自怨，遗师自咎。是故治不能循理，弃术于市，妄治时愈，愚心自得。呜呼！窃窃冥冥，孰知其道？道之大者，拟于天地，配于四海，汝不知道之谕，受以明为晦。

【译文】

黄帝坐在明堂，雷公侍坐于旁，黄帝说：先生所通晓的医书和所从事的医疗工作，已经是很多的了，你试谈谈对医疗上的成功与失败的看法，为什么能成功，为什么会失败。雷公说：我遵循医经学习医术，书上都说可以得到十全的效果，但在医疗中有时还是有过失，请问这应怎样解释呢？

黄帝说：你是由于年岁轻智力不足，考虑不及呢？还是对众人的学说缺乏分析呢？经脉有十二，络脉有三百六十五，这是人们所明白知道的，也是医生所遵循应用的。治病所以不能收到十全的疗效，是由于精神不能专一，志意不够条理，不能将外在的脉证与内在病情综合一起分析，所以时常发生疑惑和危殆。

诊病不知阴阳逆从的道理，这是治病失败的第一个原因。随师学习没有卒业，学术未精，乱用杂术，以错误为真理，变易其说，而自以为功，乱施砭石，给自己遗留下过错，这是治病失败的第二个原因。治病不能适宜于病人的贫富贵贱生活特点、居处环境的好坏、形体的寒温，不能适合饮食之所宜，不区别个性的勇怯，不知用比类异同的方法进行分析，这种作法，只能扰乱自己的思想，不足以自明，这是治病失败的第三个原因。诊病时不问病人开始发病情况，及是否曾有过忧患等精神上的刺激，饮食是否失于节制，生活起居是否超越正常规律，或者是否曾伤于毒，如果诊病时不首先问清楚这些情况，便仓促去诊视寸口，怎能诊中病情，只能是乱言病名，使病为这种粗率医疗作风所困，这是治病失败的第四个原因。

所以社会上的一些医生，虽学道于千里之外，但却不明白尺寸的道理，诊治疾病，不知参考人事。更不知诊病之道以能作到比类从容为最宝贵的道理，只知诊察寸口，这种作法，既诊不中五脏之脉，更不知疾病的起因，开始埋怨自己的学术不精，继而归罪于老师传授不明。所以治病如果不能遵循医理，必为群众所不信任，乱治中偶然治愈疾病，不知是侥幸，反自鸣得意。啊！医道之精微深奥，有谁能彻底了解其中的道理！医道之大，可比拟于天地，配于四海，你若不能通晓之教谕，则所接受之道理，虽很明白，必反成暗晦不明。

阴阳类论篇

孟春始至，黄帝燕坐，临观八极，正八风之气，而问雷公曰：阴阳之类，经脉之道，五中所主，何脏最贵？雷公对曰：春，甲乙青，中主肝，治七十二日，是脉之主时，臣以其脏最贵。帝曰：却念《上下经》，阴阳从容，子所言贵，最其下也。雷公致斋七日，旦复侍坐。帝曰：三阳为经，二阳为维，一阳为游部，此知五脏终始。三阳 ［阴］ 为表，二阴为里，一阴至绝作朔晦，却

具合以正其理。雷公曰：受业未
能明。帝曰：所谓三阳者，太阳
为经，三阳脉至手太阴，弦浮而
不沉，决以度，察以心，合之阴
阳之论。所谓二阳者，阳明也，
至手太阴，弦而沉急不鼓，炅至
以病，皆死。一阳者，少阳也，
至手太阴，上连人迎，弦急悬不
绝，此少阳之病也，专阴则死。

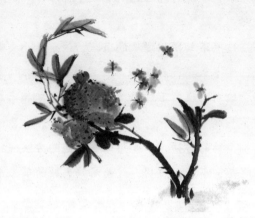

三阴者，六经之所主也，交于太阴，伏鼓不浮，上空志心。二阴至肺，其气归
膀胱，外连脾胃。一阴独至，经绝，气浮不鼓，钩而滑。此六脉者，乍阴乍
阳，交属相并，缪通五脏，合于阴阳，先至为主，后至为客。

雷公曰：臣悉尽意，受传经脉，颂得从容之道，以合《从容》，不知阴
阳，不知雌雄。帝曰：三阳为父，二阳为卫，一阳为纪；三阴为母，二阴为
雌，一阴为独使。二阳一阴，阳明主病，不胜一阴，脉软而动，九窍皆沉。三
阳一阴，太阳脉胜，一阴不能止，内乱五脏，外为惊骇。二阴二阳，病在肺，
少阴脉沉，胜肺伤脾，外伤四肢。二阴二阳皆交至，病在肾，骂詈妄行，巅疾
为狂。二阴一阳，病出于肾，阴气客游于心脘，下空窍提，闭塞不通，四肢别
离。一阴一阳代绝，此阴气至心，上下无常，出入不知，喉咽干燥，病在土
脾。二阳三阴，至阴皆在，阴不过阳，阳气不能止阴，阴阳并绝，浮为血瘕，
沉为脓肼。阴阳皆壮，下至阴阳。下合昭昭，下合冥冥，诊决死生之期，遂合
岁首。

雷公曰：请问短期。黄帝不应。雷公复问。黄帝曰：在经论中。雷公曰：
请闻短期。黄帝曰：冬三月之病，病合于阳者，至春正月脉有死征，皆归出
春。冬三月之病，在理已尽，草与柳叶皆杀，春阴阳皆绝，期在孟春。春三月
之病，曰阳杀，阴阳皆绝，期在草干。夏三月之病，至阴不过十日。阴阳交，
期在溓水。秋三月之病，三阳俱起，不治自已。阴阳交合者，立不能坐，坐不
能起。三阳独至，期在石水。二阴独至，期在盛水。

【译文】

立春之日，黄帝安闲地坐着，观看八方远际之处，候察八方所至之风，问雷公说：根据阴阳之类，经脉之道，五脏主时来分析，你认为哪一脏为最可贵？雷公回答说：春为四时之首，属甲乙木，其色青，在脏主肝，肝木之气旺于春七十二日，此时也是肝脉主时，所以我认为肝脏为最可贵。黄帝说：我记得《上下经》及阴阳、从容等篇所说的，你认为最可贵的，却是其中最下的。

雷公斋戒七日，早晨又侍坐于黄帝之旁。黄帝说：三阳为经，独统阳分，二阳为维，维络于前，一阳行身之侧，前后出入于二阳之间，为游部，懂得这个道理，便可由此类推，而知五脏之终始。三阴为表，二阴为里，一阴为阴尽，阴尽则阳生，如月之朔晦，合于天地阴阳终始之理。雷公说：我对你所讲授的内容还是不明白。黄帝说：所谓三阳是指太阳，太阳为经，太阳之脉至于手太阴寸口，弦浮而不沉，应根据常度进行决断，细心体察，并参合阴阳的理论以辨别其病之善恶。所谓二阳是指阳明，阳明之脉至于手太阴寸口，弦而沉急，不能鼓指，是阴气胜阳的病脉，若见发热，属阳气衰败回光返照之象，主死。所谓一阳，是指少阳，少阳之脉至于手太阴寸口，上连人迎，弦急而悬，其至不绝，这是少阳经的病脉，若见纯阴无阳的真脏脉，则主死。所谓三阴，是指太阴，肺主气而朝会百脉，为六经这所主，其脉交于寸口，沉伏鼓动而不浮，为阴盛阳衰，上焦空虚，致肺脾之志及心神皆不足。所谓二阴指少阴，肾与膀胱为表里，肾又为胃关，少阴之脉至手太阴寸口，其气内归于膀胱，外连于脾胃。一阴是厥阴，厥阴之脉独至于手太阴寸口，是有阴无阳，经气内绝，其脉气虽浮而不鼓指，如钩而滑。以上六种脉象，或阴脏而见阳脉，或阳脏而见阴脉，均见于寸口，故寸口脉可以交相合并，互通五脏，诊寸口也就能知五脏阴阳之合与不合，如出现这些脉象，凡先至寸口的为主，后至寸口的为客。

雷公说：我完全懂得你所说的意思，我想将你所传授的经脉内容，结合所诵读的从容之道，使之能合于古经《从容》，但我还不明白其中阴阳和雌雄的道理。黄帝说：三阳总领诸经，高尊如父；二阳捍卫诸经，抵御外邪，如卫；少阳出入于二阳之间，为阳之交会，如纪。三阴滋养诸经，如母；二阴属水，水能生物，如雌；一阴是阴尽阳生，能交通阴阳，如独使。二阳一阴合病，是肝邪伤胃而阳明主病，二阳不生一阴，则脉软而动，九窍之气皆沉滞而不通利。三阳一阴合病，太阳经脉邪胜，一阴不能制止，因则内乱五脏，外为惊骇。二阴二阳合病，则病在肺，少阴脉沉，火邪胜肺伤脾，则四肢皆病，二阴二阳皆交至，为土邪乘水，其病在肾，土胜则胃盛，故病骂詈妄行，癫疾为狂。二阴一阳合病，为水邪乘火，病出于肾，阴气上行至心，胃土气衰不能制水，故脘下空窍皆如被堤坝阻滞而闭塞不通。四肢好像离开身形一样不为所用。一阴一阳合病，脉来动而中止，木病不能生火，则阴气至心，厥阴与少阳不能枢转阴阳，其病或在上，或在下，而无定处，食不知味，溲便不知，喉咽干燥，病在脾土。二阳胃腑，三阴肺脏及至阴脾土皆发病，则阴气不能入于阳分，阳气不能留止于阴分，阴阳互相隔绝，出现脉与证相反现象，如脉浮者病当在外为血瘕，脉沉者病当在内为脓肿，若阴阳之气皆壮盛，则亢而为害，渐下而为大病，在男子为阳道生病，在女子为阴器生病。脉之阴阳，上合天之昭昭，下合地之冥冥，故欲决病的死生之期，必须参合一岁之中六气何气为首来推验之。

雷公问：请问疾病的死亡日期。黄帝没有回答。雷公又问。黄帝说：这些内容在古代医书中已有说明。雷公问：请问怎样就可以知道疾病的死亡日期。黄帝说：冬三月的病，如果病见阳症阳脉，到春天正月而脉象有死征的，则在春尽夏初阳盛阴衰之时死亡。冬三月的病，若死证悉见，于理已无生机，到草发芽和柳生叶之时死亡，若交春之后，脉阴阳皆绝，则死亡之期，当在正月。春三月的疾，名叫阳杀，若脉阴阳皆绝，则死亡之期在旧草尚干之时。夏三月的病，若病在脾而有死征的，其死期不过十日，若阴脉见于阳，阳脉见于阴，则死期在冬初之时。秋三月的病，若两手太阳膀胱之脉俱起，可不治自愈。若阴阳交错合而为病，便立则不能坐，坐则不能起。若三阳之脉独至，则死期在冰冻如石之时。若二阴之脉独至，则死期在正月雨水之时。

方盛衰论篇

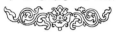

雷公请问：气之多少，何者为逆？何者为从？黄帝答曰：阳从左，阴从右，老从上，少从下。是以春夏归阳为生，归秋冬为死，反之，则归秋冬为生，是以气多少，逆皆为厥。问曰：有余者厥邪？答曰：一上不下，寒厥到膝，少者秋冬死，老者秋冬生。气上不下，头痛巅疾，求阳不得，求阴不审，五部隔无征，若居旷野，若伏空室，绵绵乎属不满目。是以少气之厥，令人妄梦，其极至迷。三阳绝，三阴微，是为少气。是以肺气虚，则使人梦见白物，见人斩血藉藉，得其时则梦见兵战。肾气虚，则使人梦见舟船溺人，得其时则梦伏水中，若有畏恐。肝气虚，则梦见菌香生草，得其时则梦伏树下不敢起。心气虚，则梦救火阳物，得其时则梦燔灼。脾气虚，则梦饮食不足，得其时则梦筑垣盖屋。此皆五脏气虚，阳气有余，阴气不足，合之五诊，调之阴阳，以在经脉。

诊有十度，度人脉度、脏度、肉度、筋度、俞度。阴阳气尽，人病自具。脉动无常，散阴颇阳，脉脱不具，诊无常行。诊必上下，度民君卿。受师不卒，使术不明，不察逆从，是为妄行，持雌失雄，弃阴附阳，不知并合，诊故不明，传之后世，反论自章。至阴虚，天气绝，至阳盛，地气不足，阴阳并交，至人之所行，阴阳并交者，阳气先至，阴气后至。是以圣人持诊之道，先后阴阳而持之，《奇恒之势》乃六十首，诊合微之事，追阴阳之变，章五中之情，其中之论，取虚实之要，定五度之事，知此乃足以诊。是以切阴不得阳，诊消亡。得阳不得阴，学道不湛。知左不知右，知右不知左，知上不知下，知先不知后，故治不久。知丑知善，知病知不病，知高知下，知坐知起，知行知止，用之有纪，诊道乃具，万世不殆。起所有余，知所不足，度事上下，脉事因格。是以形弱气虚，死；形气有余，脉气不足，死；脉气有余，形气不足，生。是以诊有大方，坐起有常，出入有行，以转神明，必清必净，上观下观，司八正邪，别五中部，按脉动静，循尺滑涩，寒温之意，视其大小，合之病能逆从以得，复知病名，诊可十全，不失人情，故诊之或视息视意，故不失条理，道甚明察，故能长久。不知此道，失经绝理，亡言妄期，此谓失道。

【译文】

雷公请问：阴阳之气有多少盛衰，怎样就是逆？怎样就是从呢？黄帝回答说：阳气自左而升，故其气从左，阴气自右而降，故其气从右，老年人之气先衰于下，故其气从上而下，少壮人之气先盛于下，故其气从下而上，所以春夏之病，见阳症阳脉者生，见阴症阴脉者死，反之，秋冬之病，见阴症阴脉者生，因此不论阴阳之气多少盛衰，若其气逆而不和，都能成为厥。

问：气有余的也能成厥吗？回答说：阳气逆于上而不下于足，则足胫寒冷至膝，少壮人患此病，到秋冬则死，老年人患此病，在秋冬可生。若阳气上而不下，则见头痛一类的巅顶疾患，这类厥证，谓其属阳，则本非阳盛，谓其属阴，则又非阴盛，故求阳不可得，求阴无所知，而是由于五脏之气隔绝，无显著征象可察，如似置身于旷野一样，而无所闻，若伏居于空室一样而无所见，其生命绵绵一息，似乎不能终日。

所以少气所致的厥，使人梦多诞妄，其厥盛极，则令人迷乱昏昧。三阳之脉悬绝，三阴之脉微细，便是少气之候。所以肺气虚则使人梦见白色物品，及见杀人而流血狼藉，若得金旺之时，则梦见战争。肾气虚则使人梦见舟船溺人，若得水旺之时，则梦潜伏水中，似有畏恐之事。肝气虚则使人梦见菌香草木，若得木旺之时，则梦伏于树下而不敢起。心气虚则梦见救火及雷电，若得火旺之时，则梦见大火燃烧。脾气虚则使人梦饮食不足，若得土旺之时，则梦筑墙盖屋。这都是因五脏之气虚，阳气有余，阴气不足所致，应参合五脏的见证，调和其阴阳，这些内容已在《经脉》中论述。

诊法有十度，就是揣度人的脉度、脏度、肉度、筋度、俞度。凡此十度，人身阴阳之理尽概括在内，故人之疾病，亦无不具见于此。脉的搏动本无常体，若脉阴阳散乱而偏颇，或脉象不明显，故诊察时不能拘于一法。诊病时还必须弄清病人的身份，是平民还是君卿。若对老师所传授的知识不能全面接受，医术便不会高明，诊病不能辨别逆从，这是妄行，必然持雌失雄，弃阴附阳，不知参合全面情况，进行分析，所以诊断也不会明确。这样医术，如传于后世，其谬误必须会在实践中暴露。

若至阴虚，则天气因地气不升绝而不降；至阳盛，则地气因天气不降而不足，能使阴阳二气交会相济而无偏胜，这惟有"至人"才能做到。阴阳二气交会相济，常是阳气先至，阴气后至。所以"圣人"掌握诊病之道，都是察阴阳先后以测其情要，《奇恒之势》六十首，将诊察所得的微细资料综合分析，以求阴阳盛衰之变，明确五脏之病情，其中之论，是取虚实的纲要，决定五度之事，必须知道这些道理，才能诊病。所以诊病时若切其阴而不了解其阳，这种诊法，必不能行于世；若只知其阳而不知其阴，这是学术不精湛；若知左不知右，知右不知左，知上不知下，知先不知后，则其医道不会长久存在下去。必须是能知丑又知善，知病又知不病，知高又知下，知坐又知起，知行又知止，使用起来才能非常条理，诊病之道，才算完备，这样的医道，可传万世而不致差错。

病的初期，见到其邪气有余，便应知其正气不足，能揆度病情的高下，则脉可因之而穷究其理。形弱气虚的，为中外俱败，主死；形气有余，脉气不足的，为脏气已坏，主死；脉气有余，形气不足的，为脏气未衰，主生。所以医家诊病有大法，应当起坐有常态，行动有品德，运用精神，保持必清必静，对病人上下观察，候八节八风之正邪，辨别五脏中邪的部位，按其脉之动静，循摩其尺肤之滑涩寒温，察其大小便的变化，参合病之形状，便可得知病是逆是从，并又可得知病名，这样诊病可以十全，也不失人情，所以诊病或视其呼吸，或察其神情，均能不失条理，由于技术高明，诊察明确，故其医道可以保持长久，若不知此道，则必然失乎经旨，违背常理，乱作诊断，妄决死生之期，这叫做失道。

解精微论篇

黄帝在明堂，雷公请曰：臣授业传之，行教以经论，从容形法，阴阳刺灸，汤药所滋。行治有贤不肖，未必能十全。若先言悲哀喜怒，燥湿寒暑，阴阳妇女，请问其所以然者，卑贱富贵，人之形体所从，群下通使，临事以适道术，谨闻命矣。请问有冤愚仆漏之问，不在经者，欲闻其状。帝曰：大矣。公请问：哭泣而泪不出者，若出而少涕，其故何也？帝曰：在经有也。复问：不知水所从生，涕所从出也。帝曰：若此问者，无益于治也，工之所知，道之所生也。夫心者，五脏之专精也，目者，其窍也，华色者，其荣也。是以人有德也，则气和于目，有亡，忧知于色。是以悲哀则泣下，泣下水所由生。水宗者积水也，积水者至阴也，至阴者肾之精也。宗精之水所以不出者，是精持之也，辅之裹之，故水不行也。夫水之精为志，火之精为神，水火相感，神志俱悲，是以目之水生也。故谚言曰：心悲名曰志悲。志与心精，共凑于目也。是以俱悲则神气传于心精，上不传于志而志独悲，故泣出也。泣涕者脑也，脑者阴也，髓者，骨之充也，故脑渗为涕。志者骨之主也，是以水流而涕从之者，其行类也。夫涕与泣者，譬如人之兄弟，急则俱死，生则俱生，其志以早悲，是以涕泣俱出而横行也。夫人涕泣俱出而相从者，所属之类也。雷公曰：大矣。

请问：人哭泣而泪不出者，若出而少，涕不从之，何也？帝曰：夫泣不出者，哭不悲也。不泣者，神不慈也；神不慈则志不悲，阴阳相持，泣安能独来？夫志悲者惋，惋则冲阴，冲阴则志去目，志去则神不守精，精神去目，涕泣出也。且子独不诵不念夫经言乎？厥则目无所见。夫人厥则阳气并于上，阴气并于下。阳并于上，则火烛光也；阴并于下，则足寒，足寒则胀也。夫一水不胜五火，故目眦盲。是以冲风，泣下而不止。夫风之中目也，阳气内守于精，是火气燔目，故见风则泣下也。有以比之，夫火疾风生乃能雨，此之类也。

【译文】

黄帝在明堂，雷公问道：我接受你传授的医术，又向别人讲述，教的内容是经典上的理论，如从容之形法，阴阳之刺灸，以及汤药之所滋等。但由于他们有的明智有的愚昧，在临证应用时未必能十全。在教的时候，先提出悲哀喜怒，燥湿寒暑，阴阳妇女等问题，让他们回答其中的道理，并讲述卑贱富贵，人形体之所能适从，使学者能完全通晓这些道理，并在临证时能恰当地运用，这一切我早已听你讲过了。现在想向你请问一些愚昧浅陋的问题，这些问题，都不在经典中，我想知道其中的道理。黄帝说：你问得深而广啊。

雷公请问：哭泣而泪不出的，或虽然泪出而涕不出，这是什么缘故呢？黄帝说：在经书中有记载。雷公又问：不知泪液是从何处所生，鼻涕是从何处而出。黄帝说：你问的这些问题，对治疗没有什么帮助，但却是医生所必须知道的，因为这是医学上的基本道理所在。心脏是人体五脏六腑之大主。五脏的精气均由心来统辖，目是心之外窍，光华色泽是心的外荣，所

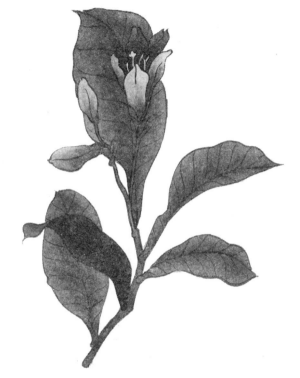

以当人有所得的时候，则喜悦现于目，在失意的时候，则忧容见于色。所以人在悲哀之时便泪下，泪是水液所生。水之本源体内积聚的水液，积聚的水液属至阴，至阴即肾之精。来源于肾精之水液，所以不能溢出，是由于有肾精来主持辅裹，故不得妄行。水之精气是志，火之精气是神，若水火相感，神志俱悲，则目中泪出。所以谚语说：心悲叫做志悲。肾和心之精均上聚于目。所以当神志俱悲之时，则神气传于心，精气上而不下行于肾，肾志独悲，便失去了主持水液的能力，故泪出。流泪和流涕皆出于脑，脑属阴，髓主充实于骨空而藏于脑，鼻窍通于脑，故脑之水液渗出为涕。肾志为骨之主，所以泪出鼻涕亦随之而出，是因为属于同类的关系。鼻涕和眼泪好像人之兄弟一样，危则同死，生则同存，故当肾志先悲时，便鼻涕与眼泪俱出而横流。其所以人的鼻涕和眼泪齐出相从，是因为它属水液一液的缘故。

雷公说：你讲的道理深而广。请问有的人哭泣而不流泪，或虽流泪但甚少，鼻涕不随之而出，这是什么缘故呢？黄帝说：哭泣而不流泪的，是因为他

的哭并不悲伤。不流泪，是由于其神不慈。心神不慈则肾志亦不悲，心神与肾志相持，而不能相互交感，眼泪怎么能流出来呢？志悲则凄惨之意上冲于脑，上冲于脑则志去目，志去目则神不守精，精和神都离开目，则涕与泪不能禁止而流出。你不曾读过和想过经书上所说的话吗？气厥则目无所见。当人气厥的时候，则阳气偏聚于上，阴气偏聚于下。阳气偏聚于上，则有阳无阴而火热亢于上；阴气偏聚于下，则独阴无阳而足寒冷，足寒冷则生胀满。由于一水不能胜五火，故目不能视物。所以迎风而流泪不止的，是因为风邪中于目，阳气内守于精，风与热相交，故迎风则泪出。有这样的比喻，火热之气炽盛，则风生而有雨，与此情况相类。

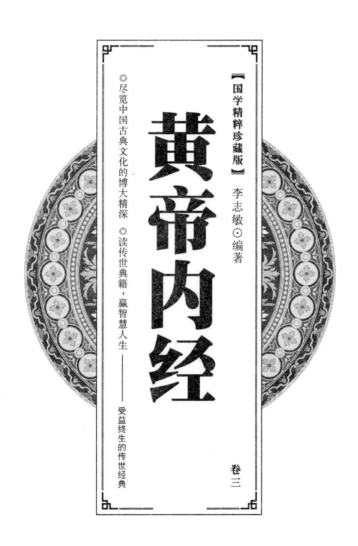

【国学精粹珍藏版】

李志敏⊙编著

◎尽览中国古典文化的博大精深 ◎读传世典籍，赢智慧人生——

黄帝内经

——受益终生的传世经典

卷三

民主与建设出版社
·北京·

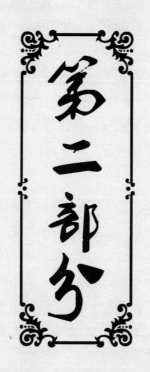

第二部分

《灵枢》（节选）

九针十二原篇

黄帝问于岐伯曰：余子万民，养百姓，而收其租税。余哀其不给，而属有疾病。余欲勿使被毒药，无用砭石，欲以微针通其经脉，调其血气，营其逆顺出入之会，令可传于后世，必明之为之法。令终而不灭，久而不绝，易用难忘，为之经纪。异其章，别其表里，为之终始。令各有形，先立针经，愿闻其情。

岐伯答曰：臣请推而次之，令有纲纪，始于一，终于九焉。请言其道。小针之要，易陈而难入，粗守形，上守神，神乎神，客在门，未睹其疾，恶知其原？刺之微，在速迟，粗守关，上守机，机之动，不离其空，空中之机，清静而微，其来不可逢，其往不可追。知机之道者，不可挂以发，不知机道，叩之不发。知其往来，要与之期，粗之暗乎，妙哉！工独有之。往者为逆，来者为顺，明知逆顺，正行无问。逆而夺之，恶得无虚？追而济之，恶得无实？迎之随之，以意和之，针道毕矣。

凡用针者，虚则实之，满则泄之，宛陈则除之，邪胜则虚之。《大要》曰：徐而疾则实，疾而徐则虚。言实与虚，若有若无，察后与先，若存若亡，为虚与实，若得若失。

虚实之要，九针最妙。补泻之时，以针为之。泻曰：必持内之，放而出之，排阳得针，邪气得泄。按而引针，是谓内温，血不得散，气不得出也。补曰：随之，意若妄之，若行若按，如蚊虻止，如留如还，去如弦绝，令左属右，其气故止，外门已闭，中气乃实，必无留血，急取诛之。

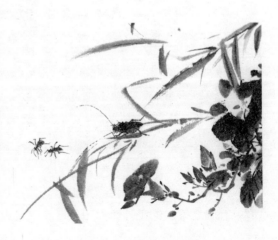

持针之道，坚者为宝，正指直刺，无针左右，神在秋毫，属意病者，审视血脉，刺之无殆。方刺之时，必在悬阳，及与两卫，神属勿去，知病存亡，血脉者，在腧横居，视之独澄，切之独坚。

九针之名，各不同形：一曰镵针，长一寸六分；二曰员针，长一寸六分；三曰鍉针，长三寸半；四曰锋针，长一寸六分；五曰铍针，长四寸，广二分半；六曰员利针，长一寸六分；七曰毫针，长三寸六分；八曰长针，长七寸；九曰大针，长四寸。镵针者，头大末锐，去泻阳气。员针者，针如卵形，揩摩分间，不得伤肌肉，以泻分气。鍉针者，锋如黍粟之锐，主按脉勿陷，以致其气。锋针者，刃三隅，以发痼疾。铍针者，末如剑锋，以取大脓。员利针者，尖如氂，且员且锐，中身微大，以取暴气。毫针者，尖如蚊虻喙，静以徐往，微以久留之而养，以取痛痹。长针者，锋利身长，可以取远痹。大针者，尖如梃，其锋微员，以泻机关之水也。九针毕矣。

夫气之在脉也，邪气在上，浊气在中，清气在下。故针陷脉则邪气出，针中脉则浊气出，针太深则邪气反沉，病益。故曰：皮肉筋脉各有所处，病各有所宜，各不同形，各以任其所宜。无实无虚，损不足而益有余，是谓甚病，病益甚。取五脉者死，取三脉者恇；夺阴者死，夺阳者狂，针害毕矣。

刺之而气不至，无问其数；刺之而气至，乃去之，勿复针。针各有所宜，各不同形，各任其所为。刺之要，气至而有效，效之信，若风之吹云，明乎若见苍天，刺之道毕矣。

黄帝曰：愿闻五脏六腑所出之处。岐伯曰：五脏五腧，五五二十五腧；六腑六腧，六六三十六腧。经脉十二，络脉十五，凡二十七气以上下。所出为井，所溜为荥，所注为腧，所行为经，所入为合，二十七气所行，皆在五腧也。节之交，三百六十五会，知其要者，一言而终，不知其要，流散无穷。所言节者，神气之所游行出入也，非皮肉筋骨也。

睹其色，察其目，知其散复；一其形，听其动静，知其邪正。右主推之，左持而御之，气至而去之。

凡将用针，必先诊脉，视气之剧易，乃可以治也。五脏之气已绝于内，而用针者反实其外，是谓重竭，重竭必死，其死也静，治之者辄反其气，取腋与膺；五脏之气已绝于外，而用针者反实其内，是谓逆厥，逆厥则必死，其死也躁，治之者，反取四末。刺之害，中而不去，则精泄；不中而去，则致气。精泄则病益甚而恇，致气则生为痈疡。

五脏有六腑，六腑有十二原，十二原出于四关，四关主治五脏。五脏有疾，当取之十二原，十二原者，五脏之所以禀三百六十五节之会也。五脏有疾也，应出十二原，而原各有所出，明知其原，睹其应，而知五脏之害矣。阳中之少阴，肺也，其原出于太渊，太渊二。阳中之太阳，心也，其原出于大陵，大陵二。阴中之少阳，肝也，其原出于太冲，太冲二。阴中之至阴，脾也，其原出于太白，太白二。阴中之太阴，肾也，其原出于太溪，太溪二。膏之原，出于鸠尾，鸠尾一。肓之原，出于脖胦，脖胦一。凡此十二原者，主治五脏六腑之有疾者也。胀取三阳，飧泄取三阴。

今夫五脏之有疾也。譬犹刺也，犹污也，犹结也，犹闭也。刺虽久，犹可拔也；污虽久，犹可雪也；结虽久，犹可解也；闭虽久，犹可决也。或言久疾之不可取者，非其说也。夫善用针者，取其疾也，犹拔刺也，犹雪污也，犹解结也，犹决闭也。疾虽久，犹可毕也。言不可治者，未得其术也。

刺诸热者，如以手探汤；刺寒清者，如人不欲行。阴有阳疾者，取之下陵三里，正往无殆，气下乃止，不下复始也。疾高而内者，取之阴之陵泉；疾高而外者，取之阳之陵泉也。

【译文】

黄帝问岐伯说：我怜爱万民，亲养他们，并向他们征收赋税。我哀怜生活尚难自给，还不时为疾病所苦的人。我想不采用服药物和砭石的治法，而是用微针，以疏通经脉，调理气血，增强经脉气血的逆顺出入来治疗疾病。要想使这种疗法在后世能代代相传，必须明确提出针刺大法，要想它永不失传，便于运用而又不会被忘掉，就必须建立条理清晰的体系，分出不同的篇章，区别里外，以明确气血终而复始地循环于人身的规律。要把各种针具的形状及相应的用途加以说明，我认为应首先制订针经。我想听您说说这方面的情况。

岐伯答道：让我按次序，从小针开始，直到九针，说说其中的道理。小针治病，容易掌握，但要达到精妙的地步却很困难。低劣的医生死守形迹，高明的医生则能依据病情的变化来加以针治。神奇啊！气血循行于经脉，出入有一定的门户，病邪也可从这些门户侵入体内。没有认清疾病，怎么能了解产生疾病的原因呢？针刺的奥妙，在于针刺的快慢。医生仅仅死守四肢关节附近的固定穴位，而针治高手却能观察经气的动静和气机变化，经气的循行，不离孔空，孔空里蕴含的玄机，是极精密微妙的。当邪气充盛时，不可迎而补之，当邪气衰减时，不可追而泻之。懂得气机变化的关键而施治的，不会有丝毫的差失，不懂得气机变化道理的，就如扣在弦上的箭，不能及时准确地射出一样。所以必须掌握经气的往来顺逆之机，才能把握住针刺的正确时间。劣医对此昏昧无知，只有明医才能体察它的奥妙。正气去者叫做逆，正气来复叫做顺，明白逆顺之理，就可以大胆直刺而不必犹豫不决了。正气已虚，反用泻法，怎么会不更虚呢？邪气正盛，反用补法，怎么会不更实呢？迎其邪而泻，随其去而补，用心体察其中的奥秘，针刺之道也就到此而止了。

凡在针刺时，正气虚弱则应用补法，邪气盛实则用泻法，气血瘀结的给予破除，邪气胜的则用攻下法。《大要》说：进针慢而出针快并急按针孔的为补法，进针快而出针慢不按针孔的为泻法。这里所说的补和泻，应为似有感觉又好像没有感觉；考察气的先至与后至，以决定留针或去针。不管是用补法还是用泻法，都要使患者感到补之若有所得，泻之若有所失。

虚实补泻的要点，以九针最为奇妙。补或泻都可用针刺实现。所谓泻法，指的是要很快持针刺入，得气后，摇大针孔，转而出针，排出表阳，以泄去邪气。如果出针时按闭针孔，就会使邪气闭于内，血气不得疏散，邪气也出不来！所谓补法，即是指顺着经脉循行的方向施针，仿佛若无其事，行针导气，按穴下针时的感觉，就像蚊虫叮在皮肤上。针入皮肤，候气之时，仿佛停留徘徊，得气之后，急速出针，如箭离弦，右手出针，左手急按针孔，经气会因此而留止，针孔已闭，中气仍然会充实，也不会有淤血停留，若有淤血，应立即除去。

按针的方法，坚握而有力最为贵。对准腧穴，端正直刺，针体不可偏左偏右。持针者精神要集中到针端，并留意观察病人。同时仔细观察血脉的走向，并且进针时避开它，就不会发生危险了。将要针刺的时候，要留意病人的双目和面部神色的变化，以体察其神气的盛衰，对此不可稍有疏露。如血脉横布在腧穴周围，看起来很清楚，用手法按切也感到坚实，刺时就应该避开它。

九针的形状依据名称的不同而各有不同。第一种叫做镵针，长一寸六分；

第二种叫员针，长一寸六分；第三种叫鍉针，长三寸半；第四种叫锋针，长一寸六分；第五种叫铍针，长四寸，宽二分半；第六种叫员利针，长一寸六分；第七种叫毫针，长三寸六分；第八种叫长针，长七寸；第九种叫大针，长四寸。镵针，头大而针尖锐利，浅刺可以泻肌表阳热；员针，针形如卵，用以在肌肉之间按摩，不会损伤肌肉，却能疏泄肌肉之间的邪气；鍉针，其锋如黍粟粒一样微圆，用于按压经脉，不会陷入皮肤内，所以可以引正气祛邪气；锋针，三面有刃，可以用来治疗顽固的旧疾；铍针，针尖像剑锋一样锐利，可以用来刺痈排脓；员利针，针尖像长毛，圆而锐利，针的中部稍粗，可以用来治疗急性病；毫针，针形像蚊虻的嘴，可以舒缓地刺入皮肉，轻微提插而留针，正气可以得到充养，邪气尽散，出针养神，可以治疗痛痹；长针，针尖锐利，针身细长，可以用来治疗日月已久的痹证；大针，针尖像折断后的竹茬，其锋稍圆，可以用来泻去关节积水。关于九针的情形大致就是如此了。

大凡邪气侵入了人体的经脉，阳邪的气常停留在上部，浊恶的气常停留在中部，清朗的气常停留在下部。因此针刺筋骨陷中的孔穴，阳邪就能得以外出，针刺阳明经合穴，就会使浊气得以外出。但如果病在表浅而针刺太深，反而会引邪进入内里，这样病情就会加重。所以说：皮肉筋脉，各有其所在的部位，病症也各有其适宜的孔穴。九针的形状不同，各有其施治相适的孔穴，应根据病情的不同而适当选用。不要实证用补法，也不要虚证用泻法，那样会导致损不足而益有余，反而会加重病情。精气虚弱的病人，误泻五脏腧穴，可致阴虚而宛，阳气不足的病人，误泻三阳经腧穴，可致正气衰弱而精神错乱。误泻了阴经，耗尽了脏气的会死亡；损害了阳经，则会使人发狂，这就是用针不当的害处。

如果刺后未能得其气，不问息数多少，都必须等待经气到来；如已得气就可去针，不必再刺。九针各有不同的功用，针形也不一样，必须根据病情的不同加以选用，这是针刺的要点。总之，是针下得气，即为有效，疗效明显的，就如风吹云散，明朗如见到青天那样，针刺的道理就是这样了。

黄帝说：我想听你谈一谈五脏六腑的经气所出的情况。

岐伯回答说：五脏经脉，各有井、荣、输、经、合五个腧穴，五五则有二十五个腧穴。六腑经脉，各有井、荣、输、原、经、合六个腧穴，六六共三十六个腧穴。脏腑有十二条经脉，每经又各有一络，加上任、督脉二络和脾之大络，便有十五络了。十二经加十五络，这二十七脉之气在全身循环周转，经气所出的孔穴，叫做"井"，如同初出的山间泉水；经气所流过的孔穴，叫做"荥"，即像刚出泉源的微小水流，说明经气尚很微弱；经气所灌注的孔穴，叫做"输"，即像水流汇聚，而能转输运行，其气也在逐渐长大了；经气所行走的孔穴，叫做"经"，像水流已经成渠，脉气正当旺盛；经气所进入的地方，叫做"合"，像百川汇流人海，经气已就入合于内了。这二十七条经脉，都出入流注运行于井、荥、输、经、合五腧。

人体关节的相交，共有三百六十五处，知道了这些要点，就可以一言以蔽之了，否则就不能把握住头绪。所谓人体关节部位，是指神气游行出入的地方，不是指皮肉筋骨的局部形态。

观察病人的面部气色和眼神，可以了解正气的消散和复还的情况。辨别病人形体的强弱，听他的声音，可以了解邪正虚实的情形，然后就可以右手进针，左手扶针，刺入后，待针下得气即应出针。

凡是在用针之前，必先诊察脉象，知道了脏气的虚实，才可以进行治疗。如果五脏之气在里面已经竭灭了，反用针补在外的阳经，阳愈盛阴愈虚了，这就叫重竭。重竭必定致人死亡，但临死时病者的表现是安静的，这是因为医者违背了经气，误取腋部和胸部的腧穴，使脏气尽汇于外而造成的。如果五脏之气在外面已经虚绝，却反而用针补在内的阴，阴愈盛阳愈虚，这叫逆厥。逆厥也必然致人死亡，但在临死时病者会表现得很烦躁，这是误取四肢末端的穴位，促使阳气衰竭而造成的。针刺已刺中病邪要害而不出针，反而会使精气耗损；没有刺中要害，即行出针，却会使邪气留滞不散。精气外泄，病情就会加重而致人虚弱，邪气留滞则会发痈疡。

五脏有六腑，六腑有十二原穴，十二原穴出于肘膝四关，所以从四关原穴可以主治五脏的疾病。所以五脏有病，应取十二原穴。十二原穴，是五脏聚全身三百六十五节经气而集中的部位，所以五脏有病，就会反映到十二原穴，而十二原穴也各有所属的内脏，明了了原穴的性质，观察它们的反应，就可以知道五脏的病变情况。

心肺居于膈上，属阳位，但肺是阳部的阴脏，故为阳中之少阴。其原穴厚于太渊，左右共二穴。心为阳部的阳脏，所以是阳中之太阳，其原穴出于大陵，左右共二穴。肝、脾、肾居于膈下，属于阴位。肝是阴部的阳脏，为阴中少阳，其原穴出于太冲，左右共二穴。脾是阴部的阴脏，为阴中之至阴，其原穴出于太白，左右共两穴。肾是阴部的阴脏，为阴中之太阴，其原穴出于太溪，左右共二穴。膏的原穴为鸠尾，只有一穴。肓的原穴是气海，也只有一穴。以上十二原穴，是脏腑之气输注的地方，所以能治五脏六腑的病。凡是腹胀的病都应当取足三阳经，飧泄的病应当取足三阴经。

五脏有病，就像身上扎了刺、物体被污染、绳索打了结、江河发生了淤塞现象。扎刺的时日虽久但还是可以拔除的，污染的时间虽久，却仍是可以洗尽的；绳子打结虽然很久，但仍可以解开；江河淤塞得很久了，却仍是可以疏通的。有人认为病久了就不能治愈，这种说法是错误的，善于用针的人治疗疾病，就像拔刺、涤洗污点、解开绳结、疏通淤塞一样。病的日子虽久，仍然可以治愈，说久病不可治，是因为没有掌握针刺的技术。

针刺治疗热病，就如同用手试探沸汤。针刺治疗阴塞之病，应像行人在路上停留，不愿走开的样子。阴分出现阳邪热象，应取足三里穴，准确刺入而不能懈怠，气至邪退了便应出针，如果邪气不退，便应当再刺。疾病位于上部而属于内脏的，当取阳陵泉，疾病位于上部而属于外腑的，则应当取阳陵泉。

本输

黄帝问于岐伯曰：凡刺之道，必通十二经络之所终始，络脉之所别处，五输之所留，六腑之所与合，四时之所出入，五脏之所溜处，阔数之度，浅深之状，高下所至。愿闻其解。

岐伯曰：请言其次也。肺出于少商，少商者，手大指端内侧也，为井木；溜于鱼际，鱼际者，手鱼也，为荥；注于太渊，太渊，鱼后一寸陷者中也，为腧；行于经渠，经渠，寸口中也，动而不居，为经；入于尺泽，尺泽，肘中之动脉也，为合。手太阴经也。

心出于中冲，中冲，手中指之端也，为井木；溜于劳宫，劳宫，掌中中指本节之内间也，为荥；注于大陵，大陵，掌后两骨之间方下者也，为腧；行于间使，间使之道，两筋之间，三寸之中也，有过则至，无过则止，为经；入于曲泽，曲泽，肘内廉下陷者之中也，屈而得之，为合，手少阴也。

肝出于大敦，大敦者，足大指之端及三毛之中也，为井木；溜于行间，行间，足大指间也，为荥；注于太冲，太冲，行间上二寸陷者之中也，为腧；行于中封，中封，内踝之前一寸半，陷者之中，使逆则宛，使和则通，摇足而得之，为经；入于曲泉，曲泉，辅骨之下，大筋之上也，屈膝而得之，为合。足厥阴也。

脾出于隐白，隐白者，足大指之端内侧也，为井木；溜于大都，大都，本节之后，下陷者之中也，为荥；注于太白，太白，腕骨之下也，为腧；行于商丘，商丘，内踝之下，陷者之中也，为经；入于阴之陵泉，阴之陵泉。辅骨之下，陷者之中也，伸而得之，为合。足太阴也。

肾出于涌泉，涌泉者，足心也，为井木；溜于然谷，然谷，然骨之下者也，为荥；注于太溪，太溪，内踝之后，跟骨之上，陷中者也，为腧；行于复留，复留，上内踝二寸，动而不休，为经；入于阴谷，阴谷，辅骨之后，大筋之下，小筋之上也，按之应手，屈膝而得之，为合。足少阴经也。

膀胱出于至阴，至阴者，足小指之端也，为井金；溜于通谷，通谷，本节之前外侧也，为荥；注于束骨，束骨，本节之后，陷中者也，为腧；过于京骨，京骨，足外侧大骨之下，为原；行于昆仑，昆仑，在外踝之后，跟骨之上，为经；入于委中，委中，腘中央，为合，委而取之。足太阳也。

胆出于窍阴，窍阴者，足小指次指之端也，为井金；溜于侠溪，侠溪，足小指次指之间也，为荥；注于临泣，临泣，上行一寸半陷者中也，为腧；过于丘墟，丘墟，外踝之前下，陷者中也，为原；行于阳辅，阳辅，外踝之上，辅骨之前，及绝骨之端也，为经；入于阳之陵泉，阳之陵泉，在膝外陷者中也，为合，伸而得之。足少阳也。

胃出于厉兑，厉兑者，足大指内次之端也，为井金；溜于内庭，内庭，次指外间也，为荥；注于陷谷，陷谷者，上中指内间上行二寸陷者中也，为腧；过于冲阳，冲阳，足跗上五寸陷者中也，为原，摇足而得之；行于解溪，解溪，上冲阳一寸半陷者中也，为经；入于下陵，下陵，膝下三寸，胻骨外三里也，为合；复下三里三寸为巨虚上廉，复下上廉三寸为巨虚下廉也，大肠属上，小肠属下，足阳明胃脉也，大肠小肠，皆属于胃。是足阳明也。

三焦者，上合手少阳，出于关冲，关冲者，手小指次指之端也，为井金；溜于液门，液门，小指次指之间也，为荥；注于中渚，中渚，本节之后陷者中也，为腧；过于阳池，阳池，在腕上陷者之中也，为原；行于支沟，支沟，上腕三寸，两骨之间陷者中也，为经；入于天井，天井，在肘外大骨之上陷者中也，为合，屈肘乃得之，三焦下腧，在于足大指之前，少阳之后，出于腘中外廉，名曰委阳，是太阳络也。手少阳经也。三焦者，足少阳太阴（一本作阳）之所将，太阳之别也，上踝五寸，别入贯腨肠，出于委阳，并太阳之正，入络膀胱，约下焦，实则闭癃，虚则遗溺，遗溺则补之，闭癃则泻之。

小肠者，上合手太阳，出于少泽，少泽，小指之端也，为井金；溜于前谷，前谷，在手外廉本节前陷者中也，为荥；注于后溪，后溪者，在手外侧本节之后也，为腧；过于腕骨，腕骨，在手外侧腕骨之前，为原；行于阳谷，阳谷，在锐骨之下陷者中也，为经；入于小海，小海，在肘内大骨之外，去端半寸陷者中也，伸臂而得之，为合。手太阳经也。

大肠上合手阳明，出于商阳，商阳，大指次指之端也，为井金；溜于本节之前二间，为荥；注于本节之后三间，为腧；过于合谷，合谷，在大指岐骨之间，为原；行于阳溪，阳溪，在两筋间陷者中也，为经；入于曲池，在肘外辅骨陷者中，屈臂而得之，为合。手阳明也。是谓五脏六腑之腧，五五二十五腧，六六三十六腧也。六腑皆出足之三阳，上合于手者也。

缺盆之中，任脉也，名曰天突；一次任脉侧之动脉，足阳明也，名曰人迎；二次脉手阳明也，名曰扶突；三次脉手太阳也，名曰天窗；四次脉足少阳也，名曰天容；五次脉手少阳也，名曰天牖；六次脉足太阳也，名曰天柱；七次脉颈中央之脉，督脉也，名曰风府。腋内动脉，手太阴也，名曰天府。腋下三寸，手心主也，名曰天池。

刺上关者，呿不能欠；刺下关者，欠不能呿。刺犊鼻者，屈不能伸；刺两关者，伸不能屈。足阳明挟喉之动脉也，其腧在膺中。手阳明次在其腧外，不至曲颊一寸。手太阳当颊。足少阳在耳下曲颊之后。手少阳出耳后，上加完骨之上。足太阳挟项大筋之中发际。阴尺动脉在五里，五腧之禁也。

肺合大肠，大肠者，传道之腑。心合小肠，小肠者，受盛之腑。肝合胆，胆者，中精之腑。脾合胃，胃者，五谷之腑。肾合膀胱，膀胱者，津液之腑也。少阳属肾，肾上连肺，故将两脏。三焦者，中渎之腑也，水道出焉，属膀胱，是孤之腑也。是六腑之所与合者。

春取络脉诸荣，大经分肉之间，甚者深取之，间者浅取之。夏取诸腧孙络肌肉皮肤之上。秋取诸合，余如春法。冬取诸井诸腧之分，欲深而留之。此四时之序，气之所处，病之所舍，藏之所宜。转筋者，立而取之，可令遂已。痿厥者，张而刺之，可令立快也。

【译文】

黄帝问岐伯说：凡是运用针刺，都必须精通十二经络的循行起点和终点。络脉别出的地方，井、荣、输、经、合五腧穴留止的部位，六腑与五脏的表里关系，四时对经气出入的影响，五脏之气的流行灌注，经脉、络脉、孙脉的宽窄程度、浅深情况，上至头面、下至足胫的联系。对于这些问题，我希望能听你讲解一下。

岐伯说：让我按次序来说吧！肺经的脉气出于少商穴，少商位于手大指端外侧，称之为井穴，在五行属木；脉气尚微则流入鱼际穴，鱼际的部位在手鱼之后，称为荣穴；脉气渐盛则汇注于太渊穴，太渊的部位在鱼后一寸处陷中，称为输穴；脉气旺盛的则会行至经渠穴，经渠的部位在寸口陷中，该处像江河水流一样动而不止，所以称之为经穴；脉气壮大后则入归于尺泽穴，尺泽的部位在肘中动脉处，称之为合穴。这就是太阴肺经所属的五腧穴。

心经的脉气出于中冲穴，中冲的部位在手中指尖，称为井穴，在五行属木；脉气尚微则流入劳宫穴，劳宫的部位在手掌中央中指本节的内间，称为荣穴；脉气渐盛后则注入大陵穴，大陵的部位在掌后两骨之间陷中，称之为输穴；脉气旺盛后则行于间使穴，间使的部位在掌后三寸两筋之间陷中，当本经有病时，此处即出现脉气的流至，无病时脉气就是平静的，称之为经穴。脉气旺盛后则会入归曲泽穴，曲泽的部位在肘内侧陷中，屈肘即可得此穴，称之为合穴。这就是手少阴心经所属的五腧穴。

肝经的脉气出于大敦穴，大敦的部位在足大拇趾的外侧和三毛中间，称之为井穴，在五行中属木；脉气流于行间穴，行间的部位在足大拇趾次趾岐骨间陷中，称之为荣穴；脉气注于太冲穴，太冲的部位在行间穴上二寸陷中，称之为输穴；脉气行于中封穴，中封的部位在足内踝前一寸的陷中，在该穴针刺时，逆其气脉气就会郁结，和其气脉气就会流通，伸足可得此穴，称之为经穴；脉气入归于曲泉穴，曲泉的部位在膝内的辅骨之下，大筋上，屈膝取穴，此为合穴。这就是足厥阴肝经所属的五腧穴。

脾经的脉气出于隐白穴，隐白的部位在足大趾的内侧，为井穴，在五行中属木；脉气流于大都穴，大都的部位在足大趾本节后内侧陷中，为荣穴；脉气注于太白穴，太白的部位在足侧核骨之下，称为输穴；脉气行于商丘穴，商丘的部位在足踝下微前陷中，称为经穴；脉气入归于阴陵泉，阴陵泉的部位在膝内侧辅骨下陷中，可伸足取穴，为合穴。这就是足太阴脾经所属的五腧穴。

肾经的脉气出于涌泉穴，涌泉的部位在足心，称为井穴，在五行中属木；脉气流于然谷穴，然谷的部位在足内踝前大骨陷中，称为荣穴；脉气注于太溪穴，太溪的部位在足内踝后，跟骨上陷中，称为输穴；脉气行于复溜穴，复溜的部位在足内踝上二寸，此处有动脉跳动不停，并称为经穴；脉气入归于阴谷穴，阴谷的部位在膝内侧辅骨后，大筋之下，小筋之上，按切有动脉搏动，屈膝从准横纹内侧端二筋间可取，称为合穴。这就是足少阴肾经所属的五腧穴。

膀胱经的脉气出于至阴穴，至阴的部位在足小趾的外侧，称之为井穴，在五行中属金；脉气通于通谷穴，通谷的部位在足小趾外侧本节前陷中，称之为荣穴；脉气注于束骨穴，束骨的部位在足小趾外侧本节后陷中，称之为输穴；脉气过于京骨穴，京骨的部位在足外侧大骨下赤白肉际陷中，称之为原穴；脉气行于昆仑穴，昆仑的部位在足外踝后跟骨上陷中，称之为经穴；脉气入归于委中穴，委中的部位在膝后横纹中央，可以屈而得之，称之为合穴。这就是足太阳膀胱经的六腧穴。

胆经的脉气出于窍阴穴，窍阴的部位在足小趾次趾外侧，称之为井穴，在五行中属金；脉气流于侠溪穴，侠溪的部位在足小趾次趾岐骨间，本节前陷中，称之为荣穴；脉气灌注于临泣穴，临泣的位在侠溪穴上行一寸五分，在足小趾次趾本节后间陷中，称之为输穴；脉气过于丘墟穴，丘墟的部位在足外踝微前陷中，称之为原穴；脉气行于阳辅穴，阳辅的部位在足外踝上四寸绝骨之端，称之为经穴；脉气入归于阳陵泉穴，阳陵泉的部位在膝下一寸，外辅骨陷中，称之为合穴，屈膝伸足可取本穴。这就是足少阳胆经所属的六腧穴。

胃经的脉气出于厉兑穴，厉兑的部位在足大趾次趾的外侧，称之为井穴，在五行属金；脉气流于内庭穴，内庭的部位在足第二趾的外间陷中，称之为荣穴；脉气灌注于陷谷穴，陷谷的部位在足中趾内间，内庭上二寸，本节后陷中，称之为输穴；脉气过于冲阳穴，冲阳的部位在脚面上五寸陷中，称之为原穴，摇足可取此穴；脉气行于解溪穴，解溪的部位在冲阳上一寸五分脚面关节上陷中，称之为经穴；脉气入归于下陵穴，下陵即膝下三寸胫骨外缘的三里穴，称之为合穴，由此再下行三寸，即上巨虚穴，由此再下行三寸，即下巨虚穴，大肠寄属于上巨虚穴，小肠寄属于下巨虚穴，这两个穴位都属足阳明胃经。这就是足阳明胃经所属的六腧穴。

三焦的脉气循行，上合于手少阳经，它的脉气，开始出于关冲穴，关冲的部位在小指侧无名指之端，称之为井穴，在五行中属金；脉气流于液门穴，液门的部位在小拇指与无名指之间，称之为荣穴；脉气注于中渚穴，中渚的部位在本指之后，两骨间陷中，称之为输穴；脉气过于阳池穴，阳池的部位在手腕横纹陷中，称之为原穴；脉气行于支沟穴，支沟的部位在腕后三寸，两骨间陷中，称之为经穴；脉气入归于天井穴，天井的部位在肘外大骨之上，肘尖上一寸两筋中间陷中，屈肘可得此穴，称之为合穴。三焦的脉气，下行于足太阳经之前，足少阳胆经之后，别出于膝准正中外侧的委阳穴，这也是足太阳经络别行之穴。以上腧穴，就是手少阳三焦经的六腧穴及下合穴。三焦经的脉气，和足太阳经并行，是足太阳经的别络，它的脉气，从踝上五寸入贯于腿肚，出于委阳穴，并由此并入足太阳经的正经，入内络干膀胱，以约束下焦。因此，三焦的实证会出现小便不通的癃闭病；三焦的虚证，会出现小便失禁的遗尿病。治疗属虚的遗尿病应当用补法，治属实的癃闭病，应当用泻法。

小肠经的脉气循行，上合于手太阳经，它的脉气，开始出于少泽穴，少泽的部位在手小指端的外侧，称此为井穴，在五行中属金；脉气流于前谷穴，前谷的部位在手小拇指外侧本节前陷中，称之为荣穴；脉气注入后溪穴，后溪的部位在手小拇指外侧本节后陷中，称之为输穴；脉气过于腕骨穴，腕骨的部位在手外侧腕骨前陷中，称之为原穴；脉气行于阳谷穴，阳谷的部位在手外侧腕中，锐骨下陷中，称之为经穴；脉气入归于小海穴，小海的部位在肘外大骨外，去肘端五分陷中，伸臂屈肘向头可取此穴，称之为合穴。这就是手太阳小肠经的六腧穴。

大肠经的脉气循行，在上与手阳明经相合，它的脉气始于商阳穴，商阳的部位在大拇指和食指端的内侧，称为井穴，在五行属金；脉气流于二间穴，二间的部位在食指内侧本节前陷中，称为荥穴；脉气灌注到三间穴，三间在本节之后，为输穴；脉气通过合谷穴，合谷的部位在手大拇指和食指的骨间，称为原穴；脉气行于阳溪穴，阳溪的部位在手腕上侧横纹前，两筋间陷中，称为经穴；脉气入归于曲池穴，曲池的部位在肘外辅骨曲肘横纹头陷中，屈肘横肱可取此穴，并称之为合穴。这就是手阳明大肠经所属的六腧穴。

以上论及的五脏六腑的腧穴，五脏各有井荥输经合五个腧穴，共有五五二十五个腧穴；六腑各有井荥输原经合六个腧穴，共有六六三十六个腧穴，六腑的脉气都起始于足的三阳经，在上与手三阳经相合。

在缺盆的正中，属任脉的叫天突穴。从任脉旁开第一行的动脉搏动处，属于足阳明胃经的叫人迎穴。第二行，属于手阳明大肠经的叫扶突穴。第三行，属于手太阳小肠经的叫天窗穴。第四行，属于足少阳胆经的叫天容穴。第五行，属于手少阳三焦经的叫天牖穴。第六行，属于足太阳膀胱经的叫做天柱穴。第七行，居颈项中央，属于督脉的叫风府穴。腋下动脉，属于手太阴肺经的叫做天府穴。腋下三寸，属于手厥阴心包经的叫做天池穴。

针刺上关穴，应张口取之而不能合口。刺下关穴，则应合口取之而不能张口。针刺犊鼻穴，则应屈膝取之而不能伸张。针刺内、外两关穴时，应伸手而不可弯曲。足阳明胃经的人迎穴，位于喉结两旁动脉跳动处，它的脉气下行于胸膺之上。手阳明大肠经的扶突穴，在足阳明经人迎穴之外，离曲颊一寸的地方。手太阳小肠经的天窗穴，在典颊正下面，扶突后一寸的地方。足少阳胆经的天容穴，在耳下曲颊的后面。手少阳三焦经的天牖穴，在耳后完骨穴上。足太阳膀胱经的天柱穴，在挟项后发际朋筋外侧陷中。

手太阴尺泽穴上三寸有动脉搏动的地方，是手阳明经的五里穴，此穴不可针刺，假如误刺了，会使五腧穴内的脏气尽竭，所以禁针。

肺和大肠相合，大肠是运送糟粕之腑。心和小肠相合，小肠是接受胃部已腐熟的水谷并能运化水谷精微的器官。肝和胆相合，胆是清虚而未受秽浊的器官。脾和胃相合，胃是容纳水谷消化食物的器官。肾和膀胱相合，膀胱是贮留津液的器官。少阴属于肾，它在上与肺相连，因此肾的经气可运行于膀胱和肺两脏。三焦则像是四通八达的沟渠，有疏调水道的作用，在下和膀胱相连，但它却无脏与之相配，所以又称它为孤独之腑。以上讲的是六腑与五脏的配合关系。

在春天针刺，应取浅表部位的络脉和各经的荣穴以及大筋与肌肉的间隙，病重的应当深刺，病较轻的则应浅刺。在夏天针刺，直取十二经的输穴以及细小的络脉，并刺肌肉、皮肤上的浅表部位。在秋天针刺，应取十二经的合穴，其余与春天针刺的方法一样。在冬天针刺，应取十二经的井穴和脏腑的输穴，并且应该深刺留针。这是根据四时气候变化而相应地进行针刺的方法。四时阴阳的消长有一定规律，人的气血也因此而有内外盛衰的变化，疾病的发作也有相应的部位，针治脏腑的疾病就应随其所宜而加以运用。治疗转筋，应使其站立而取穴针刺，这样可以很快治愈、治疗四肢偏废的痿厥，应该让患者安卧，张开四肢后再进行针刺，这样可使他立即有轻快的感受。

小针解

所谓易陈者，易言也。难入者，难著于人也。粗守形者，守刺法也。上守神者，守人之血气有余不足，可补泻也。神客者，正邪共会也。神者，正气也。客者，邪气也。在门者，邪循正气之所出入也。未睹其疾者，先知邪正，何经之疾也。恶知其原者，先知何经之病，所取之处也。

刺之微在数迟者，徐疾之意也。粗守关者，守四肢而不知血气正邪之往来也。上守机者，知守气也。机之动，不离其空中者，知气之虚实，用针之徐疾也。空中之机，清净以微者，针以得气，密意守气勿失也。其来不可逢者，气盛不可补也。其往不可追者，气虚不可泻也。不可挂以发者，言气易失也。扣之不发者，言不知补泻之意也，血气已尽而气不下也。

知其往来者，知气之逆顺盛虚也。要与之期者，知气之可取之时也。粗之暗者，冥冥不知气之微密也。妙哉！工独有之者，尽知针意也。往者为逆者，言气之虚而小，小者逆也。来者为顺者，言形气之平，平者顺也。明知逆顺，正行无问者，言知所取之处也。迎而夺之者，泻也。追而济之者，补也。

所谓虚则实之者，气口虚而当补之也。满则泄之者，气口盛而当泻之也。宛陈则除之者，去血脉也。邪胜则虚之者，言诸经有盛者，皆泻其邪。徐而疾则实者，言徐内而疾出也。疾而徐则虚者，言疾内而徐出也。言实与虚，若有若无者，言实者有气，虚者无气也。察后与先，若亡若存者，言气之虚实，补泻之先后也，察其气之已下与常存也。为虚与实，若得若失者，言补者佖然若有得也，泻则怳然若有失也。

夫气之在脉也，邪气在上者，言邪气之中人也高，故邪气在上也。浊气在中者，言水谷皆入于胃，其精气上注于肺，浊溜于肠胃，言寒温不适，饮食不节，而病生于肠胃，故命曰浊气在中也。清气在下者，言清湿地气之中人也，必从足始，故曰清气在下也。针陷脉则邪气出者，取之上。针中脉则浊气出者，取之阳明合也。针太深则邪气反沉者，言浅浮之病，不欲深刺也，深则邪气从之入，故曰反沉也。皮肉筋脉各有所处者，言经络各有所主也。取五脉者死，言病在中，气不足，但用针尽大泻其诸阴之脉也。取三脉者恇，言尽泻三阳之气，令病人恇然不复也。夺阴者死，言取尺之五里五往者也。夺阳者狂，正言也。

睹其色，察其目，知其散复，一其形，听其动静者，言上工知相五色于目，有知调尺寸小大缓急滑涩，以言所病也。知其邪正者，知论虚邪与正邪之风也。右主推之，左持而御之者，言持针而出入也。气至而去之者，言补泻气调而去之也。调气在于终始一者，持心也。节

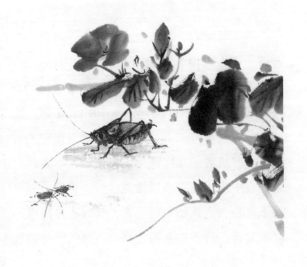

之交三百六十五会者，络脉之渗灌诸节者也。

所谓五脏之气已绝于内者，脉口气内绝不至，反取其外之病处，与阳经之合，有留针以致阳气，阳气至则内重竭，重竭则死矣，其死也无气以动，故静。所谓五脏之气已绝于外者，脉口气外绝不至，反取其四末之输，有留针以致其阴气，阴气至则阳气反入，入则逆，逆则死矣，其死也阴气有余，故躁。所以察其目者，五脏使五色循明，循明则声章，声章者，则言声与平生异也。

【译文】

所谓"易陈"，是指运用小针之法说起来是容易的。"难入"，是指实际运用时，针法的精微之处不易明白。"粗守形"，是说医术低劣的医生只知道拘守刺法，"上守神"，是说医术高的医生能辨别病人的血气虚实来作为补或泻的根据。"神客"，是指正邪互扰。"神"，是指人体正气；"客"，是指致病邪气。"在门"，是说邪气的入侵是循着正气的门户出入的。"未睹其疾"，是说预先没弄清病在何经。"恶知其原"，是说哪能轻易知道何经有病和应取穴的部位。

"刺之微在数迟"，是说针刺手法的微妙之处，在于进针快慢的技巧。"粗守关"，是指医术低劣的医生仅仅拘守四肢关节部的穴位，而不知道血气盛衰和正邪往来胜负的情况。"上守机"，是说医术高的医生针治时能掌握气机的变化规律。"机之动不离其空中"，是说气机的变化都反应在腧穴之中，了解气机的虚实变化，就可运用徐疾补泻的手法。"空中之机，清净以微"，是说针下已经得气，还必须仔细体察气之往来，而不能失掉补泻的时机。"其来不可逢"，是说邪气正盛时，不能运用补法，"其往不可追"，是说正气已虚时，不可妄用泻法。"不可挂以发"，是说针下得气的感应，是很容易消失的。"扣之不发"，是说不知道补泻的意义，而误用补泻手法，则会使血气耗损而邪气不能被祛除。

"知其往来"，是说应了解气机变化的时机以便及时用针。"要与之期"是说知道了气机变化的重要性，就能把握适当的时机进行针刺。"粗之暗"，是说医术低劣的医生昏昧无知，不能体察气机的变化。"妙哉！工独有之"，是说医术高明的医生，能完全知晓运用针法和明了气机变化的意义所在。"往者为逆"的意思就是说经气已去时，其脉中之气虚而小，小的叫做逆。"来者为顺"的意思，是说经气渐来时，则形气平和，平和的叫做顺。"明知逆顺，正行无问"的意思，是说倘若明了了气机的逆顺关系，就可以毫无疑问地选取适当的穴位，大胆决定治疗措施。"迎而夺之"是泻法。"追而济之"是补法。

所谓"虚则实之"，是说气口脉气虚弱的应当用补法。"满则泄之"，是说气口脉气盛满的应当用泄法。"宛陈则除之"，是说应排除络脉中的久积的淤血。"邪胜则虚之"，是说经脉中邪气盛时，应当用泻法使邪气随针外泄。"徐而疾则实"，是说慢进针而快出针的补法。"疾而徐则虚"，是说快进针而慢出针的泻法。"言实与虚，若有若无"，是说用补法可以使正气恢复，用泻法可以使邪气消失。"察后与先，若亡若存"，是说根据气的虚实，来决定补泻手法的先后，再观察邪气是否已退，或是邪气仍滞留。"为虚与实，若得若实"，是说用补法要使患者感觉充实而似有所得，用泻法则要使患者感到轻松而若有所失。

"气之在脉，邪气在上"，是说邪气侵入经脉后，风热之邪多伤在人的头部，所以说"邪气在上"。"浊气在中"，是说水谷入胃后，它的精微之气上注于肺，浊气滞留于肠胃，如果寒温不适，饮食不节，肠胃就会发生疾病，浊气也就不能下行了，所以说"浊气在中"。"清气在下"，是说清冷潮湿之气伤人，多从足部开始，所以说"清气在下"。"针陷脉则邪气出"，是指风热等邪气伤了人的上部，应取头部的腧穴治疗。"针中脉则浊气出"，是指肠胃的浊气引发的疾病，应取足阳明胃经的合穴足三里治疗。"针太深则邪气反沉"，是说邪气轻浅的病，不宜深刺，如果刺得太深了，反而会使邪气随针深入，所以说为"反沉"。"皮肉筋脉，各有所处"，是说皮肉筋脉各有一定的部位，经络也因而各有主治。"取五脉者死"，是说病在内脏而元气不足的，反而用针尽力大泻五脏的腧穴，是会致人死亡的。"取三脉者恇"，是说尽泻手足三阳六腑的腧穴，会使病人精神怯弱，而且不易复元。"夺阴者死"，是说针刺尺部的五里穴，泻到五次，则脏阴之气必泻尽而死。"夺阳者狂"，是说大泻三阳之气，会导致狂症。

"睹其色，察其目，知其散复，一其形，听其动静"，是说医生中的高手，懂得从眼睛观察五色变化，并能细察脉象的大小、缓急、滑涩，从而了解到发病的原因。"知其邪正"，是说知道病人所感受的是虚邪之风还是正邪之风。

"右主推之，左持而御之"，是说针刺时用右手推以进针，左手护持针身出针的运用手法。"气至而去之者"，是说运用补泻手法，等气机调和时，就应该去针。"调气在于终始一者"，是说在运针调气的时候，要始终专心一意，使心神不外驰。"节之交三百六十五会"，是说周身三百六十五穴，都是络脉气血渗灌各部的适会之处。

所谓"五脏之气，已绝于内"，是说五脏的精气内虚了，气口脉便虚浮无根，按切也感觉不到。对这种阴虚症，治疗时，反取患者体表的病处和阳经的合穴，又留针以补充阳气，阳气得到了补充，则阴气就会更加内竭，五脏精气竭而再竭，那么人将必死无疑。由于阴不生阳，无气以动，所以死时凡表现得十分安静。所谓"五脏之气，已绝于外"，是说气口脉象沉微，轻取的感觉好像没有了，这就是五脏阳气衰竭的现象。对这种病，在针治时，反而取用四肢末梢的腧穴，并留针以补阴气，使阴气盛而阳气内陷，阳气内陷就会发生厥逆的病，厥逆则会导致死亡。死亡时，由于阴气有余，所以有烦躁现象、察目是因为五脏的精气能使眼睛和面部五色洁明，精气内盛，所以发出的声音就会高而清晰。声音高而清晰，是与正常人有所不同了。

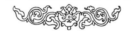

邪气脏腑病形

黄帝问于岐伯曰：邪气之中人也，奈何？岐伯答曰：邪气之中人高也。

黄帝曰：高下有度乎？岐伯曰：身半已上者，邪中之也；身半已下者，湿中之也。故曰：邪之中人也，无有常，中于阴则溜于腑，中于阳则溜于经。

黄帝曰：阴之与阳也，异名同类，上下相会，经络之相贯，如环无端。邪之中人，或中于阴，或中于阳，上下左右，无有恒常，其故何也？

岐伯曰：诸阳之会，皆在于面。中人也，方乘虚时，及新用力，若饮食汗出腠理开，而中于邪。中于面则下阳明，中于项则下太阳，中于颊则下少阳，其中于膺背两胁亦中其经。

黄帝曰：其中于阴奈何？岐伯答曰：中于阴者，常从臂胻始。夫臂与胻，其阴，皮薄，其肉淖泽，故俱受于风，独伤其阴。

黄帝曰：此故伤其脏乎？岐伯答曰：身之中于风也，不必动脏。故邪入于阴经，则其脏气实，邪气入而不能客，故还之于腑。故中阳则溜于经，中阴则溜于腑。

黄帝曰：邪之中人脏，奈何？岐伯曰：愁忧恐惧则伤心。形寒寒饮则伤肺，以其两寒相感，中外皆伤，故气逆而上行。有所堕坠，恶血留内；若有所大怒，气上而不下，积于胁下，则伤肝。有所击仆，若醉入房，汗出当风，则伤脾。有所用力举重，若入房过度，汗出浴水，则伤肾。

黄帝曰：五脏之中风奈何？岐伯曰：阴阳俱感，邪乃得往。黄帝曰：善哉。

黄帝问于岐伯曰：首面与身形也，属骨连筋，同血合于气耳。天寒则裂地凌冰，其卒寒或手足懈惰，然而其面不衣何也？岐伯答曰：十二经脉，三百六十五络，其血气皆上于面而走空窍，其精阳气上走于目而为睛，其别气走于耳而为听，其宗气上出于鼻而为臭，其浊气出于胃，走唇舌而为味。其气之津液皆上熏于面，而皮又厚，其肉坚，故天气甚寒不能胜之也。

黄帝曰：邪之中人，其病形何如？岐伯曰：虚邪之中身也，洒淅动形。正邪之中人也微，先见于色，不知于身，若有若无，若亡若存，有形无形，莫知其情。黄帝曰：善哉。

黄帝问于岐伯曰：余闻之，见其色，知其病，命曰明；按其脉，知其病，命曰神；问其病，知其处，命曰工。余愿闻见而知之，按而得之，问而极之，为之奈何？

岐伯答曰：夫色脉与尺之相应也，如桴鼓影响之相应也，不得相失也，此亦本末根叶之出候也，故根死则叶枯矣。色脉形肉不得相失也，故知一则为工，知二则为神，知三则神且明矣。

黄帝曰：愿卒闻之。岐伯答曰：色青者，其脉弦也；赤者，其脉钩也；黄者，其脉代也；白者，其脉毛；黑者，其脉石。见其色而不得其脉，反得其相胜之脉，则死矣；得其相生之脉，则病已矣。

黄帝问于岐伯曰：五脏之所生，变化之病形何如？岐伯答曰：先定其五色五脉之应，其病乃可别也。

黄帝曰：色脉已定，别之奈何？岐伯曰：调其脉之缓、急、小、大、滑、涩，而病变定矣。

黄帝曰：调之奈何？岐伯答曰：脉急者，尺之皮肤亦急；脉缓者，尺之皮肤亦缓；脉小者，尺之皮肤亦减而少；脉大者，尺之皮肤亦贲而起；脉滑者，尺之皮肤亦滑；脉涩者，尺之皮肤亦涩。凡此变者，有微有甚，故善调尺者，不待于寸，善调脉者，不待于色。能参合而行之者，可以为上工，上工十全九；行二者，为中工，中工十全七；行一者，为下工，下工十全六。

黄帝曰：请问脉之缓、急、小、大、滑、涩之病形何如？

岐伯曰：臣请言五脏之病变也。心脉急甚者为瘛疭；微急为心痛引背，食不下。缓甚为狂笑；微缓为伏梁，在心下，上下行，时唾血。大甚为喉吤；微大为心痹引背，善泪出。小甚为善哕，微小为消瘅。滑甚为善渴；微滑为心疝引脐，小腹鸣。涩甚为瘖；微涩为血溢，维厥，耳鸣，颠疾。

肺脉急甚为癫疾；微急为肺寒热，怠惰，咳唾血，引腰背胸，若鼻息肉不通。缓甚为多汗；微缓为痿瘘、偏风，头以下汗出不可止。大甚为胫肿；微大为肺痹，引胸起背，恶日光。小甚为泄，微小为消瘅。滑甚为息贲上气，微滑为上下出血。涩甚为呕血；微涩为鼠瘘，在颈支腋之间，下不胜其上，其应善酸矣。

肝脉急甚者为恶言；微急为肥气，在胁下如覆杯。缓甚为善呕，微缓为水瘕痹也。大甚为内痈，善呕衄；微大为肝痹，阴缩，咳引小腹。小甚为多饮，微小为消瘅。滑甚为癫疝，微滑为遗溺。涩甚为溢饮，微涩为瘛挛筋痹。

脾脉急甚为瘛疭；微急为膈中，食饮入而还出，后沃沫。缓甚为痿厥；微缓为风痿，四肢不用，心慧然若无病。大甚为击仆；微大为疝气，腹裹大脓血，在肠胃之外。小甚为寒热，微小为消瘅。滑甚为癫癃，微滑为虫毒蛕蝎腹热。涩甚为肠痈；微涩为内癥，多下脓血。

肾脉急甚为骨癫疾；微急为沉厥奔豚，足不收，不得前后。缓甚为折脊；微缓为洞，洞者，食不化，下嗌还出。大甚为阴痿；微大为石水，起脐以下至小腹瞤瞤然，上至胃脘，死不治。小甚为洞泄，微小为消瘅。滑甚为癃癃；微滑为骨痿，坐不能起，起则目无所见。涩甚为大痈，微涩为不月沉痔。

黄帝曰：病之六变者，刺之奈何？岐伯答曰：诸急者多寒；缓者多热；大者多气少血；小者血气皆少；滑者阳气盛，微有热；涩者多血少气，微有寒。是故刺急者，深内而久留之。刺缓者，浅内而疾发针，以去其热。刺大者，微泻其气，无出其血。刺滑者，疾发针而浅内之，以泻其阳气而去其热。刺涩者，必中其脉，随其逆顺而久留之，必先按而循之，已发针，疾按其痏，无令其血出，以和其脉。诸小者，阴阳形气俱不足，勿取以针，而调以甘药也。

黄帝曰：余闻五脏六腑之气，荥输所入为合，令何道从入，入安连过？愿闻其故。岐伯答曰：此阳脉之别入于内，属于腑者也。

黄帝曰：荥输与合，各有名乎？岐伯答曰：荥输治外经，合治内腑。

黄帝曰：治内腑奈何？岐伯曰：取之于合。

黄帝曰：合各有名乎？岐伯答曰：胃合于三里，大肠合入于巨虚上廉，小肠合入于巨虚下廉，三焦合入于委阳，膀胱合入于委中央，胆合入于阳陵泉。

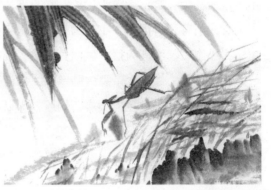

黄帝曰：取之奈何？岐伯答曰：取之三里者，低跗；取之巨虚者，举足；取之委阳者，屈伸而索之；委中者，屈而取之；阳陵泉者，正竖膝予之齐，下至委阳之阳取之；取诸外经者，揄申而从之。

黄帝曰：愿闻六腑之病。岐伯答曰：面热者足阳明病，鱼络血者手阳明病，两跗之上脉坚陷者足阳明病，此胃脉也。大肠病者，肠中切痛而鸣濯濯，冬日重感于寒即泄，当脐而痛，不能久立，与胃同候，取巨虚上廉。胃病者，腹膜胀，胃脘当心而痛，上支两胁，膈咽不通，食饮不下，取之三里也。小肠病者，小腹痛，腰脊控睾而痛，时窘之后，当耳前热，若寒甚，若独肩上热甚，及手小指次指之间热，若脉陷者，此其候也，手太阳病也，取之巨虚下廉。三焦病者，腹气满，小腹尤坚，不得小便，窘急，溢则水，留即为胀，候在足太阳之外大络，大络在太阳少阳之间，亦见于脉，取委阳。膀胱病者，小腹偏肿而痛，以手按之，即欲小便而不得，肩上热。若脉陷，及足小指外廉及胫踝后皆热，若脉陷，取委中央。胆病者，善太息，口苦，呕宿汁，心下澹澹，恐人将捕之，嗌中阶阶然，数唾，在足少阳之本末，亦视其脉之陷下者灸之；其寒热者，取阳陵泉。

黄帝曰：刺之有道乎？岐伯答曰：刺此者，必中气穴，无中肉节，中气穴则针游于巷，中肉节即皮肤痛。补泻反则病益笃。中筋则筋缓，邪气不出，与其真相搏，乱而不去，反还内著，用针不审，以顺为逆也。

【译文】

黄帝问岐伯：邪气侵犯人体的情况是怎样的？岐伯答道：风雨寒暑等邪气大多侵犯人体的上部。

黄帝又问：部位的上下有一定的尺度吗？岐伯说：上半身发病，是受了风寒等外邪的侵袭；下半身发病，是受了湿邪。所以说：邪气侵犯人体，发病没有固定的部位。例如邪气伤了阴经，也会流传到属阳的六腑；邪气侵犯了阳经，也可能流传于本经而发病。

黄帝说：经络虽有阴阳之分，但都属于同类，上下会通，经脉与络脉相互贯通，就好像圆环一样没有结尾。外邪伤人，有的是阴经受病，有的是阳经受病，部位或上下，或左右，没有固定的地方，这是什么原因呢？

岐伯说：人手足三阳经，都会聚于头面部；邪气伤人，一般都是乘人体虚弱之时，或在劳累之后，或者饮食汗出后，腠理开通，而易被邪气侵袭，邪气侵袭了面部，就会沿着阳明经脉下传；邪气侵袭了项部，则沿太阳经脉下传；邪气侵袭了颊部，则沿少阳经脉下传；邪气侵犯了胸膺、脊背和两胁，也都分别在阳胆经、太阳经、少阳经所过之处发病。

黄帝问：邪气侵入了阴经后会怎样呢？岐伯回答说：邪气侵入阴经，通常从手臂和足胫部开始。臂与足胫部内侧的皮肤较薄，肌肉柔软，所以身体各部虽然同样受风，而仅仅损害这些部位的内侧。

黄帝又问：这种邪气久留能伤及五脏吗？岐伯说：受了风邪，不一定会伤及五脏。因为邪气侵入阴经时，若五脏之气充实，邪气就不能入里停留，而还归于六腑。所以外邪侵袭于阳经，能在本经上发病；外邪侵袭于阴经，能流注到六腑而发病。

黄帝问：邪气侵犯人体而伤及五脏是怎样的？岐伯说：愁忧恐惧就会伤心。形体受寒与吃寒冷的饮食就能伤肺，两种寒邪同时感受，皮毛与肺都受损，就会发生咳喘等肺气上逆的病变。如跌仆堕坠，淤血留于内，又因大怒，肝气上逆，淤血阻滞于胁下，就会伤肝。如因击仆损伤，或醉后入房，汗出当风，就会伤脾。如用力举重，再加房劳过度，或出汗后浴于水中，就会伤肾。

黄帝说：五脏为风邪所伤的情况怎样呢？岐伯说：五脏气先伤于内，再受外邪，只有内外俱伤，风邪才能侵入内脏。黄帝说：说得很好！

黄帝问岐伯：人的头面和全身都是由筋骨相连的，气血的循行也一样。但天寒地冻、滴水成冰的时候，突然受到寒冷，会手足麻木而不灵活，可是面部却不怕冷，不用衣物覆盖，这是什么缘故？岐伯回答说：人体十二经脉，三百六十五络脉的血气，都上注于面而走七窍，它的精阳之气，上注于目而能视物；它的旁行之气从两侧上行于耳而能听；它的宗气上通于鼻而能嗅；它的谷气从胃上通唇舌而能辨别五味。而各气所化的津液都上行熏蒸于面部，而面部皮肤较厚，肌肉坚实，所以虽气候寒冷，也能适应。

黄帝说：病邪侵犯人体，发生的病态是怎样的？岐伯说：虚邪伤人，病人恶寒战栗；正邪伤人，发病较轻微，开始只在面色上有点变异，身上没有什么感觉，像有病又像无病，像邪已去又像留在体内，或在表面有些轻微表现，可又不明显，所以不容易知道它的病情。黄帝说：很好！

黄帝问岐伯：我听说察色而知道病情的，叫做明；切脉而知道病情的，叫做神；问病而知道病的部位的，叫做工。我想了解为什么望色能知道疾病，切脉能知道病情的变化，问诊可了解疾病的所在，其道理何在？

岐伯说：病人的气色、脉象、尺肤都与疾病有一定的相应关系，犹如桴与鼓、自身与影子、喊声与回声相应一样，是不会不对应的。这也和树木的根本与枝叶一样，所以根本衰败，枝叶就枯槁。诊病时要从色、脉、形肉全面观察，不能有所偏废，所以知其一仅仅是一般医生，称为工；知其二是比较高明的医生，称为神；知其三才是最高明的医生，称为神明。

黄帝说：我希望听你全面地讲讲这个道理。岐伯回答说：一般疾病，色脉是相应的。青色，是弦脉；红色，是钩脉；黄色，是代脉；白色，是毛脉；黑色，是石脉。若见其色而不见其脉，或反见相克之脉，主预后不良；若见到相生之脉，虽然有病，也会痊愈的。

黄帝问岐伯：五脏发生疾病，它的内在变化和所表现的症状，是怎样的？

岐伯回答说：要先确定五色、五脉与疾病相应的情况，然后五脏的疾病就可以辨别了。

黄帝说：气色和脉象已经确定了，怎样辨别五脏疾病呢？岐伯说：诊查出脉象的缓、急、大、小、滑、涩，则病变就可确定了。

黄帝说：诊查的方法怎样？岐伯说：脉象急的，尺部的皮肤也紧急；脉象缓的，尺肤也弛缓；脉象小的，尺肤也瘦小；脉象大的，尺肤也大而隆起；脉象滑的，尺肤也滑润；脉象涩的，尺肤也枯涩。以上脉象与尺肤的变化，是有轻重不同的。所以善于诊察尺肤的，不必等待诊察寸口的脉象；善于诊察脉象的，不必等待观五色，就可知道病情。假如能将色、脉、尺肤综合运用，就可使诊断更正确，称为上工，上工可治愈十分之九；如能运用两种诊察方法，称为中工，中工可治愈十分之七；若只能用一种诊察方法的，称为下工，下工仅能治愈十分之六。

黄帝说：请问缓、急、小、大、滑、涩的脉象，所对应的病状是怎样的呢？

岐伯说：请让我分别谈谈五脏的具体病变。心脉急甚是手足抽搐；微急是心痛牵引到脊背，饮食不下。心脉缓甚为心神失常的狂笑，微缓为久积之伏梁，在心下，上下走动，常有唾血。心脉大甚为喉中如有物梗阻；微大为心痹作痛引背，时时泪出。心脉小甚为呃逆；微小为消谷善饥的消瘅病。心脉滑甚为消渴；微滑为心疝痛引脐部，小腹鸣响。心脉涩甚为瘖不能言；微涩为出血，四肢厥逆，耳鸣，头顶疾病。

肺脉急甚为癫疾；微急为肺有寒热，倦怠乏力，咳嗽咳血，牵引胸部和腰背部作痛，或鼻中息肉阻塞。肺脉缓甚为多汗；微缓为痿痿，半身不遂，头部以下汗出不止。肺脉大甚为足胫肿；微大为肺痹，牵引胸背胀痛，怕见日光。肺脉小甚为泄泻；微小为消瘅。肺脉滑甚为咳喘气逆；微滑在上为衄血，在下为泄血。肺脉涩甚为呕血；微涩为鼠瘘，发于颈项与腋下，同时还会伴有下肢轻上肢重的感觉，下肢酸软难以支撑躯体。

肝脉急甚为口出怒语；微急为肥气病，位于胁下，形状好像覆着的杯子一样。肝脉缓甚为呕吐；微缓为水积胸胁而小便不通。肝脉大甚为内有痈肿，经常呕吐和衄血；微大为肝痹病，阴器收缩，咳嗽牵引小腹作痛。肝脉小甚为多饮，微小为消谷善饥的消瘅病。肝脉滑甚为阴囊肿大的癫疝病；微滑为遗尿病。肝脉涩甚为水肿；微涩为筋脉拘挛不舒的筋痹病。

脾脉急甚为四肢抽搐；微急为食入而吐的膈中病，大便多泡沫。脾脉缓甚为四肢痿软无力，四肢厥冷；微缓为风痿病，四肢痿废不用，但神志清楚，和无病的人一样。脾脉大甚为猝然仆倒的病；微大为痞气病，腹中多脓血而在肠胃之外。脾脉小甚为寒热病；微小为内热消瘅。脾脉滑甚为阴囊肿大的癫疝和小便不通的癃闭病；微滑为肠中有蛔虫等寄生虫病，腹中发热。脾脉涩甚为广肠脱出的肠癞病；微涩是肠内溃脓，故大便下脓血。

肾脉急甚为骨癫疾；微急为下肢沉重递冷，发为奔豚，两足伸而不能屈，大小便不通。肾脉缓甚为腰脊痛如折；微缓为洞泄病，洞泄的症状是饮食不化，食入之后即从大便排出。肾脉大甚为阴痿不起；微大为石水病，从脐以下至小腹部胀满下坠，上至胃脘不适，预后不良。肾脉小甚为洞泄病；微小为消瘅病。肾脉滑甚为小便不通，或为癫疝；微滑为骨痿病，坐而不能立，立则目眩。肾脉涩甚为痛肿；微涩为停经，或痔疾日久不愈。

黄帝说：五脏病变出现的六种脉象，相应的针刺方法怎样呢？岐伯说：凡是脉象急的多是寒邪；脉象缓的多属热；脉象大的多属气有余而血不足；脉小的多属气血两不足；脉滑的是阳盛微有热；脉涩的是血淤气虚，微有寒象。因此，在针刺时，对出现急脉的病变应深刺，留针的时间要长；对出现缓脉的病变要浅刺，出针要快，以散其热；对出现大脉的病变，要用轻泻的刺法，微泻其气，不要出血；对出现滑脉的病变，要用浅刺而快出针的方法，以泻亢盛的阳气，而泄其热；对出现涩脉的病变，针刺时必须刺中其脉，根据经气的逆顺方向行针，留针时间要长，并按摩以导引脉气，出针后要很快按住针孔，不要出血，使经脉中气血调和；凡出现小脉的，是阴阳气血俱虚，不宜用针刺治疗，可用甘味药来调治。

黄帝说：我听说五脏六腑之气，都出于井穴，经荥穴、输穴而入归于合穴。其气血是从何道注入的，进入后又和哪些脏腑经脉有连属的关系？希望听你讲讲其中的道理。岐伯说：这是手足阳经从别络进入内部而连属于六腑的。

黄帝说：荥穴、输穴与合穴，在治疗上各有一定的作用吗？岐伯说：荥穴、输穴的脉气浮浅，可治外经的病，合穴的脉气深入，可治内腑的病。

　　黄帝说：人体内部的腑病，怎样治疗呢？岐伯说：要取阳经的合穴。

　　黄帝说：合穴各有名称吗？岐伯说：足阳明胃经的合穴在三里；手阳明大肠经的脉气，循足阳明胃脉合于巨虚上廉；手太阳小肠经的脉气，循足阳明胃脉合于巨虚下廉；手少阳三焦经合于足太阳经之委阳穴；足太阳膀胱经合于委中；足少阳胆经合于阳陵泉。

　　黄帝说：合穴怎样取法呢？岐伯说：三里穴要使足背低平而取；巨虚穴要举足而取；委阳穴要先屈后伸下肢而取；委中穴要屈膝而取；阳陵泉穴要正身蹲坐使两膝齐平，向下在委阳的外侧取之。凡取治外在经脉的病，要牵引伸展四肢，来寻找穴位。

　　黄帝说：希望听你讲讲六腑的病变。岐伯说：足阳明经脉行于面，面部发热就是足阳明经的病变；手阳明经脉行于鱼际之后，故手鱼血脉郁滞或有淤斑是手阳明经的病；两足背的冲阳脉，出现坚实挺竖或虚软下陷现象的，是足阳明经的病，这是胃的经脉。大肠病的症状，肠中如刀割样疼痛，水气在肠中通过发出濯濯之声，冬天再受了寒邪，就会引起泄泻，当脐部疼痛，不能久立。大肠与胃密切相关，故可以取胃经的上巨虚穴治疗。胃病的症状，腹部胀满，胃脘当中疼痛，向上至两胁支撑作胀，胸膈和咽部阻塞不通，饮食不下。治疗当取足三里穴。小肠病的症状，小腹作痛，腰脊牵引至睾丸疼痛，大小便窘急，耳前发热，或寒甚，或肩上热甚，手小指与无名指间热甚，或络脉虚陷不起，这都属于小肠病的症候。手太阳小肠经的病，可以取胃经的下巨虚穴治疗。三焦病的症状，腹中胀满，小腹部胀得更甚，小便不通而有窘迫感，水溢于皮下为水肿，或停留在腹部为水胀病。三焦病也可以观察足太阳经外侧大络的变化，大络在太阳经与少阳经之间，为三焦的下腧委阳穴，三焦有病，亦可见到脉的异常，治疗时取委阳穴。膀胱病的症状，小腹部肿胀疼痛，用手按小腹，即有尿意，但又解不出，肩上发热，或络脉虚陷不起，以及足小指外侧和踝后、小腿上发热。若络脉虚陷不起，治疗时可以取膀胱经的合穴委中。胆病的症状，常常长叹，口苦，呕吐苦水，心跳不安，恐惧，如有人将捕捉他一样，咽中如物梗阻，常想吐出来。在足少阳经起点至终点的循行通路上，也可以出现络脉陷下的情况，可以用灸的方法治疗；如胆病而有寒热现象的，可取足少阳经的合穴阳陵泉刺治。

黄帝说：针刺以上各穴，有一定的方法吗？岐伯说：针刺这些穴位，一定要刺中气穴，而不能只刺中肉节。刺中穴位，就能够针着脉道而经络疏通；若误刺在肉节上，只能损伤皮肉而使皮肤疼痛。补泻的手法如果用反了，疾病会因而加重。如果误刺在筋上，就会使筋受伤而弛缓，邪气不能驱除，反与真气纠缠而不去，以至入里内陷而使疾病加重。这都是用针不慎、刺法错乱所造成的严重后果。

根结篇

岐伯曰：天地相感，寒暖相移，阴阳之道，孰少孰多？阴道偶，阳道奇。发于春夏，阴气少，阳气多，阴阳不调，何补何泻？发于秋冬，阳气少，阴气多，阴气盛而阳气衰，故茎叶枯槁，湿雨下归，阴阳相移，何泻何补？奇邪离经，不可胜数，不知根结，五脏六腑，折关败枢，开阖而走，阴阳大失，不可复取。九针之玄，要在终始，故能知终始，一言而毕，不知终始，针道咸绝。

太阳根于至阴，结于命门，命门者目也。阳明根于厉兑，结于颡大，颡大者钳耳也。少阳根于窍阴，结于窗笼，窗笼者耳中也。太阳为开，阳明为阖，少阳为枢。故开折则肉节渎而暴病起矣，故暴病者取之太阳，视有余不足，渎者皮肉宛膲而弱也。阖折则气无所止息而痿疾起矣，故痿疾者，取之阳明，视有余不足，无所止息者，真气稽留，邪气居之也。枢折即骨繇而不安于地，故骨繇者取之少阳，视有余不足，骨繇者，节缓而不收也，所谓骨繇者摇故也，当穷其本也。

太阴根于隐白，结于太仓。少阴根于涌泉，结于廉泉。厥阴根于大敦，结于玉英，络于膻中。太阴为开，厥阴为阖，少阴为枢。故开折则仓廪无所输膈洞，膈洞者取之太阴，视有余不足，故开折者气不足而生病也。阖折即气绝而喜悲，悲者取之厥阴，视有余不足。枢折则脉有所结而不通，不通者取之少阴，视有余不足，有结者皆取之。

足太阳根于至阴，溜于京骨，注于昆仑，入于天柱、飞扬也。足少阳根于窍阴，溜于丘墟，注于阳辅，入于天容、光明也。足阳明根于厉兑，溜于冲阳，注于下陵，入于人迎、丰隆也。手太阳根于少泽，溜于阳谷，注于少海，入于天窗、支正也。手少阳根于关冲，溜于阳池，注于支沟，入于天牖、外关也。手阳明根于商阳，溜于合谷，注于阳溪，入于扶突、偏历也。此所谓十二经者，盛络皆当取之。

一日一夜五十营，以营五脏之精，不应数者，名曰狂生。所谓五十营者，五脏皆受气。持其脉口，数其至也。五十动而不一代者，五脏皆受气；四十动一代者，一脏无气；三十动一代者，二脏无气；二十动一代者，三脏无气；十动一代者，四脏无气；不满十动一代者，五脏无气。予之短期，要在终始。所谓五十动而不一代者，以为常也，以知五脏之期。予之短期者，乍数乍疎也。

黄帝曰：逆顺五体者，言人骨节之小大，肉之坚脆，皮之厚薄，血之清浊，气之滑涩，脉之长短，血之多少，经络之数，余已知之矣，此皆布衣匹夫之士也。夫王公大人，血食之君，身体柔脆，肌肉软弱，血气慓悍滑利，其刺之徐疾浅深多少，可得同之乎？岐伯答曰：膏粱菽藿之味，何可同也。气滑即出疾，其气涩则出迟，气悍则针小而入浅，气涩则针大而入深，深则欲留，浅则欲疾。以此观之，刺布衣者深以留之，刺大人者微以徐之，此皆因气慓悍滑利也。

黄帝曰：形气之逆顺奈何？岐伯曰：形气不足，病气有余，是邪胜也，急泻之。形气有余，病气不足，急补之。形气不足，病气不足，此阴阳气俱不足也，不可刺之，刺之则重不足，重不足则阴阳俱竭，血气皆尽，五脏空虚。筋骨髓枯，老者绝灭，壮者不复矣。形气有余，病气有余，此谓阴阳俱有余也，急泻其邪，调其虚实。故曰有余者泻之，不足者补之，此之谓也。故曰刺不知逆顺，真邪相搏。满而补之，则阴阳四溢，肠胃充郭，肝肺内膜，阴阳相错。虚而泻之，则经脉空虚，血气竭枯，肠胃聂辟，皮肤薄著，毛腠夭膲，予之死期。

故曰：用针之要，在于知调阴与阳，调阴与阳，精气乃光，合形与气，使神内脏。故曰上工平气，中工乱脉，下工绝气危生。故曰：下工不可不慎也。必审五脏变化之病，五脉之应，经络之实虚，皮之柔粗，而后取之也。

【译文】

岐伯说：天气与地气互相感应，气候的寒热互相转换。在这阴阳变化的规律中，究竟哪一方面少，哪一方面多呢？双数属阴，单数属阳。如果疾病在春夏两季发生，由于自然界中阴气偏少而阳气偏多，病人体内的阴阳二气便难以协调，对此应当如何运用补泻的方法进行治疗呢？如果疾病在秋冬两季发生，由于自然界中阳气偏少而阴气偏多，阴气旺盛而阳气衰微，所以草木的茎叶干燥枯萎，雨水湿气下流而注入根部，病人体内的阴阳二气就发生了转换，对此又应当如何运用补泻的方法进行治疗呢？不正的邪气离开经脉后在脏腑和其他组织中流传无定，造成的病变无穷无尽，难计其数。要是不了解经脉的起始和终结，邪气就会在五脏六腑中折损关守，挫败枢纽，横冲直撞地到处奔走流传，从而使体内的气血严重耗损，不能重新恢复。因此，运用九针的奥妙方法，关键在于明察经脉循行的起止。所以能够明察经脉循行起止的话，一句话就能把运用九针的奥妙方法说清楚，要是不明白经脉循行起止的话，针刺治病的道理就会完全丧失。

足太阳膀胱经起始于足小趾外侧的至阴穴，归结于命门。命门就是目内眦的睛明穴。足阳明胃经起始于足次趾端的厉兑穴，归结于颡大。颡大就是位于耳上的头维穴。足少阳胆经起始于足小趾之侧的次趾端的足窍阴穴，归结于窗笼。窗笼就是位于耳中的听宫穴。在足三阳经中，太阳经主表，阳明经主里，少阳经主表里转输。因此，在太阳经主表的功能丧失之后，肌肉间的交界处就会渎弱而引起暴病发生。所以在暴病发生时可取刺足太阳经的穴位，并根据病症的虚实情况进行治疗。所谓"渎"，是指皮肉干枯消瘦的萎弱状态。在阳明经主里的功能丧失之后，正邪二气就会交争得无所止息而引起痿病发生。所以在痿病发生时可取刺足阳明经的穴位，并根据病症的虚实情况进行治疗。所谓"无所止息"，是说真气在经脉中留滞不畅，而邪气却又盘踞其中。在少阳经所主的转输功能丧失之后，就会因骨摇而不能站立行走。所以在发生骨摇时可取刺足少阳经的穴位，并根据病症的虚实情况进行治疗。所谓"骨摇"，就是骨节弛缓不收、摇动不定之症。之所以称这种病为骨摇，就是因为患了这种病后就会骨节摇动的缘故。要对上述这些病进行治疗，都应彻底弄清经脉循行的终始本末。

足太阴脾经起始于足大趾内侧之端的隐白穴，归结于腹部的中脘穴。足少阴肾经起始于足心的涌泉穴，归结于任脉经在结喉上的廉泉穴。足厥阴肝经起始于足大趾之端的大敦穴，归结于任脉经在胸部的玉堂穴。在足三阴经中，太阴经主表，厥阴经主里，少阴经主表里转输。因此，在太阴经主表的功能丧失之后，脾胃的水谷之气就无从转输而引起膈塞、洞泄之症。在膈塞、洞泄症发生时，可以取刺足太阴经的穴位，并根据病症的虚实情况进行治疗。因此，太阴主表功能丧失所导致的疾病，都是由于脾气亏虚生成的。厥阴主里的功能丧失之后，患者就会气机不畅而容易产生悲愁的情绪。对情绪悲愁的患者，可取刺厥阴经的穴位，并根据病症的虚实情况进行治疗。在少阴经的转输功能丧失之后，脉气就会产生郁结而不能通畅。肾经脉气不通时，可取刺少阴经的穴位，并根据病症的虚实情况进行治疗；产生郁结时，都可取刺少阴经的穴位以虚症治疗。

足太阳膀胱经起始于足小趾端的至阴穴，流行于足外侧大骨之下的京骨穴，灌注于外踝之后的昆仑穴，向上汇入项后的天柱穴，向下汇入足部的飞扬穴。足少阳胆经起始于足小趾之旁的次趾之端的足窍阴穴，流行于外踝之前的丘墟穴，灌注于外踝之上、辅骨之前的阳辅穴，向上汇入颈部的天冲穴，向下汇入足胫部的光明穴。足阳明胃经起始于足大趾旁的次趾之端的厉兑穴，流行于足之上的冲阳穴，灌注于冲阳穴之上的解溪穴，向上汇入颈部的人迎穴，向下汇入足胫部的丰隆穴。手太阳小肠经起始于小指之端的少泽穴，流行于锐骨之下的阳谷穴，灌注于肘内大骨外侧的少海穴，向上汇入颈部的天窗穴，向下汇入上肢的支正穴。手少阳三焦经起始于无名指端的关冲穴，流行于腕上的阳池穴，灌注于腕上两骨之间的支沟穴，向上汇入项部的天牖穴，向下汇入上肢的外关穴。手阳明大肠经起始于食指之端的商阳穴，流行于大指歧骨之间的合谷穴，灌注于腕上两筋之间的阳溪穴，向上汇入颈部的扶突穴，向下汇入腕后的偏历穴。这就是手足三阳经左右共十二经的根结情况，凡因邪气侵入而经络充满时，都可取刺这些穴位。

人体的经脉在一日一夜之间经过五十个循环周期，从而使五脏的精气能够正常运行。如果循行的周期不符合这个定数，就称之为生理机能失常的"狂生"。之所以说经脉必需循环五十个周期，就是因为五脏都要受到精气的灌注和营养。在临床上，可以通过切诊寸口的脉象来计算经脉往来的周期。如果脉搏在五十次的跳动中不出现一次中止的现象，这就表明五脏全都受到了精气的灌注和营养；脉搏在四十次的跳动中出现了一次中止的现象，这便表明五脏中有一脏没有受到精气的灌注和营养；脉搏在三十次的跳动中出现了一次中止的现象，这便表明五脏中有两脏没有受到精气的灌注和营养；脉搏在二十次的跳动中出现了一次的中止现象，这就表明五脏中有三脏没有受到精气的灌注和营养；脉搏在十次的跳动中出现了一次的中止现象，这便表明五脏中有四脏没有受到精气的灌注和营养；脉搏在不满十次的跳动中出现了一次中止的现象，这便表明五脏全都没有受到精气的灌注和营养。预测患者死期的关键，在于弄清经脉循行起止。这里所说的在五十次的搏动中不出现一次中止的现象，可以作为脉搏跳动的正常标准，并可以此推知五脏精气的运行周期。预测患者死期的方法，就在于诊察忽快忽慢的不同脉象。

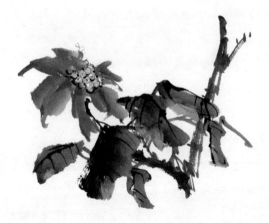

黄帝问道：正常与异常的五种体质，说的就是各种人的骨节大小、肌肉坚脆、皮肤薄厚、血液清浊、经气滑涩、脉搏长短、经络定数。这些情况，我已经懂得了。可是，这都是就一般的平民而言的。那些王公贵族、经常享用肉食的有地位的居士，他们的体质柔脆，肌肉软弱，血气运行强劲滑利，给他们刺治疾病时入针出针的快慢，进针的深浅程度，所刺穴位的多少，可以与刺治一般平民的情况等同一致吗？

岐伯回答说：对享用精良的肉食和粗淡的饭菜两种不同滋味的食物的人，怎么能一样地看待呢？脉气滑利的人出针要快，脉气塞涩的人出针要慢，血气运行强劲的人要用小针浅刺，血气运行涩滞的人要用大针深刺，深刺时要留针，浅刺时要快出。由此看来，给一般平民针刺时，应当深刺且要留针；给王公贵族针刺时，应当用小针慢刺。对王公贵族之所以要采取这样的不同刺法，只是因为他们血气运行强劲滑利的缘故。

黄帝问道：人体形气的正常与异常的具体情况以及针刺治疗时应当采取的方法是怎样的呢？岐伯回答说：如果形气不足而病气有余，这便是邪气偏胜的表现，应当迅速泄除体内的病邪；如果形气有余而病气不足，就应当赶快补益正气；形气不足，病气也不足，这便是阴阳表里两相亏虚之症，不可用针刺的方法来治疗，若是用了针刺的方法就会使形气与病气更加不足，形气与病气更加不足就会使阴阳衰竭，血气耗尽，五脏空虚，筋骨精髓枯竭，老年人遇上这样的情况就会死亡，壮年人遇上这样的情况也将难以康复；形气有余，病气也有余，这是说阴阳表里全都盛实，应当尽快泄除体内的邪气，调理气血的虚实。所以说，"有余者泻之，不足者补之"，说的就是这个道理。所以说，在运用针刺时如果不明白经脉的逆顺，就会导致正气与邪气交争的局面；如果是实证却要补益它，就会使阴阳二气四处流溢，肠胃中邪气充盛胀满，肝肺之气郁结于内而不能宣通，全身的气血错乱无序；如果虚证却要泻除它，就会使经脉空虚，血气枯竭，肠胃之气松弛无力，皮肤枯瘦，毛发短折，肌肉憔悴，可以预测死期不远。

所以说，运用针刺的关键，在于懂得调理阴阳的道理和方法。阴阳得到调理之后，精气就会充沛饱满；形气结合之后，就可以使神气内脏而不泄散。所以说，技术高明的医生能够使人体内的阴阳之气保持平和正常，技术一般的医生能够使人的经脉得到调理，技术低劣的医生会使人精气丧失而危及生命。所以说，技术低劣的医生不能不特别慎重地对待这个问题啊！一定要全面诊察五脏疾病的变化，五脉搏动的反应，经络虚实，皮肉的柔粗，然后才进行针刺治疗。

寿天刚柔篇

黄帝问于少师曰：余闻人之生也，有刚有柔，有弱有强，有短有长，有阴有阳，愿闻其方。

少师答曰：阴中有阴，阳中有阳，审知阴阳，刺之有方，得病所始，刺之有理，谨度病端，与时相应，内合于五脏六腑，外合于筋骨皮肤。是故内有阴阳，外亦有阴阳。在内者，五脏为阴，六腑为阳；在外者，筋骨为阴，皮肤为阳。故曰病在阴之阴者，刺阴之荥输；病在阳之阳者，刺阳之合；病在阳之阴者，刺阴之经；病在阴之阳者，刺络脉。故曰病在阳者命曰风，病在阴者命曰痹，阴阳俱病命曰风痹。病有形而不痛者，阳之类也；无形而痛者，阴之类也。无形而痛者，其阳完而阴伤之也。急治其阴，无攻其阳；有形而不痛者，其阴完而阳伤之也，急治其阳，无攻其阴。阴阳俱动，乍有形，乍无形，加以烦心，命曰阴胜其阳，此谓不表不里，其形不久。

黄帝问于伯高曰：余闻形气病之先后，外内之应奈何？伯高答曰：风寒伤形，忧恐忿怒伤气。气伤脏，乃病脏；寒伤形，乃应形；风伤筋脉，筋脉乃应。此形气外内之相应也。

黄帝曰：刺之奈何？伯高答曰：病九日者，三刺而已。病一月者，十刺而已。多少远近，以此衰之。久痹不去身者，视其血络，尽出其血。黄帝曰：外内之病，难易之治奈何？伯高答曰：形先病而未入脏者，刺之半其日；脏先病而形乃应者，刺之倍其日。此外内难易之应也。

黄帝问于伯高曰：余闻形有缓急，气有盛衰，骨有大小，肉有坚脆，皮有厚薄，其以立寿夭奈何？伯高答曰：形与气相任则寿，不相任则夭。皮与肉相果则寿，不相果则夭。血气经络胜形则寿，不胜形而夭。

黄帝曰：何谓形之缓急？

伯高答曰：形充而皮肤缓者则寿，形充而皮肤急者则夭。形充而脉坚大者顺也，形充而脉小弱者气衰，衰则危矣。若形充而颧不起者骨小，骨小则夭矣。形

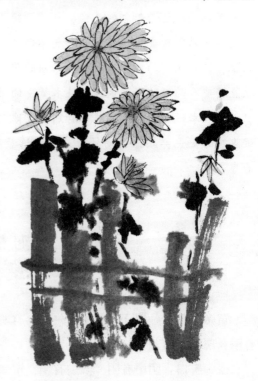

充而大肉䐃坚而有分者肉坚，肉坚则寿矣；形充而大肉无分理不坚者肉脆，内脆则夭矣。此天之生命，所以立形定气而视寿夭者。必明乎此立形定气，而后以临病人，决死生。

黄帝曰：余闻寿夭，无以度之。

伯高答曰：墙基卑，高不及其地者，不满三十而死；其有因加疾者，不及二十而死也。

黄帝曰：形气之相胜，以立寿夭奈何？伯高答曰：平人而气胜形者寿；病而形肉脱，气胜形者死，形胜气者危矣。

黄帝曰：余闻刺有三变，何谓三变？伯高答曰：有刺营者，有刺卫者，有刺寒痹之留经者。

黄帝曰：刺三变者奈何？伯高答曰：刺营者出血，刺卫者出气，刺寒痹者内热。

黄帝曰：营卫寒痹之为病奈何？伯高答曰：营之生病也，寒热少气，血上下行。卫之生病也，气痛时来时去，怫忾贲响，风寒客于肠胃之中。寒痹之为病也，留而不去，时痛而皮不仁。

黄帝曰：刺寒痹内热奈何？伯高答曰：刺布衣者，以火焠之。刺大人者，以药熨之。

黄帝曰：药熨奈何？伯高答曰：用淳酒二十升，蜀椒一升，干姜一斤，桂心一斤，凡四种，皆嚼咀，渍酒中。用绵絮一斤，细白布四丈，并内酒中。置酒马矢煴中，盖封涂，勿使泄。五日五夜，出布绵絮，曝干之，干复渍，以尽其汁，每渍必晬其日，乃出干。干，并用滓与绵絮，复布为复巾，长六七尺，为六七巾。则用之生桑炭炙巾，以熨寒痹所刺之处，令热入至于病所，寒复炙巾以熨之，三十遍而止。汗出，以巾拭身，亦三十遍而止。起步内中，无见风。每刺必熨，如此病已矣，此所谓内热也。

【译文】

黄帝问少师说：我听说人的禀赋不同，性格就有刚柔之分，体质就有强弱之别，体形就有高矮之差，生理功能与病理变化也有阴阳属性的不一样，我愿听听其中的道理。

少师回答说：人体的生理功能与病理变化的性质都有阴阳的不同，但这并

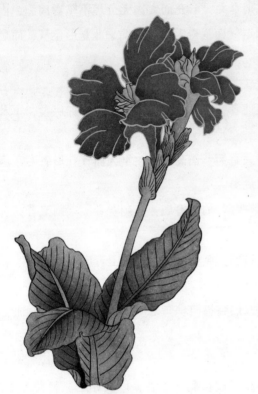

不是绝对的，阴中还有阳，阳中还有阴，如果，能辨清了阴阳，就可以准确地掌握针刺方法，同时也应认真了解疾病的发生原因、致病因素与时序是否相应变化，在内合于五脏六腑，在外合于筋骨皮肤。所以体内有阴阳，体外也有阴阳。在内的是五脏为阴，六腑为阳；体外的筋骨为阴，皮肤为阳。要根据各发病部位及疾病本身的具体阴阳属性，便可选定刺治的穴位，如病在内而属于五脏的，或病属于五脏而外应于筋骨的，是阴病阴分，就应该刺阴经的荥穴和输穴；病在外而属于皮肤的或病属六腑而外应于皮肤的，是阳病在阳分，就应该刺阳经的合穴；病在外属于筋骨的，或病在六腑而外应于筋骨，是阳病在阴分，就应当刺阴经的经穴；病在内而属六腑的，或病在五脏而外应于皮肤的，是阴病在阳分，就应当刺阳经的络穴。所以，病邪在阳分的叫风，病在阴分的叫痹，阴分和阳分都有病的，称作"风痹"。病在皮肤筋骨等处，有形而不痛的，为病浅在外，属于阳病之类；病在脏腑等处，无形而痛者，为病深在内，属于阴病一类。前一类有形而不疼痛的属阳的病，它的阴分完好而阳分受了外邪的损伤，应急治于阳，不要攻伐阴分；后一类无形而疼痛的属阴的病，它的阳分完好而阴分受了病邪的损伤，应当刺治其阴分，不要攻伐其阴分。如果阴分阳分都发生了病变，有时表现为有形，有时表现为无形，并有心中烦躁不安的感觉，这是脏腑阴阳气机失调的表现，叫做阴病胜于阳病，这种病可以说是不全属表，也不全属里，其病情复杂，临床表现持续时间不会太久。

黄帝问伯高说：我听说在外之形病与在内之气病的发病有先后，并有内外相应的关系，是怎么一回事？伯高回答说：风寒之邪外侵必先伤害形体，忧恐忿怒等七情刺激易影响人体内部的气机。气机损伤则影响人体的五脏，使五脏生病；寒邪伤害形体则使形体生病；风邪伤害了筋脉，就会使筋脉发病。这就是形病与气病内外相应的情况。

黄帝问：怎样刺治呢？伯高回答说：得病九天以内者，针刺三次就能痊愈；得病一月以内的，针刺十次就可以痊愈。一般根据得病的时间长短，按照以上针刺次数的标准来衡量比较，确定针刺的次数。若久患痹病，病不易去除的，应当诊察其血络，如有淤血的，要刺破排除恶血。

黄帝问伯高说：形体脏腑内外之病，有难治的，有易治的，针刺时如何区别？

伯高回答说：外邪伤害形体尚未传入五脏的，其病位浅，针刺的次数应当减去一半。如果五脏有病而波及外部形体的，其病位深，针刺的次数要加倍。这是根据人体内外相应，发病原因不同，以及疾病的难治易治而提出的处理方法。

黄帝问伯高说：我听说人的形体有缓有急，气有盛衰，骨骼有大有小，肌肉有坚有脆，皮肤有厚有薄，怎样从这些方面观察人的寿命长短呢？

伯高回答说：人的形和气相当的就长寿，形与气不相当的就容易夭亡；皮肤与肌肉匀称协调的就长寿，不匀称、不协调的就短寿；血气经络充实于形体的就能长寿，血气经络不充实的就容易夭亡。

黄帝问岐伯说：什么是形体的缓急？

伯高回答说：凡是形体充实而皮肤和缓的，则气脉从容而长寿；形体充实而皮肤紧急的，则气脉迫促而短命；形体充实而脉象坚大的，是表里如一，为顺；形体充实而脉象弱小的，是外实而内虚，为气衰，气衰就危险了。

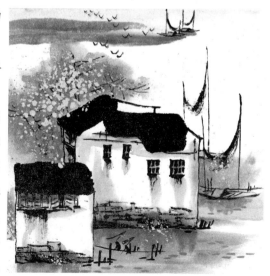

形体充实而颧骨小的，则骨骼弱小，也是容易夭折的危象；形体充实而肌肉发达坚实、分肉腠理明显的，是长寿的形态；形体充实而肌肉松软脆弱、分肉腠理不明显的，是夭亡的形态。这些都是人的禀赋不足所造成的，所以从其形气的盛衰，可以看出他是长寿还是短命，必须明白这个道理，才能在临床上决定生死。

黄帝问伯高说：我听说长寿与短命，是很难预测的。

伯高说：耳廓单薄瘦小，不能及到耳前肌肉的是骨衰肉胜，活不到三十岁就要夭亡；如果再有其他疾病，就连二十岁也活不到。

黄帝问伯高说：从形体与气脉相胜与否，来判断长寿与短命，是怎样的呢？

伯高答：气对人体生命关系极为重要，所以平常人如果气足神全胜于形体则寿长，若病到形肉消脱，虽然气还不衰，但亦能死亡。也有的形肉没有脱减，而元气已经衰竭，气衰神衰，也同样处于危险状态，也不会长寿。

黄帝问伯高说：我听说针刺有三种变化，什么叫三变呢？

伯高回答说：有刺营分的，有刺卫分的，有刺寒痹停留经脉的。

黄帝问：这三种不同的刺法是怎样的？

伯高答：针刺治疗营分病要放血，因为血是营气所化；针刺卫分的病要宣发卫气，因气属卫阳，行于皮肤分肉之间，故取气于卫；病寒痹要留针温经散寒。

黄帝问：营、卫、寒痹病情怎样？

伯高答：营主血属阴，病在阴分，阴病则阳胜，阴与阳争，故见寒热，阴耗则少气，邪在血中，随血上下妄行。卫主气属阳，病在卫分，故为气痛，气无定形，故时来时去，并有气郁满闷和腹胀肠鸣，这是风寒邪气侵入胃肠所致。寒痹是邪气停留于经络而不去，所以有时疼痛而麻木不仁。

黄帝问：刺寒痹怎样用纳热呢？

伯高说：人体的体质不同，纳热的方法也不一样，对一般百姓，须用火针或艾灸，对达官贵人要用药物熨帖。

黄帝问：什么是药熨疗法呢？

伯高答：用醇酒二十升，蜀椒一升，干姜一斤，桂心一斤，以上诸药物，用口嚼碎，浸入酒中，再用棉絮一斤，细白布四丈，一并放入酒中，然后将酒器严密封固，不使气泄，放在燃烧的干马粪中煨。待五天五夜后，将布及棉絮取出晒干，干后再浸一天一夜，取出晒干，将布制成夹袋，纳入棉絮和药渣，夹袋长六七尺，共做六七个夹袋，然后用生桑炭火烤炙夹袋，烤热后熨贴在寒痹的部位上，使热力达到病所。袋凉后再烤，如法熨帖，这样反复熨帖三十遍而止，这时病者就出汗，汗出后，再烤夹袋拭身，也是三十遍为止。最后让患者在密室中散步，不要见风。每次针后，都要用上法熨帖，这样就能使寒痹痊愈。这就是所谓的刺治寒痹的纳热法。

官针篇

凡刺之要，官针最妙。九针之宜，各有所为，长短大小，各有所施也，不得其用，病弗能移。疾浅针深，内伤良肉，皮肤为痈；病深针浅，病气不泻，支为大脓。病小针大，气泻太甚，疾必为害；病大针小，气不泄泻，亦复为败。失针之宜，大者泻，小者不移，已言其过，请言其所施。

病在皮肤无常处者，取以镵针于病所，肤白勿取。病在分肉间，取以员针于病所。病在经络痼痹者，取以锋针。病在脉，气少当补之者，取以鍉针于井荥分输。病为大脓者，取以铍针。病痹气暴发者，取以员利针。病痹气痛而不去者，取以毫针。病在中者，取以长针，病水肿不能通关节者，取以大针。病在五脏固居者，取以锋针，泻于井荥分输，取以四时。

凡刺有九，以应九变。一曰输刺。输刺者，刺诸经荥输脏腧也。二曰远道刺。远道刺者，病在上，取之下，刺府腧也。三曰经刺。经刺者，刺大经之结络经分也。四曰络刺。络刺者，刺小络之血脉也。五曰分刺。分刺者，刺分肉之间也。六曰大泻刺。大泻刺者，刺大脓以铍针也。七曰毛刺。毛刺者，刺浮痹皮肤也。八曰巨刺。巨刺者，左取右，右取左。九曰焠刺，焠刺者，刺燔针则取痹也。

凡刺有十二节，以应十二经。一曰偶刺。偶刺者，以手直心若背，直痛所，一刺前，一刺后，以治心痹，刺此者傍针之也。二曰报刺。报刺者，刺痛无常处也。上下行者，直内无拔针，以左手随病所按之，乃出针复刺之也。三曰恢刺。恢刺者，直刺傍之，举之前后，恢筋急，以治筋痹也。四曰齐刺。齐刺者，直入一，傍入二，以治寒气小深者。或曰三刺。三刺者，治痹气小深者也。五曰扬刺。扬刺者，正内一，傍内四，而浮之，以治寒气之博大者。六曰直针刺。直针刺者，引皮乃刺之，以治寒气之浅者也。七曰输刺。输刺者，直入直出，稀发针而深之，以治气盛而热者也。八曰短刺。短刺者，刺骨痹稍摇而深之，致针骨所，以上下摩骨也。九曰浮刺。浮刺者，傍入而浮之，以治肌急而寒者也。十曰阴刺。阴刺者，左右率刺之，以治寒厥，中寒厥，足踝后少阴也。十一曰傍（针）刺；傍针刺者，直刺傍刺各一，以治留痹久居者也。十二曰赞刺。赞刺者，直入直出，数发针而浅之出血，是谓治痈肿也。

脉之所居深不见者，刺之微内针而久留之，以致其空脉气也。脉浅者勿刺，按绝其脉乃刺之，无令精出，独出其邪气耳。

所谓三刺则谷气出者，先浅刺绝皮，以出阳邪；再刺则阴邪出者，少益深，绝皮致肌肉，未入分肉间也；已入分肉之间，则谷气出。故《刺法》曰：始刺浅之，以逐邪气而来血气；后刺深之，以致阴气之邪；最后刺极深之，以下谷气。此之谓也。故用针者，不知年之所加，气之盛衰，虚实之所起，不可以为工也。

凡刺有五，以应五脏。一曰半刺。半刺者，浅内而疾发针，无针伤肉，如拔毛状，以取皮气，此肺之应也。二曰豹文刺。豹文刺者，左右前后，针之中脉为故，以取经络之血者，此心之应也。三曰关刺。关刺者，直刺左右，尽筋上，以取筋痹，慎无出血，此肝之应也。或曰渊刺，一曰岂刺。四曰合谷刺。合谷刺者，左右鸡足，针于分肉之间，以取肌痹，此脾之应也。五曰输刺。输刺者，直入直出，深内之至骨，以取骨痹，此肾之应也。

【译文】

针刺治疗疾病的重要环节，就是要选择合乎规格的针具。九种针具各有其不同的用途，针的长短、大小各有不同的适应范围。在用九针治病时，如果针具使用不当，就不能驱除病邪。疾病部位表浅而针刺过深，就会损伤内部的健康的肉分，引起皮肉发生痛肿。如果疾病部位深，反而用了浅刺，不但不能治病，而且还会引起大的脓肿；轻而表浅的病，用大针去刺，就会伤害正气，使病情加重；深重的疾病，用小针去刺，病气得不到疏泻，也难获得满意的效果。因此，九针的用途和适应范围掌握不好，大病疾深须用大针泻其邪气，用小针则病不能除；病小疾浅须用小针轻泻其邪，用大针则易损伤正气，遗留病患。以上仅谈了不能正确选用针具的害处，让我们再来说说各种针具的正常使用情况。

病在皮肤而没有固定的病位，乃是由于风热气盛，风邪游行无常所致，可以用镵针刺治，以泻除阳热之邪。如果皮肤色白而不红的，说明火热之邪已去，就不能用镵针刺泻。病在分肉之间的，应该用员针在病变部位进行揩摩。病在经络形成日久不愈的痹病，应该用锋针治疗。病属脉气不足的虚证，要用补法治疗的，当取用不刺入皮肤的锃针，分别按压在各经的井、荥、输、经、合等穴及其它腧穴上，以导引脉气的来复。若属化脓性疾病，应当用铍针以排除脓血。对突然发生的痹病，应当用员利针治疗。对疼痛日久不愈的痹病，应当用毫针治疗。当病位深在于里，应当选用长针进行治疗。如果患了水肿病，关节之间有气滞不通者，应当选用大针进行治疗。病邪深入于里，病在五脏的，邪气固定不移，可用锋针，根据各经井荥等穴与四季的对应关系，用泻法进行治疗。

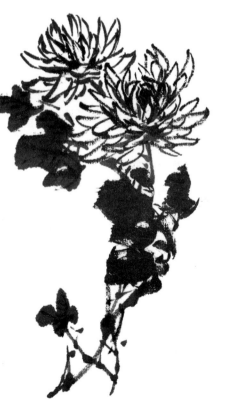

针刺的方法有九种，以适应九种不同性质的病变。第一种刺法叫输刺，是针刺诸经在四肢的井、荥、输、经、合五穴和背部的脏俞、腑俞。第二种刺法叫远道刺，是病在上取之下，即刺六腑在足三阳经上的下合穴以治六腑病。第三种叫经刺，是刺经脉所过部位中气血瘀滞不通的、有结聚现象的地方（淤血、硬结、压痛等），主要治疗经脉本身的病变。第四种叫络刺，是浅刺体表淤血的细小络脉出血以治实证、热证。第五种叫分刺，是针刺直达肌肉部位的一种刺法以治疗肌肉的痹病、痿病或陈旧性损伤病。第六种叫大泻刺，是用铍针针刺脓疡之处，切开排脓、放血泻水的治法。第七种叫毛刺，是浅刺在皮毛治疗浮痹的刺法。第八种叫巨刺，是左病取右，右病取左，刺大经的一种刺法。第九种叫焠刺，是用火将针烧红后刺入体表的一种刺法，用以治疗寒痹。

刺法有十二节要领，以应十二经之病症的治疗方法。第一种叫偶刺，偶刺的方法，用手在前心和后背按压寻找压痛点进针，一针刺前胸，一针刺后背，可治心痹病。第二种叫报刺，是治疗游走性疼痛之病症的刺法，根据病人所报的痛处下针，然后将针提到皮下，再行刺入，如此反复提插施针。第三种叫恢刺，就是把针直刺在拘急之筋的两旁，或前或后的提插捻转行针，令病人活动关节，不断更换针刺的方向，以疏通经气，舒缓筋急。第四种叫齐刺，是在病痛部位正中先刺一针，然后在两旁各刺一针；因三针齐刺，所以又叫三刺法，治疗病变范围小而部位深的疼痛性疾病。第五种叫扬刺，是在穴位正中刺一针，然后在上下左右各浅刺一针，刺的部位较为分散，以治疗寒气比较广泛的病症。第六种叫直针刺，先挟持捏起穴位处的皮肤，然后用针沿皮刺入，治疗寒气较浅的病症。第七种叫输刺，是垂直刺入较深处候气，得气后慢慢将针退出，从阴引阳，疏泻邪热的刺法，以治疗气盛的热病。第八种叫短刺，是慢慢进针，轻轻摇动针身，逐渐向深处进针，在接近骨骼时将针上下提插以摩其骨，可以治疗骨痹等深部的病痛。第九种叫浮刺，是斜针浅刺的一种方法，以治疗肌肉寒急的病症。第十种叫阴刺，是左右两侧穴位同用的针刺方法，以治下肢寒厥。如用刺左右两侧的足少阴肾经的太溪穴以治阴寒。第十一种叫傍针刺，是指在病痛部位先直刺一针，再在近旁斜向加刺一针。多用于压痛部位明显，而且固定不移，久久不愈的痹病。第十二种叫赞刺，是直入直出，刺入浅而出针快，连续分散浅刺出血的方法，用以治疗痈肿、丹毒等病。

经脉居于深部而不可见，针刺时要轻微进入，留针的时间可以长些，以引导其脉气上行。对脉络浅显者，不要急刺，要先将穴位所在的脉络按住，使之暂不流通，然后再刺，使脉中精气不致外泄而只排出邪气。所谓三刺而使谷气出现的刺法，是先用浅刺法，刺透皮肤，达于肌腠，以泻除卫分的阳邪；再刺时稍微加深，刺透皮肤到肌肉，但不进入分肉间，以泻除营分的阴邪，最后更深的刺入，达到分肉的中间，以通导谷气，产生较强的针感。所以《刺法》中说：开始浅刺以驱逐浅表邪气而使体表气血流通，后深刺以引导阴分的邪气外泄，最后刺得极深，以使谷气到来而产生针感，这就是三刺法。所以运用针刺治疗疾病的人，若不知道每年的运气情况，主气的盛衰，客气的加临等天气变化，及人体与之相应而出现的各脏器虚实情况，就不能当医生。

刺法有五种，以与五脏相应，治疗与脏相关的疾病。第一种叫半刺。半刺法浅刺于皮肤，不伤肌肉，刺得浅，出针快，好像拔去毫毛一样，用以治疗浅表部的邪气。因肺合皮毛，所以这是与肺脏相应之皮肤有病时的刺法。第二种叫豹纹刺。豹纹刺是在患处的前后左右部位上针刺，以刺中络脉使之出血为度。因其散刺出血点多，形如豹纹，所以叫豹纹刺。又因心主血脉，故本法适用于与心气相应的血脉有病、产生红肿热痛等症的治疗。第三种叫关刺。关刺是在四肢关节附近的肌腱上进行针刺，用以治疗筋痹，应注意不要刺出血。因肝应筋，所以这种刺法适用于与肝脏相应的筋病治疗。这种刺法也叫渊刺，又叫岂刺。第四种叫合谷刺。合谷刺是在肌肉之间针刺时所用的方法。其法为，进针后，先退至浅层，再依次向两旁斜刺，形如鸡爪的分叉，所以叫合谷刺。因脾主肌肉，故这种刺法适用于与脾脏相应的肌肉病症的治疗。第五种叫输刺。输刺是直进针、直出针、深刺至骨骼的一种刺法，用以治疗骨痹。因肾主骨，这种刺法适用于与肾气相应的骨病的治疗。

本神篇

黄帝问于岐伯曰：凡刺之法，先必本于神。血、脉、营、气、精、神，此五脏之所藏也，至其淫泆，离藏则精失、魂魄飞扬、志意恍乱、智虑去身者，何因而然乎？天之罪与？人之过乎？何谓德、气、生、精、神、魂、魄、心、意、志、思、智、虑？请问其故。

岐伯答曰：天之在我者德也，地之在我者气也，德流气薄而生者也。故生之来谓之精，两精相搏谓之神，随神往来者谓之魂，并精而入者谓之魄，所以任物者谓之心，心有所忆谓之意，意之所存谓之志，因志而存变谓之思，因思而远慕谓之虑，因虑而处物谓之智。故智者之养生也，必顺四时而适寒暑，和喜怒而安居处，节阴阳而调刚柔。如是则僻邪不至，长生久视。

是故怵惕思虑者则伤神，神伤则恐惧流淫而不止。因悲哀动中者，竭绝而失生。喜乐者，神惮散而不藏。愁忧者，气闭塞而不行。盛怒者，迷惑而不治。恐惧者，神荡惮而不收。心怵惕思虑则伤神，神伤则恐惧自失，破䐃脱肉，毛悴色夭，死于冬。脾愁忧而不解则伤意，意伤则悗乱，四肢不举，毛悴色夭，死于春。肝悲哀动中则伤魂，魂伤则狂忘不精，不精则不正当，人阴缩而挛筋，两胁骨不举，毛悴色夭，死于秋。肺喜乐无极则伤魄，魄伤则狂，狂者意不存人，皮革焦，毛悴色夭，死于夏。肾盛怒而不止则伤志，志伤则喜忘其前言，腰脊不可以俯仰屈伸，毛悴色夭，死于季夏。恐惧而不解则伤精，精伤则骨酸痿厥，精时自下。是故五脏主藏精者也，不可伤，伤则失守而阴虚，阴虚则无气，无气则死矣。是故用针者，察观病人之态，以知精神魂魄之存亡得失之意，五者以伤，针不可以治之也。

肝藏血，血舍魂，肝气虚则恐，实则怒。脾藏营，营舍意，脾气虚则四肢不用，五脏不安，实则腹胀经溲不利。心藏脉，脉舍神，心气虚则悲，实则笑不休。肺藏气，气舍魄，肺气虚则鼻塞不利，少气，实则喘喝，胸盈仰息。肾藏精，精舍志，肾气虚则厥，实则胀。五脏不安，必审五脏之病形，以知其气之虚实，谨而调之也。

【译文】

黄帝问岐伯说：凡是针刺的原则，首先必须以神气作为根本。血、脉、营、气、神都为五脏所藏，如若嗜欲太过，五脏精气就会离脏，以至魂魄飞扬，意志恍乱，智虑也会失去，这是什么原因造成的呢？是天加罪于人呢，还是人自己的过错？什么叫做德、气、生、精、神、魂、魄、心、意、志、思、智、虑？请讲解一下其中的道理。

岐伯回答说：天赋予人的是德，地赋予人的是气，天德地气交融搏结，使万物才得以化生。所以化生生命的叫精，阴阳两精相互搏结，叫做神；随着神的往来活动而出现的，叫做魂；与精同时出入的，叫做魄；所以其中起支配作用的，叫做心；当心有所追忆时，叫做意；意的久存，叫做志；为实现志向而求变，叫做思；用思想来展望未来的变化，叫做虑；因思虑而能正确地处理事物的，叫做智。

所以，智者的养生之道，必定是顺应四时气候的变化，以适应寒暖，对喜怒的情绪能泰然处之，调节阴阳和刚柔。这样，就可以不受内外邪气的侵袭，不衰老而且健康。

所以过度的审慎思虑伤神，神气受到了损伤，就会使精气流淫而难以固摄。因为太过悲伤而伤了内脏的，就会使气机竭绝而丧失生命。喜乐过度的，就会使神气外散而难以收藏。愁忧过度的，就会使气机阻塞而不能流通。大怒的，就会使神志迷惑而不能自我调理。恐惧过度的，就会使神气飘游而不能收敛。

心脏神，惊恐或思虑过度，则伤神，神被伤，心就会感到恐惧，失去调节自身的能力。时间久了，肘、膝、髀部的肌肉就会被伤坏，肌肉消瘦，毛发憔悴而失去润泽，这样人就会在冬季死亡。

脾脏意，如果忧虑过度又得不到解除，就会伤意，意被伤了，就会胸中憋闷，手足不能举动，毛发憔悴，皮色枯槁而不润泽，人就会在春季死亡了。

肝脏魂，如果悲伤太重，影响到了内脏，就会伤魂，魂被伤了人就会发狂，容易忘事而不精明，阴囊收缩，筋脉拘挛，两胁肋骨不能上举，毛发枯槁皮肤没有润泽，人也会在秋季死亡。

肺脏魄，如果喜乐过度，就会伤魄，魄被伤了，就会神乱而发狂，意识也会丧失，行为失常，旁若无人，皮肤干枯，毛发憔悴，容颜枯槁，人会在夏季死亡。

肾脏志，如果大怒不停，就会伤志，志被伤了，记忆力就会降低，会忘记自己从前说过的话，腰背转动困难，不能俯仰屈伸，进一步就会毛发憔悴，颜色枯槁，人也会在长夏死亡。

过度恐惧而不能解除的，就会伤精，精被伤了，骨节就会出现酸痛、痿弱、厥冷，常有遗精的症状。因此，五脏是藏精气的，如果所藏精气受到了损减，则精气就会失其所守，从而出现阴虚，并且不能化生阳气，阳气不能化生，人就会渐渐死亡。所以针刺治病时，要观察病者的情况，以了解精、神、魂、魄的存亡与得失。如果五脏精气已损伤了，针刺就不能治疗了。

　　肝脏血，魂是依驻在血中的，肝气虚弱了，人就会产生恐惧，肝气盛壮，人就容易发怒。脾脏营气，意依驻在营气之中，脾气虚弱了，四肢的运动就会失灵，五脏也不能安和，脾气壅实，就会导致腹满，月经失调，大小便不利。心主一身的血脉，神依驻在血脉中，心气虚弱了，就会产生忧伤的情绪，心气充盛，人就会常常大笑不止。肺主一身的气，魄居在气中，肺气虚弱了，就会鼻塞，气短，肺气壅实，人就会喘息、胸满，依息难卧。肾脏精，志依驻在精气中，肾气虚弱了，手足就会出现厥冷，肾有实邪，就会腹胀，五脏也不安和。所以治病必须审察五脏疾病的情况，以明了脏气的虚实，再谨慎地加以调治。

经脉篇

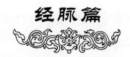

　　雷公问于黄帝曰：《禁服》之言，凡刺之理，以脉为始，营其所行，制其度量，内次五脏，外别六腑，愿尽闻其道。黄帝曰：人始生，先成精，精成而脑髓生，骨为干，脉为营，筋为刚，肉为墙，皮肤坚而毛发长，谷入于胃，脉道以通，血气乃行。雷公曰：愿卒闻经脉之始生。黄帝曰：经脉者，所以能决死生，处百病，调虚实，不可不通。

　　肺手太阴之脉，起于中焦，下络大肠，还循胃口，上膈属肺，从肺系横出腋下，下循臑内，行少阴心主之前，下肘中，循臂内上骨下廉，入寸口，上鱼，循鱼际，出大指之端；其支者，从腕后直出次指内廉，出其端。

　　是动则病肺胀满，膨膨而喘咳，缺盆中痛，甚则交两手而瞀，此为臂厥。是主肺所生病者，咳，上气喘渴，烦心胸满，臑臂内前廉痛厥，掌中热。气盛有余，则肩背痛，风寒，汗出中风，小便数而欠。气虚则肩背痛寒，少气不足以息，溺色变。为此诸病，盛则泻之，虚则补之，热则疾之，寒则留之，陷下则灸之，不盛不虚，以经取之。盛者寸口大三倍于人迎，虚者则寸口反小于人迎也。

大肠手阳明之脉，起于大指次指之端，循指上廉，出合谷两骨之间，上入两筋之中，循臂上廉，入肘外廉，上臑外前廉，上肩，出髃骨之前廉，上出于柱骨之会上，下入缺盆，络肺，下膈，属大肠；其支者，从缺盆上颈，贯颊，入下齿中，还出挟口，交人中，左之右，右之左，上挟鼻孔。

是动则病齿痛颈肿。是主津液所生病者，目黄，口干，衄衄，喉痹，肩前臑痛，大指次指痛不用。气有余则当脉所过者热肿，虚则寒栗不复。为此诸病，盛则泻之，虚则补之，热则疾之，寒则留之，陷下则灸之，不盛不虚，以经取之。盛者人迎大三倍于寸口，虚者人迎反小于寸口也。

胃足阳明之脉，起于鼻之交頞中，旁纳太阳之脉，下循鼻外，入上齿中，还出挟口环唇，下交承浆，却循颐后下廉，出大迎，循颊车，上耳前，过客主人，循发际，至额颅；其支者，从大迎前下人迎，循喉咙，入缺盆，下膈，属胃，络脾；其直者，从缺盆下乳内廉，下挟脐，入气街中；其支者，起于胃口，下循腹里，下至气街中而合，以下髀关，抵伏兔，下膝膑中，下循胫外廉，下足跗，入中指内间；其支者，下廉三寸而别，下入中指外间；其支者，别跗上，入大指间，出其端。是动则病洒洒振寒，善呻数欠，颜黑，病至则恶人与火，闻木声则惕然而惊，心欲动，独闭户塞牖而处，甚则欲上高而歌，弃衣而走，贲响腹胀，是为骭厥。是主血所生病者，狂疟温淫汗出，衄衄，口㖞唇胗，颈肿喉痹，大腹水肿，膝膑肿痛，循膺、乳、气街、股、伏兔、骭外廉、足跗上皆痛，中指不用。气盛则身以前皆热，其有余于胃，则消谷善饥，溺色黄。气不足则身以前皆寒栗，胃中寒则胀满。为此诸病，盛则泻之，虚则补之，热则疾之，寒则留之，陷下则灸之，不盛不虚，以经取之。盛者人迎大三倍于寸口，虚者人迎反小于寸口也。

脾足太阴之脉，起于大指之端，循指内侧白肉际，过核骨后，上内踝前廉，上踹内，循胫骨后，交出厥阴之前。上膝股内前廉，入腹，属脾络胃，上膈，挟咽，连舌本，散舌下；其支者，复从胃，别上膈，注心中。

是动则病舌本强，食则呕，胃脘痛，腹胀善噫，得后与气，则快然如衰，身体皆重。是主脾所生病者，舌本痛，体不能动摇，食不下，烦心，心下急痛，溏、瘕、泄、水闭，黄疸，不能卧，强立，股膝内肿厥，足大指不用。为此诸病，盛则泻之，虚则补之，热则疾之，寒则留之，陷下则灸之，不盛不虚，以经取之。盛者寸口大三倍于人迎，，虚者寸口反小于人迎也。

心手少阴之脉，起于心中，出属心系，下膈络小肠；其支者，从心系上挟咽，系目系，其直者，复从心系却上肺，下出腋下，下循臑内后廉，行太阴心主之后，下肘内，循臂内后廉，抵掌后锐骨之端，入掌内后廉，循小指之内出其端。

是动则病嗌干心痛，渴而欲饮，是为臂厥。是主心所生病者，目黄胁痛，臑臂内后廉痛厥，掌中热痛。为此诸病，盛则泻之，虚则补之，热则疾之，寒则留之，陷下则灸之，不盛不虚，以经取之，盛者寸口大再倍于人迎，虚者寸口反小于人迎也。

小肠手太阳之脉，起于小指之端，循手外侧上腕，出踝中，直上循臂骨下廉，出肘内侧两筋之间，上循臑外后廉，出肩解，绕肩胛，交肩上，入缺盆，络心，循咽下膈，抵胃属小肠；其支者，从缺盆循颈上颊，至目锐眦，却入耳中；其支者，别颊上䪼抵鼻，至目内眦，斜络于颧。是动则病嗌痛颔肿，不可以顾，肩似拔臑似折。是主液所生病者，耳聋目黄颊肿，颈颔肩臑肘臂外后廉

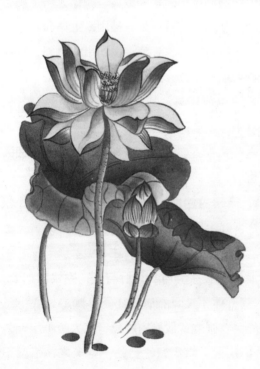

痛。为此诸病，盛则泻之，虚则补之，热则疾之，寒则留之，陷下则灸之，不盛不虚，以经取之。盛者人迎大再倍于寸口，虚者人迎反小于寸口也。

膀胱足太阳之脉，起于目内眦，上额交巅；其支者，从巅至耳上角；其直者，从巅入络脑，还出别下项，循肩膊内，挟脊，抵腰中，入循膂，络肾，属膀胱；其支者，从腰中下挟脊贯臀，入腘中；其支者，从膊内左右，别下，贯胛，挟脊内，过髀枢，循髀外，从后廉，下合腘中，以下贯踹内，出外踝之后，循京骨，

至小指外侧。是动则病冲头痛，目似脱，项如拔，脊痛，腰似折，髀不可以曲，腘如结，踹如裂，是为踝厥。是主筋所生病者，痔疟狂癫疾，头颐项痛，目黄，泪出，鼽衄，项背腰尻腘踹脚皆痛，小指不用。为此诸病，盛则泻之，虚则补之，热则疾之，寒则留之，陷下则灸之，不盛不虚，以经取之。盛者人迎大再倍于寸口，虚者人迎小于寸口也。

肾足少阴之脉，起于小指之下，邪走足心，出于然谷之下，循内踝之后，别入跟中，以上踹内，出腘内廉，上股内后廉，贯脊，属肾，络膀胱；其直者，从肾上贯肝膈，入肺中，循喉咙，挟舌本；其支者，从肺出络心，注胸中。是动则病饥不欲食，面如漆柴，咳唾则有血，喝喝而喘，坐而欲起，目䀮䀮如无所见，心如悬若饥状，气不足则善恐，心惕惕如人将捕之，是为骨厥。是主肾所生病者，口热舌干，咽肿上气，嗌干及痛，烦心，心痛，黄疸，肠澼，脊股内后廉痛，痿厥嗜卧，足下热而痛。为此诸病，盛则泻之，虚则补之，热则疾之，寒则留之，陷下则灸之，不盛不虚，以经取之。灸则强食生肉，缓带，披发，大杖，重履而步。盛者寸口大再倍于人迎，虚者寸口反小于人迎也。

心主手厥阴心包络之脉，起于胸中，出属心包络，下膈，历络三焦，其支者，循胸出胁，下腋三寸，上抵腋，下循臑内，行太阴少阴之间，入肘中，下臂，行两筋之间，入掌中，循中指出其端；其支者，别掌中，循小指次指出其端。是动则病手心热，臂肘挛急，腋肿，甚则胸胁支满，心中澹澹大动，面赤目黄，喜笑不休。是主脉所生病者，烦心心痛，掌中热。为此诸病，盛则泻之，虚则补之，热则疾之，寒则留之，陷下则灸之，不盛不虚，以经取之。盛者寸口大一倍于人迎，虚者寸口反小于人迎也。

三焦手少阳之脉，起于小指次指之端，上出两指之间，循手表腕，出臂外两骨之间，上贯肘，循臑外，上肩，而交出足少阳之后，入缺盆，布膻中，散落心包，下膈，循属三焦；其支者，从膻中上出缺盆，上项，系耳后，直上出耳上角，以屈下颊至顿；其支者，从耳后入耳中，出走耳前，过客主人前，交颊，至目锐眦。是动则病耳聋，浑浑焞焞，嗌肿喉痹。是主气所生病者，汗出，目锐眦痛，颊痛，耳后肩臑肘臂外皆痛，小指次指不用。为此诸病，盛则泻之，虚则补之，热则疾之，寒则留之，陷下则灸之，不盛不虚，以经取之。

盛者人迎大一倍于寸口，虚者人迎反小于寸口也。

胆足少阳之脉，起于目锐眦，上抵头角，下耳后，循颈行手少阳之前，至肩上，却交出手少阳之后，入缺盆；其支者，从耳后入耳中，出走耳前，至目锐眦后；其支者，别锐眦，下大迎，合于手少阳，抵于䪼，下加颊车，下颈合缺盆，以下胸中，贯膈络肝属胆，循胁里，出气街，绕毛际，横入髀厌中；其直者，从缺盆下腋，循胸过季胁，下合髀厌中，以下循髀阳，出膝外廉，下外辅骨之前，抵绝骨之端，下出外踝之前，循足跗上，入小指次指之间，其支者，别跗上，入大指之间，循大指岐骨内出其端，还贯爪甲，出三毛。是动则病口苦，善太息，心胁痛不能转侧，甚则面微有尘，体无膏泽，足外反热，是为阳厥。是主骨所生病者，头痛，颔痛，目锐眦痛，缺盆中肿痛，腋下肿，马刀侠瘿，汗出振寒，疟，胸胁肋髀膝外至胫绝骨外踝前及诸节皆痛，小指次指不用。为此诸病，盛则泻之，虚则补之，热则疾之，寒则留之，陷下则灸之，不盛不虚，以经取之。盛者人迎大一倍于寸口，虚者人迎反小于寸口也。

肝足厥阴之脉，起于大指丛毛之际，上循足跗上廉，去内踝一寸，上踝八寸，交出太阴之后，上腘内廉，循股阴，入毛中，过阴器，抵小腹，挟胃属肝络胆，上贯膈，布胁肋，循喉咙之后，上入颃颡，连目系，上出额，与督脉会于巅；其支者，从目系下颊里，环唇内；其支者，复从肝别贯膈，上注肺。是动则病腰痛不可俯仰，丈夫㿉疝，妇人少腹肿，甚则嗌干，面尘脱色。是主肝所生病者，胸满呕逆飧泄，狐疝遗溺闭癃。为此诸病，盛则泻之，虚则补之，热则疾之，寒则留之，陷下则灸之，不盛不虚，以经取之。盛者寸口大一倍于人迎，虚者寸口反小于人迎也。

手太阴气绝，则皮毛焦。太阴者，行气温于皮毛者也。故气不荣则皮毛焦，皮毛焦则津液去皮节，津液去皮节者，则爪枯毛折，毛折者则毛先死，丙笃丁死，火胜金也。手少阴气绝则脉不通，脉不通则血不流；血不流，则髦色不泽，故其面黑如漆柴者，血先死，壬笃癸死，水胜火也。足太阴气绝者，则脉不荣肌肉，唇舌者，肌肉之本也，脉不荣则肌肉软；肌肉软则舌萎人中满；人中满则唇反，唇反者肉先死，甲笃乙死，木胜土也。足少阴气绝则骨枯，少阴者冬脉也，伏行而濡骨髓者也，故骨不濡则肉不能著也，骨肉不相亲则肉软却，肉软却故齿长而垢，发无泽，发无泽者骨先死，戊笃己死，土胜水也。足厥阴气绝则筋绝，厥阴者肝脉也，肝者筋之合也，筋者聚于阴器，而脉络于舌本也，故脉弗荣则筋急，筋急则引舌与卵，故唇青舌卷卵缩则筋先死，庚笃辛死，金胜木也。五阴气俱绝，则目系转，转则目运，目运者为志先死，志先死则远一日半死矣。六阳气绝，则阴与阳相离，离则腠理发泄，绝汗乃出，故旦占夕死，夕占旦死。

经脉十二者，伏行分肉之间，深而不见；其常见者，足太阴过于外踝之上，无所隐故也。诸脉之浮而常见者，皆络脉也。六经络手阳明少阳之大络，起于五指间，上合肘中。饮酒者，卫气先行皮肤，先充络脉，络脉先盛，故卫气已平，营气乃满，而经脉大盛。脉之卒然动者，皆邪气居之，留于本末；不动则热，不坚则陷且空，不与众同，是以知其何脉之动也。

雷公曰：何以知经脉之与络脉异也？黄帝曰：经脉者常不可见也，其虚实也以气口知之，脉之见者皆络脉也。雷公曰：细子无以明其然也。黄帝曰：诸络脉皆不能经大节之间，必行绝道而出，入复合于皮中，其会皆见于外。故诸刺络脉者，必刺其结上，甚血者虽无结，急取之，以泻其邪而出其血，留之发为痹也。凡诊络脉，脉色青则寒且痛，赤则有热。胃中寒，手鱼之络多青矣；胃中有热，鱼际络赤；其暴黑者，留久痹也；其有赤有黑有青者，寒热气也；其青短者，少气也。凡刺寒热者皆多血络，必间日而一取之，血尽而止，乃调其虚实；其小而短者少气，甚者泻之则闷，闷甚则仆，不得言，闷则急坐之也。

手太阴之别，名曰列缺，起于腕上分间，并太阴之经直入掌中，散入于鱼际。其病实则手锐掌热，虚则欠欬，小便遗数，取之去腕半寸，别走阳明也。手少阴之别，名曰通里，去腕一寸半，别而上行，循经入于咽中，系舌本，属目系。其实则支膈，虚则不能言，取之掌后一寸，别走太阳也。手心主之别，名曰内关，去腕二寸，出于两筋之间，循经以上，系于心包络，心系实则心痛，虚则为头强，取之两筋间也。手太阳之别，名曰支正，上腕五寸，内注少阴；其别者，上走肘，络肩髃。

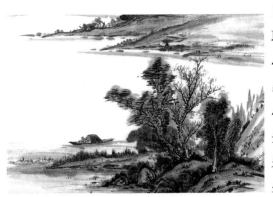

实则节弛肘废，虚则生疣，小者如指痂疥，取之所别也。手阳明之别，名曰偏历，去腕三寸，别入太阴；其别者，上循臂，乘肩髃。上曲颊偏齿；其别者，入耳，合于宗脉。实则龋聋，虚则齿寒痹隔，取之所别也。

手少阳之别，名曰外关，去腕二寸，外绕臂，注胸中，合心主。病实则肘挛，虚则不收，取之所别也。足太阳之别，名曰飞阳，去踝七寸，别走少阴。实则鼽窒头背痛，虚则鼽衄，取之所别也。足少阳之别，名曰光明，去踝五寸，别走厥阴，下络足跗。实则厥，虚则痿躄，坐不能起，取之所别也。足阳明之别，名曰丰隆，去踝八寸，别走太阴；其别者，循胫骨外廉，上络头顶，合诸经之气，下络喉嗌。其病气逆则喉痹瘁瘖，实则狂巅，虚则足不收，胫枯，取之所别也。足太阴之别，名曰公孙，去本节之后一寸，别走阳明；其别者，入络肠胃。厥气上逆则霍乱，实则肠中切痛，虚则鼓胀，取之所别也。足少阴之别，名曰大钟，当踝后绕根，别走太阳；其别者，并经上走于心包，下外贯腰脊。其病气逆则烦闷，实则闭癃，虚则腰痛，取之所别者也。足厥阴之别，名曰蠡沟，去内踝五寸，别走少阳；其别者，经胫，上睾，结于茎。其病气逆则睾肿卒疝，实则挺长，虚则暴痒，取之所别也。

任脉之别，名曰尾翳，下鸠尾，散于腹。实则腹皮痛，虚则痒搔，取之所别也。督脉之别，名曰长强，挟膂上项，散头上，正当肩胛左右，别走太阳，入贯膂。实则脊强，虚则头重，高摇之，挟脊之有过者，取之所别也。

脾之大络，名曰大包，出渊腋下三寸，布胸胁。实则身尽痛，虚则百节尽皆纵，此脉若罗络之血者，皆取之脾之大络脉也。

凡此十五络者，实则必见，虚则必下，视之不见，求之上下，人经不同，络脉异所别也。

【译文】

雷公问黄帝说：《禁服篇》上说，要掌握针刺治病的方法，应先了解经脉，推断它运行的终始，确知它的长短，并懂得它向内和五脏相联系，向外与六腑相贯通的原理。我想请您详尽地讲解一下其中的道理。

黄帝说：人初受孕时，由男女之精形成，精再发育而生脑髓，此后才逐渐形成人体。其间以骨骼为支柱，以经脉营养全身，坚韧刚强的筋像绳索一样，约束着骨骼，而肌肉则像墙壁，保护着脏腑、筋、血脉，等到皮肤变得坚韧，毛发生长后，人体就形成了。人出生以后，吸收五谷入胃，通过奥妙精微的运化滋生过程，使脉道得以贯通，气血也就运行不息了。雷公说：希望您能讲讲经脉运行发生的情况。

黄帝说：经脉的重要，在于可通过它来诊断人的死生，处理百病，调养身体的虚实。如果对经络的循行情况不甚通晓，是不可以的。

肺的经脉为手太阴经。起于中焦腹部，向下缠绕大肠，再返回循行胃的上口，向上经过膈肌，入属于肺脏，接着从气管横走出腋下，沿着上胳膊内侧下行，然后从手少阴经与手厥阴经的前面，下至肘内，顺着前臂的内侧，经掌后高骨的下缘，入寸口，前行至手鱼，并沿着其边缘，出于拇指尖。它的一条支脉，从手腕后分出，沿着食指桡动脉的侧边到达指端，最后与手阳明大肠经相接。如此经受外邪侵犯，就会发生以下病变：肺部胀满、咳嗽气喘、缺盆里面疼痛，因喘咳过剧，引起的两手抱胸、视物不清，是臂厥病。如肺脏的疾病影响到此经，就会导致咳嗽上气，喘促口渴，心烦躁，胸部胀症，臂部内侧前缘作痛，手厥冷而掌心发热。手太阴经气盛而有余，就会出现肩背痛、汗出，小便频数而尿量少等症状。手太阴经气虚而不足，可引起肩背寒、气短、小便色变。以上病症、凡属实症的，当用泻下法；凡属虚症的，应用补益法；属热症的，用疾刺法；属寒症的，用留针法。脉虚而下陷的，宜用灸法。至于无实无虚的病症，就从本经取治。手太阴经气盛所致的病，诊脉时可发现寸口脉比人迎脉大三倍；若是手太阴经气虚引起的病症，则寸口脉反而比人迎脉小。

大肠的经脉，为手阳明经。起于食指尖，沿食指桡动脉侧的上缘，经过拇指、食指间的合谷穴，至腕上拇指后两筋中间的凹陷处，接着向上沿前臂的上缘至肘外侧，再沿上臂外侧前缘经过肩及肩峰前缘，出于肩胛，与诸阳经会合于大椎穴上。然后向下注入缺盆，联属肺脏，下贯膈膜，最后入属大肠本腑。它的一条支脉，由缺盆经过颊部后，分成两脉进入下齿龈，再回转过来绕至上唇，交会于人中，然后左脉向右行，右脉向左行，上挟于鼻孔两侧，最后与足阳明胃经相接。如手阳明经受外邪侵犯，就会导致牙齿疼痛、颈部肿大等症状。本腑所主津液表现的症状为：目黄、口干、鼻塞流涕或衄血、咽喉肿痛、肩前及上臂作痛，食指疼痛而不能运动等。如手阳明经气盛有余，在它循行的部位上就会出现发热而肿的症状；如手阳明经气虚而不足，就会引起寒战身冷。以上病症，凡属实症的，应用泻下法；凡属虚症的，应用补益法。属热症的就用疾刺法，属寒症的用留针法。脉虚下陷不起的用灸法。不实不虚的病症，从本经取治。由手阳明经引起的各种病症中，如人迎脉比寸口脉大三倍，就是实症；如人迎脉比寸口脉小，就是虚症。

胃的经脉，为足阳明经。起于鼻孔两旁，上行相交于鼻的凹陷处，再向旁注入足太阳经，接着向下沿鼻外侧，进入上齿龈内，复出环绕口唇后，向下交于承浆穴，然后退出向后沿腮的下方，出于大迎穴，又沿颊车穴，上行至耳前，通过客主人穴，沿发际上行至额颅部。它的一条支脉，由大迎穴前面，向下至人迎穴，再沿喉咙进入缺盆，又继续向下经过膈膜，会属于胃腑，最后与脾脏相联络。另一条直行的经脉，由缺盆沿乳房内侧下行，再挟肚脐两旁直至阴毛两侧的气街处。另一条支脉，起于胃的下门，下循腹里，至气街前与直行的经脉相合，再由此下行，经过大腿前方的髀关穴，至伏兔部，又下至膝盖，沿胫骨前外侧直至足背部，进入足的中趾内侧。另有一条支脉，由膝下三寸处分出后下行到足的中趾外侧；还有一条支脉，起于背的冲阳穴，斜出于足厥阴经的外侧，再进入足的大拇趾，然后直出于大拇趾的尖端，与足太阴脾经相接。如足阳明经受外邪侵犯，就会导致以下病变：像被凉水淋湿一样地全身阵阵寒冷发抖、不住地伸腰打呵欠、额部肤色暗黑，且病发时见到人和火光就会烦躁不安，听到木器发出的声音就非常恐惧，心跳不停，常常把自己封闭在屋内。若病发剧烈，就会登高而歌，裸身跑窜，并伴有腹胀肠鸣的症状，称为骭厥病。因胃受邪影响到血而引起的病症有：发狂、温热过甚、汗出、鼻流清涕或出血、口角歪斜、口唇生疮、颈肿、咽喉疼痛、腹部肿胀、膝膑部肿痛，沿侧胸乳部、气街、大腿前缘、伏兔、足胫外侧、足背上都发痛，足中趾不能屈伸。足阳明经气盛所致的实症，表现为胸腹部寒冷，从而使胃受寒胀满。以上各种病症，属实症的应用泻下法，属虚症的当用补益法，属热症的就用疾刺法，属寒症的宜用留针法，脉虚而陷下的就用灸法。至于无实无虚的病症，就应根据本经而取治。由足阳明经引起的病症中，如人迎脉比寸口脉大三倍，表明为实症；若人迎脉比寸口脉小，就说明为虚症。

脾的经脉，为足太阴经，起于足的大拇趾内侧之端，并沿着大拇趾内侧的赤白肉际，经过大拇趾根节后的核骨，上行至内踝前，再上行至小腿肚，沿胫骨后，与足厥阴肝经相交叉而出，沿膝内侧和股内侧的前缘，直达腹内，入属于脾脏，联络胃腑，然后向上穿过膈膜，挟咽喉而行，与舌根相连，散布于舌下；它的一条支脉，从胃分出，并上行通过胸膈，注入心脏，与手少阴心经相接。足太阴经受外邪影响后，会发生以下病变：舌根强硬、食后呕吐、胃脘疼痛、腹内发胀、时时嗳气，虽然排除大便或矢气之后，会觉得松快许多，但仍感全身沉重。本经所主的脾脏发生病变后表现的症状有：舌根痛，身体沉重不能转动、饮食不下、心烦不安、胸部掣引作痛、大便溏泄，或下痢，或大小便闭塞不通、面目及全身泛黄、喜于安卧、勉强站立时，股膝内侧的经脉肿而厥冷，且足的大拇趾不能动弹。以上病症，属实症的应用泻下法，属虚症的当用补益法，属热症的须用疾刺法，属寒症的当用留针法，而脉虚下陷的用灸法。至于无实无虚的病症，还应从本经来治。由足太阴经所致的病症中，如寸口脉比人迎脉大三倍，就表明为实症；如寸口脉比人迎脉小，就说明为虚症。

心的经脉，为手少阴经，起于心脏，由心的脉络而出，并向下通过膈膜，与小肠联络。它的一条支脉，从心系的脉络向上。挟咽喉，至眼珠与脑的脉络相连；另有一条直行的经脉，从心脏的脉络上行入肺，再由肺横出于腋下，沿上臂内侧的后缘，至手太阴肺经和手厥阴心包络经的后面，并下行到肘内，再循前臂内侧的后缘，直达掌后小拇指侧高骨的尖端，而入手心后侧，然后沿小拇指内侧至指端，与手太阳小肠经相接。如手少阴经受外邪侵犯，就会导致以下病变：喉咙干燥、心痛、口渴难忍，并有臂厥症。此经所主的心脏病变后表现的症状为：目黄、胁肋作痛、上臂和前臂内侧的后缘疼痛厥冷、掌心发热而痛。以上病症，属实症的应用泻下法，属虚症的当用补益法，属热症的须用疾刺法，属寒症的宜用留针法，脉虚而下陷的就用灸法。至于无实无虚的病症，应从本经取治。由手少，阴经受邪引起的各种病症中，如寸口脉比人迎脉大两倍的，就说明为实症；如寸口脉反比人迎脉小，就表明为虚症。

小肠的经脉，为手太阳经，起于手小拇指的尖端，循行手的外侧后，进入腕部，出于小拇指侧的高骨，再直上沿前臂骨下缘，出于肘后内侧两筋的中间，又沿上臂外侧后缘，出于肩后骨缝，绕行肩胛后，交于肩上，注入缺盆，联络心脏，然后沿咽喉向下穿过横隔膜，至胃，最后由胃下行入属小肠。它的一条支脉，由缺盆沿头颈上抵面颊，至眼外角，再网入耳内；另外有一条支脉，由颊部引入眼眶下而至鼻部，再至眼内角，然后斜行络于颧骨部。手太阳经受外邪侵犯后会发生以下病变：喉咙痛，颔部肿，头项拘紧，肩痛如裂，臂痛如断。本经所主液表现的病症为：耳聋、目黄、颊肿，沿颈、肩、肘臂等部位的外侧后缘疼痛。以上病症，属实症的应用泻下法，属虚症的当用补益法，属热症的须用疾刺法，属寒症的宜用留针法，脉虚而下陷不起的用灸法。至于无实无虚的病症，应从本经取治。由手太阳经受邪所致的病症中，如人迎脉比寸口脉大两倍，就说明为实症；如人迎脉比寸口脉小，就说明为虚症。

膀胱的经脉，为足太阳经，起于眼的内角，向上经过额部，交会于头顶。它的一条支脉，由头顶行至耳上角，它的直行经脉，由头顶入络干脑，环绕一圈后复出，另向下行过颈项，沿肩膊内侧，夹脊柱而行，直达腰部，再沿脊肉深入，联系肾脏，最后入肩膀胱；另外有一条支脉，由腰部扶脊柱外侧下行，贯穿臀部，直入膝腘窝中；又有一条支脉，从左右肩膊的内侧，另向下通过肩胛挟脊柱，经过髀枢部，沿大腿外侧的后缘，继续向下行并合于膝弯内，然后通过小腿肚，出于外踝骨后方，沿着京骨，至小趾外侧的尖端，与足少阴肾经相接。足太阳经受外邪侵犯后会发生以下病变：气上冲而感头痛，眼球疼痛如脱，颈项强直，脊柱疼痛，腰痛欲折，大腿拘紧，膝腘部麻木如缚，小腿肚疼痛欲裂，称为踝厥病。此经所主的筋表现的病症为：痔疮、疟疾、狂病、癫病、头囟和颈项疼痛，目黄、流泪、鼻流清涕或鼻出血，项、背、腰、尻、腘、踹、脚等部位疼痛，足的小拇趾僵直。以上病症，属实症的应用泻下法，属虚症的当用补益法，属热症的须用疾刺法，属寒症的宜用留针法，脉虚而下陷的就用灸法。至于不实不虚的病症，要从本经取治。本经的实症表现为寸口脉比人迎脉小两倍，其虚症为人迎脉比寸口脉小。

肾的经脉，为脚少阴经，起于脚的小拇趾下，斜向而于脚心，出于内踝前大骨的然谷穴，并沿着内踝骨的后方，另向下行，进入脚跟，再上至小腿肚内侧，出于腘窝内侧，然后继续上行，经过股部内侧的后缘，贯穿脊柱，入属于肾脏，且联络膀胱。其直行的经脉，再由肾脏向上，经过肝和横膈膜，进入肺部，又上行并沿着喉咙归结于舌根；它的支脉，由肺而出，联络心脏，再注入胸中，与手厥阴心包经相联接。足少阴经如受外邪侵犯会发生的病变有：饥而不能食，面色憔悴，暗滞如漆柴，咳唾而带血，喘息有声，不能平卧，坐立不安，目视模糊，忐忑不安，腹鸣如鼓，气虚易恐，心跳惊悸如人来逮捕他似的，称为骨厥病。本经所主的肾脏病变而表现出的症状为：口热、舌干、咽部肿，气上逆，喉咙干燥作痛，心烦；心痛、黄疸、下痢，脊股内侧后疼痛，足痿软而厥冷，神疲而嗜卧，足心发热疼痛。以上病症，属实症的就用泻下法，属虚症的应用补益法，属热症的当用疾刺法，属寒症的须用留针法，脉虚而下陷的宜用灸法。不实不虚的病症，要从本经取治。用灸法可增强食欲，促进肌肉生长，使人身轻体健。即使散披着头发，扶着粗大的拐杖，足穿重履，也能缓步而行。凡由本经引起的实症，把脉时可知人迎脉比寸口脉小两倍；如寸口脉比人迎脉小，就说明为虚症。

心包的经脉，为手厥阴心包经，起于胸中，出属于心包络，再下行穿过隔膜，依次联络上、中、下三焦，它的支脉，循行胸中，横出于胁下，再从腋缝下三寸处上行到腋窝，又沿着上臂内侧下行于手太阴经与手少阴经的中间，进入肘中，然后沿前臂两筋之间下行，直入掌中，经过中指到达指端。它的另外一条支脉，从掌内分出，沿无名指直达指端，与手少阳三焦经相接。手厥阴心包经受外邪侵犯后会发生以下病变：掌心发热，臂肘关节拘挛，腋下肿胀，甚至胸胁满闷，忐忑不安，面色赤，眼发黄，喜笑不止等。本经所主经脉发生病变后可出现心烦、心痛、掌心发热的症状。以上病症，属实症的应用泻下法，属虚症的当用补益法，属热症的须用疾刺法，属寒症的宜用留针法，脉虚而下陷的就用灸法。而不实不虚的病症，要从本经取治。由本经导致的实症表现为人迎脉比寸口脉小一倍，而其所致的虚症，则寸口脉比人迎脉小。

三焦的经脉，为手少阳经，起于无名指尖，上行并沿无名指的外侧，经过手背到手腕，出于前臂外侧两骨的中间，再向上穿过肘，沿上臂外侧至肩部，相交而出于足少阳胆经后，注入缺盆，然后向下分布在两乳之间的膻中，散布络于心包络，又向下经过膈膜，依次会属于上、中、下三焦，它的支脉，又从膻中上行而出于缺盆，过颈项，连耳后，直出于耳上角，然后屈而下行，绕颊部，至眼眶下；它的另一条支脉，由耳后进入耳中，再行出耳前，经过客主人穴的前方，与前一条支脉于面颊相会合，再行至眼外角，与足少阳胆经相接。本经脉受外邪侵犯而发生的病变有：耳聋，失聪，喉咙肿痛，喉痹。本经所主的气所产生的病症有：汗出，眼外角痛，颊痛，耳后、肩、臑、肘、臂的外缘等疼痛，无名指拘挛。以上病症，属实症的就用泻下法，属虚症的应用补益法，属热症的当用疾刺法，属寒症的须用留针法，脉虚而陷下的宜用灸法。而不实不虚的病症，可从本经取治。由本经所致的各种病症中，如寸口脉比人迎脉小一倍，就为实症；如人迎脉比寸口脉小，就说明为虚症。

胆的经脉，为足少阳经，起于眼下角，上至额角，再向下绕到耳后，沿着颈部，行于手少阳三焦经的前面，至肩上，又交叉行至手少阳三焦经的后面，而进入缺盆。它的支脉，由耳后进入耳内，再回出行向耳前，至眼外角的后方；它的另外一条支脉，由眼外角分出，向下行至大迎穴附近，与手少阳三焦经相合，至眼眶下部，再由颊车下颈与前一支脉于缺盆相会合，然后下行至胸中，通过隔膜联络肝脏，入属胆腑，并沿着胁里，向下出于小腹两侧的气街，绕过阴毛边缘，横行人环跳部，它的直行经脉，由缺盆下行向腋，沿胸部经过季胁，与前一条支脉会合于环跳部，再向下沿髀关节的外侧，至膝外侧后，下行于腓骨之前，然后直至外踝上骨的凹陷处，出于外踝之前，又沿着足背，进入足小拇趾与无名趾的中间；它的另外一条支脉，由足背行走向足的大拇趾间，沿大拇趾和食趾侧的骨缝之中至大拇趾端，再回转行穿爪甲出于三毛与足厥阴肝经相接。足少阳经受外邪侵入后会发生以下病变：口苦，时常叹气，胸胁部作痛，身体僵直，甚至面色灰暗，肌肤无泽，足外侧发热，称为阳厥。本经所主的骨发生的病症有：额角、下颌、眼外角痛，缺盆中肿痛，腋下肿，马刀侠瘿，汗出，寒战，疟疾，沿经脉所过的胸、胁、髀、膝等外侧，直到胫骨、绝骨、外踝前以及诸关节皆痛，足无名趾拘紧。以上病症，属实症的应用泻下法，属虚症的应用补益法，属热症的须用疾刺法，属寒症的宜用留针法，脉虚而陷下的应用灸法，至于不实不虚的病症，可从本经取治。本经引起的实症，表现在人迎脉比寸口脉大一倍，本经的虚症，则表现在人迎脉反比寸口脉小。

肝的经脉，为足厥阴经，起于足的大拇趾丛毛的边缘，并向上沿着足背，到达内踝前一寸处，再至踝骨上八寸处，于足太阴脾经的后方交叉，上行至膝弯内缘，又沿大腿的内侧，进入阴毛中，环绕阴器后上至小腹，夹行于胃的两旁，入属于肝，并联络于胆，然后向上穿过膈膜，散布于胁肋部，沿喉咙的后侧，进入喉咙的上孔，同眼球深处的脉络相联系，与督脉会合于头顶中央。它的支脉，由眼球深处的脉络，向下行于颊部内侧，环绕于口唇内；它的另外一条支脉，由肝脏出来，通过膈膜，注入胸中，与手太阴肺经相接。足厥阴经受外邪侵犯后会发生以下病变：腹痛，身体僵硬，男子阴囊肿大，妇女小腹肿胀，甚至咽喉发干，面色暗淡，颜色失泽等。本经所主的肝脏发生的病变有：胸中满闷，呕吐气逆，飧泄，狐疝，遗尿或小便不通等。以上病症，属实症的应用泻下法，属虚症的当用补益法，属热症的须用疾刺法，属寒证的须用留针法，而不实不虚的病症，可从本经取治。本经所致的实症，表现在人迎脉比寸口脉小一倍，本经引起的虚症，则表现在寸口脉比人迎脉小。

如手太阴肺经的脉气衰竭，皮毛就会焦枯。因手太阴肺经，是主行气而滋养皮毛的，因此气不畅调，就会使皮毛干枯，而皮毛干枯也就是津液耗损的表现了，津液耗损就会伤害肌表，肌表既受伤害，便会使爪甲干枯，毫毛脱落，毫毛脱落，就表明气已先死了。这种病症，逢丙日便变得更重，逢丁日便会使人死亡，这是由于肺在五行中属金，丙丁属火，火能胜金的缘故。

手少阴心经之经气竭绝，就会使血脉不通；血脉不通，就会使血液不能流行；血液不能流行，头发和面色就会没有光泽。所以倘若病人的面色黯黑，就好像烧焦的木炭一样，那就表明其营血已经先行衰败了。这种病证，逢壬日就会加重，逢癸日就会死亡。这都是因为壬、癸属水，心属火，水能克火的缘故。

如足太阴脾经的脉气衰竭，则经脉就不能滋养肌肉。而唇舌是肌肉的根本，经脉不能营养肌肉，就会使肌肉松软，肌肉松软，便会导致舌体萎缩、人中部肿满；而人中部肿满，就会使口唇外翻，口唇外翻即是肌肉先死的征象。这种病症，逢甲日变得危重，逢乙日便会使人死亡。这是由于脾在五行中属土，甲乙属木，木能胜土的缘故。

足少阴肾经之经气竭绝，就会出现骨骼枯槁的病象。因为足少阴肾经是应于冬季的经脉，它走行于人体深部而濡养骨髓，所以足少阴肾经之经气竭绝，就会使骨髓得不到濡养，进而就会导致骨骼枯槁。倘若骨骼得不到濡养而枯槁，那么肌肉也就不能再附着骨骼上了；骨与肉分离而不能相互结合，就会使肌肉松软短缩；肌肉松软短缩，就会使牙齿显得长长了一些，并使牙齿上积满污垢，同时，还会出现头发失去光泽等现象。出现了头发枯槁无泽的病象，就表明骨骼已经先行衰败了。这种病症，逢戊日就会加重，逢己日就会死亡。这都是因为戊己属土，肾属水，土能克水的缘故。

如足厥阴肝经的脉气衰竭，就会使筋脉挛急，并牵引睾丸和舌。这是因为足厥阴经是属于肝脏的脉，肝脏外合于筋，与各经的经筋聚合在阴器，并向上与舌根相联系的原因。也就会显现唇青舌卷、睾丸上缩的症状。这便是筋已先死的征象。这种病症，逢庚日变得危重，逢辛日便会使人死亡。这是因为肝在五行中属木，庚辛属金，金能胜木的缘故。

如五脏的阴经脉气都衰竭了，就会使目系旋转，目系转动便使人感到眼花头晕，而眼晕便是五志先死的危象，五志既然失去，那么人在一天半内必然会死亡。若六腑阳经的脉气都衰竭，就会使阴阳分离，而阴阳分离，以致皮肤不固，精气外泄，就必然暴出大如串珠、凝而不流的绝汗。如在早上出现这种征象，则当夜必死；在夜间出现这种征象，次日早上必死。

十二经脉，隐伏在体内而通行于骨肉之间，深不可视。其经常可以见到的，只是足太阴脾经在经过内踝之上时，无所隐蔽的缘故。凡是浮露在浅表而时常可以见到的，都是络脉。在手足六经的络脉中，手阳明大肠经，手少阳三焦经的大络，分别起于手的五指之间，向上合于肘中。饮酒的人，其酒气随着卫气行于皮肤，先充溢络脉，使络脉满盛，而卫气盛满后，营气也会满盛，那么经脉就很充盛了。如人的经脉突然充盛，发生异常变化，就表明有邪气留在经脉之中；若邪气留在脉中，聚而不动，就可以化热，如络脉不显坚实，就说明邪气已深陷经脉，并且经气已虚空，不同于普通情况，也就可知道是哪条经脉受邪而发生异常了。

雷公问：经脉和络脉的不同处在什么地方呢？黄帝说：经脉在正常情况下是看不到的，它的虚实情况可以从气口脉诊察测知。凡是能看到的，都是络脉。

雷公说：我还不明白为什么会有这种区别？黄帝说：一切络脉，都不经过大关节之间，而横穿经脉行于其所不到之处，出入流注，人于皮部的浮络，会合而显现在外面。所以发生病变时，用针刺络脉，必须刺中它的聚结处。病重的，即使血没有聚结，也应该急刺，以泻去它的病邪，从而放出淤血，如果把淤血留在里面，就可能导致痹阻之症。凡是察看络脉的病变时，如脉现青色，就为寒邪凝滞并有疼痛的征象，如脉现赤色，就是有热的征象。如果胃里有寒，则手鱼部的络脉就呈现青色；如果胃里有热，那么鱼际部的络脉就会出现赤色，而鱼际部络脉出现黑色的，这就说明患有日久不愈的痹病。如兼有赤、黑、青三色，则是寒热错杂的病变。凡是针刺或热或寒的病变时，都应多刺血络，并须隔日一刺，直至淤血泻尽为止，然后再察明病症的虚实。如果脉现青色而脉象短小，则表明元气衰少，若过用泻法，就会使病人感到心里闷乱，不能自持而跌倒，不能说话。对出现这种情况的病人，应赶快扶他坐下，以平心静体。

手太阴肺经的另出络脉，为列缺。起于腕上分肉之间，与手太阴经并行，并直入手掌内侧，散布于鱼际处。如此络脉发生病变，属实症的，腕上的锐骨部和手掌部就会出现发热的症状；属虚症的，就会出现张口呵欠，小便失禁或频数的现象。治疗以上病症时，可取腕后一寸半的列缺穴。本络由此另行向手阳明大肠经。

手少阴心经的另出络脉，为通里。起于腕上一寸处，另向上行，循着本经经脉注入咽中，系于舌根再上行连于目系。如果通里发生病变，属实症的，就会出现胸膈支撑不舒的情况；属虚症的，就会表现为不能言语。治疗这些病症，取腕后一寸的通里穴。本络由此另行向手太阳小肠经。

手厥阴心包经的别出络脉，为内关。起于腕上二寸处，由两筋中间另出，并循着本经经脉上行，系于心包络及心系。如内关发生病变，属实症的，就会出现心痛的症状；属虚症的，就会出现心中烦乱的情况。治疗这些病症，可取腕上二寸两筋之间的内关穴。

手太阳小肠经的另出络脉，为支正。起于腕上五寸处，并向内注入手少阴经的别络。它的另一条别出的络脉，上走肘部，再上行络于肩髃。如支正发生病变，属实症的，就会出现骨节弛缓的症状，并且肘部麻痹；属虚症的，就会生赘疣，小的如手指间的痂疥。治疗这些病症，可取本经的支正穴。

手阳明大肠经的另出络脉，为偏历。起于腕上三寸处，另行而注入手太阳经络。它的另一条别出的脉，沿臂上行至肩髃部，再上至曲颊，偏络于齿根，还有一条别出的脉，行入耳中，与手太阳、手少阳、足少阳、足阳明四脉会合。如支正发生病变，属实症的，就会出现龋齿、耳聋的症状，属虚症的，就会出现牙齿发冷，隔间闭阻的情况。对这些病症，可采取治本经别出的偏历穴。

手少阳三焦经的另出络脉，为外关。起于腕上二寸处，向外绕行于臂部，注入胸中，与心包经会合。如本经络发生病变，属实症的，就会出现肘关节拘挛的症状；属虚症的，就会出现肘关节弛缓不收的情况。对于这些病症，可以采取治本经别出的外关穴。

足太阳膀胱经的另出络脉，为飞阳。起于外踝上七寸处，另行向足少阴肾经的经络。如飞阳发生病变，属实症的，就会出现鼻塞不通，头背部疼痛的症状；属虚症的，就会出现鼻流清涕或鼻出血的情况。对于这些病症，可以采取治本经别出的飞阳穴。

足少阳胆经的另出络脉，为光明。起于外踝上五寸处，另行而进入足厥阴肝经的经络，再向下绕行后络于足背之上。如光明发生病变，属实症的，就会出现厥逆的症状；属虚症的，就会出现下肢痿软无力，难以行走，坐而不能站立的情况。对于这些病症，可以采取治本经别出的光明穴。

足阳明胃经的另出络脉，为丰隆。起于外踝上八寸处，另行而入足太阴脾经的经络；它的别出之脉，沿着胫骨的外缘，上行而络于头项，与其他诸经会合，再向下绕络于咽喉。如本经络发生病变，就会引起气机上逆，进而喉中肿胀闭塞，突然失音。属实症的，就会出现神志失常，癫狂发作的症状；属虚症的，就会出现足缓不收，胫部肌肉枯萎的情况。对这些病症，可取治本经别出的丰隆穴。

足太阴脾经的另出络脉，为公孙。起于足的大拇趾节后一寸处，再另行进入足阳明胃经的经络。它的别行之脉，上行后入腹络于肠胃。如果本经络发生病变，就会厥气上道而致霍乱。属实症的，就会出现腹中痛如刀割的症状；属虚症的，就会出现腹胀如鼓的情况。对于这些病症，可以采取治本经别出的公孙穴。

足少阴肾经的另出络脉，为大钟。起于内踝之后，绕足根而至足外踝侧，再另行进入足太阳膀胱经。它的另一条别出络，则与本经并行，行于心包络下，再向外贯穿腰脊之间。如本经络发生病变，就会导致气逆烦闷。属实症的，表现为小便不通；属虚症的，表现为腰痛。对于这些病症，可以采取治本经的络穴大钟。

足厥阴肝经的另出络脉，为蠡沟。起于内踝上五寸处，另行进入足少阳胆经的络脉。它的别行之脉，经过胫部上行至睾丸处，归结在阴茎。如蠡沟发生病变，使经气上逆，就会引起睾丸肿大突发疝痛。属实症的，则阴茎勃起而长；属虚症的，阴部就会暴痒。对于这些病症，可以采取治本经别出的蠡沟穴。

任脉的另出络脉，为尾翳。起于鸠尾骨尖下面，向下散于腹部。如果本经络发生病变，属实症的，就会感到腹部皮肤疼痛；属虚症的，就会感觉腹部皮肤瘙痒。对这些病症，可取治本经别出的尾翳穴。

督脉的另出络脉，为长强。挟脊上行到颈部，散于头上，又向下行于左肩胛的骨部，另行进入足太阳膀胱经的经络，并深入贯穿脊柱两旁的肌肉。如果本经络发生病变，属实症的就会出现脊柱强直，不能俯仰的症状；属虚症的，就会感到头部沉重，摇晃不宁。这是由于长强病变引起的。对于以上病症，可以采取治本经的长强穴。

脾脏的大络，为大包。起于渊腋穴下三寸处，散布于胸胁。如本经络发生病变，属实症的，就会感到全身疼痛；属虚症的，则全身关节缓纵无力。大包像网罗般绕络全身，统诸络脉之血。对于这些病症，可以采取治本经别出的大包穴。

以上十五络脉，如邪气实则血满脉中而明显可见，正气虚则脉络陷下而藏伏。如果脉络不易看见，就应该在络脉的上下诸穴寻求。由于每个人的经脉不同，故络脉也一定有所差异。

经别篇

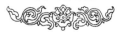

黄帝问于岐伯曰：余闻人之合于天道也，内有五脏，以应五音五色五时五味五位也；外有六腑，以应六律，六律建阴阳诸经而合之十二月、十二辰、十二节、十二经水、十二时、十二经脉者，此五脏六腑之所以应天道。夫十二经脉者，人之所以生，病之所以成，人之所以治，病之所以起，学之所始，工之所止也，粗之所易，上之所难也。请问其离合出入奈何？岐伯稽首再拜曰：明乎哉问也！此粗之所过，上之所息也，请卒言之。

足太阳之正，别入于腘中，其一道下尻五寸，别入于肛，属于膀胱，散之肾，循膂当心入散；直者，从膂上出于项，复属于太阳，此为一经也。足少阴之正，正腘中，别走太阳而合，上至肾，当十四椎，出属带脉；直者，系舌本，复出于项，合于太阳，此为一合。成以诸阴之别，皆为正也。

足少阳之正，绕髀入毛际，合于厥阴；别者，入季胁之间，循胸里属胆，散之上肝，贯心，以上挟咽，出颐颔中，散于面，系目系，合少阳于外眦也。足厥阴之正，别跗上，上至毛际，合于少阳，与别俱行，此为二合也。

足阳明之正，上至髀，入于腹里，属胃，散之脾，上通于心，上循咽出于口，上頞頔，还系目系，合于阳明也。足太阴之正，上至髀，合于阳明，与别俱行，上结于咽，贯舌中，此为三合也。

手太阳之正，指地，别于肩解，入腋走心，系小肠也。手少阴之正，别入于渊腋两筋之间，属于心，上走喉咙，出于面，合目内眦，此为四合也。

手少阳之正，指天，别于巅，入缺盆，下走三焦，散于胸中也。手心主之正，别下渊腋三寸，入胸中，别属三焦，出循喉咙，出耳后，合少阳完骨之下，此为五合也。

手阳明之正，从手循膺乳，别于肩髃，入柱骨，下走大肠，属于肺，上循喉咙，出缺盆，合于阳明也。手太阴之正，别入渊腋少阴之前，入走肺，散之大肠，上出缺盆，循喉咙，复合阳明，此六合也。

【译文】

黄帝问岐伯道：我听说人与自然界的现象是相应的，人体属阴的五脏，以应五音、五色、五时、五味、五方；属阳的六腑，以应六律，六律分六阴六阳，合于人体十二经，以应十二月、十二辰、十二节、十二经水、十二时和十二经脉，这就是五脏六腑与自然界相应的情况。十二经脉在人体内是气血运行的通路，与人的生存，疾病的形成，以及人的健康，疾病的痊愈，都有密切关系。所以初学医者必须从十二经脉学起，就是知识渊博的医生，也要进一步研究它。粗劣的医生觉得经脉容易掌握，而高明的医生却认为经脉难以精通。请问，经脉在人体内的离合出入是怎样的呢？岐伯很恭敬地行礼后回答说：你问得很高明啊！关于经脉的学问，医术低劣的医生容易忽略，而医术高明的医生才会尽心钻研。让我详细地讲一下吧。

足太阳膀胱经的正经，另出而行，并进入膝腘窝，其中一条至尻下五寸处后，另行入肛门，入属于膀胱本腑，再散行于肾脏，沿脊柱内侧上行，至心脏而分散；其本经之外别行的一条直行经，由脊上出于颈部，再入属于足太阳本经经脉。足少阴肾经的正经，由膝腘窝中，另出一脉，与足太阳之经相会合，又上行至肾脏，当十四椎处，再外出而联属于带脉；其直行的，系于舌根，又出于颈部与足太阳膀胱经相合。这是阴阳表里相配的第一合。诸阳经的正经，均流入诸阴经的别出经，称为别出的正经。

足少阳胆经的正经，绕大腿后进入阴毛中，与足厥阴肝经相合。其另行的，注入季胁之间，再沿着胸里，入属于胆腑，又散行上至肝脏，通过心部，挟于咽喉，出于腮部与颔中。散布在面部，系于目系，与足少阳本经会合于眼外角处。足厥阴肝经的正经，由足背另行，上至阴毛中，与足少阳胆经相合，与其另行的经脉并行，这就是阴阳表里相配的第二合。

足阳明胃经的正经，上行至髀部，进入腹里，入属于胃腑，散行至脾脏，通过心，沿咽喉而出于口部，再上行至鼻柱的上部和眼眶的下部，环绕目系，与足阳明本经相会合。足太阴脾经的正经，上行至髀部，与足阳明经另行的正经合并后上行，上至咽喉部，贯入舌中，这就是阴阳表里相配的第三合。

手太阳小肠经的正经，自下而上循行，开从肩后关节另行，进入腋下，经过心脏，下行入属于小肠本腑。手少阴心经的正经，另行而入腋下渊了穴的两筋之间，入属心脏，再上行于喉咙，出于面部，与手太阳经的一条支脉会合于眼内角，这就是阴阳表里相配的第四合。

手少阳三焦经的正经，自上而下循行，起于颠部别行进入缺盆？向下行入三焦本府，再散行于胸中。手厥阴心包经的正经，另起于渊腋下三寸处。进入胸中，再行入属于三焦，上沿喉咙，出于耳后，与手少阳三焦经会合于完骨之下，这就是阴阳表里相配的第五合。

手阳明大肠经的正经，起于手并上行而沿侧胸部之间，另行出于肩髃穴处，进入大椎，再向下行至于大肠本腑。上属于肺脏，然后向上沿喉咙，出于缺盆，与手阳明本经相会合。手太阴肺经的正经，另行而入渊腋穴，行于手少阴经的前方，进入肺脏，散行至大肠，再上行出于缺盆，沿喉咙，再与手阳明大肠经相合，这就是阴阳表里相配的第六合。

经水篇

黄帝问于岐伯曰：经脉十二者，外合于十二经水，而内属于五脏六腑。夫十二经水者，其有大小、深浅、广狭、远近各不同，五脏六腑之高下、大小、受谷之多少亦不等，相应奈何？夫经水者，受水而行之；五脏者，合神气魂魄而藏之；六腑者，受谷而行之，受气而扬之；经脉者，受血而营之。合而以治奈何？刺之深浅，灸之壮数，可得闻乎？

岐伯答曰：善哉问也！天至高，不可度，地至广，不可量，此之谓也。且夫人生于天地之间，六合之内，此天之高、地之广也，非人力之所能度量而至也。若夫八尺之士，皮肉在此，外可度量切循而得之，其死可解剖而视之，其脏之坚脆，腑之大小，谷之多少，脉之长短，血之清浊，气之多少，十二经之多血少气，与其少血多气，与其皆多血气，与其皆少血气，皆有大数。其治以针艾，各调其经气，固其常有合乎。

黄帝曰：余闻之，快于耳，不解于心，愿卒闻之。岐伯答曰：此人之所以参天地而应阴阳也，不可不察。足太阳外合清水，内属膀胱，而通水道焉。足少阳外合于渭水，内属于胆。足阳明外合于海水，内属于胃。足太阴外合于湖水，内属于脾。足少阴外合于汝水，内属于肾。足厥阴外

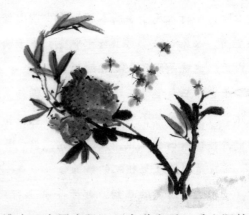

合于渑水，内属于肝。手太阳外合淮水，内属小肠，而水道出焉。手少阳外合于漯水，内属三焦。手阳明外合于江水，内属于大肠。手太阴外合于河水，内属于肺。手少阴外合于济水，内属于心。手心主外合于漳水，内属于心包。凡

此五脏六腑十二经水者，外有源泉而内有所禀，此皆内外相贯，如环无端，人经亦然。故天为阳，地为阴，腰以上为天，腰以下为地。故海以北者为阴，湖以北者为阴中之阴，漳以南者为阳，河以北至漳者为阳中之阴，漯以南至江者为阳中之太阳，此一隅之阴阳也，所以人与天地相参也。

黄帝曰：夫经水之应经脉也，其远近浅深，水血之多少各不同，合而以刺之奈何？岐伯答曰：足阳明，五脏六腑之海也，其脉大血多，气盛热壮，刺此者不深弗散，不留不泻也。足阳明刺深六分，留十呼。足太阳深五分，留七呼。足少阳深四分，留五呼。足太阴深三分，留四呼。足少阴深二分，留三呼。足厥阴深一分，留二呼。手之阴阳，其受气之道近，其气之来疾，其刺深者皆无过二分，其留皆无过一呼。其少长大小肥瘦，以心撩之，命曰法天之常。灸之亦然。灸而过此者得恶火，则骨枯脉涩；刺而过此者，则脱气。

黄帝曰：夫经脉之大小，血之多少，肤之厚薄，肉之坚脆，及腘之大小，可为量度乎？岐伯答曰：其可为度量者，取其中度也，不甚脱肉而血气不衰也。若失度之人，瘠瘦而形肉脱者，恶可以度量刺乎。审切循扪按，视其寒温盛衰而调之，是谓因适而为之真也。

【译文】

黄帝问岐伯道：人体的十二经脉，外与大地上的十二条河流相合，内则与人的五脏六腑相连。十二条河流，有大小、深浅、广狭和远近不同；五脏六腑也有上下、大小和容纳饮食多少的差异，那么它们之间是怎样相应合的呢？经水受纳地面的水而流行于各地；五脏主管神、气，魂、魄等功能活动；六腑受纳水谷，经消化吸收水谷精气，输送布散于全身；经脉受纳血液，营运于周身。把以上这些内容相应的配合起来，运用在治疗上是怎样的呢？另外，针刺的深浅，施灸壮数的多少，能说给我听听吗？

岐伯回答说：你问得很好！天高难以计算，地广难以测量，就是讲的这个道理。人生活在天地之间，六合之内，这就说明天高地广，不是用人力所能计量准确的。但是人的身体，皮肉俱在，可从外部计算测量，用手指切按而获得各部的情况，死了以后可以通过解剖来观察内在的情况。人体五脏的坚脆，六腑的大小，纳谷的多少，脉道的长短，血液的清浊，气的多少，以及十二经足多血少气，少血多气，气血皆多，还是气血皆少等情况，都有一般的标准。运用针刺艾灸治病，调节各经的经气，也都有一定规律的。

黄帝说：你说的这些，听起来很清楚，但心里仍是不明了，希望详尽地讲一下。岐伯回答说：这就是人与自然界相配合而与阴阳规律相适应的道理，不可不详细识别。足太阳经外合于清水，内联属于膀胱腑，主要功能是通利水道；足少阳经外合于渭水，内联属于胆腑；足阳明经外合于海水，内联属于胃腑；足太阴经外合于湖水，内联属于脾脏；足少阴经外合于汝水，内联属于肾脏；足厥阴经外合于渑水，内联属于肝脏；手太阳经外合于淮水，内联属于小肠，水道由此而出；手少阳经外合于漯水，内联属三焦；手阳明经外合于江水，内联属于大肠；手太阴经外合于河水，内联属于肺脏；手少阴经外合于济水，内联属于心脏；手厥阴经外合于漳水，内联属于心包络。以上所说的五脏六腑和十二经水，显现于外各有源泉，在内各有秉承，这都是内外相互贯通，如圆环一样周而复始无有尽头，人的经脉循行也是如此。天气轻清属阳；地气重浊属阴；人体腰以上象天属阳，腰以下象地属阴。以十二经水分阴阳，海水以北属阴，湖水以北属阴中之阴；漳水以南属阳，河水以北至漳水之间属阳中之阴；漯水以南至江水之间属阳中之太阳。这是举大地一部分区域河流的阴阳属性，来说明人与自然界密切相应的情况。

黄帝说：十二经水应于十二经脉，它们的远近、深浅以及水血的多少各不相同，如果把两者结合起来，用于针刺治疗是怎样的呢？岐伯回答说：足阳明胃，是五脏六腑气血来源的"海"，其经脉最大而多气多血，发病时热势必甚，所以针刺这一经时，不深刺则邪不能散，不留针则邪气不能泻。足阳明经，针刺六分深，留针呼吸十次的时间；足太阳经，针刺五分深，留针呼吸七次的时间；足少阳经，针刺四分深，留针呼吸五次的时间；足太阴经，针刺三分深，留针呼吸四次的时间；足少阴经，针刺二分深，留针呼吸三次的时间；足厥阴经，针刺一分深，留针呼吸二次的时间。手三阴三阳经脉，均循行于人体上半身，接受心肺气血的距离较近，气行迅速，针刺深度一般不超过二分，留针时间一般不超过一次呼吸。但年岁有老少，身材有大小，体格有胖瘦的不同，医者必须心中有数，因人而施，这叫做顺从自然之理。灸法也是如此。如果施灸过度，变成"恶火"，就会骨髓枯槁，血脉凝涩；针刺过度，会发生正气虚脱的不良后果。

黄帝说：经脉大小，血气多少，皮肤厚薄，肌肉坚脆，以及䐃肉大小，都可以计量吗？岐伯回答说：可以，要选择中等身材，以肌肉不甚消瘦，血气不甚衰弱的人为标准。如果被计量的人形体消瘦，以致肌肉脱削，怎么可以作为针刺的标准呢？所以必须通过切、循、扪、按等方法检查，根据症候的寒热虚实适当调治，才是各逆其宜、对症施疗的真正法则。

经筋篇

足太阳之筋，起于足小指，上结于踝，邪上结于膝，其下循足外踝，结于踵，上循跟，结于腘；其别者，结于踹外，上腘中内廉，与腘中并上结于臀，上挟脊上项；其支者，别入结于舌本；其直者，结于枕骨，上头下颜，结于鼻；其支者，为目上网，下结于頄；其支者，从腋后外廉，结于肩髃；其支者，入腋下，上出缺盆，上结于完骨；其支者，出缺盆，邪上出于頄。其病小指支，跟肿痛，腘挛，脊反折，项筋急，肩不举，腋支，缺盆中纽痛，不可左右摇。治在燔针劫刺，以知为数，以痛为输，名曰仲春痹也。

足少阳之筋，起于小指次指，上结外踝，上循胫外廉，结于膝外廉；其支者，别起外辅骨，上走髀，前者结于伏兔之上，后者结于尻；其直者，上乘䏚季胁，上走腋前廉，系于膺乳，结于缺盆；直者，上出腋，贯缺盆，出太阳之前，循耳后，上额角，交巅上，下走颔，上结于頄；支者，结于目眦为外维。其病小指次指支转筋，引膝外转筋，膝不可屈伸，腘筋急，前引髀，后引尻，即上乘䏚季胁痛，上引缺盆膺乳颈，维筋急，从左之右，右目不开，上过右角，跷脉而行，左络于右，故伤左角，右足不用，命曰维筋相交。治在燔针劫刺，以知为数，以痛为输，名曰孟春痹也。

足阳明之筋，起于中三指，结于跗上，邪外上加于辅骨，上结于膝外廉，直上结于髀枢，上循胁，属脊，其直者，上循骭，结于膝；其支者，结于外辅骨，合少阳；其直者，上循伏兔，上结于髀，聚于阴器，上腹而布，至缺盆而结，上颈，上挟口，合于頄，下结于鼻，上合于太阳，太阳为目上网，阳明为目下网；其支者，从颊结于耳前。其病足中指支，胫转筋，脚跳坚，伏兔转筋，髀前肿，癫疝，腹筋急，引缺盆及颊，卒口僻，急者目不合，热则筋纵，目不开。颊筋有寒，则急引颊移口；有热则筋弛纵缓，不胜收故僻，治之以马膏，膏其急者，以白酒和桂，以涂其缓者，以桑钩钩之，即以生桑灰置之坎中，高下以坐等，以膏熨急颊，且饮美酒，啖美炙肉，不饮酒者，自强也，为之三拊而已。治在燔针劫刺，以知为数，以痛为输，名曰季春痹也。

足太阴之筋，起于大指之端内侧，上结于内踝；其直者，络于膝内辅骨，上循阴股，结于髀，聚于阴器，上腹，结于脐，循腹里，结于肋，散于胸中；其内者，著于脊，其病足大指支，内踝痛，转筋痛，膝内辅骨痛，阴股引髀而痛，阴器纽痛，下引脐两胁痛，引膺中脊内痛，治在燔针劫刺，以知为数，以痛为输，命曰孟秋痹也。

足少阴之筋，起于小指之下，并足太阴之筋，邪走内踝之下，结于踵，与太阳之筋合，而上结于内辅之下，并太阴之筋而上循阴股，结于阴器，循脊内挟膂，上结项，结于枕骨，与足太阳之筋合。其病足下转筋，及所过而结者皆痛及转筋。病在此者，主痫瘛及痉，在外者不能俯，在内者不能仰。故阳病者腰反折不能俯，阴病者不能仰。治在燔针劫刺，以知为数，以痛为输，在内者熨引饮药。此筋折纽，纽发数甚者，死不治，名曰仲秋痹也。

足厥阴之筋，起于大指之上，上结于内踝之前，上循胫，上结内辅之下，上循阴股，结于阴器，络诸筋。其病足大指支，内踝之前痛，内辅痛，阴股痛转筋，阴器不用，伤于内则不起，伤于寒则阴缩入，伤于热则纵挺不收。治在行水清阴气。其病转筋者，治在燔针劫刺，以知为数，以痛为输，命曰季秋痹也。

手太阳之筋，起于小指之上，结于腕，上循臂内廉，结于肘内锐骨之后，弹之应小指之上，入结于腋下；其支者，后走腋后廉，上绕肩胛，循颈出走太阳之前，结于耳后完骨；其支者，入耳中；直者，出耳上，下结于颔，上属目外眦。其病小指支，肘内锐骨后廉痛，循臂阴入腋下，腋下痛，腋后廉痛，绕肩胛引颈而痛，应耳中鸣痛，引颔目瞑，良久乃得视，颈筋急则为筋瘘颈肿。寒热在颈者，治在燔针劫刺，以知为数，以痛为输，其为肿者，复而锐之。本支者，上曲牙，循耳前，属目外眦，上颔，结于角。其痛当所过者支转筋。治在燔针劫刺，以知为数，以痛为输，名曰仲夏痹也。

手少阳之筋，起于小指次指之端，结于腕，中循臂结于肘，上绕臑外廉，上肩走颈，合手太阳；其支者，当曲颊入系舌本；其支者，上曲牙，循耳前，属目外眦，上乘颔，结于角，其病当所过者即支转筋，舌卷。治在燔针劫刺，以知为数，以痛为输，名曰季夏痹也。

手阳明之筋，起于大指次指之端，结于腕，上循臂，上结于肘外，上臑，结于髃；其支者，绕肩胛，挟脊；直者，从肩髃上颈；其支者，上颊，结于頄；直者，上出手太阳之前，上左角，络头，下右颔。其病当所过者支痛及转筋，肩不举，颈不可左右视。治在燔针劫刺，以知为数，以痛为输，名曰孟夏痹也。

手太阴之筋，起于大指之上，循指上行，结于鱼后，行寸口外侧，上循臂，结肘中，上臑内廉，入腋下，出缺盆，结肩前髃上结缺盆，下结胸里，散贯贲，合贲下，抵季胁。其病当所过者支转筋痛，甚成息贲，胁急吐血。治在燔针劫刺，以知为数，以痛为输，名曰仲冬痹也。

手心主之筋，起于中指，与太阴之筋并行，结于肘内廉，上臂阴，结腋下，下散前后挟胁；其支者，入腋，散胸中，结于贲。其病当所过者，支转筋，前及胸痛息贲。治在燔针劫刺，以知为数，以痛为输，名曰孟冬痹也。

手少阴之筋，起于小指之内侧，结于锐骨，上结肘内廉，上入腋，交太阴，挟乳里，结于胸中，循贲，下系于脐。其病内急，心承伏梁，下为肘网。其病当所过者支转筋，筋痛。治在燔针劫刺，以知为数，以痛为输。其成伏梁唾血脓者，死不治。以筋之病，寒则反折筋急，热则筋弛纵不收，阴痿不用。阳急则反折，阴急则俯不伸。焠刺者，刺寒急也，热则筋纵不收，无用燔针。名曰季冬痹也。足之阳明，手之太阳，筋急则口目为噼，眦急不能卒视，治皆如右方也。

【译文】

足太阳经的筋，起于足小指，上结于足外踝，再斜上结于膝，循行于足跗下，沿足外踝的外侧，结于足跟部，又沿足跟上行而结于膝腘内。它另行的一条支筋，结于腿肚的外侧，上行进入腘窝的内侧缘，与前一支筋并行，上结于臀部，再上行经过脊柱两旁，至头项；由此分出的支筋，另行入内并结于舌根。其直行的支筋，由项上行而结于枕骨，再至头顶，然后下至眉上，结于鼻的两旁。由鼻分出的支筋，像网络一样围绕而上至眼胞，然后向下结于颧骨处；又一支筋，由腋后外侧，上行而结于肩髃穴处；另一条支筋，由腋窝，向上出于缺盆处结于耳后完骨部；还有一条支筋，由缺盆部另出，斜行向上出于颧骨部。由本经筋所引起的病症表现为：足小拇指及足跟疼痛，膝腘部挛急，脊背反张，项筋发紧，肩不能抬举，腋部牵扯缺盆部辗转疼痛，肩部不能左右摇动。治疗时用火针速刺疾出，针刺的次数以病情好转为度，以痛处作为针刺的穴位。这种病叫仲春痹。

足少阳胆经的筋，起于足无名指端，上行结于外踝，沿胫骨外侧，向上结于膝部外缘；其支筋，另起于外辅骨，上行至髀部时，分为两支，其行在前面的，结于伏兔之上，行在后面的，结于尻部；它的直行筋，上行至肋下空软处，再至腋部的前缘，挟胸旁乳部而结聚于缺盆；又一直行筋，向上出于腋部，经过缺盆，行于足太阳经筋的前面，沿着耳后，上抵额面，在头顶上相交，再下行到颔部，然后又向上结于颧部；另有一条支筋，结于眼外角，为眼的外维。本经筋所发生的病症表现为：足的无名指抽筋牵引至膝的外侧，膝关节僵直，膝腘窝里的筋拘紧，并牵引到前后的髀部和尻部，又向上牵及肋下空软处和软肋部疼痛，再向上牵引缺盆部、胸旁乳部、颈部等处，使所有联结的筋都感到拘急。如果从左侧向右侧维络的筋拘急时，右眼就无法睁开，这是因为本筋上行而过头的右面与跷脉并行的原因，另外左侧的筋与右侧的筋相联结，如左侧的筋受伤。右脚就不能活动。以上现象称为维筋相交。治疗时用火针速刺疾出。针刺次数以病情好转为度，以痛处作为针刺的穴位。这种病叫孟春痹。

足阳明胃经的筋，起于足的中指。结聚于足背，沿足背外侧斜行，上行至辅骨，结于膝外侧，再直上而结于髀枢，然后沿胁部，联属于脊柱；其直行的一条支筋，向上沿胫骨而结于膝部；又分出的支筋，在外辅骨相结，并与足少阳经的筋相合；其直行的筋，上沿伏兔而结于髀，在阴器相会合，再向上散布于腹部，至缺盆部结聚，然后上沿颈部，挟口而行，至颧部会合后；再向下结于鼻部，上与足太阳经的筋相合，足太阳经的筋是上眼胞的纲维，足阳明经的筋是下眼胞的纲维；它的支筋由颊部结于耳前。本经筋所发生的病症为：足中指及胫部抽筋、足部颤动及强硬不适、伏兔部转筋、髀前部肿、阴囊肿大、腹筋拘急，并向上牵引缺盆及颊部，口角突然歪斜，因受寒而引起筋拘急的，眼会闭合；因受热而筋弛缓的，眼会无法张开。颊筋受寒，会牵引颊部，使口张开不能闭合；颊筋受热，会使筋弛缓舒张、无力收缩，以致口角歪斜。治疗时可用马油膏涂擦拘急的面颊，用白酒调和桂末涂抹弛缓的面颊，用桑钩钩住口角，再将桑木炭火放在地坑中，地坑的深度要与病人座位的高度相等。然后用马脂温熨拘急的面颊，同时饮点美酒，吃些烤肉之类的美味，就是不会喝酒的人，也要尽量喝一点，并在患处频频按摩。至于治疗患筋病的病人，就应采取火针速刺疾出法。针刺的次数，以见效为度，以痛处作为针刺的穴位。这种病叫季春痹。

足太阴脾经的筋，起于足大拇指内侧的尖端，上行而结于内踝；其直行的一条支筋，向上结聚于膝内辅骨，再沿大腿内缘，于髀部交结后聚会于阴器，又上行至腹部，在脐部相结聚，然后沿着腹里，结聚于胁肋，并散布于胸中；其内部的支筋，附着于脊柱。本经筋所发生的病症为：足的大拇指疼痛牵引至内踝痛，或抽筋痛、膝内辅骨痛、大腿内侧及髀部作痛，阴器有扭转痛感，并向上牵引脐部和两胁作痛，甚至引起胸的两旁和脊内痛。治疗应采取火针速刺疾出法。针刺的次数以见效为度，以痛处作为针刺的穴位。这种病叫孟秋痹。

足少阴肾经的筋，起于足小拇指下方，与足大阴脾经的筋合并后，沿内踝骨的下方斜行，结聚于足跟，又与足太阳膀胱经的筋相合而上行，结于内辅骨下，并在此与足太阴经的筋合并，再沿着大腿的内侧上行，结聚于阴器，然后沿脊内，夹脊柱骨上行至项，结于枕骨，与足太阳膀胱经的筋相合。本经筋所发生的病症表现为：足下转筋，以致本经筋所到之处都疼痛、抽筋。病在足少阴经筋的，以痛症、拘挛、痉症为主要症状；病在背侧的不能前俯；病在胸腹侧的不能后仰。所以患阳病则项背拘急，腰向后反折而身体不能前俯；阴病则腹部拘急，身体就不能后仰。治疗本病时，应采取火针速刺疾出的方法。针刺的次数以病情好转为度，以痛处作为针刺的穴位；病在胸腹内的，可用熨法、导引、汤药来治疗。如转筋发作次数过多而病情危重的，就为不治之症。这种病叫仲秋痹。

足厥阴肝经的筋，起足大拇指，上行内踝之前，再上行沿胫骨结于膝内辅骨的前方，然后沿大腿内侧，结于阴器，与其他经筋相联络。本经筋发生的病症为：足大拇指疼痛牵引内踝前疼痛、内辅骨痛、大腿内侧痛并且抽筋、前阴功能障碍。如伤于房事，就会导致阳痿；伤于寒邪则阴器缩入；伤于热则阴器挺长不收。治疗时，应行水以治厥阴之气，如抽筋疼痛，就用火针速刺疾出，针刺次数以病情好转为度，以痛处作为针刺的穴位。这种病叫季秋痹。

手太阳小肠经的筋，起于手小拇指的上端，结于手腕，再沿前臂内侧上行，结于肘内高骨的后方，如用手指弹拔此处的筋，小指就会有酸麻的感觉，再上行入内结于腋下；它的支筋，向后沿腋窝后缘，上行绕过肩胛，经过颈部，出于足太阳经筋之前，结于耳后完骨处；由此处分出的支筋，进入耳中；其直行的筋，于耳上出，下行结于颔部，又上行联属于眼外角。本经筋所发生的病症表现为：手的小拇指疼痛牵引肘内侧高骨后缘疼痛、沿臂的内侧至腋下及腋下后侧都疼痛、肩胛周围及颈部疼痛，并引起耳中鸣痛，牵引颔部使眼睛无法睁开，要过许久才能看东西；若颈筋拘急过甚，就导致筋痿、颈肿等症。颈部受寒热之气而发病的，用火针速刺疾出法。针刺的次数以见效为度，以痛处作为针刺的穴位。如针刺后肿仍不消，就再用锐利的针刺治。这种病叫仲夏痹。

手少阳经的筋，起于手小指侧的无名指之端，结于腕部向上沿前臂两骨之间，结于肘部，再向上绕臑的外侧，行至肩部，然后至颈部与手太阳小肠经的筋相合。它的支筋，由曲颊部深入，系于舌根；另有一条支筋，上行于曲牙，沿耳前，联属于眼外用，再向上经过额部，结于额角。本经筋所发生的病症为：经筋所过之处，出现疼痛、抽筋、舌卷等症。治疗时应采取火针速刺疾出法。针刺的次数以见效为度，以痛处作为针刺的穴位。将这种病症叫季夏痹。

手阳明大肠经的筋，起于手食指之端，结于腕部，沿臂上行并结于肘部的外侧，再经过臑部而结于肩髃；它的支筋，绕过肩胛，挟脊柱两侧而行；其直行的筋，由肩祸上至颈部；出于手太阳小肠经筋的前方，再至左额角，络于头部，然后下行到右额。另一条支筋，上行于颊部，结于颧骨部。本经筋所发生的病症为：本筋经所经过的部位，出现疼痛、抽筋、肩不能抬、脖颈不能左右转动。治疗时应采取火针速刺疾出法。针刺的次数以见效为度，以痛处作为针刺的穴位。这种病叫孟夏痹。

手太阴肺经的筋，起于手大拇指之端，沿指上行，结于鱼际部之后，经过寸口的外侧，沿臂内结于肘中，再上行于臑部内侧，进入腋下，出于缺盆，又结于髃骺前方，然后上行结于缺盆，再下行结于胸里，分散而贯穿贲门下部，与手厥阴经的筋相合后，下行直抵季胁。本经筋所发生的病症为：循行经过的部位，出现抽筋、疼痛，严重的则发展为息贲之症、两胁拘急、吐血。治疗时应采取火针速刺疾出法。针刺的次数以见效为度，以痛处作为针刺的穴位。这种病叫仲冬痹。

手厥阴心包络经的筋，起于手中指之端，与手太阴肺经的筋并行，结于肘的内侧，再上行沿臂的内侧结于腋下。然后下行分散，前后夹胁肋；它的支筋，进入腋下，散布于胸中，结于贲门。本经筋所发生的病症为：其循行经过的部位，出现抽筋和胸部作痛，成为息贲症。治疗时应采取火针速刺疾出法。针刺的次数以见效为度，以痛处作为针刺的穴位。这种病叫孟冬痹。

手少阴心经的筋，起于手小拇指内侧，结聚于掌后高骨，再上行而结于肘部内侧，进入腋下，与手太阴肺经的筋相交叉，夹乳的内侧而结聚于胸中，然后沿着贲门，向下与脐部相连。本经筋所发生的病症为：胸内拘急、心下有积块坚伏而成伏梁，肘部拘急、本经筋所循行经过的部位，都会抽筋，疼痛。治疗时采取火针速刺疾出法。针刺的次数，以见效为度，以痛处作为针刺的穴位。如果已成伏梁之症而吐脓血的，为不治之症。一般经筋的病，遇寒曲折拘挛，遇热松弛不收，阴痿。背部的筋拘急就会向后反张，腹部的筋拘急就会向前俯出而不能伸直。火针是用于刺治因寒而拘急的病，若因热而筋弛缓不收的，就不能再用火针了。这种病叫季冬痹。足阳明胃经和手太阳小肠经的筋拘急，就会出现口眼歪斜、眼角拘急、视物模糊的症状，治疗都就可以采用上述的多种方法。

骨度篇

黄帝问于伯高曰：《脉度》言经脉之长短，何以立之？伯高曰：先度其骨节之大小广狭长短，而脉度定矣。

黄帝曰：愿闻众人之度，人长七尺五寸者，其骨节之大小长短各几何？伯高曰：头之大骨围二尺六寸，胸围四尺五寸，腰围四尺二寸。发所复者颅至项尺二寸；发以下至颐长一尺，君子终折。

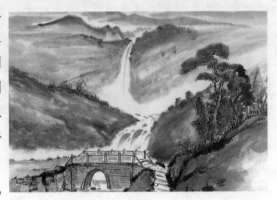

结喉以下至缺盆中长四寸。缺盆以下至䯏骺长九寸，过则肺大，不满则肺小。䯏骺以下至天枢长八寸，过则胃大，不及则胃小。天枢以下至横骨长六寸半，过则回肠广长，不满则狭短。横骨长六寸半，横骨上廉以下至内辅之上廉长一尺八寸，内辅之上廉以下至下廉长三寸半，内辅下廉下至内踝长一尺三寸，内踝以下至地长三寸，膝腘以下至跗属长一尺六寸，跗属以下至地长三寸，故骨围大则太过，小则不及。

角以下至柱骨长一尺，行腋中不见者长四寸，腋以下至季胁长一尺二寸，季胁以下至髀枢长六寸，髀枢以下至膝中长一尺九寸，膝以下至外踝长一尺六寸，外踝以下至京骨长三寸，京骨以下至地长一寸。

耳后当完骨者广九寸，耳前当耳门者广一尺三寸，两颧之间相去七寸，两乳之间广九寸半，两髀之间广六寸半。

足长一尺二寸，广四寸半。肩至肘长一尺七寸，肘至腕长一尺二寸半，腕至中指本节长四寸，本节至其末长四寸半。

项发以下至背骨长二寸半，膂骨以下尾骶二十一节长三尺，上节长一寸四分分之一，奇分在下，故上七节至于膂骨九寸八分分之七。此众人骨之度也，所以立经脉之长短也。是故视其经脉之在于身也，其见浮而坚，其见明而大者，多血；细而沉者，多气也。

【译文】

黄帝向伯高问道：《脉度》篇中讲述经脉的长短，它是怎样来确定的？

伯高回答说：首先要测量出人体骨节的大小、宽狭、长短，在此基础上经脉的尺度就能确定下来了。

　　黄帝问道：我想听听一般成年人骨节的尺度。拿高度为七尺五寸的一般成年人来说，他的每个骨节的大小、长短分别是多少呢？

　　伯高回答说：头颅大骨横围一周的长度是二尺六寸，平胸横围一周的长度是四尺五寸，平腰横围一周的长度是四尺二寸，从前额发际直到后项发际的长度是一尺二寸，从前额发际往下直到面颊的长度是一尺。有才德的人要根据每个人身体的高矮按比例计算他们骨节的长度。

　　从结喉往下直到缺盆中心的长度是四寸。从缺盆往下直到胸骨剑突处的长度是九寸——超过这个长度就是肺脏偏大，不足这个长度就是肺脏偏小。从胸骨剑突处往下直到与脐相平部位的长度是八寸——超过这个长度就是胃偏大，不足这个长度就是胃偏小。从与脐相平的部位往下直到耻骨的长度是六寸半——超过这个长度就是回肠偏宽偏长，不足这个长度就是回肠偏窄偏短。耻骨的长度是六寸半，从耻骨上缘往下直到膝内辅骨上缘的长度是一尺八寸，从膝内辅骨上缘往下直到下缘的长度是三寸半，从膝内辅骨下缘往下直到内踝骨的长度是一尺三寸，从内踝骨往下直到足底的长度是三寸，从膝腘窝往下直到足面部位的长度是一尺六寸，从足面部位往下直到足底的长度是三寸。所以，骨围偏大的人身高就会超过七尺五寸的标准，骨围偏小的人身高就会达不到七尺五寸的标准。

　　从头上两旁高角往下直到第一颈椎棘突的长度是一尺，肩骨从柱骨之侧到腋中尽处的长度是四寸，从腋部往下直到软肋的长度是一尺二寸，从软肋往下直到髋关节的长度是六寸，从髋关节往下直到膝中的长度是一尺九寸，从膝盖往下直到外踝骨的长度是一尺六寸，从外踝骨往下直到京骨的长度是三寸，从京骨往下直到足底的长度是一寸。

　　耳后两完骨之间的宽度是九寸，耳前两耳门之间的宽度是一尺三寸，两颧骨之间相距为七寸，两乳之间的宽度是九寸半，两髀骨到耻骨两端的宽度是六寸半。脚的长度是一尺二寸，宽度是四寸半。

　　从肩关节到肘关节的长度是一尺七寸，从肘关节到腕关节的长度是一尺二寸半，从腕关节到中指本节的长度是四寸，从中指本节到它的末节的长度是四寸半。

　　从项后发际往下直到第一大椎骨的长度是二寸半，从第一椎骨往下直到尾骶骨第二十一节的长度是三尺。上部七节每节的长度是一寸四分一厘，余下的分数都属于下部各节，所以上部七节从第一椎骨直到脊骨的长度共有九寸八分七厘。

上述这些数据是一般成年人骨节的尺度，也是用来确定人体经脉长短的依据。因此，观察经脉在人体的循行情况时，表现为浮而坚、明显而大的便是体内多血，表现为细而沉的便是体内多气。

五十营篇

黄帝曰：余愿闻五十营奈何？岐伯答曰：天周二十八宿，宿三十六分，人气行一周，千八分。日行二十八宿，人经脉上下、左右、前后二十八脉，周身十六丈二尺，以应二十八宿。漏水下百刻，以分昼夜。故人一呼，脉再动，气行三寸，一吸，脉亦再动，气行三寸，呼吸定息，气行六寸。十息气行六尺，日行二分。二百七十息，气行十六丈二尺，气行交通于中，一周于身，下水二刻，日行二十五分。五百四十息，气行再周于身，下水四刻，日行四十分。二千七百息，气行十周于身，下水二十刻，日行五宿二十分。一万三千五百息，气行五十营于身，水下百刻，日行二十八宿，漏水皆尽，脉终矣。所谓交通者，并行一数也，故五十营备，得尽天地之寿矣，凡行八百一十丈也。

【译文】

黄帝说：我想听你讲讲经脉之气（营气）在人体一昼夜运行五十周的情况。

岐伯回答说：周天有恒星二十八宿，每颗星宿之间的距离是三十六分，人体经脉之气一昼夜运行五十周，共计一千零八分。在一昼夜中，日行周历了二十八宿，人体的经脉分布于上下、左右、前后，共有二十八脉。二十八脉在人身的总长度是十六丈二尺，恰好与周天的二十八宿相对应。

铜壶滴漏计时，以水下一百刻为标准来划分昼夜。人呼气一次，脉搏跳动两次，营气在脉中运行三寸；人吸气一次，脉搏也跳动两次，营气也运行三寸。一呼一吸叫做一息，所以一息脉搏跳动四次，营气运行六寸。依此类推，十息，营气运行六尺，日行七厘四毫六丝六忽余。二十七息，营气行一丈六尺二寸，日行二分。二百七十息，营气运行十六丈二尺，此时营气行遍周身，交流贯通二十八脉，为一周；铜壶滴漏下水二刻，日行约二十分。当人呼吸五百四十息时，营气在体内运行循环两周，漏水滴下四刻，日行约四十分。呼吸二千七百息时，营气已周行于全身十次，铜壶漏水下二十刻，日行五宿二十分有余。当人呼吸一万三千五百息时，营气在全身循环五十周，铜壶漏水下一百刻，日行周天二十八宿，漏水都滴尽了，二十八脉都已行遍五十周了。所谓的"交通"，是指手足经脉一致贯通的意思。所以，营气每日昼夜不息，循环往复地运行五十周次，共计八百一十丈，如此营气运行正常，人们就能享尽天地所赋予的寿数。

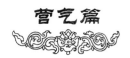

营气篇

黄帝曰：营气之道，内谷为宝。谷入于胃，乃传之肺，流溢于中，布散于外，精专者行于经隧，常营无已，终而复始，是谓天地之纪。

故气从太阴出，注手阳明，上行注足阳明，下行至跗上，注大指间，与太阴合，上行抵髀。从脾注心中，循手少阴，出腋下臂，注小指，合手太阳，上乘腋出颀内，注目内眦，上巅下项，合足太阳，循脊下尻下行注小指之端，循足心注足少阴，上行注肾，从肾注心，外散于胸中。循心主脉，出腋下臂，出两筋之间，入掌中，出中指之端，还注小指次指之端，合手少阳，上行注膻中，散于三焦，从三焦注胆，出胁注足少阳，下行至跗上，复出跗注大指间，合足厥阴，上行至肝，从肝上注肺，上循喉咙，入颃颡之窍，究于畜门。其支别者，上额循巅下项中，循脊入骶，是督脉也，络阴器，上过毛中，入脐中，上循腹里，入缺盆，下注肺中，复出太阴。此营气之所行也，逆顺之常也。

【译文】

黄帝指出：要使营气保持化生、运行的正常规律，人体能够受纳饮食水谷是最为重要的。饮食水谷进入胃中，所化生出的精微就上输于肺脏，再经过肺的宣布发散作用，使其流溢于内，营养脏腑；布散于外，滋养形体。任其精微中清而纯的营气入行于经脉中，经常营运不息，终而复始。这可以说是和天地间的自然规律是一样的。

营气的运行首先从手太阴肺经出发，流注于手阳明大肠经，上行传注于足阳明胃经，下行到达足背，流注于足大趾间，与足太阴脾经会合。再上行到达大腿部，从脾经的支脉流注于心中；沿着手少阴心经出于腋窝，往下沿着前臂内侧后缘，传注到手小指端，与手太阳小肠经交合。由此又上行过腋窝的外方，出于眼眶下的内侧，流注到眼内角；由此再上行头顶，又下行项后，与足太阳膀胱经会合。然后沿着脊柱下行经尾骶部，再下行流注于足小趾之端，沿着足心传注于足少阴肾经；由肾经上行注入肾脏，由肾脏又转注于心脏，向外布散于胸中。再循着手厥阴心包经，出腋窝，下行前臂，出于腕后两筋之间，入手掌中，直出于中指端，然后再回出注于无名指端，与手少阳三焦经会合。由此上行注于两乳之间的膻中，散布于上中下三焦，从三焦又流注于胆腑，出于胁部，传流于足少阳胆经，下行到足背，又从足背注于足大趾间，与足厥阴肝经相合；循着肝经上行到肝脏，从肝脏上注于肺脏，再向上沿着喉咙后面，入鼻的内窍，深入鼻孔内通脑之处。它的支脉由鼻窍上行前额部，上头顶，下行项后中部，循着脊柱进入腰骶部，这是督脉的循行路线。再由此环络外生殖器，上过毛际，进入肚脐中；再向上沿着腹内到达缺盆，由缺盆向下流注到肺脏，又从手太阴肺经循环周流。

这就是营气运行的路线，手足两经逆顺而行的常规。

脉度篇

黄帝曰：愿闻脉度。岐伯答曰：手之六阳，从手至头，长五尺，五六三丈。手之六阴，从手至胸中，三尺五寸，三六一丈八尺，五六三尺，合二丈一尺。足之六阳，从足上至头，八尺，六八四丈八尺。足之六阴，从足至胸中，六尺五寸，六六三丈六尺，五六三尺，合三丈九尺。蹻脉从足至目，七尺五寸，二七一丈四尺，二五一尺，合一丈五尺。督脉任脉各四尺五寸，二四八尺，二五一尺，合九尺。凡都合一十六丈二尺，此气之在经隧也。经脉为里，支而横者为络，络之别者为孙，盛而血者疾诛之，盛者泻之，虚者饮药以补之。

五脏常内阅于上七窍也，故肺气通于鼻，肺和则鼻能知臭香矣；心气通于舌，心和则舌能知五味矣；肝气通于目，肝和则目能辨五色矣；脾气通于口，脾和则口能知五谷矣；肾气通于耳，肾和则耳能闻五音矣。五脏不和则七窍不通，六腑不和则留为痈。故邪在腑则阳脉不和，阳脉不和则气留之，气留之则阳气盛矣。阳气太盛则阴脉不利，阴脉不利则血留之，血留之则阴气盛矣。阴气太盛，则阳气不能荣也，故曰关。阳气太盛，则阴气弗能荣也，故曰格。阴阳俱盛，不得相荣，故曰关格。关格者，不得尽期而死也。

黄帝曰：蹻脉安起安止？何气荣也？岐伯答曰：脉者，少阴之别，起于然骨之后，上内踝之上，直上循阴股入阴，上循胸里入缺盆，上出人迎之前，入頄，属目内眦，合于太阳、阳蹻而上行，气并相还，则为濡目，气不荣则目不合。

黄帝曰：气独行五脏，不荣六腑，何也？岐伯答曰：气之不得无行也，如水之流，如日月之行不休，故阴脉荣其脏，阳脉荣其腑，如环之无端，莫知其纪，终而复始。其流溢之气，内溉脏腑，外濡腠理。

黄帝曰：蹻脉有阴阳，何脉当其数？岐伯答曰：男子数其阳，女子数其阴，当数者为经，其不当数者为络也。

【译文】

黄帝说道：我希望了解一下经脉的长度。

岐伯回答说：手的六条阳经，从手上行到头部，每条经脉长五尺，五六共三丈长。手的六条阴经，从手到胸中，每条经脉各长三尺五寸，三六一丈八尺，五六三尺，合计二丈一尺长。足的六条阳经，从足上行到头部，每条经脉，各长八尺，六八共合四丈八尺长；足的六条阴经，从足到胸中，每条各长六尺五寸，六六合三丈六尺，五六合三尺，共计三丈九尺长。蹻脉从足到眼目，每条长七尺五寸，二七合一丈四尺，二五合一尺，共计一丈五尺长。督脉任脉各长四尺五寸，二四得八尺，二五得一尺，共计九尺长。综合上述二十八脉，总共一十六丈二尺长。这些都是经气运行较大的经脉通道。经脉多深而在里，由经脉发出的分支而横行联络较浅表的是络脉，由络脉再别出的细小分支叫孙络。如果见络脉壅盛而血实者，应当急速祛除它（刺络放血），此即盛者泻之之意；若见络脉不足而血虚者，则应当予以汤药内服补益气血。

五脏的精气，常由体内经历于面部而上通于七窍。肺气上通于鼻窍，肺气调和，鼻就能辨别香臭；心气上通于舌，心气调和，舌头就能辨别五味；肝气上通于眼目，肝气调和，眼目就能辨别五色；脾气上通于口，脾气调和，口就能辨别五谷之香；肾气上通于耳窍，肾气调和，耳就能明辨五音。如果五脏功能不和，就会导致七窍不通；六腑功能不和，则气血郁滞而发生痈疽。所以，邪在六腑，则阳脉不和；阳脉不和气就会留滞，气稽留则阳气偏盛了。邪在五脏，则阴脉不利，阴脉不利血就会留滞，血一留滞则阴气偏盛。阴气太盛，使阳气不能营运，这叫做"关"；阳气太盛，使阴气不能营运，这叫做"格"。阴阳两盛，不能互相营运，就叫"关格"。临床见到关格，人就不能尽享其天年而早亡。

黄帝又问说：跷脉起于哪里，又止于哪里？是借助哪条经脉之气而营运呢？

岐伯回答说：阴跷脉是足少阴肾经的别脉，起于然谷之后的照海穴处，向上经过内踝的上方，直上沿着大腿内侧进入阴部（阴器），再向上循腹内沿胸内到达缺盆，上出于人迎的前方，上入颧骨部，连属眼内角，与足太阳膀胱经、阳跷脉会合而上行；三经之气合并，还而下行，则濡养眼目。如果阴跷脉气不能上营于目，阳气偏盛，眼睛就不能闭合。

黄帝问道：阴跷脉气仅运行于五脏，而没有营运到六腑，这是什么道理呢？

岐伯回答说：脉气的运行不能停止，就像水的流动、日月的运行一样，永无休止。所以阴跷脉气营运于五脏，阳跷脉气营运于六腑。脉气的运行就如圆环一样，既没有起点也没有终点，只是终而复始地循环着。那些流溢的精气，在内灌溉五脏六腑，在外濡养肌表皮肤。

黄帝问道：跷脉有阳跷、阴跷之别，究竟哪条跷脉应当包括于前面所述一丈五尺的数值呢?

岐伯回答说:男性的数值是指阳跷脉,女性的数值是指阴跷脉。包括于脉度总数内的跷脉称"经",不包括在内的称"络"。

营卫生会篇

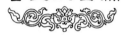

黄帝问于岐伯曰:人焉受气?阴阳焉会?何气为营?何气为卫?营安从生?卫于焉会?老壮不同气,阴阳异位,愿闻其会。岐伯答曰:人受气于谷,谷入于胃,以传于肺,五脏六腑,皆以受气,其清者为营,浊者为卫,营在脉中,卫在脉外,营周不休,五十而复大会。阴阳相贯,如环无端。卫气行于阴二十五度,行于阳二十五度,分为昼夜,故气至阳而起,至阴而止。故曰:日中而阳陇为重阳,夜半而阴陇为重阴。故太阴主内,太阳主外,各行二十五度,分为昼夜。夜半为阴陇,夜半后而为阴衰,平旦阴尽而阳受气矣。日中为阳陇,日西而阳衰,日入阳尽而阴受气矣。夜半而大会,万民皆卧,命曰合阴,平旦阴尽而阳受气,如是无已,与天地同纪。

黄帝曰:老人之不夜瞑者,何气使然?少壮之人不昼瞑者,何气使然?岐伯答曰:壮者之气血盛,其肌肉滑,气道通,荣卫之行,不失其常,故昼精而夜瞑。老者之气血衰,其肌肉枯,气道涩,五脏之气相搏,其营气衰少而卫气内伐,故昼不精,夜不瞑。

黄帝曰:愿闻营卫之所行,皆何道从来?岐伯答曰:营出于中焦,卫出于下焦。黄帝曰:愿闻三焦之所出。岐伯答曰:上焦出于胃上口,并咽以上贯膈而布胸中,走腋,循太阴之分而行,还至阳明,上至舌,下足阳明,常与营俱行于阳二十五度,行于阴亦二十五度,一周也,故五十度而复大会于手太阴矣。黄帝曰:人有热饮食下胃,其气未定,汗则出,或出于面,或出于背,或出于身半,其不循卫气之道而出,何也?岐伯曰:此外伤于风,内开腠理,毛蒸理泄,卫气走之,固不得循其道,此气慓悍滑疾,见开而出,故不得从其道,故命曰漏泄。

黄帝曰：愿闻中焦之所出。岐伯答曰：中焦亦并胃中，出上焦之后，此所受气者，泌糟粕，蒸津液，化其精微，上注于肺脉，乃化而为血，以奉生身，莫贵于此，故独得行于经隧，命曰营气。黄帝曰：夫血之与气，异名同类，何谓也？岐伯答曰：营卫者精气也，血者神气也，故血之与气，异名同类焉。故夺血者无汗，夺汗者无血，故人生有两死而无两生。

黄帝曰：愿闻下焦之所出。岐伯答曰：下焦者，别回肠，注于膀胱而渗入焉。故水谷者，常并居于胃中，成糟粕，而俱下于大肠，而成下焦，渗而俱下，济泌别汁，循下焦而渗入膀胱焉。黄帝曰：人饮酒，酒亦入胃，谷未熟而小便独先下何也？岐伯答曰：酒者熟谷之液也，其气悍以清，故后谷而入，先谷而液出焉。黄帝曰：善。余闻上焦如雾，中焦如沤，下焦如渎，此之谓也。

【译文】

岐伯回答说：人的精气受于水谷化生的精微，食谷入胃后，其精微传遍到肺脏，五脏六腑都因此而得到营养，其中清的叫做营气，浊的叫做卫气。营气营运于脉中，卫气流行于脉外，营卫之气运行周身而无休止，一昼夜中各自循行五十周，然后会合一次。阴阳表里的经脉依次承接，相互贯通，如圆环一样，没有尾端。卫气行于阴分二十五周次，又行于阳分二十五周次，分为昼夜各半。所以卫气行至阳分，人就醒寤；行至阴分，人就卧眠。所以说：卫气在白昼行于阳经，中午就是阳气最盛的时候，称为重阳；而在夜半则行于阴经，此时阴气最盛，称为重阴。营气的循行，起于手太阴经并复会于手太阴经，所以太阴主内；卫气的循行，起于足太阳经并复会于足太阳经，所以太阳主外。营气周流于十二经，昼夜各二十五周次。卫气昼行于阳，夜行于阴，也各为二十五周次，营卫各行五十周次，划分昼夜各半。夜半则是阴气最盛的时候，夜半以后阴气就逐渐衰退，黎明阴气衰退而阳气继之而起。中午是阳气最盛的时候，日落西下时阳气渐衰，黄昏之寸阳气包尽阴气继之而起。到夜半的时候，营卫之气相会合，此时人们都在卧睡，叫做合阴。次日黎明，阴气衰尽，阳气又逐渐转盛，如此循环不息，就像大地日月运转不停一样。

黄帝说：老年人在夜间不能熟睡，这是什么原因？少壮的人在夜间熟睡不醒，这又是什么原因呢？岐伯回答说：壮年人气血充盛，肌肉滑利，气道通畅，营气、卫气运行调和，所以白天精神饱满，夜间也能熟睡。老年人由于气血已衰，肌肉枯萎，气道涩滞，五脏的机能不能互相协调，营卫二气衰败，所以白天没有精神，夜间也不能熟睡。

黄帝说：那么，营卫二气的运行又是由何处发出的呢？岐伯回答说：营气由中焦发出，卫气由上焦发出。

黄帝说：请谈谈三焦气行的情况。岐伯回答说：上焦之气出于胃的上口，沿食道而上，穿过隔膜，散布于胸中，再横行于腋下，沿手太阴肺经的周围下行，然后返回到手阳明大肠经，上行至舌，又向下注于足阳明胃经。常与营气一道运行，白天行于阳二十五度，夜间行于阴二十五度，一日共行五十度，为一周，而后又总会于手太阴肺经。

黄帝说：人在有热的时候，饮食入胃，精微物质还没有化生，汗就先出来了，有的出在面部，有的出在背部，有的出在半身，并不一定按照卫气运行的道路而出，是什么原因呢？岐伯说：这是由于体表被风邪所伤，以致腠理舒张，加上皮毛又被风热所蒸，腠理便因此而开泄，卫气行至肌表疏松的地方，就不能按照它正常的道路通行了，因为卫气的性格果悍滑利，一遇见开泄的间隙，就会由此而出，改道运行。这种现象，叫做漏泄。

黄帝说：希望你讲一讲中焦之气是由何处发出的。岐伯回答说：中焦之气也出于胃中，并出于上焦之后，胃所受纳的水谷之气，经过泌别糟粕，蒸化津液，把其中的精微物质，向上传注于肺，然后化生为血液，奉养全身，再没有什么比它更宝贵的了。所以，将能独行于经脉通道的气，称为营气。

黄帝说：血和气，虽然名称不同，但同属于一类，为什么呢？岐伯回答说：营气和卫气都由水谷的精气所化生，血液也由水谷精微变化而成，所以，血和气虽名称不同，但其来源相同。因此，血液亏耗过度的人，不可再发汗，汗出过多的人，也不可再耗血。如果人的血汗耗伤太过，造成阴阳两亡，人就会死亡。同样，无论阳生阴绝，还是阴生阳绝，人都不能生存。

黄帝说：那么下焦之气又从何处发出的呢？岐伯回答说：下焦泌别由胃传下的水谷，将糟粕输送到回肠，将水液渗入膀胱。所以，水谷物质，常常同时纳入胃中，经胃的消化后，分清别浊，所形成的糟粕部分，向下被输送到大肠，其清者即水液部分，渗入下焦的膀胱。

黄帝说：人喝的酒与谷物一起进入胃中，谷物尚未腐熟消化，但酒却先从

小便排出了，这是为什么呢？岐伯回答说：酒是谷物发酵而酿成的液体，酒气
慓悍清纯，所以即使它在谷物之后入胃，也会在食物消化之前排出。黄帝说：
很对。我听说，上焦的作用是升化蒸腾，像雾露一样，中焦的作用是腐熟水
谷，像沤渍物一样，下焦的作用是泌别清浊，排泄糟粕，像沟渎排水一样，我
想就是这个意思了。

四时气篇

黄帝问于岐伯曰：夫四时之气，各不同形，百病之起，皆有所在，灸刺之
道，何者为定？岐伯答曰：四时之气，各有所在，灸刺之道，得气穴为定。故
春取经血脉分肉之间，甚者深刺之，间者浅刺之；夏取盛经孙络，取分间绝皮
肤；秋取经腧，邪在府，取之合；冬取井荥，必深以留之。

温疟汗不出，为五十九痏。
风㽷肤胀，为五十七痏，取皮肤
之血者，尽取之。飧泄，补三阴
之上，补阴陵泉，皆久留之，热
行乃止。转筋于阳治其阳，转筋
于阴治其阴，皆卒刺之。

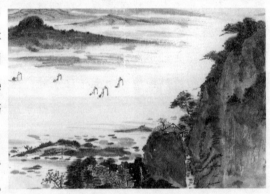

徒㽷，先取环谷于三寸，以
铍针针之，已刺而筒之，而内之。
入而复之，以尽其㽷，必坚。来缓则烦悗，来急则安静。间日一刺之，㽷尽乃
止。饮闭药，方刺之时徒饮之，方饮无食，方食无饮，无食他食百三十五日。
著痹不去，久寒不已，卒取其三里。为干，肠中不便，取三里，盛泻之，虚补
之。疠风者，素刺其肿上。已刺，以锐针针其处，按出其恶气，肿尽乃止。常
食方食，无食他食。

腹中常鸣，气上冲胸，喘不能久立，邪在大肠，刺肓之原、巨虚上廉、三
里。小腹控睾、引腰脊，上冲心，邪在小肠者，连睾系，属于脊，贯肝肺，络

心系，气盛则厥逆，上冲肠胃，熏肝，散于肓，结于脐。故取之肓原以散之，刺太阴以予之，取厥阴以下之，取巨虚下廉以去之，按其所过之经以调之。善呕，呕有苦，长太息，心中澹澹，恐人将捕之，邪在胆，逆在胃，胆液泄则口苦，胃气逆则呕苦，故曰呕胆。取三里以下胃气逆，则刺少阳血络以闭胆逆，却调其虚实以去其邪。饮食不下，膈塞不通，邪在胃脘。在上脘则刺抑而下之，在下脘则散而去之。小腹痛肿，不得小便，邪在三焦约，取之太阳大络。视其络脉与厥阴小络结而血者，肿上及胃脘，取三里。

睹其色，察其目，知其散复者，视其目色，以知病之存亡也。一其形，听其动静者，持气口人迎以视其脉，坚且盛且滑者病日进；脉软者病将下；诸经实者病三日已。气口候阴，人迎候阳也。

【译文】

黄帝问岐伯道：四时气候的变化，各有不同，而百病的产生，又与气候有一定的关系，怎样来决定针灸治疗的方法呢？岐伯回答说：四时邪气，侵袭人体而使人发病，但发病又各有一定的部位。灸刺的原则，也应当根据不同的发病季节来确定有关的穴位。所以在春天针刺，就取用络脉分肉的间隙，病重的深刺，病轻的则浅刺；在夏天针刺，就取用阳经、孙络，或取分肉之间，以及透过皮肤浅刺；在秋天针刺，就取用各经的输穴，如病邪在六腑的，可以取用合穴；在冬天针刺，就取用各经的井穴和荣穴，应深刺而且留针时间较长。

患温疟而不出汗的，可以取五十九个治疗热病的主要腧穴。患风水病，皮肤浮肿的，可以取五十七个治疗水病的主要腧穴。如果皮肤有血络，就应采取针刺放血。患飧泄症，应补三阴交穴，同时上刺阴陵泉，都应长时间留针，待针下有热感才可止针。患转筋在外侧部位的，取三阳经的腧穴；患转筋在内侧部位的，取三阴经的腧穴，都是用火针刺入。患水肿而不兼风邪的，首先用铍针刺脐下三寸的部位，然后再用中空如筒的针刺入针处，以吸出腹中的水。反复这样做，可把水放尽。水去之后，则肌肉坚实。若排水时排泄缓慢，就会使病人烦躁满闷，若排泄得较快，则病人觉得舒适安静。用此法可隔天刺一次，直至水尽为止，并兼服利水的药物。一般在刚进行针刺时服药。服药时不可吃东西，吃东西时不可服药，开始禁食伤脾助湿的食物一百三十五天。患各种痹症经久不愈的，是有寒湿久留在内，应用火针刺足三里；如腹中感觉不适，就取足三里穴针治。邪气盛的就用下泻法，正气虚的就用补益法。患麻风病的，应经常用针刺其肿胀部位，然后再用锐利的针刺患处，并用手按压出毒气恶血，直到肿消为止。患者宜经常吃些适宜的食物，切记忌吃任何不利于调理的食物。

腹中时常鸣响，气上逆而冲向胸部，喘促，身体不能久立，说明邪在大肠，应用针刺气海，巨虚上廉、足三里。小腹部牵引睾丸作痛，连及腰脊上冲心而痛，表明邪在小肠而为小肠疝病，小肠下连睾系，向后附属于脊椎，与肝肺相通，联络心系。因此邪气盛时，就会使厥气上逆，冲犯肠胃，干扰肝脏，散布于肓膜，结聚于脐。所以治小肠病时应当取脐下的气海穴，以散邪气。针刺手太阴经以补肺经之虚，取足厥阴经，以泻肝经之实；取下巨虚穴以去小肠的病邪，并且按邪气所过的经脉取穴调治。

如果病人时常呕吐，且呕吐物有苦味，常叹息，心里恐惧不安，就像人将捕捉他一般，这是邪气在胆，胃气上逆所致。胆汁外泄，就会口感苦味，胃气上逆，就会呕出苦水来，所以叫呕胆。治疗时应取足三里穴以降胃气之逆，刺足少阳经的血络，以抑制胆气之逆，然后根据病的虚实用补虚泻实的方法，调虚实去其邪。饮食入咽后，如停滞不下，就会感觉倒象胸膈闭塞不通，这是邪气在胃脘所致。如邪气在上脘，就针刺上脘穴，使滞气下行，若邪气在下脘，就针刺下脘穴，用温而使其散行的方法，以散寒滞。小腹部肿痛，小便不通，这是邪在膀胱，下焦阻塞不通所致，应当取用足太阳经的大络委阳穴。如果发现足太阳经的络脉与足厥阴经的孙络有瘀血结聚，且肿势又向上延及胃脘，就应该取足三里穴刺治。针刺时，应注意观察病人的气色和眼神，从而推知正气的散失或恢复。观察病人目色的变化，可推知病邪的存在或消失。诊病时，医生要形神专注，察看病人的神态举止，诊其气口脉和人迎脉。如果脉象坚硬并且洪大而滑，就说明邪气正盛，是病症日渐加重的迹象；如果脉象软而和缓，表明正气正在恢复，是病势将退的征兆。如果病在各经而且脉坚实有力，说明病再过三天左右就会痊愈，气口脉属手太阴肺脉，为五脏之主，故以候手足各脉之阴；人迎脉属足阳明胃脉，胃为六腑之源，故以候手足各脉之阳。

五邪篇

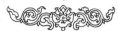

邪在肺，则病皮肤痛，寒热，上气喘，汗出，咳动肩背。取之膺中外腧，背三节五脏之傍，以手疾按之，快然，乃刺之。取之缺盆中以越之。

邪在肝，则两胁中痛，寒中，恶血在内，行善掣，节时脚肿。取之行间以引胁下，补三里以温胃中，取血脉以散恶血，取耳间青脉，以去其掣。

邪在脾胃，则病肌肉痛。阳气有余，阴气不足，则热中善饥；阳气不足，阴气有余，则寒中肠鸣腹痛；阴阳俱有余，若俱不足，则有寒有热。皆调于三里。

邪在肾，则病骨痛阴痹。阴痹者，按之而不得，腹胀腰痛，大便难，肩、背、颈项痛，时眩。取之涌泉、昆仑，视有血者尽取之。

邪在心，则病心痛，喜悲，时眩仆。视有余不足而调之其输也。

【译文】

邪气在肺脏，就会发生皮肤疼痛，恶寒发热、逆气呃喘、出汗、剧烈咳嗽以致引动肩背等不适症状。治疗时可取胸部外侧的中府、云门穴，以及背部第三椎旁的肺俞穴，先用手快速按压，待病人稍感觉舒畅即行针刺，然后取任脉的天突穴，以散肺中邪气。

邪气在肝脏，就会发生两胁疼痛、中焦虚寒、瘀血不散、小腿抽筋、关节时有肿痛等不适症状，治疗时可取足厥阴肝经的荥穴行间，以引胁下之气下行，补益足阳明胃经的三里穴，以温胃暖中，进而针刺本经血脉以散恶血，兼取耳根青脉，以消除抽搐等症状。

邪气在脾胃，就会引起肌肉疼痛，如果阳气有余，阴气不足，则中焦热盛而消谷善饥；如果阳气不足，阴气有余，则中焦寒盛而肠鸣腹痛，如果阴阳都有余，或阴阳都不足，则病症有寒有热，但不论是寒或是热，都可取足阳明胃经的合三里穴进行调治。

邪气在肾脏，就会发生骨痛阴痹的病症，所谓阴痹，即痛无定所，用手按之而不可得，会出现腹胀、腰痛，大便难、肩酸颈强及经常眩晕等症状。治疗时可取足少阴肾经的涌泉穴和足太阳膀胱经的昆仑穴，凡有瘀血现象，均应刺之以令血出。

邪气在心脏，就会引起心痛，悲苦动情时人会眩晕扑倒。应根据阳气的有余或不足加以调治和疏导。

寒热病篇

皮寒热者，不可附席，毛发焦，鼻槁腊，不得汗。取三阳之络，以补手太阴。肌寒热者，肌痛，毛发焦而唇槁腊，不得汗。取三阳于下以去其血者，补足太阴以出其汗。

骨寒热者，病无所安，汗注不休。齿未槁，取其少阴于阴股之络；齿已槁，死不治。骨厥亦然。骨痹，举节不用而痛，汗注烦心。取三阴之经补之。

身有所伤血出多，及中风寒，若有所堕坠，四支懈惰不收，名曰体惰。取其小腹脐下三结交。三结交者，阳明、太阴也，脐下三寸关元也。厥痹者，厥气上及腹。取阳明之络，视主病也，泻阳补阴经也。

颈侧之动脉人迎。人迎，足阳明也，在婴筋之前。婴筋之后，手阳明也，名曰扶突。次脉，足少阳脉也，名曰天牖。次脉，足太阳也，名曰天柱。腋下动脉，臂太阴也，名曰天府。阳迎头痛，胸满不得息，取之人迎。暴瘖气鞭，取扶突与舌本出血。暴聋气蒙，耳目不明，取天牖。暴挛痫眩，足不任身，取天柱。暴瘅内逆，肝肺相搏血溢鼻口，取天府。此为天牖五部。

臂阳明有入頄遍齿者，名曰大迎，下齿龋取之。臂恶寒补之，不恶寒泻之。足太阳有入頄遍齿者，名曰角孙，上齿龋取之，在鼻与頄前。方病之时其脉盛，盛则泻之，虚则补之。一曰取之出鼻外。

足阳明有挟鼻入于面者，名曰悬颅，属口，对入系目本，视有过者取之，损有余，益不足，反者益甚。足太阳有通项入于脑者，正属目本，名曰眼系，头目苦痛取之，在项中两筋间，入脑乃别。阴跷、阳跷，阴阳相交，阳入阴，阴出阳，交于目锐眦。阳气盛则瞋目，阴气盛则瞑目。

热厥取足太阴、少阳，皆留之；寒厥取足阳明、少阴于足，皆留之。舌纵涎下，烦悗，取足少阴。振寒洒洒，鼓颔，不得汗出，腹胀烦悗，取手太阴。刺虚者，刺其去也；刺实者，刺其来也。春取络脉，夏取分腠，秋取气口，冬取经输，凡此四时，各以时为齐。络脉治皮肤，分腠治肌肉，气口治筋脉，经输治骨髓、五脏。

身有五部：伏兔一；腓二，腓者腨也；背三；五脏之腧四；项五。此五部有痈疽者死。病始手臂者，先取手阳明、太阴而汗出；病始头首者，先取项太阳而汗出；病始足胫者，先取足阳明而汗出。臂太阴可汗出，足阳明可汗出，故取阴而汗出甚者，止之于阳；取阳而汗出甚者，止之于阴。凡刺之害，中而不去则精泄，不中而去则致气。精泄则病甚而恇，致气则生为痈疽也。

【译文】

体表寒热，疼痛不能着席而卧，毛发枯燥，鼻内干枯，汗不得出，治疗时可取足太阳经的络穴，以补手太阴经诸穴的不足。肌肉寒热，则难免肌腱疼痛，毛发焦桔，唇舌干燥，汗不得出。可取足太阳经在下肢的络穴，散放出淤血，以补足太阴经，汗就得出了。

骨骼寒热，病人烦躁不安，大汗淋漓，若是牙齿还没出现枯槁的现象，当取足少阴大腿内侧的络穴大钟。如牙齿已现枯槁。便是不治的死症。至于骨厥病的诊治也是这样。患骨痹的，全身骨节不能自由活动，疼痛异常，汗出如注，心中烦乱。治疗时可取三阴经的穴位，针刺用补法。

身体被金属刮器所伤，血流甚多，且又受风寒的侵袭，或者从高处跌落，以致肢体懈怠无力，这叫做体惰，治疗时可取小腹脐下的三结交；三结交，指胃经、脾经、任脉三经相交处的关元穴。厥痹，是厥逆之气上及腹部，治疗时可取阴经或阳经的络穴，但必须查明主病的所在，在阳经用泻法，在阴经用补法。

颈侧的动脉是人迎穴，人迎属足阳明胃经，在颈筋的前面。颈筋后面是手阳明经的腧穴。名叫扶突。再向后是手少阳经的天牖穴。天牖后面是足太阳经的天柱穴。腋下三寸处的动脉。是手太阴经的腧穴，名叫天府。

阳邪上逆而头痛，胸中满决，呼吸不利，当取人迎穴治之；突然失音，喉舌强硬的，当取扶突穴刺之，并针刺舌根出血；突然耳聋，经气蒙蔽，耳失聪，目不明的，治疗时取天牖穴。突然发生拘挛、癫痫、眩晕、足软支撑不住身体，治疗时取天柱穴。突然热渴。腹气上逆，肝肺二经内蕴的火邪相互搏击，以致血逆妄行，上溢鼻口，治疗时取天府穴。以上五穴，即所谓的天牖五部。

手阳明大肠经入于颜部而遍及全齿的，叫做大迎，所以下齿龋痛应取大迎穴，其恶寒的，用补法，不恶寒的，用泻法。足太阳膀胱经入于颜部而遍及全齿的，名叫角孙，所以治疗上齿龋痛，应取角孙穴及鼻和颧骨前面的穴，在刚发病的时候，如果脉气充盛，就要用泻法，反之则用补法。另有一说，可在鼻外侧取穴施治。

足阳明胃经有沿着鼻侧循行而入于面部的。名叫悬颅。其经脉下行属于口，上行的由口入系于目本。应根据发病的部位取穴，泻有余，补不足；若取之不当，则可能适得其反。足太阳膀胱经过颈入于脑部，直接连属于目本的叫做眼系。若头目疼痛。可在头项中两筋间取穴。此脉入脑后，分别联属于阴阳二跷脉，阴阳交会，阳入里，阴出外，交会于眼的内角。如果阳气偏盛，则两目张开，如果阴气偏盛，则两目闭合。

热厥症，取足太阴脾经、足少阳肝经进行治疗。寒厥症，取足阳明胃经、足少阴肾经进行治疗，都应该留针。舌纵缓不收，口角流涎，胸中烦闷的，当取手太阴肺经穴。针刺正气虚的病症，应顺着脉气的去向施以补法；针刺邪气实的病症，应迎着脉气的来向施以泻法。春季用针取穴于络脉；夏季用针取穴于肌肉与皮肤间；秋季用针取穴于气口，冬季用针取穴于经脉。凡此四时行针，应与时令的特征相适应、相谐调。取络穴脉穴可治皮肤，取肌肤间穴可治肌肉，取气口穴可治筋脉。取各经脉之穴则可治骨髓和五脏诸病。

身体有五个重要部位：伏兔其一，小腿其二，背部（督脉及膀胱经所行处）其三，五脏腧穴其四，项部其五。此五部患痈疽者，为不治之症。疾病始于手臂的，可先取手阳明大肠经、手太阴肺经的穴位，使其出汗；疾病始于头部的，可先取项部足太阳膀胱经的穴位，使其出汗；疾病开始发生在足部胫部的，可先取足阳明胃经的穴位，使其出汗。针刺手太阴经的诸穴可令汗出，针刺足阳明经诸穴也可令汗出。针刺阴经而出汗过多的，可取阳经穴来止汗；

针刺阳经而出汗过多的，可取阴经穴来止汗。一般错误用针造成的危害有：一是刺中病邪而留针不去，使病人精气外泄；二是尚未刺中病邪就立即出针，使邪气内流。如精气外泄则会使病情加重而身体更衰弱。如邪气内留则易发生痈疽外症。

癫狂篇

目眦外决于面者，为锐眦，在内近鼻者，为内眦。上为外眦，下为内眦。

癫疾始生，先不乐，头重痛，视举目赤。甚作极，已而烦心。候之于颜，取手太阳、阳明、太阴，血变而止。

癫疾始作，而引口啼呼喘悸者，候之手阳明、太阳，左强者散其右，右强者散其左，血变而止。

癫疾始作，先反僵，因而脊痛，候之足太阳、阳明、太阴、手太阳，血变为止。治癫疾者，常与之居，察其所当取之处。病至，视之有过者泻之，置其血于瓠壶之中，至其发时，血独动矣。不动，灸穷骨二十壮。穷骨者，骶骨也。

骨癫疾者，顑、齿诸腧、分肉皆满而骨居，汗出烦悗。呕多沃沫，气下泄，不治。

筋癫疾者，身倦挛急脉大，刺项大经之大杼脉。呕多沃沫，气下泄，不治。

脉癫疾者，暴仆，四肢之脉皆胀而纵。脉满，尽刺之出血；不满，灸之挟项太阳，灸带脉于腰相去三寸，诸分肉本输。呕多沃沫，气下泄，不治。

癫疾者，疾发如狂者，死不治。

狂始生，先自悲也，喜忘、苦怒、善恐者，得之忧饥。治之取手太阴、阳明，血变而止，及取足太阴、阳明。狂始发，少卧不饥，自高贤也，自辩智也，自尊贵也，善骂詈，日夜不休。治之取手阳明、太阳、太阴、舌下少阴，视之盛者，皆取之；不盛，释之也。

狂言、惊、善笑、好歌乐、妄行不休者，得之大恐。治之取手阳明、太阳、太阴。狂，目妄见、耳妄闻、善呼者，少气之所生也，治之取手太阳，太阴、阳明、足太阴、头两颥。

狂者多食，善见鬼神，善笑而不发于外者，得之有所大喜。治之取足太阴、太阳、阳明，后取手太阴、太阳、阳明。狂而新发，未应如此者，先取曲泉左右动脉，及盛者见血，有顷已。不已，以法取之，灸骨骶二十壮。

风逆暴四肢肿，身漯漯，唏然时寒，饥则烦，饱则善变。取手太阴表里，足少阴、阳明之经。肉清取荥；骨清取井、经也。

厥逆为病也，足暴清，胸若将裂，肠苦将以刀切之，烦而不能食，脉大小皆涩。暖取足少阴，清取足阳明，清则补之，温则泻之。厥逆腹胀满，肠鸣，胸满不得息，取之下胸二胁咳而动手者，与背腧以手按之立快者是也。

内闭不得溲，刺足少阴、太阳与骶上以长针，气逆则取其太阴、阳明、厥阴，甚取少阴、阳明动者之经也。

少气，身漯漯也，音吸吸也，骨酸体重，懈惰不能动。补足少阴。短气，息短不属，动作气索，补足少阴，去血络也。

【译文】

眼角向外凹陷于面颊一侧的，叫锐眦；在眼的内侧靠近鼻梁的，叫内眦。

上眼胞属目外眦；下眼胞属目内眦。

癫病患者初染病时，闷闷不乐，头重而痛，双眼直视，眼睛发红；病较重时，心境烦乱，情绪不宁。医生可根据颜面部的色泽、表情，来推测疾病发展的程度，针刺手太阳、手阳明、手太阴三经的一些腧穴，等病人面部血色正常时停针。

癫病开始发作的时候，病人口角歪斜，发出啼叫声、喘促、心悸，医生应当候察手阳明、手太阳两经，根据其病变所在而治疗，凡左侧正常的，应刺右侧，右侧正常的，应刺左侧，等到患者面部的血色转为正常时停针。癫病开始发作时，先见腰脊反张而僵硬，因此会觉得脊柱作痛，候察其病变所在，可取足太阳、足阳明、足太阴、手太阳经的一些腧穴，等到患者面部的血色转为正常时停针。

治疗癫病时，医生应当常与病者住在一处，观察所应当取治的部位，当病发作时根据其有病的经脉，使用泻法出血。将泻出的血放在葫芦内，等到再复发时，其血就会变动；如果没有变动，可灸穷骨二十壮。所谓"穷骨"，就是骶骨。

骨癫疾病人颌齿部的腧穴及分肉之间，都充满了邪气，形体瘦弱皮包骨，常出汗，胸中烦闷；如果呕吐白沫，而又气泄于下，就是不治的死症。

筋癫疾病人筋肉拘挛而身体蜷缩，筋脉拘急，脉大，治疗宜刺项后足太阳膀胱经的大杼穴；如果呕吐白沫，而又气泄于下的，就是不治的死症。

脉癫疾病人发病时突然跌倒，四肢的脉都胀满而弛纵不收。当脉满处，都可以针刺出血；如脉不满而陷下的，宜灸挟行于项后两侧足太阳经的腧穴，并可灸带脉穴，在与腰相距三寸许的地方，也可灸诸经的分肉之间与四肢的输穴；如果呕吐白沫，而又气泄于下的，就是不治的死症。上述各种癫疾，如发作时像狂症一样，就是不治的死症。

狂症发作的时候，患者先有悲伤的情绪，健忘，容易发怒，时常恐惧，这是由于过度的忧愁与饥饿所致。治疗可取手太阴经、手阳明经的一些腧穴，等到患者面部的血变为正常时停针，并取足太阴经、足阳明经的一些腧穴。狂症开始发作的时候，患者不想睡眠，不知饥饿，自以为了不起，自以为最聪明，自以为最尊贵，好骂人，日夜吵闹不休。治疗可取手阳明、手太阳、手太阴、手少阴经的一些腧穴及舌下的廉泉穴。但要注意血脉盛的才可以施针，血脉不盛就放弃。

患者语言狂妄，易惊，好笑，喜欢歌唱，行动反常而不停止，这是由于大恐所致。治疗可取手阳明、手太阳、手太阴经的一些腧穴。狂症发作时，有幻视幻听，好喊叫的症状，这是由于神气衰少所致。治疗可取手太阳、手太阴、手阳明、足太阴经的一些腧穴，以及头部和两颌部的腧穴。

发狂的人，多食而不饱，疑神疑鬼，内心喜笑而不显露于外。这是喜乐过度所致，治疗可先取足太阴、足太阳、足阳明的一些腧穴，再取手太阴、手太阳、手阳明的一些腧穴，如狂症新起，还没有上述严重症状时，应先取左右曲泉，以及血脉盛的用针泻血，不久就可痊愈了；如果还没有治愈，再用上述的治法治疗，并灸骶骨二十壮。

外受风邪而厥气内逆的病人，四肢突然肿胀，身体像被水淋一样寒栗颤抖，时常寒栗欷歔，饥饿时心中烦乱，吃饱后多变不安，治疗可取手太阴与手阳明表里两经，以及足少阴、足阳明经的一些腧穴，如果肌肉清冷的，可取荥穴，骨骼清冷的，应取井穴与经穴。

厥逆病，两足突然清冷，胸中痛得像要裂开，肠痛如刀切，心中烦乱而不能进食，脉搏无论大小都兼涩象，如身体温暖的，可取足少阴经的腧穴，如身体清冷的，可取足阳明经的腧穴，身体清冷的当用补法，身体温暖的当用泻。厥逆病见腹胀，肠鸣，胸中闷而呼吸不利，治疗可取胸下两胁肋间，咳嗽则脉动应手的腧穴，再取背腧穴，用手按压就觉得轻快的，就是应刺的穴位。

下焦肾与膀胱气化不利而小便不通，治疗可取足少阴与足太阳两经及骶上的一些腧穴，用长针刺之。气机上逆，就取足太阴、足阳明、足厥阴经的一些腧穴，病势重的，可取足少阴与足阳明经发生变动的腧穴。

如气衰而身体颤抖，言语不相连续、骨节发疲而身体沉重，身体懈惰无力而不能动作，治疗可取足少阴经的腧穴用补法。如果气息短促，呼吸不能连续，稍为活动就感到气虚而疲乏，治疗时可在足少阴肾上经施行补法，其脉有淤血时，应针刺其血络，使之出血。

热病篇

偏枯，身偏不用而痛，言不变，志不乱，病在分腠之间。巨针刺之，益其不足，损其有余，乃可复也。

痱为病也，身无痛者，四肢不收，智乱不甚，其言微知，可治；甚则不能言，不可治也。病先起于阳，后入于阴者，先取其阳，后取其阴，浮而取之。

热病三日，而气口静、人迎躁者，取之诸阳，五十九刺，以泻其热而出其汗，实其阴以补其不足者。身热甚，阴阳皆静者，勿刺也；其可刺者，急取之，不汗出则泄。所谓勿刺者，有死征也。

热病七日八日，脉口动喘而短者，急刺之，汗且自出。浅刺手大指间。

热病七日八日，脉微小，病者溲血，口中干，一日半而死，脉代者，一日死。

热病已得汗出，而脉尚躁，喘且复热，勿刺肤，喘甚者死。

热病七八日，脉不躁，躁不散数，后三日中有汗；三日不汗，四日死。未曾汗者，勿腠刺之。

热病先肤痛，窒鼻充面，取之皮，以第一针，五十九。苛轸鼻，索皮于肺，不得索之火，火者心也。

热病先身涩，倚而热，烦悗，干唇口嗌，取之皮，以第一针，五十九。肤胀口干，寒汗出，索脉于心，不得索之水，水者肾也。

热病嗌干多饮，善惊，卧不能起，取之肤肉，以第六针，五十九。目眦青，索肉于脾，不得索之木，木者肝也。

热病面青脑痛，手足躁，取之筋间，以第四针，于四逆，筋躄目浸，索筋于肝，不得索之金，金者肺也。

热病数惊，瘛瘲而狂，取之脉，以第四针，急泻有余者，癫疾毛发去，索血于心，不得索之水，水者肾也。

热病身重骨痛，耳聋而好瞑，取之骨，以第四针，五十九刺。骨病不食，啮齿耳青，索骨于肾，不得索之土，土者脾也。

热病不知所痛，耳聋不能自收，口干，阳热甚，阴颇有寒者，热在髓，死不可治。

热病头痛颞颥，目瘛脉痛，善衄，厥热病也。取之以第三针，视有余不足，寒热痔。

热病体重，肠中热，取之以第四针，于其腧及下诸指间，索气于胃胳，得气也。

热病、挟脐急痛，胸胁满，取之涌泉与阴陵泉，取以第四针，针嗌里。

热病而汗且出，及脉顺可汗者，取之鱼际、大渊、大都、太白，泻之则热去，补之则汗出，汗出太甚，取内踝上横脉以止之。

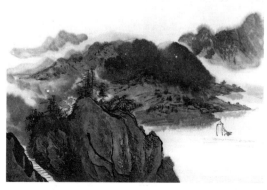

热病已得汗而脉尚躁盛，此阴脉之极也，死；其得汗而脉静者，生。热病者脉尚盛躁而不得汗者，此阳脉之极也，死；脉盛躁得汗静者，生。

热病不可刺者有九：一曰，汗不出，大颧发赤哕者死；二曰，泄而腹满甚者死；三曰，目不明，热不已者死；四曰，老人婴儿，热而腹满者死；五曰，汗不出，呕下血者死；六曰，舌本烂，热不已者死；七曰，咳而衄，汗不出，出不至足者死；八曰，髓热者死；九曰，热而痉者死。腰折，瘛瘲，齿噤齘也。凡此九者，不可刺也。

所谓五十九刺者，两手外内侧各三，凡十二痏；五指间各一，凡八痏，足亦如是；头入发一寸傍三分各三，凡六痏；更入发三寸边五，凡十痏；耳前后口下者各一，项中一，凡六痏；巅上一，囟会一，发际一，廉泉一，风池二，天柱二。

气满胸中喘息，取足太阴大指之端，去爪甲如薤叶，寒则留之，热则疾之，气下乃止。

心疝暴痛，取足太阴、厥阴，尽刺去其血络。

喉痹舌卷，口中干，烦心心痛，臂内廉痛，不可及头，取手小指次指爪甲下，去端如韭叶。

目中赤痛，从内眦始，取之阴跷。

风痉身反折，先取足太阳及腘中及血络出血。中有寒，取三里。

癃，取之阴跷及三毛上及血络出血。

男子如蛊，女子如怚，身体腰脊如解，不欲饮食，先取涌泉见血，视跗上盛者，尽见血也。

【译文】

偏枯病，表现为半身不遂并且疼痛，但言语如常，神志清楚，这是病邪在分肉腠理之间，治疗时宜用大针刺，虚则补，实则泻，即可恢复正常。

风痱表现为身体不觉疼痛，四肢弛缓不收，意识错乱但尚属轻微，说话声音虽小，但还可以听明白。如此则可治疗；不能说话的，就不可治疗了。风痱痛先起于阳分，而后入于阴分，治疗时应当先刺其阳经，再刺其阴经，并用浅刺的方法。

热病三日，寸口部脉象平静而人迎部脉象躁动的，可随症选取各阳经治疗热病的五十九穴，以泻其表热，使邪气随汗而出，充实其阴而补不足。病人身体发热本很厉害，而寸口、人迎的脉象反现沉静的，不可针刺。但凡还有针刺的可能，就当立即针刺，虽不能出汗，犹可泄其病邪。所谓不可以针刺者，是指有死亡征象的人。

热病七八天，寸口脉象躁动，并有气喘、头眩症状的，应尽快施治，汗将自出，浅刺手大拇指之间的穴位即可。

同样已经七八日，而脉象微小，现尿血，口干的，过一日半就会死亡。若出现代脉的，一天内就死。

热病已经出汗，而脉象仍呈现躁动，且呼吸喘促，身复发热时，就不要再刺其肌表，否则易导致气喘加重而死亡。

热病已经七八日，脉没有躁象，或虽有躁象，但力不大，也不数疾的，若三日中能有汗出，可望痊愈；若三日后，仍不能出汗，第四天就会死亡。未曾出汗的，就不能通过肌腠进行针刺治疗。

热病，发展到皮肤疼痛，鼻塞不通，面部浮肿的，应该浅刺皮肤，以九针中的镵针，在治热病的五十九个穴位里选穴针刺。如果鼻部生有小疹子，就浅刺肺经穴，但不能针刺心经穴位，因为心火能克制肺金。

热病开始就出现皮肤粗涩，烦躁不安而发热，咽干唇燥等症，当治血脉，用九针中的镵针，在五十九穴里，选取与脉有关的穴位进行针刺。如果出现皮肤肿胀、口干、出冷汗等现象，当刺其血脉。但不能刺经穴，因肾水能克心火。

热病，有咽干、饮水多，时常惊悸不宁、不能安卧等症状的，当以针刺肌肉为主，用九针中的员利针，刺五十九穴中与肌肉有关的穴位。其间若有眼角发青的，同样以刺肌肉取脾经穴，但不能取肝经穴，因肝木能克脾土。

热病，有面色发青，头脑作痛，手足躁动等症状的，应当刺其筋结之间，用九针中的锋针，刺其四肢末端的腧穴。如有抽筋拘挛，目生白翳的症状，同样治筋病取肝经穴，但不能取肺经腧穴，因肺金能克肝木。

热病，有屡发惊悸、手足抽搐、精神狂乱等症状的，应当刺血络，用九针中的锋针，立泻热邪；因癫狂毛发脱落的，同样针刺血脉，取心经腧穴，但不能取肾经穴位，因为肾水能克制心火。

热病，有身体沉重，骨节疼痛，耳聋而欲闭目的症状的，应刺于骨，可用九针中的锋针在五十九个有关的穴位上进行针刺。如果患骨病不愿吃东西、咬牙、耳呈青色，同样应取肾经穴，但不能刺脾经穴位，围脾土能克肾水。

热病，有痛而不知其处，耳聋、四肢弛缓不收，口发干，时有阳气偏盛而热烦，时有阴气偏盛而畏冷的，此得热邪已深入骨髓，为不治之死症。

热病，有头痛，颡骨部位及眼区筋脉抽搐作痛，时常鼻出血的，此乃是热邪厥逆于上，应用镵针，根据病情虚实，泻实邪之有余，补正气之不足。

热病，有身体沉重，胃肠中热的，应用锋针取脾胃二经的腧穴，以及在下部的各足指间的穴位，同时还可以针刺胃经的络穴，以调治脾胃之气。

热病，有脐周拘急疼痛，胸胁胀满的，可取涌泉穴与阴陵泉穴，并用锋针刺廉泉穴。

热病而汗将出，以及脉症相合可去汗出热的，当取手太阴经穴鱼际、太渊，足太阴经穴大都、大白刺之。针刺时用泻法就可以退热，用补法可使汗出。如出汗过多，可针刺内踝上横纹三阴交穴，以止汗。

热病汗已出，而脉象仍呈躁盛实乃阴脉虚弱至极的，为死症；若出汗之后，脉象转为平静的，愈后良好。若脉现躁象而不能出汗的，阴脉亢盛至极，亦是死症；若脉虽躁盛，而在汗出以后脉象转为平静的，是顺症，愈后必良。

热病，不治的死症有九种：一是汗不出，两颧发赤，呃逆呕吐的；二是泄泻而腹部胀满极严重的；三是两眼视物不清、发热不退的；四是老年人和婴儿发热而腹部胀满的；五是汗不出，呕吐兼有下血的；六是舌根溃烂，发热不退的；七是咳嗽。鼻孔出血，汗不得出，或虽汗出而达不到足部的；八是热邪已深入骨髓的；九是发热而出现痉病的。凡上述九种症候，均不可以针刺。

治疗热病有五十九穴：两手外侧各三穴，两手内侧各有三穴，左右共十二个穴。五指之间，各有一穴，左右共八穴。足小拇指间也各有一穴。头部入发际一寸，向两侧旁开分为三处，每侧各有三穴，左右共六穴。再向上入发际三寸，两边各有五穴，左右共十六。耳前耳后各有一穴，口下一穴，项中一穴，合起来共六穴。巅顶一穴，前发际一穴，后发际一穴，廉泉一穴，风池二穴，天柱二穴，共九穴。总计为五十九穴。

胸中气满而呼吸喘促的，可针刺足太阴脾经在足大拇指之端的穴位，距指甲角像韭叶那样宽。症属寒的，留针宜久；症属热的，去针宜疾。一旦逆气下降，喘安气间，即可止针。

心病痛突发疼痛，可取足太阴经与足厥阴经，在这两经的血络上，针刺放血。咽喉肿痛，吞咽困难，舌体卷缩，口干，心烦，胸痛，手臂内侧作痛，不能上举，应刺无名指端的关冲穴，其穴距指甲角像韭叶那样宽。

眼球发红疼痛，病从眼内角开始的，取阴跷脉的照海穴刺之。

风痉出现颈项强直、角弓反张症状，当先取足太阳经在腘窝中央的委中穴，并在表浅的血络上针刺出血。如腹中有寒，就兼取足阳明经的足三里穴。

小便不通，治疗时可取用阴跷以及足大拇指外侧三毛上的大敦穴，并在肝肾二经的血络上针刺出血。

男子腹胀如蛊，女腹阻塞如妊娠，全身无力，食欲不振，可先取涌泉穴针刺出血，再刺脚面上有充血的血络脉，同样针刺出血。

厥病篇

厥头痛，面若肿起而烦心，取之足阳明、太阴。厥头痛，头脉痛，心悲善泣，视头动脉反盛者，刺尽去血，后调足厥阴。厥头痛，贞贞头重而痛，泻头上五行，行五。先取手少阴，后取足少阴。厥头痛，意善忘，按之不得，取头面左右动脉，后取足太阴。厥头痛，项先痛，腰脊为应，先取天柱，后取足太阳。厥头痛，头痛甚，耳前后脉涌有热（另本云有动脉），泻出其血，后取足少阳。

真头痛，头痛甚，脑尽痛，手足寒至节，死不治。头痛不可取于腧者，有所击堕，恶血在于内，若肉伤，痛未已，可则刺，不可选取也。头痛不可刺者，大痹为恶。日作者，可令少愈，不可已。头半寒痛，先取手少阳、阳明，后取足少阳、阳明。

厥心痛，与背相控，善瘛，如从后触其心，伛偻者，肾心痛也。先取京骨、昆仑，发狂不已，取然谷。厥心痛，腹胀胸满，心尤痛甚，胃心痛也。取之大都，太白。厥心痛，痛如以锥针刺其心，心痛甚者，脾心痛也。取之然谷、太溪。厥心痛，色苍苍如死状，终日不得太息，肝心痛也。取之行间、太冲。厥心痛，卧若徒居，心痛间，动作痛益甚，色不变，肺心痛也，取之鱼际、太渊。真心痛，手足清至节，心痛甚，旦发夕死，夕发旦死。心痛不可刺者，中有盛聚，不可取于腧。

肠中有虫瘕及蛟蛕，皆不可取以小针。心肠痛，懊侬作痛，肿聚，往来上下行，痛有休止，腹热，喜渴涎出者，是蛟蛕也。以手聚按而坚持之，无令得移，以大针刺之，久持之，虫不动，乃出针也。癫腹侬痛，形中上者。

耳聋无闻，取耳中。耳鸣，取耳前动脉。耳痛不可刺者，耳中有脓，若有干耵聍，耳无闻也。耳聋，取手小指次指爪甲上与肉交者，先取手，后取足。耳鸣，取手中指爪甲上，左取右，右取左，先取手，后取足。

足髀不可举，侧而取之，在枢合中以员利针，大针不可刺。病注下血，取曲泉。

风痹淫泺，病不可已者，足如履冰，时如入汤中，股胫淫泺，烦心头痛，时呕时悗，眩已汗出，久则目眩，悲以喜恐，短气不乐，不出三年死也。

【译文】

经气逆冲造成头痛的，称为厥头痛。如兼有面部浮肿及心烦的，当取足阳明胃经和足太阴脾经的穴位进行治疗。

厥头痛，头部脉络跳痛，病人情绪悲伤，常常哭泣，头部脉络搏动明显而充血者，先用针刺使其泻出恶血，再调治足厥阴肝经。

厥头痛，头部沉重，痛而不去，应针刺头顶上的五行经脉，每行五穴，使诸经阳热散越。同时泻手少阴心经，然后调补足少阴肾经。

厥头痛，常嗳气，健忘，痛无固定部位者，可取头面部左右的动脉进行针刺，然后再刺足太阴脾经加以调理。

厥头痛，颈项先痛，腰脊也随之而痛者，可先刺足太阳膀胱经的天柱穴，然后再刺该经的其他穴位。

厥头痛，头痛剧烈，其耳前耳后脉络涌盛而有热感的，当先泻其脉络出血，然后再取足少阳胆经的腧穴进行针刺。

真头痛，痛得厉害，满脑无处不痛，手足寒冷达于关节处者，是死症，不可治。

头痛不能取腧穴来施治，如像弹击跌扑之类的外伤，瘀血停留在内，假如肌肉损伤，疼痛还没有消除，只可在疼痛局部针刺，不可取距离远的腧穴治疗。

头痛而不宜针刺的，如严重痹症酿成见天发作的头痛，用针刺只可使症状稍减，然而却不能根治。

半侧有冷痛感觉的，治疗时可先取手少阳、手阳明两经穴针刺，然后再针刺足少阳、足阳明两经。

厥头痛，牵引背部疼痛，时常筋脉拘急，好像有物在背后触动一样，腰背弯曲不能伸直的，就是肾心痛。治疗时先取京骨、昆仑两穴针刺，若仍疼痛不止，可再刺然谷穴。

厥心痛，胸腹胀满，而心痛尤显剧烈的，这是胃心痛。治疗时应取大都、太白两穴针刺。厥心痛，其痛如同锥子刺心一般剧烈，心痛十分严重，这是脾气犯心所致，故名为脾心痛。应该针刺足少阴肾经的然谷、太溪两穴。厥心痛，面色青灰，整日无宁者，这是肝心痛，治疗时应取行间、大冲两穴针刺。

厥心痛，卧床休息或闲居静养时，稍有缓解，活动时则疼痛加剧，但面色没有什么变化的，为肺心痛，治疗时应取鱼际、太渊两穴针刺。

邪气犯心而致的真心痛，发作时手足冷至关节，心痛剧烈者，常常出现早晨发作到傍晚即死亡，或傍晚发作到第二天早晨即死亡的现象。

心痛，有的不宜针刺治疗，比如内有积聚、瘀血等引起的心痛，不可以采用针刺腧穴。

肠中寄生虫病，或虫聚成瘕所致的心痛，都不应该用小针治疗。心腹疼痛而烦闷难忍，腹部形成肿块，上下移动，时痛时止，腹中发热口渴流涎的，有蛔虫，治疗时可以将手指并拢用力按住肿物或疼痛处，不止它移动，再用大针刺之，并继续按压，直到它不动时才出针。凡是腹中满闷，烦乱而痛，有肿物上下移动的虫病，都可用此法治疗。

耳聋听不到声音的，可针刺位于耳中的听宫穴；耳鸣，可针刺耳前动脉旁的耳门穴；耳内疼痛，不能用针刺治疗的，即耳中有脓，或者有耳垢壅塞听不到声音。一般性的耳聋，可取用无名指端外侧指甲角与肉相交之处，先取手部关冲穴针刺，再取足部窍阴穴针刺。耳鸣，可取用手中指端指甲上针刺，左耳鸣取右边的穴位，右耳鸣则取左边的穴位，先取手上的中冲穴，再取足部的大敦穴。

人腿抬不起来的，治疗时让病人侧卧，取大转子部位的环跳穴，用员利针刺之，不要使用大针。

患大便下血而泄注的，针刺足厥阴肝经的曲泉穴。

风痹病，若逐渐加重到不可治愈的程度时，则两足如履坚着冰，有时又像浸入热水中，股部胫部都感到酸痛无力，心烦、头痛，经常呕吐、烦闷，或眩晕以后继之汗出，日久两眼发眩，时悲伤时恐惧，呼吸气短，闷闷不乐，凡出现这种症状，不出三年人就会死亡。

病本篇

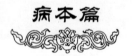

先病而后逆者，治其本；先逆而后病者，治其本。先寒而后生病者，治其本；先病而后生寒者，治其本。先热而后生病者，治其本。先泄而后生他病者，治其本，必且调之，乃治其他病。先病而后中满者，治其标。先病后泄者，治其本。先中满而后烦心者，治其本。

有客气，有同气。大小便不利，治其标；大小便利，治其本。

病发而有余，本而标之，先治其本，后治其标；病发而不足，标而本之，先治其标，后治其本。谨详察间甚，以意调之，间者并行，甚为独行。先大小便不利而后生他病者，治其本也。

【译文】

病在先而后出现厥逆的，应先治其本病，厥逆在先而后生病变的，应先治其厥逆。先患寒性病，而后发生其他病变的，当治疗其先寒；先有某病，而后出现寒症的，当治疗其先病；先患热症，而后发生其他病变的，当治疗其先热；先有某病而后发生泄泻的，当治其原病以为本；先有泄泻而后发生其他疾病的，应以先治泄泻为本，必须先调治泄泻，然后才可治其他病。如果先有了某种病后发生腹中满闷的，则应先治中满之标；如果先有中满，而后导致心烦不舒畅的，则应治中满之本。

病有忌外邪者，有忌内邪者，凡出现大小便不通利的症状时，先治大小便不利之标；大小便通利的，则以治其先病为本。

疾病发作而实症有余，说明邪气变本为标，当先治邪气有余的，后治其他的症候。疾病发作而出现正气不足的病症现象，则说明正气不足变标为本，应当先扶人体的正气，再祛除病邪。总之，必须谨慎地详察病情，根据病症的轻重缓急而精心调治。病情轻缓的可以采取标本兼治，病情急重的，则需分步治疗，或先治标，或先治本。就像对先有大小便不通利而后发生其他疾病的，应分步先治大小便不利的本病那样。

杂病篇

厥，挟脊而痛者，至顶，头沉沉然，目䀮䀮然，腰脊强，取足太阳腘中血络。

厥，胸满面肿，唇漯漯然，暴言难，甚则不能言，取足阳明。

厥气走喉而不能言，手足清，大便不利，取足少阴。

厥而腹向向然，多寒气，腹中瘰瘰，便溲难，取足太阴。

嗌干，口中热如胶，取足少阴。

膝中痛，取犊鼻，以员利针，发而间之。针大如氂，刺膝无疑。

喉痹不能言，取足阳明；能言，取手阳明。

疟不渴，间日而作，取足阳明；渴而日作，取手阳明。

齿痛，不恶清饮，取足阳明；恶清饮，取手阳明。

聋而不痛者，取足少阳；聋而痛者，取手阳明。

衄而不止，衃血流，取足太阳；衃血，取手太阳。不已，刺腕骨下，不已，刺腘中出血。

腰痛，痛上寒，取足太阳阳明；痛上热，取足厥阴。不可以俯仰，取足少阳。中热而喘，取足少阴腘中血络。

喜怒而不欲食，言益少，刺足太阴；怒而多言，刺足少阳。

巅痛，刺手阳明与巅之盛脉出血。

项痛不可俯仰，刺足太阳；不可以顾，刺手太阳也。

小腹满大，上走胃，至心，淅淅身时寒热，小便不利，取足厥阴。

腹满，大便不利，腹大，亦上走胸嗌，喘息喝喝然，取足少阴。

腹满食不化，腹向向然，不能大便，取足太阴。

心痛引腰脊，欲呕，取足少阴。

心痛，腹胀。啬啬然，大便不利，取足太阴。

心痛引背不得息，刺足少阴；不已，取手少阳。

心痛引小腹满，上下无常处，便溲难，刺足厥阴。

心痛，但短气不足以息，刺手太阴。

心痛，当九节刺之，按，已刺按之，立已；不已，上下求之，得之立已。

巅痛，刺足阳明曲周动脉见血，立已；不已，按人迎于经，立已。

气逆上，刺膺中陷者与下胸动脉。

腹痛，刺脐左右动脉，已刺按之，立已；不已，刺气街，已刺按之，立已。

痿厥为四末束悗，乃疾解之，日二，不仁者十日而知，无休，病已止。

哕，以草刺鼻，嚏，嚏而已；无息，而疾迎引之，立已。大惊之，亦可已。

【译文】

经气厥逆，沿着脊柱两侧疼痛，并直向上到头顶，经常头昏沉重，两目视物不清，且腰脊部强直。治疗可刺足太阳膀胱经腘窝委中穴处的络脉。

经气厥逆，胸中满闷，面部肿胀，口唇肿起而流涎，突然感到说话困难，甚至不能言语。治疗应取足阳明胃经的穴位。

经气逆乱，上行至喉咙，以致不能说话，手足寒冷，大便不利。治疗应取足少阴肾经的穴位。

经气厥逆，腹部膨膨胀满，寒气内盛，腹中鸣响如水流，大小便都困难。

治疗应取足太阴脾经的穴位。

咽喉干燥，口中热而唾液胶黏，治疗应取足少阴经的穴位。

膝关节疼痛，治疗取犊鼻穴，用员利针刺之，出针后隔片刻时间还可以再刺。由于员利针身大如牦牛尾上的长毛，所以用它来刺膝部穴位无疑是最合适的。

喉痹病患者，不能说话时，可以取足阳明经的穴位；若尚能说话时，就取手阳明大肠经的穴位。

患疟疾病，口不渴，每隔一日发作一次，就取足阳明经的穴位；如果病人口渴欲饮水，疟疾天天发作者，就取手阳明大肠经的穴位进行治疗。

患牙痛病，如果不怕冷饮，就取足阳明经的穴位治疗；如果怕冷饮，就取手阳明经的穴位治疗。

患病耳聋而不疼痛的，就取足少阳经的穴位治疗；耳聋并且耳中疼痛的，就取手阳明经的穴位治疗。

患病鼻孔出血不止，流出血色黑，治疗取足太阳经的穴位；流出黑色血凝块者，可取手太阳经的穴位治疗。如果出血不止，就刺手太阳小肠经的腕骨穴；出血仍不止者，就刺足太阳经委中穴放血。

患病腰痛，如果疼痛处感觉寒冷，治疗可取足太阳经、足阳明经的穴位。要是疼痛部位感觉发热，就取足厥阴经的穴位治疗。腰痛而身体不能前俯后仰的，应取足少阳胆经的穴位治疗。腰痛而兼见里热气喘的，就取足少阴经穴位，并刺腘窝委中穴处的血络。

患病烦躁易怒，并且不思饮食，说话越来越少，就刺足太阴经的穴位；如果烦躁易怒而且多言的，就刺足少阳经的穴位。

下颌部疼痛，就刺手阳明经的穴位（商阳），和足阳明经在下颌部的穴位（颊车）并放血。

后项部疼痛，以致不能够前后俯仰者，应针刺足太阳经的穴位；如果头项痛以致不能左右回顾者，就应针刺手太阳经的穴位。

少腹胀满膨大，向上波及胃脘以致心胸部，发冷，全身时有寒热往来，且小便不利。治疗应取足厥阴肝经的穴位。

腹部胀满，大便不利，腹膨大，气逆向上影响到胸部、咽喉，张口喘息，气促喘声喝喝。治疗应取足少阴肾经的穴位。

腹部胀满，食入不能消化，腹中鸣响，却不能大便。治疗。应选取足太阴脾经的穴位。

心痛，牵引到腰部、背脊部疼痛，恶心想呕吐。治疗应选取足少阴肾经的穴位。

心痛，腹部胀满，大便干燥、涩滞不利。治疗应选取足太阴脾经的穴位。

心痛，牵引到背部疼痛，以致不能呼吸。治疗应针刺足少阴肾经的穴位；如果未见效时，可再刺手少阳经的穴位。

心痛，牵引到小腹部位，上下疼痛没有固定的位置，大小便困难。应针刺足厥阴肝经的穴位。

心痛，仅伴见气短不足以息。治疗可针刺手太阴肺经的穴位。

心痛，治疗当针刺第九胸椎棘突下的筋缩穴。先在穴位上按摩，针刺以后再按摩，就会立即止痛，如果心痛不止，可在筋缩穴上部或下部重新选穴针刺，找到相应的穴位刺后，就能立即止痛。

下颌部疼痛，治疗应针刺足阳明胃经颊车穴并放血，疼痛立即可止；如果疼痛不止，再按本经的人迎穴刺之，就能迅速止痛。

气逆上冲，治疗可针刺胸膺部凹陷处的屋翳穴和下胸动脉搏动处。

腹中疼痛，治疗可针刺肚脐左右的天枢穴，刺后按摩，一般可迅速止痛。若疼痛不止，可再刺足阳明胃经的气冲穴，刺后也要按摩，即可立即止住疼痛。

治疗痿厥病，是把病人的四肢捆绑起来，待患者感到烦闷时，就迅速解开，每天治疗二次。四肢麻木不仁的患者，经治疗十天就可以恢复感觉，但不可中止治疗，直到病愈为止。

治疗呃逆病，用小草茎刺激鼻孔，使患者打喷嚏，呃逆就可停止。也可以让患者憋气，不要呼吸，而快引上逆之气下行，呃逆即可停止。还有一种办法是突然使患者大惊，也可以使呃逆停止。

周痹篇

黄帝问于岐伯曰：周痹之在身也，上下移徙，随脉，其上下，左右相应，间不容空，愿闻此痛，在血脉之中邪？将在分肉之间乎？何以致是？其痛之移也，间不及下针，其恼痛之时，不及定治，而痛已止矣，何道使然？愿闻其故。岐伯答曰：此众痹也，非周痹也。

黄帝曰：愿闻众痹。岐伯对曰：此各在其处，更发更止，更居更起，以右应左，以左应右，非能周也，更发更休也。黄帝曰：善。刺之奈何？岐伯对曰：刺此者，痛虽已止，必刺其处，勿令复起。

帝曰：善。愿闻周痹何如？岐伯对曰：周痹者，在于血脉之中，随脉以上，随脉以下，不能左右，各当其所。黄帝曰：刺之奈何？岐伯对曰：痛从上下者，先刺其下以过（一作遇不同）之，后刺其上以脱之，痛从下上者，先刺其上以过之，后刺其下以脱之。

黄帝曰：善。此痛安生？何因而有名？

岐伯对曰：风寒湿气，客于外分肉之间，迫切而为沫，沫得寒则聚，聚则排分肉而分裂也，分裂则痛，痛则神归之，神归之则热，热则痛解，痛解则厥，厥则他痹发，发则如是。此内不在藏，而外未发于皮，独居分肉之间，真气不能周，故命曰周痹。故刺痹者，必先切循其下之六经，视其虚实，及大络之血结而不通，及虚而脉陷空者而调之，熨而通之，其瘛坚，转引而行之。黄帝曰：善。余已得其意矣。亦得其事也。九者，经巽之理，十二经脉阴阳之病也。

【译文】

黄帝问岐伯说：人患周痹病，邪气随着人体血脉的流动而上下游走，其疼痛的症状上下左右对称，遍身无处不到，几乎没有一点点空隙。我想了解一下这种疼痛，其邪气是在血脉中呢？还是在分肉之间？它形成的机理是什么？这种疼痛部位的转移很快，往往来不及针刺；当其疼痛聚集在一处时，甚至还没有来得及决定下针治疗，而疼痛已经自然停止了，这又是什么原因造成的呢？我想听你讲讲其中的缘故。

岐伯回答说：这是众痹，而不是周痹。

黄帝说：我愿意听你讲讲众痹的情况。

岐伯回答说：众痹的疼痛散发于人体各处，其疼痛发作与停止不断地交替，痹邪聚积就发作，痹邪消散则缓解；其疼痛时身体左右两侧呈对称性；但不能周遍全身，而是交替发作和休止的。

黄帝说：你讲得很好！应如何针刺治疗这种病呢？

岐伯回答说：针刺治疗众痹病，要注意：尽管疼痛已经停止了，也要坚持针刺原来疼痛之处，以杜绝该病的复发。

黄帝说：讲得好！我还想了解一下周痹病的临床特点有哪些？

岐伯回答说：周痹病是邪气侵犯人体，深入血脉之中所致，可以随着血脉的上下流动而游走，但不会左右相应（亦即疼痛时左右不对称），分别在病邪所在的部位疼痛。

黄帝说：怎样针刺治疗周痹病呢？

岐伯回答说：如果周痹病疼痛由上向下游走，就先针刺其下部的穴位，以疏通经络，阻止病邪向下发展；然后再针刺它上部的穴位，以祛除痹邪，消除疼痛。要是周痹病疼痛从下向上发展，就先针刺上部的穴位以阻止病势的发展，然后再针刺下部的穴位以除掉病根。

黄帝说：讲得好！这种周痹的疼痛是怎么产生的呢？根据什么而命名的呢？

岐伯回答说：风寒湿三种邪气混杂，侵犯人体后，停留于体表分肉之间，迫使津液停而为痰涎，痰涎遇到寒气就凝聚不散，凝聚就会排挤分肉而发生分裂，分肉分裂就发生了疼痛；疼痛时使精神紧张，注意力集中在疼痛之处，精神集中的地方就会发热，发热则寒邪散而疼痛缓解；疼痛缓解就会使厥气上逆，厥气上逆则导致其他部位的痹痛发作，周痹疼痛发生的病因病机就是这些。

这种病是邪气内侵尚未及脏腑，而外又不在体表皮肤，邪气单单留聚于分肉之间，阻遏真气不能周流于全身，因而发生疼痛，所以命名为"周（众）

痹"。因此,针刺治疗痹病时,一定要首先沿着足六经循行部位按压检查,明确病在哪一经;观察分析病症的虚实,以及大络的血行有无瘀结不通,或因血虚而脉络陷下的情况,然后予以调治。同时可配合使用热熨治法,来温通气血;如果筋脉拘紧者,也可用针刺或按摩的方法进行导引,以行其血气。

黄帝说:讲得很好!我已经知道周痹的病因病机及证候特点了,也已经掌握了周痹的治疗方法。关于九针的应用,在医经中早已明具其道理,这样,十二经脉阴阳的病变就都能解决了。

口问篇

黄帝闲居,辟左右而问于岐伯曰:余已闻九针之经,论阴阳逆顺六经已毕,愿得口问。岐伯避席再拜曰:善乎哉问也,此先师之所口传也。黄帝曰:愿闻口传。岐伯答曰:夫百病之始生也,皆生于风雨寒暑,阴阳喜怒,饮食居处。大惊卒恐,则血气分离,阴阳破败,经络厥绝,脉道不通,阴阳相逆,卫气稽留,经脉虚空,血气不次,乃失其常。论不在经者,请道其方。

黄帝曰:人之欠者,何气使然?岐伯答曰:卫气昼日行于阳,夜半则行于阴。阴者主夜,夜者卧。阳者主上,阴者主下。故阴气积于下,阳气未尽,阳引而上,阴引而下,阴阳相引,故数欠。阳气尽,阴气盛,则目瞑。阴气尽而阳气盛,则寤矣。泻足少阴,补足太阳。

黄帝曰:人之哕者,何气使然?岐伯曰:谷入于胃,胃气上注于肺。今有故寒气与新谷气,俱还入于胃,新入相乱,真邪相攻,气并相逆,复出于胃,故为哕。补手太阴,泻足少阴。

黄帝曰:人之唏者,何气使然?岐伯曰:此阴气盛而阳气虚,阴气疾而阳气徐,阴气盛而阳气绝,故为唏。补足太阳,泻足少阴。

黄帝曰:人之振寒者,何气使然?岐伯曰:寒气客于皮肤,阴气盛,阳气虚,故为振寒寒栗。补诸阳。

黄帝曰:人之噫者,何气使然?岐伯曰:寒气客于胃,厥逆从下上散,复出于胃，故为噫。补足太阴、阳明。一曰补眉本也。

黄帝曰：人之嚏者，何气使然？岐伯曰：阳气和利，满于心，出于鼻，故为嚏。补足太阳荥。眉本，一曰眉上也。

黄帝曰：人之軃者，何气使然？岐伯曰：胃不实则诸脉虚，诸脉虚则筋脉懈惰，筋脉懈惰则行阴用力，气不能复，故为軃。因其所在，补分肉间。

黄帝曰：人之哀而泣涕出者，何气使然？岐伯曰：心者，五脏六腑之主也；目者，宗脉之所聚也，上液之道也；口鼻者，气之门户也。故悲哀愁忧则心动，心动则五脏六腑皆摇，摇则宗脉感，宗脉感则液道开，液道开故泣涕出焉。液者，所以灌精濡空窍者也。故上液之道开则泣，泣不止则液竭，液竭则精不灌，精不灌则目无所见矣，故命曰夺精。补天柱经侠颈。

黄帝曰：人之太息者，何气使然？岐伯曰：忧思则心系急，心系急则气道约，约则不利，故太息以伸出之。补手少阴、心主、足少阳留之也。

黄帝曰：人之涎下者，何气使然？岐伯曰：饮食者皆入于胃，胃中有热则虫动，虫动则胃缓，胃缓则廉泉开，故涎下。补足少阴。

黄帝曰：人之耳中鸣者，何气使然？岐伯曰：耳者宗脉之所聚也，故胃中空则宗脉虚，虚则下，溜脉有所竭者，故耳鸣。补客主人，手大指爪甲与与肉交者也。

黄帝曰：人之自啮舌者，何气使然？岐伯曰：此厥逆走上脉气辈至也。少阴气至则啮舌，少阳气至则啮颊，阳明气至则啮唇矣。视主病者则补之。

凡此十二邪者，皆奇邪之走空窍者也，故邪之所在，皆为不足。故上气不足，脑为之不满，耳为之苦鸣，头为之苦倾，目为之眩；中气不足，溲便为之变，肠为之苦鸣；下气不足，则乃为痿厥心悗。补足外踝下留之。

黄帝曰：治之奈何？岐伯曰：肾主为欠，取足少阴。肺主为哕，取手太阴、足少阴。唏者，阴与阳绝，故补足太阳，泻足少阴。振寒者，补诸阳。噫者，补太阴、阳明。嚏者，补足太阳、眉本。軃，因其所在，补分肉间。泣出，补天柱经侠颈，侠颈者，头中分也。太息，补手少阴、心主、足少阳留之。涎下，补足少阴。耳鸣，补客主人，手大指爪甲上与肉交者。自啮舌，视主病者则补之。目眩头倾，补足外踝下留之。痿厥心悗，刺足大指间上二寸留之，一曰足外踝下留之。

【译文】

黄帝在闲暇时，避开左右从人而问岐伯说：我已经知道了关于九针在医经上的记载，对论述阴阳经的逆顺走向、手足三阴三阳的内容都已经讲完了，还希望听你给我讲讲从先师口传得来的医学知识。

岐伯离开座位，再拜行礼后说：你问得真好啊！这些知识都是老师口授传给我的。

黄帝说：请你给我讲讲吧！

岐伯回答说：一般各种疾病的开始发生，都是由于伤于风、雨、寒、暑，房室不节，或由喜怒等七情过激，或饮食不当，起居失常等原因。例如猝然惊恐太过，就会使气血的运行紊乱，阴阳的平衡关系失调，经脉和络脉闭塞，脉道不通，体内之阴阳相逆而不顺，卫气的运行迟滞，经脉虚而空，血气的运行失去正常规律，于是人体的一切生理活动都失去了正常状态而表现为病态。这些内容在古医经上没有记载，让我来说明其中的道理吧！

黄帝问：人打呵欠，是什么气使他这样呢？

岐伯回答说：人的卫气白昼运行于阳分，夜晚就运行于阴分。阴主夜、主静，故夜晚主卧而睡眠。阳主上以升，阴主下以降。因此，人在夜间将睡之时，阴气积聚于下，阳气尚未全入于阴分，阳气引而上行，阴气引而下行，阴阳二气相互牵引，所以就呵欠频作。待到阳气完全入于阴分，阴气盛时，人就闭目而眠了；到了早晨，阴气尽而阳气旺盛之时，人就睁目清醒了。对于这种频繁呵欠的疾病，治疗时应当泻足少阴肾经的穴位（照海），补足太阳膀胱经的穴位（申脉）。

黄帝问：人发生呃逆，是什么气使他这样呢？

岐伯回答说：水谷饮食进入胃中，经过脾胃的腐熟消磨，化生成精微，向上转输到肺。如果脾胃先有寒气，与新入的水谷之气不能调和，寒气和谷气混乱，正气与邪气相互冲击，影响胃气不能和降而气逆于上，因此发生呃逆。治疗这种胃寒气逆的呃逆证，应当补手太阴肺经之阳气，泻足少阴肾经之寒气。

黄帝问：人发生哀叹哽咽，是什么气使他这样呢？

岐伯回答说：这是由于阴气充盛而阳气虚少，阴气运行疾速而阳气运行缓慢，以至于阴气过盛而阳气衰绝，所以发生哽咽哀叹。治疗这种阴盛阳虚的哽咽证，应当补足太阳经的阳气，泻足少阴经的阴气。

黄帝问：人发冷身体寒战，是什么气使他这样呢？

岐伯回答说：这是由于寒邪侵入皮肤，使阴气偏盛，阳气偏虚，身体失于温煦。所以发冷而身体寒战发抖。治疗这种阳虚寒盛的振寒证，应采用温补诸阳经的方法。

黄帝问：人发生嗳气，是什么气使他这样呢？

岐伯回答说：这是由于寒邪侵入胃中，厥逆之气从下向上扩散，导致胃气上逆而出，所以发生嗳气。治疗这种胃寒气逆的嗳气证，应当温补足太阴脾经和足阳明胃经。还有另一种记载，可以取足太阳经的攒竹穴，用补法。

黄帝问：人打喷嚏，是什么气使他这样呢？

岐伯回答说：阳气调和，运行畅利，盈溢于心胸而上出于鼻窍，因此就打喷嚏。治疗这种善打喷嚏病，应当针刺足太阳经的荥穴通谷和眉本（攒竹穴），采用补法。

黄帝问：人发生全身倦怠无力，手足不举，是什么气使他这样呢？

岐伯回答说：胃气虚弱不足就会使全身血脉得不到气血的充养而皆虚；诸血脉亏虚就会使全身筋脉失养而松弛，懈惰无力；此时如果再勉强入房用力，则元气就难以恢复。所以就发生全身懈惰，乏困无力，肢体不举的证。治疗这种证，应根据其发病部位，取分肉之间，采用补法。

黄帝问：人在悲哀时就涕泪俱出，这是什么气使他这样呢？

岐伯回答说：心是五脏六腑的主宰，眼睛是许多经脉聚汇的地方，也是眼泪外流的通道；口和鼻，是气息出入的门户。因此，在悲哀忧愁时就会使心神不宁，心神不宁则使五脏六腑不安，五脏六腑不安则又使各经脉亦相应而动，于是使眼泪的通道敞开，结果眼泪、鼻涕就流出来了。人的津液，具有渗灌孔窍、濡润孔窍的作用。所以眼泪的通道开放就会流泪，而流泪不止又会导致津液枯竭；津液枯竭则不能上灌孔窍，上窍失于津液的渗灌濡润，就会使眼目失明而看不见东西了。这种情况叫作"夺精"。治疗该证应当补天柱穴，此穴位于足太阳经挟项后的发际处。

黄帝问：人发生太息，是什么气使他这样呢？

岐伯回答说：忧愁思虑，就会使维系心的脉络紧张拘急，心的脉络紧张拘急就会使气遭受到约束，气遭受了约束就呼吸不通利，所以要长声太息使抑郁之气得以伸展。治疗太息病，可选取手少阴心经、手厥阴心包经、足少阳胆经的穴位，采用补法，都需要留针。

黄帝问：人经常口中流涎，是什么气使他这样呢？

岐伯回答说：饮食水谷都进入到胃里，胃中如果有热，就会使胃肠中的寄生虫蠕动，虫动则使胃脉弛缓；由于胃脉上出于口，胃脉弛缓不能摄纳，则使舌下廉泉开张，所以口中经常流涎。治疗流涎病，应选取足少阴肾经的穴位，采用补法。

黄帝问：人发生耳鸣，是什么气使他这样呢？

岐伯回答说：耳朵，是人体手足三阴、三阳各经脉汇聚的地方。如果胃中空虚，气血化源不足，就会使各经脉亏虚，各经脉亏虚则阳气不升，精气不能上奉而下流，致使人耳经脉气血衰竭，所以发生耳鸣。治疗耳鸣证，应选取足少阳胆经上关穴，以及位于手大指爪甲角的手太阴肺经少商穴，采用补法。

黄帝问：人有时自咬舌头，是什么气使他这样呢？

岐伯回答说：这是厥逆之气上行，影响各经脉之气逆行到不同部位的缘故。例如少阴之脉行于舌本，少阴经气上逆就会自咬舌头；少阳之脉循耳频，少阳脉气上逆就会咬频；阳明之脉环布唇口，阳明脉气上逆就会自咬嘴唇了。治疗该类自咬病症，当根据所咬部位的经脉所主，选择穴位，采用补法。

总之，上述的十二种病症，都是奇邪侵入孔窍所引起的。所以，邪气侵犯的部位，都是正气不足之处。因此，上部的正气不足，则脑髓不满而空虚，就会出现耳鸣、头晕欲倒、目眩昏花；中部的正气不足，就会出现二便失常，腹中肠鸣；下部的正气不足，就会出现双下肢痿软无力、厥冷，以及心胸烦闷等。上、中、下三部正气不足的病变，都可以选取足太阳膀胱经位于足外踝后方的昆仑穴治疗，采取补法且要留针。

黄帝问：上述各种病症，应当如何治疗？

岐伯回答说：肾主呵欠，所以治疗呵欠应选取足少阴肾经的穴位。肺主呃逆，所以治疗呃逆应选取手太阴肺经和足少阴肾经的穴位。哀叹哽咽，是由于阴盛阳衰，所以治疗应补足太阳经、泻足少阴经。发冷寒战，治疗要补诸阳经。嗳气，应补足太阴脾经和足阳明胃经。打喷嚏，当补足太阳经，刺攒竹穴。䪼证，应根据发病部位，补分肉间。流眼泪，治疗应补足太阳经在挟项后的天柱穴。所谓的挟项，是指头项正中线的两侧。太息，治疗可补手少阴经、手厥阴经、足少阳经，并留针。口中流涎，治疗应补足少阴经。耳鸣，治疗应补足少阳胆经上关穴和手太阴肺经少商穴。自咬口舌诸病，治疗应根据主病所在之经而选穴，采用补法。目眩头昏欲倒，治疗应补足太阳经外踝下的昆仑穴并留针。痿证、厥证、心胸烦闷等，治疗皆可刺足大趾间上二寸处，并应留针，另一种说法是针刺足外踝下昆仑穴并留针。

师传篇

黄帝曰：余闻先师，有所心臧，弗著于方，余愿闻而藏之，则而行之，上以治民，下以治身，使百姓无病，上下和亲，德泽下流，子孙无忧，传于后世，无有终时，可得闻乎？岐伯曰：远乎哉问也。夫治民与自治，治彼与治此，治小与治大，治国与治家，未有逆而能治之也，夫惟顺而已矣。顺者，非独阴阳脉论气之逆顺也，百姓人民皆欲顺其志也。

黄帝曰：顺之奈何？岐伯曰：入国问俗，入家问讳，上堂问礼，临病人问所便。

黄帝曰：便病人奈何？岐伯曰：夫中热消瘅则便寒，寒中之属则便热。胃中热，则消谷，令人悬心善饥，脐以上皮热。肠中热，则出黄如糜，脐以下皮寒。胃中寒，则腹胀；肠中寒，则肠鸣飧泄。胃中寒，肠中热，则胀而且泄；胃中热，肠中寒，则疾饥，小腹痛胀。

黄帝曰：胃欲寒饮，肠欲热饮，两者相逆，便之奈何？且夫王公大人血食之君，骄恣从欲，轻人，而无能禁之。禁之则逆其志，顺之则加其病，便之奈何？治之何先？岐伯曰：人之情，莫不恶死而乐生，告之以其败，语之以其善，导之以其所便，开之以其所苦，虽有无道之人，恶有不听者乎？

黄帝曰：治之奈何？岐伯曰：春夏先治其标，后治其本；秋冬先治其本，后治其标。黄帝曰：便其相逆者奈何？岐伯曰：便此者，食饮衣服，亦欲适寒温，寒无凄怆，暑无出汗。食饮者，热无灼灼，寒无沧沧。寒温中适，故气将持，乃不致邪僻也。

黄帝曰：《本藏》以身形支节䐃肉，候五脏六腑之小大焉。今夫王公大人、临朝即位之君而问焉，谁可扪循之而后答乎？岐伯曰：身形支节者，脏腑之盖也，非面部之阅也。黄帝曰：五脏之气，阅于面者，余已知之矣，以肢节而阅之奈何？岐伯曰：五脏六腑者，肺为之盖，巨肩陷咽，候见其外。黄帝曰：善。岐伯曰：五脏六腑，心为之主，缺盆为之道，骺骨有余，以候䯏骭。黄帝曰：善。岐伯曰：肝者主为将，使之候外，欲知坚固，视目小大。黄帝曰：善。岐伯曰：脾者主为卫，使之迎粮，视唇舌好恶，以知吉凶。黄帝曰：善。岐伯曰：肾者主为外，使之远听，视耳好恶，以知其性。黄帝曰：善。愿闻六腑之候。岐伯曰：六腑者，胃为之海，广骸、大颈、张胸，五谷乃容。鼻隧以长，以候大肠。唇厚、人中长，以候小肠。目下果大，其胆乃横。鼻孔在外，膀胱漏泄。鼻柱中央起，三焦乃约。此所以候六腑者也。上下三等，脏安且良矣。

【译文】

黄帝说：听说先师有许多心得体会，但没有记于版简。我希望听听并牢牢记住，作为准则推广应用，上治民众疾病，下可保养自己的身体，使百姓不为疾病所困，上下亲善，造福后人，让子孙不为疾病所困，并让这些经验世代流传，朝夕常鉴。你可以告诉我吗？岐伯说：问得真深刻呀！不论治民、治身、治彼、治此，治小还是治大，治国还是理家，从来没有用逆行倒施的方法能治理好的，只有顺应客观规律，才行得通。所谓顺，不仅仅是指医学上阴阳、经脉、气血的逆顺，就是对待人民都要顺应民心。

黄帝说：怎样做到顺呢？岐伯说：到一个国家后，要先问清楚当地的风俗习惯；进入人家时，要先问清楚他家的忌讳；登堂时更要先问清楚人家的礼节；医生临症时也要先询问病人怎样才觉得适宜。

黄帝问：使病人觉得适宜该怎样做呢？岐伯说：由热而致多食易饥的消渴病人，适宜于寒的治法；属于寒邪内侵一类的病症，就适宜于热的治法。胃里有热，就会很快地消化谷物，叫人心似悬挂，总有饥饿感。脐以上的皮肤有热感，说明肠中有热，就会排出像糜粥一样的粪便。觉得脐以下的皮肤寒冷，就表明肠中有寒，会产生肠鸣飧泄的症状。如胃中有寒，肠中有热，就会导致胀满泄泻；胃中有热，肠中有寒。就会引起易于饥饿、而小腹胀痛。

黄帝说：胃热宜食寒物，肠寒宜食热物，寒热两者性质相反，应该怎样治疗呢？尤其那些王公大人，肉食之君，都是性情骄傲恣意妄行轻视别人的。无法劝阻他们，且劝阻就算违背他们的意志，但如顺着他们的意志，就会加重病情。在这种情况下，如何顺适其宜？治疗时又应先从哪里着手呢？岐伯说：人没有不怕死的，谁不喜欢活着？如果医生告诉他哪些对身体有害，哪些对人身体有益，并指导他怎样做，那么虽有不太懂情理的人，哪还有不听劝告的呢？

黄帝问：怎样治疗呢？岐伯说：春夏时节，应先治在外的标病，后治在内的本病；秋冬之季，应先治在内的本病，后治在外的标病。黄帝问：生活习惯与病情相矛盾的又如何使其适宜呢？岐伯说：顺应这样的病人，日常生活中，应注意使他寒温适中。天冷时，要加厚衣服，不要冻得发抖；天热时，要减少衣服，不要使他热得出汗。在饮食方面，不要吃过热过凉的食物。寒温适中，真气内守，邪气也就无法入侵而致病了。

黄帝说：《本藏》说，根据人的形体、四肢、关节、肌肉，可以测知五脏六腑的大小。但王公大人想知道自己的身体状况，而医生又不能随便检查，该怎么办呢？岐伯说：人的身形肢节，覆盖在五脏六腑的外部，观察它们也能了解内脏情况，但它不像望面色那样简单。黄帝说：五脏精气的情况，可面部观察得知，我已经懂了。但从肢节而察知内脏的情况，该怎样观察呢？岐伯说：五脏六腑中，肺所处的部位最高，如伞盖一样。根据肩的上下动态和咽喉的升凹陷情况，就能测知肺脏是怎样的。黄帝说：讲得好。岐伯继续说：五脏六腑，心是主宰。以缺盆作为血脉的通道，观察两肩端骨距离的远近，再结合胸骨剑突的长短等，就可测知缺盆骨的部位，从而了解心脏的大小脆坚。黄帝说：很有道理。岐伯说：肝在五脏中，像位将军，开窍于目，要从外面测知肝是否坚固，就应观察眼睛的大小。黄帝说：很好。岐伯说：脾脏捍卫全身，接受水谷的精微，并输送到身体各部。所以了解唇舌胃口的好坏，就可知道脾病的吉凶。黄帝说：对。岐伯说：肾脏主水液，观察耳的听力的强弱，可以测知肾脏的虚实。黄帝说：讲得好，请再讲讲测候六腑的方法。岐伯说：六腑之中，胃为水谷之海，凡颊部肌肉丰满，颈部粗壮，胸部开阔的，说明胃容纳水谷的量很大。如鼻道深长，就可测知大肠的状况；如口唇厚而人中沟长，就可测候小肠的情况。下眼胞宽大的可知其胆气刚强；鼻孔掀露于外的，可知其膀胱易于漏泄。鼻柱中央高起的，可知其三焦固密。这就是用来测候六腑的一般方法。总之，人体和面部外形的上中下三部相称，那么脏腑一定是安定健康的。

决气篇

黄帝曰：余闻人有精、气、津、液、血、脉，余意以为一气耳，今乃辨为六名，余不知其所以然。岐伯曰：两神相搏，合而成形，常先身生，是谓精。

何谓气？岐伯曰：上焦开发，宣五谷味，熏肤，充身泽毛，若雾露之溉，是谓气。何谓津？岐伯曰：腠理发泄，汗出溱溱，是谓津。何谓液？岐伯曰：谷入气满，淖泽注于骨，骨属屈伸，泄泽，补益脑髓，皮肤润泽，是谓液。何谓血？岐伯曰：中焦受所取汁，变化而赤，是谓血。何谓脉？岐伯曰：壅遏营气，令无所避，是谓脉。

黄帝曰：六气者，有余不足，气之多少，脑髓之虚实，血脉之清浊，何以知之？岐伯曰：精脱者，耳聋；气脱者，目不明；津脱者，腠理开，汗大泄；液脱者，骨属屈伸不利，色夭，脑髓消，胫酸，耳数鸣；血脱者，色白，夭然不泽，其脉空虚，此其候也。

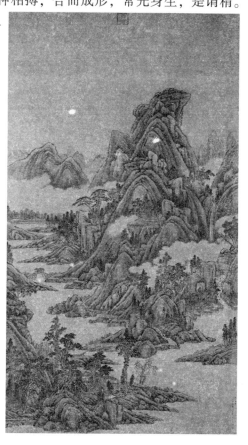

黄帝曰：六气者，贵贱何如？岐伯曰：六气者，各有部主也，其贵贱善恶，可为常主，然五谷与胃为大海也。

【译文】

黄帝说：听说人身有精、气、津、液、血、脉，而我原认为这些是"一气"，现在把它分成六种，这是什么道理？岐伯说：男女交媾，便会产生新的生命，这种产生形体的物质在形体尚未形成之前就已经有了，叫做"精"。

黄帝问：什么叫"气"？岐伯说：五谷所化生的精微物质，从上焦散布，熏蒸于皮肤，充养周身，滋润毛发，好像雾露一样溉养万物，就叫做"气"。

黄帝问：什么叫"津"？岐伯说：肌腠疏泄，像汁液一样溱溱地流出来的，叫做"津"。

黄帝问：什么叫"液"？岐伯说：水谷精气充满到周身，外溢部分注于骨，使关节的屈伸滑利，渗出的部分，能补益脑髓；散布到皮肤，使皮肤润泽，这叫做"液"。

黄帝问：什么叫"血"？岐伯说：中焦脾胃接纳饮食，取其精微部分再气化而变化成的液体，叫做"血"。

黄帝问：什么叫"脉"？岐伯说：像隧道一样约束着营气的运行，不使它泛滥妄行，叫做"脉"。

黄帝说：六气在人体有余不足，气的多少，脑髓的虚实，血脉的清浊，怎样才能知道呢？岐伯说：精的大量损耗，使人耳聋。气的大量损耗，使人视觉不明。津脱的，腠理开，汗大泄。液的大量损耗，使人关节屈伸不利，面色憔悴，脑髓消减，小腿酸软，常常耳鸣。血的大量耗损，可见面色㿠白，枯槁无华，脉象也空虚。这就是六气不足的主要症候。

黄帝说：六气的主次是怎样的呢？岐伯说：六气在人体是各有其分布部位，并且由各别脏器所主。其在人体的主次区别，是从它们经常发挥的专门作用而分，但都依赖于脾胃的功能和饮食物的不断供给。

肠胃篇

黄帝问于伯高曰：余愿闻六腑传谷者，肠胃之小大长短，受谷之多少奈何？伯高曰：请尽言之。谷所从出入浅深远近长短之度：唇至齿长九分，口广二寸半。齿以后至会厌，深三寸半，大容五合。舌重十两，长七寸，广二寸半。咽门重十两，广一寸半，至胃长一尺六寸。胃纡曲屈，伸之，长二尺六寸，大一尺五寸，径五寸，大容三斗五升。小肠后附脊，左环回周迭积，其注于回肠者，外附于脐上，回运环十六曲，大二寸半，径八分分之少半，长三丈二尺。回肠当脐，左环，回周叶积而下回运环反十六曲，大四寸，径一寸寸之少半，长二丈一尺。广肠傅脊，以受回肠，左环叶脊，上下避，大八寸，径二寸寸之大半，长二尺八寸。肠胃所入至所出，长六丈四寸四分，回曲环反，三十二曲也。

【译文】

黄帝问伯高：我想知道六腑传化水谷的情况，以及肠胃的大小、长短和受纳水谷的容量。伯高说：请允许我详细说明。饮食从其入口到变成废物而排出所经过的有关的消化器官的深浅、远近、长短情况。唇与牙齿间长九分，口的宽度为二寸半，从牙齿后到会厌，深三寸半，能容纳食物；舌的重量为十两，长七寸，宽二寸半；咽门重十两，宽一寸半；自咽门到胃长一尺六寸；胃呈弯曲状，伸直了长二尺六寸，周长一尺五寸，直径五寸，能容食物三斗五升；小肠的后部附于脊部，从左向右环绕，层层折叠接回肠，与回肠相接部分的外侧附着于脐的上方，再回运环绕十六曲，周长二寸半，直径不到八分半，长三丈二尺；回肠在脐部向左回屈环绕，像树叶一样重叠而下，回行环绕，也有十六个弯曲，周长四寸，直径接近一寸半，长二丈一尺；广肠附着于脊部，接受来自回肠的内容物，并向左环绕盘迭脊部上下，周长八寸，直径二寸半有余，长二尺八寸，胃肠共长六丈零四寸四分，有三十二个弯曲。

平人绝谷篇

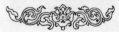

黄帝曰：原闻人之不食七日而死，何也？伯高曰：臣请言其故。胃大一尺五寸，径五寸，长二尺六寸，横屈受水谷三斗五升，其中之谷常留二斗，水一斗五升而满。上焦泄气，出其精微，慓悍滑疾，下焦下溉诸肠。小肠大二寸半，径八分分之少半，长三丈二尺，受谷二斗四升，水六升三合合之大半；回肠大四寸，径一寸寸之少半，长二丈一尺，受谷一斗，水七升半；广肠大八寸，径二寸寸之大半，长二尺八寸，受谷九升三合八分合之一。肠胃之长，凡五丈八尺四寸，受水谷九斗二升一合合之大半，此肠胃所受水谷之数也。平人则不然，胃满则肠虚，肠满则胃虚，更虚更满，故气得上下，五脏安定，血脉和利，精神乃居，故神者，水谷之精气也。故肠胃之中，当留谷二斗，水一斗五升。故平人日再后，后二升半，一日中五升，七日五七三斗五升，而留水谷尽矣。故平人不食饮七日而死者，水谷精气津液皆尽故也。

【译文】

黄帝说：我想听一听一般人不进饮食，七天后就会死亡，这是什么原因呢？伯高说：让我讲讲其中的道理吧。胃周长一尺五寸，直径五寸，长二尺六寸，其形弯曲，横于上腹，能受纳水谷三斗五升，其中经常容纳二斗谷物，一斗五升水液就满了。上焦主布散精气，将中焦化生的精微布散出去，其运行快速滑利；其余的向下焦传入大肠。小肠周长二寸半。直径八分又三分之，一分，长三丈二尺，能容纳谷物二斗四升，水六升三合又三分之二合。回肠周长四寸，直径一寸又三分之一寸，长二丈一尺，能容纳谷物一斗，水七升半。广肠周长八寸，直径二寸又三分之二寸，长二尺入寸，能容纳谷物九升三合又八分之一合。肠胃的总长度，共计五丈八尺四寸，能容纳水谷九斗二升一合又三分之二合，这就是肠胃能够受纳水与谷物的总数。可是人在日常的生活中并不如此，因为当胃中纳满水谷时，肠内是空虚的，等到水谷注满肠中，则胃内又空虚了。肠胃交替地虚和满，所以气机才能上下畅行，五脏功能正常，血脉通利，精神内守。因此，神就是水谷精微之气所化。由于肠胃之内，经常容留谷物二斗，水一斗五升，所以一般健康人，每天都要解大便两次，每次排出的二升半，一天共排出五升，七天内总计为三斗五升，将肠胃所留的水谷完全排尽。因此，正常人如果七天不进饮食就会死亡，是由于体内的水谷、精气、津液都消耗竭尽的缘故。

海论篇

黄帝问于岐伯曰：余闻刺法于夫子，夫子之所言，不离于营卫血气。夫十二经脉者，内属于腑脏，外络于肢节，夫子乃合之于四海乎？岐伯答曰：人亦有四海、十二经水。经水者，皆注于海。海有东西南北，命曰四海。黄帝曰：以人应之奈何？岐伯曰：人有髓海，有血海，有气海，有水谷之海，凡此四者，以应四海也。

黄帝曰：远乎哉，夫子之合人天地四海也，愿闻应之奈何？岐伯答曰：必先明知阴阳表里荥输所在，四海定矣。黄帝曰：定之奈何？岐伯曰：胃者水谷之海，其输上在气街，下至三里。冲脉者为十二经之海，其输上在于大杼，下出于巨虚之上下廉。膻中者为气之海，其输上在于柱骨之上下，前在于人迎。脑为髓之海，其输上在于其盖，下在风府。

黄帝曰：凡此四海者，何利何害？何生何败？岐伯曰：得顺者生，得逆者败；知调者利，不知调者害。黄帝曰：四海逆顺奈何？岐伯曰：气海有余者，气满胸中，悗息面赤；气海不足，则气少不足以言。血海有余，则常想其身大，怫然不知其所病；血海不足，亦常想其身小，狭然不知其所病。水谷之海有余，则腹满；水谷之海不足，则饥不受谷食。髓海有余，则轻劲多力，自过其度；髓海不足，则脑转耳鸣，胫酸眩冒，目无所见，懈怠安卧。黄帝曰：余已闻逆顺，调之奈何？岐伯曰：审守其输而调其虚实，无犯其害。顺者得复，逆者必败。黄帝曰：善。

【译文】

黄帝问岐伯道：你讲刺法时，总是离不开营卫气血。人体中运行营卫气血的十二经脉，在内联属于五脏六腑，在外联络于肢体关节，你能把它们与四海联系起来吗？岐伯回答说：人体也有四海和与十二经脉相应的十二经水，经水都留注于海中，因为自然界恰好有东、南、西、北四个海，因此将此称为四海。黄帝说：人体是怎样与四海相应的呢？岐伯说：人体有髓海、血海、气海、水谷之海，这四海与自然界的四海相应。

黄帝说：这实在是一个很精深的问题，你把人身的四海与自然界的四海联系在一起，它们是怎样相应的呢？岐伯回答说：必须先明确人身的阴阳、表里及经脉荣、输穴等的分布情况，才可以确定人身的四海。

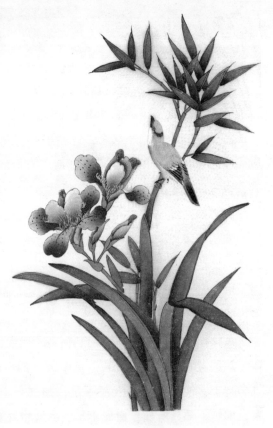

黄帝说：怎样确定四海及经脉重要穴位的位置呢？岐伯说：胃受纳水谷，故为水谷之海。胃的气血所输注的重要穴位，在上为气冲穴，在下为足三里穴；冲脉与十二经联系密切，故为十二经之海。冲脉的气血所输注的重要穴位，在上为大杼穴，在下为上巨虚和下巨虚；膻中是宗气汇聚的地方，所以称为气海。膻中的气血所输注的重要穴位，在上部为天柱骨上的痖门穴和天柱骨下的大椎穴，在前面的有人迎穴；脑中充满髓液，所以脑为髓，脑的气血所输汴的重要穴位，在上部脑盖中央的百会穴，在下为风府穴。

黄帝说：这四海，是怎样滋助和损害人体呢？又是怎样促进和耗败生命活动的呢？岐伯说：如果人身四海功能正常，生命力就旺盛；若四海功能失常，人的生命活动就会减弱。调养四海，就有利于身体健康，不善于调养四海，身体就会遭受损害。

黄帝说：四海的正常和反常情况是怎样的呢？岐伯说：如果人的气海邪气有余，就会出现胸中满闷，呼吸急促，面色红赤的症状；如气海正气不足，就会出现气少而说话无力。如人的血海邪气有余，就会常常感到自己身体庞大，郁闷不舒，但又不知道自己到底有什么病。若人的水谷之海邪气有余，就会得腹满的病；如水谷之海正气不足，就会出现饥饿但却不想进食的症状。如果髓海邪气有余，动作就会表现为过于轻快有力，行动无度；髓海正气不足，就会出现头晕眩、耳鸣、目眩、腿酸软无力、目盲，周身懈怠懒动，常欲安卧等症状。

黄帝说：又怎样治疗四海的疾病呢？岐伯说：应诊察四海输注的各个要穴，并调节它们的虚实，但不要违反虚补、实泻的治疗原则，以免造成严重的后果。按照这条原则去治疗，就能慢慢使身体康复，否则，就会有死亡的危险。黄帝说：讲得真好！

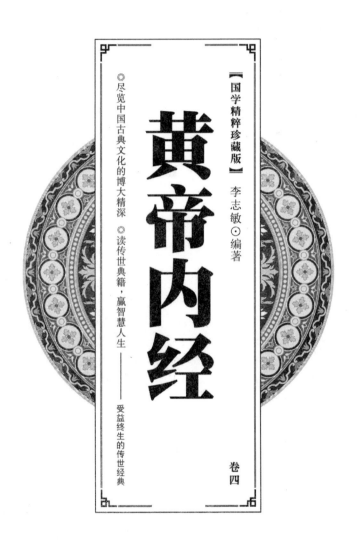

【国学精粹珍藏版】

李志敏⊙编著

◎尽览中国古典文化的博大精深 ◎读传世典籍，赢智慧人生——

——受益终生的传世经典

黄帝内经

卷四

民主与建设出版社
·北京·

五乱篇

黄帝曰：经脉十二者，别为五行，分为四时，何失而乱，何得而治？岐伯曰：五行有序，四时有分，相顺则治，相逆则乱。

黄帝曰：何谓相顺？岐伯曰：经脉十二者，以应十二月；十二月者，分为四时；四时者，春秋冬夏。其气各异，营卫相随，阴阳已和，清浊不相干，如是则顺之而治。

黄帝曰：何谓逆而乱？岐伯曰：清气在阴，浊气在阳，营气顺脉，卫气逆行，清浊相干，乱于胸中，是谓大悗。故气乱于心，则烦心密嘿，俯首静伏；乱于肺，则俯仰喘喝，接手以呼；乱于肠胃，则为霍乱；乱于臂胫，则为四厥；乱于头，则为厥逆，头重眩仆。

黄帝曰：五乱者，刺之有道乎？岐伯曰：有道以来，有道以去，审知其道，是谓身宝。

黄帝曰：善。愿闻其道。岐伯曰：气在于心者，取之手少阴、心主之输。气在于肺者，取之手太阴荥、足少阴输。气在于肠胃者，取之足太阴，阳明（不）下者，取之三里。气在于头者，取之天柱、大杼、不知，取足太阳荥输。气在于臂足，取之先去血脉，后取其阳明、少阳之荥输。

黄帝曰：补泻奈何？岐伯曰：徐入徐出，谓之导气；补泻无形，谓之同精。是非有余不足也，乱气之相逆也。黄帝曰：允乎哉道，明乎哉论，请著之玉版，命曰治乱也。

【译文】

黄帝说：人体的十二经脉分别属于五行，而且与四时季节的变化有着密切关系，怎样会出现失调而导致功能紊乱的情况呢？岐伯说：木、火、土、金、水五行的相生相克有一定秩序，春夏秋冬这四季的变化也是有规律的。如果经脉气血的运行活动与四时，五行的变化相应，经脉气血就会发挥正常作用；如果相逆反了，就会使经脉的功能发生紊乱。

黄帝说：什么叫做相顺而治？岐伯说：人体的十二经脉，与一年的十二个月份相对应。每年分为春、夏、秋、冬四个季节，且气候各不相同，营卫之气按正常规律内外上下一相随行，阴阳相互协调，清升浊降，互不相扰，就叫做相顺而治。

黄帝说：什么叫相逆而乱？岐伯说：清阳之气不上升却反而下扰于阴，浊气不下降却反而上扰于阳。营气顺行于脉中，而卫气却偏离正常循行，以致清浊相干扰，乱于胸中，称为人。愧所以气乱于心，则心神烦躁，沉默寡言，俯首静卧；气乱于肺，则前俯后仰、气喘急促；气乱于肠胃，则上吐下泻，发为霍乱；气乱于手臂、胫部，则四肢厥冷；气乱于头，就会引起气逆上冲，头重脚轻，眩晕仆倒的病症。

黄帝说：在针刺治疗五乱的病症时也有一定的规律吗？岐伯说：五乱病症的产生有一定规律，故治疗时也有一定的规律可循，只有探明病症发生及治疗的规律，才是强身防病的重要法宝。

黄帝说：讲得好，我想听听其中的道理。岐伯说：气乱于心的，针刺时应取手少阴心经的输穴神门及手厥阴心包经的输穴大陵二穴；气乱于肺的，针刺时应取予太阴肺经的荣穴鱼际和足少阴肾经的输穴大溪；气乱于肠胃的，针刺时应取足太阴脾经输穴太白和足阳明胃经输穴陷谷，如不愈的，可再针刺足阳明胃经的足三里穴；气乱于头的，针刺时应取足太阳膀胱经的天柱穴和大杼穴，如不愈可再刺足太阳膀胱经的荣穴通谷和输穴束骨；气乱于手臂胫足的，先针刺局部的血脉，泻去瘀血，然后再针刺手阳明大肠经的荣穴二间、输穴三间及手少阳三焦经的荣穴液门、输穴中渚，若病在下肢，则针刺足阳明胃经的荣穴内庭、输穴陷谷及足少阳胆经的荣穴侠溪、输穴临泣。

黄帝说：补泻的方法又是怎样的呢？岐伯说：进针和出针都应缓慢，以扶助正气，同时引邪外出，称为导气。在针刺补泻手法不明显的时候扶正祛邪的调整作用将显示出来，称为同精。这主要是五乱病症既非邪气有余所致；也非正气不足所致，而是气机逆乱的缘故。黄帝说：你这些论述的确很精辟，其分析也清楚详尽，请记录在玉版上，给其命名为"治乱"吧！

胀论篇

黄帝曰：脉之应于寸口，如何而胀？岐伯曰：其脉大坚以涩者，胀也。黄帝曰：何以知脏腑之胀也？岐伯曰：阴为脏，阳为腑。

黄帝曰：夫气之令人胀也，在于血脉之中耶，脏腑之内乎？岐伯曰：三（一云二字）者皆存焉，然非胀之舍也。黄帝曰：愿闻胀之舍。岐伯曰：夫胀者，皆在于脏腑之外，排脏腑而郭胸胁，胀皮肤，故命曰胀。

黄帝曰：脏腑之在胸胁腹裹之内也，若匣匮之藏禁器也，各有次舍，异名而同处。一域之中，其气各异，愿闻其故。岐伯曰：夫胸腹，脏腑之郭也；膻中者，心主之宫城也；胃者，太仓也；咽喉小肠者，传送也；胃之五窍者，闾里门户也；廉泉、玉英者，津液之道也。故五脏六腑者，各有畔界，其病各有形状。营气循脉，卫气逆为脉胀，卫气并脉循分为肤胀。三里而泻，近者一下，远者三下。无问虚实，工在疾泻。

黄帝曰：愿闻胀形。岐伯曰：夫心胀者，烦心短气，卧不安。肺胀者，虚满而喘咳。肝胀者，胁不满而痛引小腹。脾胀者，善哕，四肢烦悗，体重不能胜衣，卧不安。肾胀者，腹满引背央央然，腰髀痛。六腑胀：胃胀者，腹满，胃脘痛，鼻闻焦臭，妨于食，大便难。大肠胀者，肠鸣而痛濯濯，冬日重感于寒，则飧泄不化。小肠胀者，少腹䐜胀，引腰而痛。膀胱胀者，少腹满而气癃。三焦胀者，气满于皮肤中，轻轻然而不坚。胆胀者，胁下痛胀，口中苦，善太息。凡此诸胀者，其道在一，明知逆顺，针数不失。泻虚补实，神去其室，致邪失正，真不可定，粗之所败，谓之夭命。补虚泻实，神归其室，久塞其空，谓之良工。

黄帝曰：胀者焉生？何因而有？岐伯曰：卫气之在身也，常然并脉循分内，行为逆顺，阴阳相随，乃得天和，五脏更始，四时循序，五谷乃化。然后厥气在下，营卫留止，寒气逆上，真邪相攻，两气相搏，乃合为胀也。黄帝曰：善。何以解惑？岐伯曰：合之于真，三合而得。帝曰：善。

黄帝问于岐伯曰：胀论言无问虚实，工在疾泻，近者一下，远者三下，今有其三而不下者，其过焉在？岐伯对曰：此言陷于肉肓，而中气穴者也。不中气穴，则气内闭。针不陷肓，则气不行。上越中肉，则卫气相乱，阴阳相逐。其于胀也，当泻不泻，气故不下。三而不下，必更其道，气下乃止。不下复始，可以万全，乌有殆者乎？其于胀也，必审其脉，当泻则泻，当补则补，如鼓应桴，恶有不下者乎？

【译文】

黄帝说：寸口脉出现什么样的脉象就表明为胀病呢？岐伯说：脉洪盛坚实而滞涩的，就说明患有胀病。黄帝说：五脏六腑胀病的区别在哪里？岐伯说：阴脉胀在脏，阳脉则胀在腑。

黄帝说：气机异常可使人患胀病，那么胀病是在血脉之中呢？还是在脏腑之内呢？岐伯说：血脉、脏、腑三者都有不正常的气，但并不是说它们就是胀病产生的部位。黄帝说：我想了解一下胀病产生的部位。岐伯说：胀病都在脏腑的外面产生，向内压迫脏腑，向外扩张胸胁，使皮肤发胀，所以叫做胀病。

黄帝说：五脏六腑深居在胸腔、腹腔之内，就像是珍品被深藏在匣柜中一样，并各自按照一定的次序居守，虽然名字不同，但共同居守于一定的领域。我想知道它们的功能不相同的原因。岐伯说：胸廓、腹廓是脏腑的外卫；膻中是心脏的宫城；胃是容纳水谷的仓库；咽喉和小肠，是传送饮食的道路；消化道的咽门、贲门、幽门、阑门、魄门五个窍门，就像闾巷邻里的门户一样，廉泉、玉英，是津液运行的通路。所以说五脏六腑都有固定的位置界限，并且它们所表现出的症状也各不相同，如营气在脉中正常循行，而卫气运行紊乱，就会引起脉胀；如卫气并入脉中，循行于分肉之间，就会引起肤胀。用针刺治疗时就应取足阳明胃经的足三里穴，且用泻法。若胀的部位离足三里穴较近，针泻一次就可以了；若胀的部位离足三里穴较远，就应针泻三次。不论虚实，胀病初起时都应赶快施行泻法，以治其标。

黄帝说：我想听你讲一下胀病所表现的症状。岐伯说：五脏中心患胀病的表现为：心烦短气，睡卧不安；肺患胀病表现为：胸中虚满，喘息咳嗽；肝患胀病表现为胁下胀满疼痛牵引小腹；脾患胀病表现为：呃逆呕吐，四肢闷胀不舒，肢体沉重，不能胜衣，而且睡卧不安；肾患胀病表现为：腹胀满，牵引背部闭闷不畅，腰髀部疼痛。六腑中胃患胀病表现为：腹部胀满，胃脘疼痛，鼻中常常闻到焦臭的气味，不思饮食，大便困难；大肠患胀病表现为肠中濯濯鸣响而作痛，若冬季再受寒邪侵犯，就会导致完谷不化的飧泄；小肠患胀病表现为：小腹胀满，牵引腰部疼痛；膀胱患胀病表现为：小腹胀满，小便不通；三焦患胀病，表现为：气充塞皮肤，轻浮空虚，松弛；胆患胀病，表现为：胁下疼痛胀满，口中发苦，经常叹息。以上这些脏腑的胀病，在产生和治疗原则上都有相同的规律，只有明确营卫气血运行逆顺的情况，并运用恰当的针刺方法，才能治愈疾病。如果患虚症用泻法，患实症用补法，就会使神气不能内守，正气不能安定，真气动摇，易至人夭折。如果患虚症用补法，患实症是泻法，就能使神气内守，经脉、肌腠充实，只有这样做的人我们才称其为高明的医生。

黄帝说：胀病的产生和根源是什么？岐伯说：人体内的卫气，在正常情况下，常常伴随着血脉循行于分肉之间，其循行有逆顺的不同，且昼行于阳，夜行于阴，与脉中的营气相随而行，与自然界的规律相适应。营气行于脏腑的经脉，周而复始，也是顺应自然界四季的次第变化，使水谷得以正常地化生精微。如果阴阳不相随，气厥于下，使营卫不能正常循行而凝滞，寒气上逆，邪气与正气相搏集结，就会形成胀病。黄帝说：很好！你如何才能将这个问题讲述得更清楚浅显呢？岐伯说：邪气趁营卫循行紊乱时侵入，与真气相合便互相搏结，以致有的存在于血脉内，有的存在于五脏中，有的存在于六腑内，从而形成胀病。

黄帝说：讲得真好！

黄帝问岐伯道：前面讲过，胀病初起之时，不论虚实，一律应该采用泻法针刺，离病位较近的针刺一次，离病位较远的针刺三次。而有的针刺三次后胀病仍不见减轻，是什么原因呢？岐伯回答说：这是指针刺时深入到肌肉的空隙，刺中了气血输注的穴位，故针刺一次或三次胀病即愈。如果针刺时没有深入到肌肉的空隙并刺中穴位，就会使经脉之气不能畅行，邪气闭留在内。如果妄中皮肉，则使卫气更加逆乱。阴阳营卫之气相互排斥。对于胀病而言，当用针刺泻法而不用，所以上逆之气不能下行。针刺三次后气仍不下行的，就必须调换其他的穴位，使上逆之气得以下行，这样胀病就可消除。如果胀病还没消除，可再换穴位针刺，直至治愈疾病，不再有什么危险。对那些慢性胀病，一定要认真审察其症状，当泻的就用泻法，当补的就用补法，如同以槌击鼓必有响声，胀病怎能不消退呢？

五癃津液别篇

黄帝问于岐伯曰：水谷入于口，输于肠胃，其液别为五，天寒衣薄则为溺与气；天热衣厚则为汗；悲哀气并则为泣；中热胃缓则唾。邪气内逆，则气为之闭塞而不行，不行则为水胀，余知其然也，不知其何由生，愿闻其道。岐伯曰：水谷皆入于口，其味有五。各注其海，津液各走其道。故三焦出气，以温肌肉，充皮肤，为其津；其流而不行者，为液。天暑衣厚则腠理开，故汗出。寒留于分肉之间，聚沫则为痛。天寒则腠理闭，气湿不行，水下留膀胱，则为溺与气。五脏六腑，心为之主，耳为之听，目为之候，肺为之相，肝为之将，脾为之卫，肾为之外。故五脏六腑之津液，尽上渗于目。心悲气并则心系急，心系急则肺举，肺举则液上溢。夫心系与肺，不能常举，乍上乍下，故咳而泣出矣。中热则胃中消谷，消谷则虫上下作，肠胃充郭故胃缓，胃缓则气逆，故唾出。

五谷之津液和合而为膏者，内渗入于骨空，补益脑髓，而下流于阴股。阴阳不和，则使液溢而下流于阴，髓液皆减而下。下过度则虚，虚故腰背痛而胫酸。阴阳气道不通，四海闭塞，三焦不泻，津液不化，水谷并行肠胃之中，别于回肠，留于下焦，不得渗膀胱，则下焦胀，水溢则为水胀。此津液五别之逆顺也。

【译文】

黄帝问岐伯说：水谷进入口中，再转输到肠胃，其中的液体就可分为五种。天气寒冷，衣服单薄时，就化为尿与气，天气炎热，衣服过厚时，就化为汗；情绪悲哀，气并于上时，就变为泪，中焦有热而胃弛缓时，就化为唾。邪气内阻，以致阳气闭塞，水气不行，就会成为水胀病。我虽知道这些情况，但不知其中的缘由，请讲解一下。

岐伯说：水谷都是从口进入体内，有酸苦甘辛咸五味，分别注入相应的脏器及四海。饮食所化的津液，各有一定的分布范围。由三焦输出其气，来温养肌肉，充实皮肤，就为津；其留而不行的就为液。热天穿衣过厚，腠理就会开疏，所以汗就容易出，寒邪留滞于分肉之间，津液凝聚为沫，就会产生疼痛。天气寒冷，腠理闭密，气湿不能外泄，水液下注于膀胱，就成为尿与气。

五脏六腑中，心为主宰，耳主听觉，眼司视觉，肺主辅助，肝主谋虑决断，脾主护卫，肾主骨。所以五脏六腑的津液，都上渗于目。人情绪悲哀时，五脏六腑之气都上并于心，使心脏的脉络变得紧张。心脏脉络紧张，则肺叶上举，水液随气上逆。如心脏脉络与肺不能经常上举，时上时下，就会引起咳嗽而涕泪俱出的症状。中焦有热，胃中的食物就消化得快，肠中的寄生虫会上下扰动，扩张胃肠，使胃弛缓，胃弛缓则气上逆，由五谷的津液化合而成膏状的，所以唾液出。内渗于骨腔之中，向上补益脑髓，向下流于阴中。如阴阳失调，就会使精液下溢，且体液也随之向下而减少，下泄过度则成真阴虚，从而出现腰背作疼、足胫酸楚的症状。当阴阳气道阻塞不通，四海闭塞不行，三焦不能输泄，津液不能化生，食物并聚于肠胃中，另出于回肠，滞留于下焦，不能渗入膀胱时，就会使下焦胀满，水液四溢而成水肿。这是津液分为五路而后运行的正常与反常的一般情况。

五阅五使篇

黄帝问于岐伯曰：余闻刺有五官五阅，以观五气。五气者，五脏之使也，五时之副也，愿闻其五使当安出？岐伯曰：五官者，五脏之阅也。

黄帝曰：愿闻其所出，令可为常。岐伯曰：脉出于气口，色见于明堂，五色更出，以应五时，各如其常。经气入脏，必当治理。帝曰：善。五色独决于明堂乎？岐伯曰：五官已辨，阙庭必张，乃立明堂。明堂广大，蕃蔽见外，方壁高基，引垂居外，五色乃治，平博广大，寿中百岁。见此者，刺之必已。如是之人者，血气有余，肌肉坚致，故可苦以针。

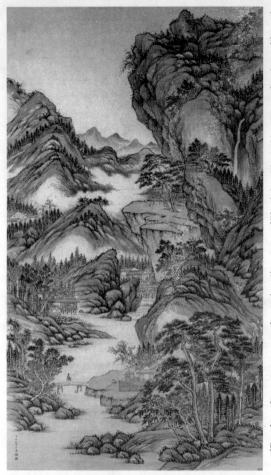

黄帝曰：愿闻五官。岐伯曰：鼻者，肺之官也；目者，肝之官也；口唇者，脾之官也；舌者，心之官也；耳者，肾之官也。

黄帝曰：以官何候？岐伯曰：以候五脏。故肺病者，喘息鼻胀；肝病者，眦青；脾病者，唇黄；心病者，舌卷短，颧赤；肾病者，颧与颜黑。

黄帝曰：五脉安出，五色安见，其常色殆者，如何？岐伯曰：五官不辨，阙庭不张，小其明堂，蕃蔽不见，又埤其墙，墙下无基，垂角去外，如是者，虽平常殆，况加疾哉。

黄帝曰：五色之见于明堂，以观五脏之气，左右高下，各有形乎？岐伯曰：腑脏之在中也，各以次舍，左右上下，各如其度也。

【译文】

黄帝向岐伯问道：我听说在施行针刺疗法的时候，是将面部的五官当作查阅五脏情况的依据，来观察五脏外现于面部的色泽变化。面部五官的青、赤、黄、白、黑五种色泽，乃是五脏精气在面部五官显露的征象，同时也与一年中五季的气候相互称应。那么，我希望能够了解一下五脏的情况是如何通过面部五官色泽表现出来的。

岐伯回答说：面部的五官，乃是查阅五脏情况的依据。

黄帝说：我希望能够了解它们所反映出来的情况，以便使之成为医生们所奉行的常规方法。

岐伯说：脉象表现于气口，而色泽显露在鼻部。青、赤、黄、白、黑五色交替显现，而与一年中五季的气候相互称应，各个季节也分别有与其相应的正常面色。如果邪气循着经脉内传入脏而导致脏病，虽然病色显现于面部五官，但治疗时却一定要针对内在脏器。

黄帝说：您说得很好。那么，诊察面部的色泽仅仅取决于鼻部吗？

岐伯说：在诊察五官色泽这个方面，首先是面部的五官必须端正清晰，就好比修建明堂，一定要先将阙和庭的位置确定，然后才设立明堂，而鼻部就像是明堂，阙就像是两眉之间，庭就像是前额。如果鼻部像明堂一样宽大而隆起，两侧的颊和耳门分别像篱笆和屏障一样围护于外周，面部的肌肉像墙壁一样丰厚，骨骼像墙基一样隆立，两侧的下颌方正而外向，面部的色泽也显得明润而和谐。总而言之，是面部平正，五官挺秀，具有这种面相的人，能够合于天年之数而寿达百岁。医生若遇到这种病人，用针刺疗法来治疗一定能够奏效。因为像这样的人，一般都是血气充盈而有余，肌肉坚实而致密，所以可以用针刺疗法来治疗。

黄帝说：我希望能够了解一下五脏和五官的关系。

岐伯说：鼻部是肺脏功能外现的官窍，眼睛是肝脏功能外现的官窍，口唇是脾脏功能外现的官窍，舌是心脏功能外现的官窍，耳是肾脏功能外现的官窍。

黄帝问道：那么根据五官的变化来诊察什么病变呢？

岐伯回答说：用来诊察五脏的病变。如果是患肺病的人，可以诊察到气息喘急，鼻腔窒胀；如果是患肝病的人，可以诊察到目眦色青；如果是患脾病的人，可以诊察到口唇色黄；如果是患心病的人，可以诊察到舌头卷曲而短缩，颧部色赤；如果是患肾病的人，可以诊察到颧部和前额颜色发黑。

　　黄帝问道：有的人五脏之脉安然而至，五脏之色安然而现，他们虽然面色如常，但一旦罹患疾病，情况比较危重，这是怎么一回事呢？

　　岐伯回答说：如果面部的五官不够端正清晰，两眉之间和前额部拘狭而不够宽朗，鼻部低矮而窄小，两侧的颊和耳门瘦削而不够饱满，以致从正面看不到，而且面部的肌肉瘦削凹陷，骨骼低平，不能隆立于肌肉之下，两侧下颌如削而内收。像这种面相的人，即使是平常无病之时也常常虚弱困苦，更何况遭患疾病呢？

　　黄帝问道：青、赤、黄、白、黑五色显现在鼻部，可以据此诊测五脏中精气的情况，那么，这五色显现位置的左右高低，是否各有相应的部位呢？

　　岐伯回答说：五脏六腑位居体腔之中，各有其所居的部位，那么，它们的情况反映于面部五官，也是依照其相应的左右高低位置的。

顺逆肥瘦篇

　　黄帝问于岐伯曰：余闻针道于夫子，众多毕悉矣。夫子之道应若失，而据未有坚然者也，夫子之问学熟乎，将审察于物而心生之乎？岐伯曰：圣人之为道者，上合于天，下合于地，中合于人事，必有明法，以起度数、法式检押，乃后可传焉。故匠人不能释尺寸而意短长，废绳墨而起平木也，工人不能置规而为圆，去矩而为方。知用此者，固自然之物，易用之教，逆顺之常也。

　　黄帝曰：愿闻自然奈何？岐伯曰：临深决水，不用功力，而水可竭也；循掘决冲，而经可通也。此言气之滑涩，血之清浊，行之逆顺也。

　　黄帝曰：原闻人之白黑肥瘦小长，各有数乎？岐伯曰：年质壮在，血气充盈，肤革坚固，因加以邪，刺此者，深而留之，此肥人也。广肩腋项，肉薄厚皮而黑色，唇临临然，其血黑以浊，其气涩以迟，其为人也，贪于取也，刺此者，深而留之，多益其数也。

　　黄帝曰：刺瘦人奈何？岐伯曰：瘦人者，皮薄色少，肉廉廉然，薄唇轻言，其血清气滑，易脱于气，易损于血，刺此者，浅而疾之。

黄帝曰：刺常人奈何？岐伯曰：视其白黑，各为调之。其端正敦厚者，其血气和调，刺此者，无失常数也。

黄帝曰：刺壮士真骨者奈何？岐伯曰：刺壮士真骨，坚肉缓节监监然，此人重则气涩血浊，刺此者，深而留之，多益其数；劲则气滑血清，刺此者，浅而疾之。

黄帝曰：刺婴儿奈何？岐伯曰：婴儿者，其肉脆血少气弱，刺此者，以毫针，浅刺而疾发针，日再可也。

黄帝曰：临深决水奈何？岐伯曰：血清气浊，疾泻之，则气竭焉。

黄帝曰：循掘决冲奈何？岐伯曰：血浊气涩，疾泻之，则经可通也。

黄帝曰：脉行之逆顺奈何？岐伯曰：手之三阴，从脏走手；手之三阳，从手走头。足之三阳，从头走足；足之三阴，从足走腹。

黄帝曰：少阴之脉独下行，何也？岐伯曰：不然。夫冲脉者，五脏六腑之海也，五脏六腑皆禀焉。其上者，出于颃颡，渗诸阳，灌诸精；其下者，注少阴之大络，出于气街，循阴股内廉，入腘中，伏行骭骨内，下至内踝之后属而别。其下者，并于少阴之经，渗三阴；其前者，伏行出跗属，下循跗入大指间，渗诸络而温肌肉。故别络结则跗上不动，不动则厥，厥则寒矣。黄帝曰：何以明之？岐伯曰：以言导之，切而验之，其非必动，然后乃可明逆顺之行也。

黄帝曰：窘乎哉，圣人之为道也！明于日月，微于毫厘，其非夫子，孰能道之也？

【译文】

黄帝向岐伯问道：我从先生这里了解关于针法的道理，很多的内容都已经明白了。先生的理论和方法，在用于临证的时候取得效验，就像手中失物一样快捷，而且据以治疗病患，没有顽固不愈的。那么，我想请问先生，您是孜孜勤勉地向他人讨教学习呢？还是善于缜密地审察人体与自然而从内心悟出这些道理呢？

岐伯回答说：圣人在研究学习某种理论和方法的时候，必定要向上符合于天道，向下符合于地理，在中符合于人事，洞达通晓其中的有关规律，并且依据这些规律来创制相应的规则和法度，然后才可以向后世的人们传授。因此说，工匠们不能弃置量度长度的尺子而去主观地臆测长短，扔掉画线用的墨绳而去随意地将木料取直或取平；工人们也不能丢掉圆规去画圆形，扔下方尺去画方形。如果懂得用这种道理去研究学习，那实在是掌握了事物的自然道理，平易实用的法则，以及研判各种情况的常规啊。

黄帝说：我希望能够了解一下关于事物的自然道理是怎么一回事。

岐伯说：举个例子来说，就像自高处疏导而使水向下流，不必耗用很大的功力，水就可以放尽；或者是顺着洞穴来疏导并破除其中的淤塞，水道就可以畅通。用这样的例子，就可以说明人体之中气机的滑畅或涩滞，血液的清利或黏滞以及气血运行的条顺或逆乱了。

黄帝问道：我希望能够了解一下关于人体皮肤黑白、形体胖瘦、体格高低的情况，根据这些不同情况，在施行针刺疗法时是否各有不同的规矩呢？

岐伯回答说：如果是年值壮盛，体格壮实的人，他的气血必定充盈，肤表必定坚实，当由于邪气侵害而发病的时候，也必定是属于邪气盛实的疾患，那么，在对这类病人施行针刺疗法的时候，就可以深刺而且留针。因为此类病人属于形体肥壮这种情况。他们一般肩部宽阔，腋部和项部的肌肉相对较薄弱，皮肤较厚而且呈现黑色，嘴唇也比较肥厚；就内部气血的情况而言，他们的血液一般颜色较深而且质地黏滞，他们的气机运行也往往艰涩而且迟滞；就他们为人处事的品性而言，一般也多是贪于获取某些好处。因此，在对这类病人施行针刺疗法的时候，就应该深刺而且留针，还要增加针刺的次数。

黄帝问道：那么，用针刺疗法来治疗患病的瘦人是怎样的情况呢？

岐伯回答说：瘦人的皮肤菲薄，颜色浅淡而且润泽不够，肌肉瘦损得就像用刀削过一样，嘴唇较薄，说话时发声轻弱；就内部气血的情况而言，他们的血液一般颜色较浅而且质地清稀，他们的气机运行也往往偏于滑疾流利。像这种体质的人在患病时，既容易出现正气离散，也容易出现血液消损。因此，在对这类病人施行针刺疗法时，就应该浅刺而且即时出针。

黄帝问道：那么，用针刺疗法来治疗患病的体格适中、不胖不瘦的人是怎样的情况呢？

岐伯回答说：治疗这类病人时，要首先观察他的皮肤颜色是偏于白，还是偏于黑，然后再根据不同的情况来分别为他们调治。如果是体格端正、肌肉丰厚的人，他们的血气必定宁和而调畅。因此，在对这类病人施行针刺疗法的时候，就不必背离常规的方法。

黄帝问道：那么，用针刺疗法来治疗患病的形体强壮、骨骼坚实的人是怎样的情况呢？

岐伯回答说：在用针刺疗法治疗形体强壮、骨骼坚实的病人时，要考虑到他们一般是肌肉丰厚而有力，骨节舒缓而灵活，总而言之，身体强壮有力。在这类病人中，性格沉稳少动的往往气机艰涩，血液黏滞，那么，在对这类病人施行针刺疗法时，就应该深刺而且留针，还要增加针刺的次数；性格好胜多动的往往气机滑利，血液清稀，那么，在对这类病人施行针刺疗法时，就应该浅刺而且即时出针。

黄帝问道：那么，用针刺疗法来治疗患病的婴儿是怎样的情况呢？

岐伯回答说：婴儿的肌肉柔弱，血气还不够充盈，因此，在对患病的婴儿施行针刺疗法时，就只能用毫针来刺疗，而且要浅入针，快出针，每天刺两次就可以了。

黄帝问道：您用"临深决水"来比喻针刺的方法，那到底是怎样的情况呢？

岐伯回答说："临深决水"是自高处疏导而使水向下流，就好似病人血液清稀，气机壅滞，医生用针法迅速地予以泻除，那么壅滞的病气就可以消散而尽了。

黄帝问道：您用"循掘决冲"来比喻针刺的方法，那到底是怎样的情况呢？

岐伯回答说："循掘决冲"是顺着洞穴来疏导并破除其中的淤塞，就好似病人血液黏滞，气机壅塞，医生用针法迅速地予以泻除，那么壅塞的气血就可以畅通无碍了。

黄帝问道：经脉循行的逆顺情况又是怎样的呢？

岐伯回答说：手太阴、手少阴、手厥阴三条手阴经，都是从相应的脏循行到手部；手阳明、手太阳、手少阳三条手阳经，都是从手部循行到头部；足阳明、足太阳、足少阳三条足阳经，都是从头部循行到足部；足太阴、足少阴、足厥阴三条足阴经，都是从足部循行到腹部。

黄帝问道：那么，只有足少阴经向下循行，又是什么道理呢？

岐伯回答说：那向下循行的并不是足少阴经，而是冲脉。冲脉既是五脏六腑气血的汇聚之处，而五脏六腑又都是从冲脉中禀受气血。冲脉上行的部分，从上腭与鼻相通的孔窍处行出，渗注气血于各条阳经，充养脉中的精气。而冲脉下行的部分，就注入足少阴经的大络，从气街分出，然后沿着大腿的内侧面下行，进入窝之中，又伏行于胫骨之内，向下到达踝关节内侧偏后的位置，就又分支为两条。这两条分支中下行的一条与足少阴经并行，渗注气血于足三阴经；伏而前行的一支离开踝关节，向下沿着足背走到足大趾，渗注气血于各条络脉，从而温养肌肉。因此说，冲脉的别行支脉若淤结不通，足背上的脉气便凝止不动，而脉气凝止不动便是厥逆不通，厥逆不通就会表现为足胫冰冷。

黄帝问道：那么，用什么方法来察辨这些病变呢？

岐伯回答说：一方面要用语言来导问病人的症状，一方面要用切按的方法来察验局部的情况。如果不是冲脉别络的气血凝阻，那么足背之上必定有脉气搏动。然后据此类推，就可以察明全部经脉运行的顺逆情况了。

黄帝说：这真是疑难而让人费解的问题啊！圣人创制医学的法则，比日月还要明晰清楚，比毫厘还要精审入微。看来，要不是先生您的话，又有谁能辨明这些道理呢？

血络论篇

黄帝曰：愿闻其奇邪而不在经者。岐伯曰：血络是也。

黄帝曰：刺血络而仆者，何也？血出而射者，何也？血少黑而浊者，何也？血出清而半为汁者，何也？发针而肿者，何也？血出若多若少而面色苍苍者，何也？发针而面色不变而烦悗者，何也？多出血而不动摇者，何也？愿闻其故。岐伯曰：脉气盛而血虚者，刺之则脱气，脱气则仆。血气俱盛而阴气多者，其血滑，刺之则射。阳气畜积，久留而不泻者，其血黑以浊，故不能射。新饮而液渗于络，而未合和于血也，故血出而汁别焉；其不新饮者，身中有水，久则为肿。阴气积于阳，其气因于络，故刺之，血未出而气先行，故肿。阴阳之气，其新相得而未和合，因而泻之，则阴阳俱脱，表里相离，故脱色而苍苍然。刺之血出多，色不变而烦悗者，刺络而虚经；虚经之属于阴者，阴脱，故烦悗。阴阳相得而合为痹者，此为内溢于经，外注于络，如是者，阴阳俱有余，虽多出血而弗能虚也。

黄帝曰：相之奈何？岐伯曰：血脉者，盛坚横以赤，上下无常处，小者如针，大者如筋，刺而泻之万全也，故无失数矣。失数而反，各如其度。

黄帝曰：针入而肉著者，何也？岐伯曰：热气因于针则针热，热则肉著于针，故坚焉。

【译文】

黄帝说：希望听你讲解一下由奇邪所导致的，但不在经脉中的病变情况。
岐伯回答说：这是一种在络脉之中的病变。

黄帝说：刺血络放血时病人昏倒，是什么原因？针刺后血液喷射而出。是什么原因？放出的血色黑浓厚，又是什么原因？放出的血清稀，有一半像水汁。是什么原因？出针后局部皮肤肿起，是什么原因？放出的血或多或少，面色苍白。是什么原因？面色无变化。但心胸烦闷，是什么原因？出血虽多但无痛苦。是什么原因？岐伯回答说：脉气盛但血虚的人，针刺时就会脱气，气脱人就会昏倒；血气虽然俱盛但经脉中阴气较多，所以它的血行滑利，刺络放血时就会血出如喷；阳气蓄积于血络之中，长时间不能外泄，所以血色黑浓厚，不能喷射而出；刚刚喝过水，水液渗入络脉，尚未与血混合时，针刺出的血便清稀；如果不是刚饮过水，那就说明病人体内积有水气，日久便会形成水肿。阴气积蓄于阳分，困滞在络脉，故针刺时血未出而气先行，阴气闭于肉腠则使皮肤发肿。阴阳二气刚刚相合而尚未协调，此时用泻法针刺，就会使阴阳耗散，表里相离。出现面色苍白的现象；刺络时血出较多，但面色不变而心胸烦闷的，是由于刺络使经脉变虚。而虚的经脉连属于五脏之阴，脏虚则阴虚，所以心胸烦闷；阴邪阳邪相合而形成痹症，使邪气内溢于经，外注于络，这样阴分阳分的邪气都有余，所以针刺时虽出血较多。经脉也不会变虚。

黄帝说：怎样观察血络呢？岐伯回答说：血脉盛的，络脉坚硬胀满而发赤。或上或下，无固定的部位，小的像针，大的像筷子。在这种情况下。用刺络放血的方法会万无一失。但施治时，切不可违反针刺的原则，否则就会导致上述不良后果。

黄帝说：在针刺后，被肌肉裹住针身，是什么原因？岐伯回答说：由于人机体的热气使针发热，针身发热，就会使肌肉和针裹在一起了，所以使坚涩不易转动。

阴阳清浊篇

黄帝曰：余闻十二经脉，以应十二经水者，其五色各异，清浊不同，人之血气若之，应之奈何？岐伯曰：人之血气，苟能若一，则天下为一矣，恶有乱者乎？黄帝曰：余问一人，非问天下之众。岐伯曰：夫一人者，亦有乱气，天下之众，亦有乱人，其合为一耳。

黄帝曰：愿闻人气之清浊。岐伯曰：受谷者浊，受气者清。清者注阴，浊者注阳。浊而清者，上出于咽；清而浊者，则下行。清浊相干，命曰乱气。

黄帝曰：夫阴清而阳浊，浊者有清，清者有浊，清浊别之奈何？岐伯曰：气之大别，清者上注于肺，浊者下走于胃。胃之清气，上出于口；肺之浊气，下注于经，内积于海。

黄帝曰：诸阳皆浊，何阳浊甚乎？岐伯曰：手太阳独受阳之浊，手太阴独受阴之清，其清者上走空窍，其浊者下行诸经。诸阴皆清，足太阴独受其浊。

黄帝曰：治之奈何？岐伯曰：清者其气滑，浊者其气涩，此气之常也。故刺阴者，深而留之；刺阳者，浅而疾之；清浊相干者，以数调之也。

【译文】

黄帝说：我听说十二经脉与十二经水相应，而十二经水的色泽和清浊各不相同，而人身的十二经脉气血都是一样的，它们是怎样相应的呢？岐伯说：人体内的血气，如果都是一样的话，那么推及天下的人也就相合为一了，怎还会有变乱发生呢？黄帝说：我所问的是一个人的情况，并不是问天下众人啊！岐伯说：一个人的体内也是有气乱情况的，而在天下众多人之内，也有变乱的人，总的看来其道理都是一样的。

黄帝说：请你讲一讲气的清浊。岐伯说：人所受谷物化生之气是浊的，所受饮料与空气化生之气是清的。清气注入于阴分，浊气输布于阳分。但水谷浊气之中的清气可上升于咽喉，清气之中的浊气可以下行。如果清气与浊气互相混淆，不能分别而行，升降失却其常，这就叫做"乱气"。

黄帝说：所谓阴清而阳浊，浊气中有清气，清气中有浊气，究竟怎样分别？岐伯说：清气是先上注于肺脏的，浊气是先下行而走入于胃腑的。胃腑的浊气所化生的清气，又能上升于口。肺脏的清气所化生的浊气，又能下注于经脉，内积于气海。

黄帝说：所有阳经都是浊的，哪一经的浊气为最甚呢？岐伯说：所有阳经中以手太阳经的浊气为最甚，因其独受诸阳经的浊气；所有阴经中以手太阴经的清气为最甚，因其独受诸阴经的清气。大体上说：清气上走于空窍，浊气下行于诸经。而在诸阴经中都是清气，只有足太阴经独受阴经的浊气，是为清中之浊。

黄帝说：如何治疗呢？岐伯说：一般情况是，清气滑利，浊气滞涩。所以针刺阴经时要深刺而留针；针刺阳经时要浅刺而出针快；如果清浊之气互相干扰紊乱，就要根据当时的具体情况，采取相应的针刺方法治疗。

阴阳系日月篇

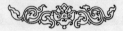

黄帝曰：余闻天为阳，地为阴，日为阳，月为阴，其合之于人奈何？岐伯曰：腰以上为天，腰以下为地，故天为阳，地为阴。故足之十二经脉，以应十二月，月生于水，故在下者为阴。手之十指，以应十日，日主火，故在上者为阳。

黄帝曰：合之于脉奈何？岐伯曰：寅者，正月之生阳也，主左足之少阳；未者六月，主右足之少阳。卯者二月，主左足之太阳；午者五月，主右足之太阳。辰者三月，主左足之阳明；巳者四月，主右足之阳明。此两阳合于明，故曰阳明。申者，七月之生阴也，主右足之少阴；丑者十二月，主左足之少阴。酉者八月，主右足之太阴；子者十一月，主左足之太阴。戌者九月，主右足之厥阴；亥者十月，主左足之厥阴。此两阴交尽，故曰厥阴。

甲主左手之少阳，己主右手之少阳。乙主左手之太阳，戊主右手之太阳。丙主左手之阳明，丁主右手之阳明。此两火并合，故为阳明。庚主右手之少阴，癸主左手之少阴。辛主右手之太阴，壬主左手之太阴。

故足之阳者，阴中之少阳也；足之阴者，阴中之太阴也。手之阳者，阳中之太阳也；手之阴者，阳中之少阴也。腰以上者为阳，腰以下者为阴。

其于五脏也，心为阳中之太阳，肺为阳中之少阴，肝为阴中之少阳，脾为阴中之至阴，肾为阴中之太阴。

黄帝曰：以治之奈何？

岐伯曰：正月、二月、三月，人气在左，无刺左足之阳；四月、五月、六月，人气在右，无刺左足之阳。七月、八月、九月，人气在右，无刺右足之阴；十月、十一月、十二月，人气在左，无刺左足之阴。

黄帝曰：五行以东方为甲乙木王春，春者苍色，主肝。肝者，足厥阴也。今乃以甲为左手之少阳，不合于数，何也？岐伯曰：此天地之阴阳也，非四时五行之以次行也。且夫阴阳者，有名而无形，故数之可十，离之可百，散之可千，推之可万，此之谓也。

【译文】

黄帝说：听说在上的天为阳，在下的地为阴，日为阳，月为阴，它们怎样与人相应的？岐伯说：人体的腰以上称为天，属阳，腰以下称为地，属阴。故人体上部为阳，下部为阴。足的十二经脉，分别与一年中的十二个月相应，因月生于水，属阴，所以在下的属阴；手的十指，分别与十日相应，日生于火，属阳，所以在上的为阳。

黄帝说：十二月和十日怎样与经脉相配合？岐伯回答说：正月建寅，是阳气生发的月份，应合于左足的少阳经；六月建未，应合于右足的少阳经；二月建卯，应合于左足的太阳经；五月建午，应合于右足的太阳经；三月建辰，应合于左足的阳明经；四月建巳，应合于右足的阳明经。因三四月所应合的经脉夹在太阳、少阳经之间，而为两阳合明，所以叫阳明。七月建申，是阴气生发的月份，应合于右足的少阴经；十二月建丑，应合于左足的少阴经；八月建酉，应合于右足的太阴经；十一月建子，应合于左足的太阴经；九月建戌，应合于右足的厥阴经；十月建亥，应合于左足的厥阴经。因为九、十两月所应合的经脉夹在两阴的中间，两阴交会，所以称为厥阴。

甲日与左手的少阳经相应，己日与右手的少阳经相应。乙日与左手的太阳经相应，戊日与右手的太阳经相应。丙日与左手的阳明经相应，丁日与右手的阳明经相应。丙丁都属火，丙、丁日两火合并，所以称为阳明。庚日与右手的少阴经相应，癸日与左手的少阴经相应。辛日与右手的太阴经相应，壬日与左手的太阴经相应。

足在下属阴，所以足的阳经，为阴中的少阳；足的阴经，为阴中的太阴。手在上属阳，手的阳经，为阳中的太阳；手的阴经，为阳中的少阴。腰部以上属阳位，腰部以下属阴位。以五脏来说，心脏为阳中的大阳，肺脏为阳中的少阴，肝脏为阴中的少阳，脾为阴中的至阴，肾脏为阴中的大阴。

黄帝说：如何将这些应用在治疗上呢？岐伯说：在正月、二月、三月，人的阳气偏左，不要针刺左足的三阳经；四月、五月、六月，人的阳气偏右，不要针刺右足的三阳经；七月、八月、九月，人的阴气偏右，不要针刺右足的三阴经；十月、十一月、十二月，人的阴气偏左，不要针刺左足的三阴经。

黄帝说：五行中东方甲乙木与春季相应，春季的颜色为青色，在内与肝脏相应，肝的经脉是足厥阴经，现在以甲日作为左手的少阳经，不就与五行配天干的规律不符了吗？岐伯说：这是根据天地阴阳的变化规律来说明手足经脉的阴阳属性的，不是按照四时五行的次序来划分阴阳的。并且阴阳是抽象的概念，是有名无形的，所以用阴阳对立统一的观点说明事物，可以由一到十，也可以由百到千，推演至万，就是这个意思。

病传篇

黄帝曰：余受九针于夫子，而私览于诸方，或有导引行气，乔摩、灸、熨、刺、焫、饮药，之一者可独守耶，将尽行之乎？岐伯曰：诸方者，众人之方也，非一人之所尽行也。

黄帝曰：此乃所谓守一勿失万物毕者也。今余已闻阴阳之要，虚实之理，倾移之过，可治之属，愿闻病之变化，淫传绝败而不可治者，可得闻乎？岐伯曰：要乎哉问！道，昭乎其如旦醒，窘乎其如夜瞑，能被而服之，神与俱成，毕将服之，神自得之。生神之理，可著于竹帛，不可传于子孙。

黄帝曰：何谓旦醒？岐伯曰：明于阴阳，如惑之解，如醉之醒。黄帝曰：何谓夜瞑？岐伯曰：瘖乎其无声，漠乎其无形，折毛发理，正气横倾，淫邪泮衍，血脉传溜，大气入藏，腹痛下淫，可以致死，不可以致生。

黄帝曰：大气入藏奈何？岐伯曰：病先发于心。一日而之肺，三日而之肝，五日而之脾，三日不已，死。冬夜半，夏日中。病先发于肺，三日而之肝，一日而之脾，五日而之胃，十日不已，死。冬日入，夏日出。病先发于肝，三日而之脾，五日而之胃，三日而之肾，三日不已，死。冬日入，夏早食。病先发于脾，一日而之胃，二日而之肾，三日而之膂膀胱，十日不已，死。冬人定，夏晏食。病先发于胃，五日而之肾，三日而之膂膀胱，五日而上之心，二日不已，死。冬夜半，夏日昳。病先发于肾，三日而之膂膀胱，三日而上之心，三日而之小肠，三日不已，死，冬大晨，夏早晡。病先发于膀胱，五日而之肾，一日而之小肠，一日而之心，二日不已，死。冬鸡鸣，夏下晡。诸病以次相传，如是者，皆有死期，不可刺也。间一藏及二三四藏者，乃可刺也。

【译文】

黄帝说：我从先生这里学习了九针的知识后，自己又阅读了一些方书，得知治疗方法上有导引行气、按摩、灸、熨、针刺、火针及服药等，但不知这些方法是只采取一种呢，还是综合使用呢？岐伯说：这些疗法是为适应治疗各种疾病的，不是全都用在一个病人身上的。

黄帝说：这就是掌握了一个总的原则而不轻易放弃，就能解决各种事情。现在我已经懂得了阴阳的要点，虚实的理论，因失于调护而造成的疾病，以及治愈疾病的各种方法，我希望了解疾病变化的情况，以及病邪传变致使脏气败绝而不易救治的道理，你能告诉我吗？岐伯说：这个问题至关重要。这些医学道理，明白了它就像白天一样头脑清醒，如不明白就像在黑夜中闭上眼睛，什么都难以察觉。所以不但要接受和掌握这些道理，还要按照它去实际运用，聚精会神地体验和探索，就能达到全部理解的境地，而在实际应用的过程中，也就会抓住要领，出神入化，得心应手，对这些理论，应当写在竹帛上传于后世，不应据为私有而只传给自己的子孙。

黄帝说：什么是日醒？岐伯说：明白了阴阳的道理，就好像迷惑的难题得到明确的解答，又像在酒醉后清醒过来一样。黄帝说：什么是夜瞑？岐伯说：病邪侵入人体后所引起的内部变化，既没有声音，也没有形象，看不见、摸不着，就像在黑夜闭上眼睛一样，什么都看不见，常在不知不觉之中出现了毛发毁折、腠理开泄多汗，若正气大伤，而邪气弥漫，可经过血脉传到内脏，就会引起腹痛，脏腑功能逆乱，到了邪盛正虚的严重阶段，就不易救治了。

黄帝说：大气侵入内脏后，会发生什么样的病变？岐伯说：邪气入脏，若疾病先发生在心，过一天就传到肺，三天就传到肝，五天就传到脾，如再过三天不愈，就会死亡，冬天死于半夜，夏天死于中午。若疾病无发生在肺，过三天就传到肝，一天就传到脾，五天就传到胃，如再过十天不愈，就会死亡，冬天死在日落的时候，夏天死在日出的时候。若疾病先发生在肝，过三天就传到脾，五天就传到胃，三天就传到肾，如再过三天不愈，就会死亡，冬天死在日落的时候，夏天死在吃早餐的时候。若疾病先发生在脾，过一天就传到胃，两天就传到肾，三天就传到脊背和膀胱，如再过十天不愈，就会死亡，冬天死在夜晚，人们刚入睡的时候，夏天死在吃晚饭的时候。若疾病首先发生在胃，过五天就传到肝，三天就传到脊背和膀胱，五天就上传到心，如再过两天不愈，就会死亡，冬天死在半夜，夏天死在午后。若疾病首先发生在肾，过三天就传到脊背和膀胱，三天就上传到心，三天就传到小肠，如再三天不愈，就会死亡，冬天死在天亮的时候，夏天死在黄昏的时候。若疾病首先发生在膀胱，过五天就传到肾，一天就传到小肠，一天就传到心，如再过两天不愈，就会死亡，冬天死在鸡鸣的时候，夏天死在午后。各种疾病都是依照一定的次序相互转移的，像以上传变，都有一定的死亡时间，所以不可用针刺治疗；只有一日间隔一脏，或三四脏的，才可以用针刺治疗。

淫邪发梦篇

黄帝曰：愿闻淫邪泮衍奈何？岐伯曰：正邪从外袭内，而未有定舍，反淫于藏，不得定处，与营卫俱行，而与魂魄飞扬，使人卧不得安而喜梦。气淫于府，则有余于外，不足于内；气淫于藏，则有余于内，不足于外。

黄帝曰：有余不足有形乎？岐伯曰：阴气盛则梦涉大水而恐惧，阳气盛则梦大火而燔焫，阴阳俱盛则梦相杀。上盛则梦飞，下盛则梦堕，甚饥则梦取，甚饱则梦予。肝气盛则梦怒；肺气盛则梦恐惧，哭泣，飞扬；心气盛则梦善笑恐畏；脾气盛则梦歌乐，身体重不举；肾气盛则梦腰脊两解不属。凡此十二盛者，至而泻之，立已。

厥气客于心，则梦见丘山烟火；客于肺，则梦飞扬，见金铁之奇物；客于肝，则梦山林树木；客于脾，则梦见丘陵大泽，坏屋风雨；客于肾，则梦临渊，没居水中；客于膀胱，则梦游行；客于胃，则梦饮食；客于大肠，则梦田野；客于小肠，则梦聚邑冲衢；客于胆，则梦斗讼自刭；客于阴器，则梦接内；客于项，则梦斩首；客于胫，则梦行走而不能前，及居深地窌苑中；客于股肱，则梦礼节拜起；客于胞䐈，则梦溲便。凡此十五不足者，至而补之，立已也。

【译文】

黄帝说：我想听听邪气弥漫体内的变化情况。岐伯说：正邪（指能够刺激身心正常活动的各种因素，如情志活动、饥饱、劳逸等）从外侵袭体内，有时没有固定的部位，却流窜于内脏，也不固定处所，而与营卫之气一起流行，随着魂魄一起游荡，使人睡卧不宁而多梦。如果它侵扰于腑，在外的阳气就有余，在内的阴气就不足；如果它侵扰于脏，在内的阴气就有余，在外的阳气就不足。

黄帝说：有余与不足有什么表现？岐伯说：如阴气盛，就会梦见趟渡大水而害怕；如阳气盛，就会梦见大火而感到灼热；如阴阳二气俱盛，就会梦见相互格斗残杀。如上体的邪盛，就会梦见自己飞腾向上；如下体的邪盛，就会梦见自己向下坠堕。过度饥饿时，会梦见索取食物；过饱时，会梦见予他人食物。肝气盛的人，会梦见发怒；肺气盛的人，会梦见恐惧、哭泣；心气盛的人，会梦见喜笑或恐怖畏惧；脾气盛的人，会梦见歌唱、欢乐或身体沉重不能举动；肾气盛的人，会梦见腰和脊背分离不相连属。这十二种因气盛引起的病，治疗时可分别根据梦境察知邪的所在而用针刺泻之。

如邪气侵犯到心脏，就会梦见山丘烟水；如侵犯到肺脏，就会梦见飞扬腾越，或见到金铁制成的奇怪的东西；如邪气侵犯到肝脏，就会梦见山林树木；如邪气侵犯到脾脏，就会梦见丘陵大泽和被风雨损坏的房屋；如邪气侵犯到肾脏，就会梦见自己身临深渊，或漫没在水中；如邪气侵犯到膀胱，就会梦见自己到处游荡；如邪气侵犯到胃，就会梦见饮食；如邪气侵犯到大肠，就会梦见广阔的田野；如邪气侵犯到小肠，就会梦见拥挤的交通要道；如邪气侵犯到胆，就会梦见与人争斗诉讼，破腹自杀；如邪气侵犯到生殖器，就会梦中性交；如邪气侵犯到项部，就会梦见自己被斩首；如邪气侵犯到足胫，就会梦见自己行而不前，以及被困于窖苑之中；如邪气侵犯到大腿和肘臂，就会梦见行跪拜的礼节；如邪气侵犯到膀胱和直肠，就会梦见自己小便和大便。根据上述十五种因气虚而导致的梦境，针刺时可分别察知气虚的所在而施以补法，就能使疾病很快痊愈。

顺气一日分为四时篇

黄帝曰：夫百病之所始生者，必起于燥湿、寒暑、风雨、阴阳、喜怒、饮食、居处，气合而有形，得脏而有名，余知其然也。夫百病者，多以旦慧昼安，夕加夜甚，何也？岐伯曰：四时之气使然。黄帝曰：愿闻四时之气。岐伯曰：春生夏长，秋收冬藏，是气之常也，人亦应之。以一日分为四时，朝则为春，日中为夏，日入为秋，夜半为冬。朝则人气始生，病气衰，故旦慧；日中人气长，长则胜邪，故安；夕则人气始衰，邪气始生，故加；夜半人气入脏，邪气独居于身，故甚也。

黄帝曰：其时有反者何也？岐伯曰：是不应四时之气，脏独主其病者，是必以脏气之所不胜时者甚，以其所胜时者起也。黄帝曰：治之奈何。岐伯曰：顺天之时，而病可与期。顺者为工，逆者为粗。

黄帝曰：善。余闻刺有五变，以主五输，愿闻其数。岐伯曰：人有五脏，五脏有五变，五变有五输，故五五二十五输，以应五时。

黄帝曰：愿闻五变。岐伯曰：肝为牡脏，其色青，其时春，其间角，其味酸，其日甲乙。心为牡脏，其色赤，其时夏，其日丙丁，其音徵，其味苦。脾为牝脏，其色黄，其时长夏，其日戊己，其音宫，其味甘。肺为牝脏，其色白，其音商，其时秋，其日庚辛，其味辛。肾为牝脏，其色黑，其时冬，其日壬癸，其音羽，其味咸。是为五变。

黄帝曰：以主五输奈何？岐伯曰：脏主冬，冬刺井；色主春，春刺荥；时主夏，夏刺输；音主长夏，长夏刺经；味主秋，秋刺合。是谓五变，以主五输。

黄帝曰：诸原安合，以致六输？岐伯曰：原独不应五时，以经合之，以应其数，故六六三十六输。

黄帝曰：何谓脏主冬，时主夏，音主长夏，味主秋，色主春？愿闻其故。岐伯曰：病在脏者，取之井；病变于色者，取之荥；病时间时甚者，取之俞；病变于音者，取之经，经满而血者；病在胃，及以饮食不节得病者，取之于合。故命曰味主合。是谓五变也。

【译文】

黄帝说：大概各种疾病的产生，都是由于燥湿、寒暑、风雨等外感，或阴阳、喜怒、饮食、居处的失常而引起的。邪气侵入机体后，必有一定的脉症表现出来；邪气进入内脏，也有一定的病名，这些情况我都已经知道了。百病多在早晨轻缓，白昼安静，傍晚逐渐加重，夜里更加严重，这是什么道理呢？岐伯说：这是由四时气候的变化造成的。

黄帝说：我想听你讲讲四时之气的情况。岐伯说：春气主要是生发，夏气主要是盛长，秋气主要是收敛，冬气主要是潜藏，这是四时之气的正常情况，人体也是与它相应的。如果将一天分为四时的话，那么早晨就为春天，中午就为夏天，日落为秋天，夜半为冬天。早晨，人体的正气生发，邪气衰退，所以病情轻缓，中午时人体的正气盛长，正气能胜邪气，所以病人安静；日落时人体的正气开始收敛，邪气开始嚣张，所以病情就会加重；夜半人体的正气潜藏入脏，只有邪气独盛于体内，所以病情就会变得更加严重。

黄帝说：但有时疾病的变化与你所说的相反，为什么？岐伯说：疾病的变化有不和四时之气相应的，是属于一脏单独所主的病。它必定在受病的内脏被时日所克的时候加重，在受病的内脏能克制时日的时候减轻。黄帝说：怎样来进行治疗呢？

岐伯说：应顺应时气的变化，根据脏腑的虚实而进行恰当的治疗，以达到治病的目的。能够懂得顺应的道理，就是良医，否则，就是庸医。

　　黄帝说：好。我听说刺法有五变，以主五输，想听听它的法则。岐伯说：人体有五脏，五脏分别有五变，即色、时、日、音、味五种变化。五变各有与它相配合的井、荣、输、经、合五个穴位，所以五乘五，有二十五个穴位，与一年中的五个时令相应。

　　黄帝说：我想听听五变的内容。岐伯说：肝为阳脏，在色为青，在时为春，在音为角，在味为酸，在日为甲乙；心为阳脏，在色为赤，在时为夏，在日为丙丁，在音为徵，在味为苦；脾为阴脏，在色为黄，在时为长夏，在日为戊己，在音为宫，在味为甘；肺为阴脏，在色为白，在音为商，在时为秋，在日为庚辛，在味为辛；肾为阴脏，在色为黑，在时为冬，在日为壬癸，在音为羽，在味为咸。这就是五变的内容。

　　黄帝说：五变所主的五个输穴，是怎样的呢？岐伯说：五脏主冬，在冬季刺井穴；五色主春，在春季刺荣穴；五时主夏，在夏季刺输穴；五音主长夏，在长夏刺经穴；五味主秋，在秋季刺合穴。这就是五变分主五腧的情况。

　　黄帝说：六腑的原穴是怎样与六腧配合的呢？岐伯说：原穴与五时是不相配合的，只把它归在经穴之中以应五时六腧之数，所以六乘六，共三十六个俞穴。

　　黄帝说：什么叫做五脏主冬，五时主夏，五音主长夏，五味主秋，五色主春呢？岐伯说：病在五脏的，治疗时应取井穴；病变就会反映在气色的，治疗时应取荣穴；病情时轻时重的，治疗时应取输穴；病变就会表现在声音方面的，治疗时应取经穴；经脉盛满而有瘀血现象的，病在胃腑的，以及因饮食不节而引起疾病的，治疗时都应取合穴，所以说味主合。这就是与五变相适应的针刺法则。

外揣篇

　　黄帝曰：余闻九针九篇，余亲授其调，颇得其意。夫九针者，始于一而终于九，然未得其要道也。夫九针者，小之则无内，大之则无外，深不可为下，高不可为盖，恍惚无穷，流溢无极，余知其合于天道人事四时之变也，然余愿杂之毫毛，浑束为一，可乎？岐伯曰：明乎哉问也！非独针道焉，夫治国亦然。

黄帝曰：余愿闻针道，非国事也。岐伯曰：夫治国者，夫惟道焉。非道，何可小大浅深，杂合而一乎？

黄帝曰：愿卒闻之。岐伯曰：日与月焉，水与镜焉，鼓与响焉。夫日月之明，不失其影，水镜之察，不失其形，鼓响之应，不后其声，动摇则应和，尽得其情。

黄帝曰：窘乎哉！昭昭之明不可蔽。其不可蔽，不失阴阳也。合而察之，切而验之，见而得之，若清水明镜之不失其形也。五音不彰，五色不明，五脏波荡，若是则内外相袭，若鼓之应桴，响之应声，影之似形。故远者司外揣内，近者司内揣外，是谓阴阳之极，天地之盖。请藏之灵兰之室，弗敢使泄也。

【译文】

黄帝说：我已经读过关于九针的九篇文章，并亲自验证了它的规律，也大致领会了其中的道理。九针从第一针开始，到第九针终止，都隐藏了许多深刻的道理，我还没能真正掌握它的要领。九针的道理，精微弘大，高深玄妙，应用无穷。我知道它符合天道、人事以及四时的变化，想把这复杂如牛毛的论述简要归纳成一个纲要，不知是否可以？岐伯说：你问得真高明呀！不但针刺的道理是这样，就是治理国家，也应该这样。

黄帝说：我想听的是针刺的道理，不是谈论国事。岐伯说：治理国家，应该有个总的纲领，如果没有总的纲领，怎么才能将大、小、深、浅各种复杂的事物统一在一起呢？

黄帝说：希望您详尽地讲一下。岐伯说：这可用日和月、水和镜、鼓和响的关系来作比喻。日月照耀物体，必定会有物体的影子出现；水和镜可以清楚地反映物体的形态；击鼓时会发出响声，声音和击鼓的动作几乎是同时发生的。凡形影、声响是相应和的，懂得了这些，也就能完全理解针刺的道理了。

黄帝说：这是个使我发窘的问题。日月的光明不可遮蔽，它之所以不可遮蔽，是因为不失阴阳的道理。临床上需要把各种情况结合起来观察，并通过切脉来验证，以望诊来获知外部的病象，就像清水、明镜不失真一样。若人的五音不响亮，五色不鲜明，就说明五脏的功能有了异常变动，这就是内外相互影响的道理，就如同以桴击鼓，响声随之而发生，也像影子与形体相随而又相似一样。所以通过观察病人体表的变化，就可测知内脏的变化；检查出内脏的变化，也可以推测显现于外表的征候。这就是阴阳理论的重点。天地之大，无不包括在阴阳的范围之内。请让我把它珍藏在灵兰之室，不要让它流失。

五变篇

黄帝问于少俞曰：余闻百疾之始期也，必生于风雨寒暑，循毫毛而入腠理，或复还，或留止，或为风肿汗出，或为消瘅，或为寒热，或为留痹，或为积聚，奇邪淫溢，不可胜数，愿闻其故。夫同时得病，或病此，或病彼，意者天之为人生风乎，何其异也？少俞曰：夫天之生风者，非以私百姓也，其行公平正直，犯者得之，避者得无殆，非求人而人自犯之。

黄帝曰：一时遇风，同时得病，其病各异，愿闻其故。少俞曰：善乎哉问！请论以比匠人。匠人磨斧斤，砺刀削，斫材木，木之阴阳，尚有坚脆，坚者不入，脆者皮驰，至其交节，而缺斤斧焉。夫一木之中，坚脆不同，坚者则刚，脆者易伤，况其材木之不同，皮之厚薄，汁之多少，而各异耶。夫木之蚤花先生叶才，遇春霜烈风，则花落而叶萎；久曝大旱，则脆木薄皮者，枝条汁少而叶萎；久阴淫雨，则薄皮多汁者，皮溃而漉；卒风暴起，则刚脆之木，枝折杌伤；秋霜疾风，则刚脆之木，根摇而叶落。凡此五者，各有所伤，况于人乎。

黄帝曰：以人应木奈何？少俞答曰：木之所伤也，皆伤其枝，枝之刚脆而坚，未成伤也。人之有常病也，亦因其骨节皮肤腠理之不坚固者，邪之所舍也，故常为病也。

黄帝曰：人之善病风厥漉汗者，何以候之？少俞答曰：肉不坚，腠理疎，则善病风。黄帝曰：何以候肉之不坚也？少俞答曰：䐃肉不坚，而无分理，理者粗理；粗理而皮不致者，腠理疎。此言其浑然者。

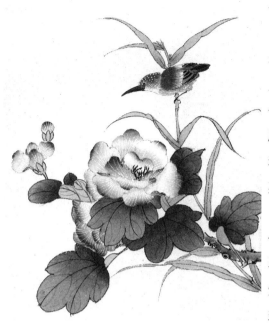

黄帝曰：人之善病消瘅者，何以候之？少俞答曰：五脏皆柔弱者，善病消瘅。黄帝曰：何以知五脏之柔弱也？少俞答曰：夫柔弱者，必有刚强，刚强多怒，柔者易伤也。黄帝曰：何以候柔弱之与刚强？少俞答曰：此人薄皮肤而目坚固以深者，长冲直扬，其心刚，刚则多怒，怒则气上逆，胸中蓄积，血气逆留，䐃皮充饥，血脉不行，转而为热，热则消肌肤，故为消瘅。此言其人暴刚而肌肉弱者也。

黄帝曰：人之善病寒热者，何以候之？少俞答曰：小骨弱肉者，善病寒热。黄帝曰：何以候骨之小大、肉之坚脆、色之不一也？少俞答曰：颧骨者，骨之本也。颧大则骨大，颧小则骨小。皮肤薄而其肉无䐃，其臂懦懦然，其地色焰然，不与其天同色，污然独异，此其候也。然后臂薄者，其髓不满，故善病寒热也。

黄帝曰：何以候人之善病痹者？少俞答曰：粗理而肉不坚者，善病痹。黄帝曰：痹之高下有处乎？少俞答曰：欲知其高下者，各视其部。黄帝曰：人之善病肠中积聚者，何以候之？少俞答曰：皮肤薄而不泽，肉不坚而淖泽，如此则肠胃恶，恶则邪气留止，积聚乃伤。脾胃之间，寒温不次，邪气稍至，蓄积留止，大聚乃起。

黄帝曰：余闻病形，已知之矣，愿闻其时。少俞答曰：先立其年，以知其时，时高则起，时下则殆，虽不陷下，当年有冲通，其病必起。是谓因形而生病，五变之纪也。

【译文】

黄帝问少俞说：我听说各种疾病的产生，都是由于风雨寒暑的外袭而引起的，邪气沿着皮毛进入腠理，有的入而复出，有的留滞在内，有的形成风肿汗出，或发为消瘅，或为寒热，或形成留痹，或成为积聚。各种邪气散漫于体内后，就会导致无以数计的病症，我想请你讲讲其中的缘故。那些同时得病而病症不同的，难道是自然界有意为人安排了各种不同性质的风邪吗？它们又有什么区别呢？少俞说：自然界的风邪，并不是偏袭于某个人，而是公平正直的，谁感触风邪，谁就会得病，只要避免感触风邪，就不会患疾病，不是风邪找人，而是人们自己去招惹风邪。

黄帝说：同时感受风邪，又同时得病，但病症却不一样，我想听听其中的道理，少俞说：这个问题提得好。请让我拿匠人伐木来做比喻。匠人把刀斧磨得很锋利，去砍削木材，而木材本来的阴面、阳面，有坚硬与脆薄的不同，坚硬的不易砍削，脆弱的松散易砍削，所以到了树木枝杈交节的坚硬的地方时，就会使斧刀损伤而出现缺口。同一木材中，也会有坚脆的不同，坚硬的刚实，脆弱的容易折伤。那么种类不同的木材，其外皮的厚薄，内含水分的多少，当然也各不相同了。树木中开花长叶较早的，遇春霜烈风，就会花落叶萎；质脆皮薄的树木，久经烈日暴晒、大旱后，其枝条的水分就会减少，树叶就会枯萎；长期阴雨连绵，就会使皮薄含水分多的树木的树皮溃烂渗液；突然起狂风，就会使刚脆的树木树枝折断，树叶掉光；秋季的严霜大风，就会使刚脆的树木根摇叶落。以上五种自然现象对树木所造成的伤害程度都各不相同，何况是对人？

黄帝说：将人与树木相比较，其区别又在哪里？少俞说：树木的损伤，主要表现为树枝折伤，而树枝坚硬刚实的，就未必会受到损伤。容易患各种病的人，是因为他的骨节、皮肤、腠理不坚固，才使得邪气得以侵袭和停留。黄帝说：对于常患风厥病而漉漉汗出的人，怎样从外表来观察呢？少俞回答说：肌肉不坚固，腠理疏松的人，就容易患风病。

黄帝说：怎样来观察肌肉是否坚固呢？少俞回答说：肉不坚固，而且没有肤纹，就说明肌肉不坚实；皮肤粗疏而不致密，那么腠理就会变得疏松，这就是其大概情况。

黄帝说：常患消瘅病的人，怎样来察知呢？少俞回答说：五脏都很柔弱的人，就易患消瘅病。黄帝说：根据什么来判断五脏是否柔弱呢？少俞回答说：五脏柔弱，其人必定性情刚强，性情刚强就会多怒，这样，柔弱的五脏就更容易受到伤害了。黄帝说：那么又怎样观察柔弱与刚强呢？少俞回答说：性情刚烈，而肌肉脆弱的人皮肤薄弱，眼睛转动不灵。眼珠深凹，瞪目竖眉。这类人容易多怒，发怒则使气上逆，积聚于胸中，以致血气留滞，皮肤肌肉扩张，血脉通行不利而生郁热，郁热消灼肌肤便成为消瘅病。

黄帝说：对于常患寒热病的人，如何察知呢？少俞回答说：骨骼小而肌肉脆弱的人，容易患寒热病。黄帝说：怎样观察骨骼的大小、肌肉的坚实与脆弱、气色的差异呢？少俞回答说：面部的颧骨是人体骨骼的根本标志。颧骨大的人骨骼就大，颧骨小的人骨骼就相应会小。皮肤薄弱而肌肉没有隆起的人，其臂膊柔弱无力，且下巴部位的色泽灰暗无光，与天庭的色泽一样，与其他部位的色泽也不同，这就是其特征。而臂部肌肉薄弱的人，其髓液必不充实，所以常患寒热病。

黄帝说：哪种人容易患痹病呢？少俞回答说：皮肤纹理粗而肌肉不坚实的人，容易患痹病。黄帝说：痹病的部位，或高或低，应怎样观察呢？少俞回答说：要知道痹病部位的高低，应观察各部位的情况。

黄帝说：对于常患肠中积聚病的人，怎样诊治呢？少俞回答说：皮肤薄弱而不润泽，肌肉不坚实而微湿润，肠胃功能不正常，易使邪气留滞而形成积聚。如饮食寒温不调，邪气在脾胃间稍有侵犯，就会蓄积停留，从而形成较重的积聚病。

黄帝说：现在我已经知道怎样从外部表现来诊察疾病的变化了，但还想知道疾病与时令的关系。少俞回答说：首先要确知代表年岁干支的五运六气，然后再了解五运六气与时令相配合的关系。如果客气胜于主气，气候变化不强烈，就有利于机体的正常活动，且病发轻缓，容易治愈，如果主气胜于客气，气候变化强烈，人体发病就较重，且不易治愈。有时虽然某一时令的气候变化并不强烈，但因年运对人体的影响，也可引起发病，这与各人的体质情况、气质类型与年运的五行属性的生克、反侮等有关。以上都是五变的纲要。

禁服篇

雷公问于黄帝曰：细子得受业，通于九针六十篇，旦暮勤服之，近者编绝，久者简垢，然尚讽诵弗置，未尽解于意矣。《外揣》言浑束为一，未知所谓也。夫大则无外，小则无内，大小无极，高下无度，束之奈何？士之才力，或有厚薄，智虑褊浅，不能博大深奥，自强于学若细子，细子恐其散于后世，绝于子孙，敢问约之奈何？黄帝曰：善乎哉问也！此先师之所禁，坐私传之也，割臂歃血之盟也。子若欲得之，何不斋乎？

雷公再拜而起曰：请闻命于是也。乃斋宿三日而请曰：敢问今日正阳，细子愿以受盟。黄帝乃与俱入斋室，割臂歃血。黄帝亲祝曰：今日正阳，歃血传方，有敢背此言者，反受其殃。雷公再拜：细子受之。黄帝乃左握其手，右授之书，曰：慎之慎之！吾为子言之。凡刺之理，经脉为始，营其所行，知其度量，内刺五脏，外刺六腑，审察卫气，为百病母，调其虚实，虚实乃止，泻其血络，血尽不殆矣。

雷公曰：此皆细子之所以通，未知其所约也。黄帝曰：夫约方者，犹约囊也。囊满而弗约，则输泄；方成弗约，则神与弗俱。雷公曰：愿为下材者，勿满而约之。黄帝曰：未满而知约之以为工，不可以为天下师。

雷公曰：愿闻为工。黄帝曰：寸口主中，人迎主外，两者相应，俱往俱来，若引绳大小齐等。春夏人迎微大，秋冬寸口微大，如是者名曰平人。

人迎大一倍于寸口，病在足少阳；一倍而躁，在手少阳。人迎二倍，病在足太阳；二倍而躁，病在手太阳。人迎三倍，病在足阳明；三倍而躁，病在手阳明。盛则为热，虚则为寒，紧则为痛痹，代则乍甚乍间。盛则泻之，虚则补之，紧痛则取之分肉，代则取血络且饮药，陷下则灸之，不盛不虚，以经取之，名曰经刺。人迎四倍者，且大且数，名曰溢阳，溢阳为外格，死不治。必审按其本末，察其寒热，以验其脏腑之病。

寸口大于人迎一倍，病在足厥阴；一倍而躁，在手心主。寸口二倍，病在足少阴；二倍而躁，在手少阴。寸口三倍，病在足太阴；三倍而躁，在手太阴。盛则胀满、寒中、食不化，虚则热中、出糜、少气、溺色变，紧则痛痹，代则乍痛乍止。盛则泻之，虚则补之，紧则先刺而后灸之，代则取血络而后调之，陷下则徒灸之。陷下者，脉血结于中，中有著血，血寒，故宜灸之。不盛不虚，以经取之。寸口四倍者，名曰内关。内关者，且大且数，死不治。必审察其本末之寒温，以验其脏腑之病。通其营输，乃可传于大数。

大数曰：盛则徒泻之，虚则徒补之，紧则灸刺且饮药，陷下则徒灸之，不盛不虚，以经取之。所谓经治者，饮药，亦曰灸刺。脉急则引，脉大以弱，则欲安静，用力无劳也。

【译文】

雷公向黄帝问道：晚辈从您这里接受学业，通晓了有关九针刺法的六十篇文字。对这些文字我不分早晚勤奋地研习，读的较少的皮绳都断绝了，读的较多的竹简都污损了，但我仍然坚持诵读，没有放弃，尽管如此，却还没有能够完全了解其中的精义。《外揣》篇中谈到可以将繁多复杂的内容全都归纳为一个系统，而我却不能理解这句话中所包含的道理。有关九针刺法的六十篇文字的内容，大则包罗万象，没有什么在它之外，小则细致入微，没有什么不在它之内，可以说是无限之大，又无限之小，以致没有极限，也可以说是无限之高，又无限之低，以致无法测量，像这样浩博的内容，怎样才能归纳为一个系统呢？再说，人们的才识学力有深厚与浅薄的不同，有的人智慧浅薄，见识褊狭，不仅在学业上不能达到博大精深的境界，甚至不能像晚辈这样孜孜勤勉地学习。晚辈担心这样浩博精深的理论和方法会在将来流散失传，断绝在子孙们的手中，所以冒昧地向您请教如何来归纳其中的精义。

黄帝回答说：你问得很好！这种理论和方法乃是先师曾经禁诫不可轻传的，就算是我违背先师的禁诫私下传授给你吧，但是，一定要割破手臂，饮血盟誓才可以传授。你如果真想要学到这理论和方法，为什么不先去斋戒呢？

雷公听了黄帝的话，马上拜了两拜，起身说到：请允许我从此时起就按照您的命令去做。

雷公于是就斋戒独宿了三天，而后向黄帝请求说：我冒昧地请问今天正午是否可以开始传授，晚辈愿意接受传道授业的盟誓。

黄帝这才跟雷公一起进入斋室，两人割破手臂，饮血立誓，黄帝亲自祝告说：今天正午时分，二人饮血传方，日后若违誓言，必定受其祸殃。

雷公听后，拜了两拜，说：晚辈愿受教诲。

黄帝这才用左手握住雷公的手，用右手把书交给他，并嘱咐道：你一定要千万慎重，我现在来为你讲解其中的精义。大凡刺法的道理，都是以经脉的理论为基础的。医生需要探求经脉循行的规律，明白经脉分布的尺度，在内察辨五脏的变化，在外测知六腑的情况，而且尤其要明察卫气的变化，因为卫气失常乃是各种疾病发生的根源。在治疗方面，根据病变的虚实性质加以调理，泻其邪实，补其正虚，这样邪实和正虚都可以得到纠正；或者是通过针刺血络来泻除体内邪气，血尽则邪去，病人便没有危险了。

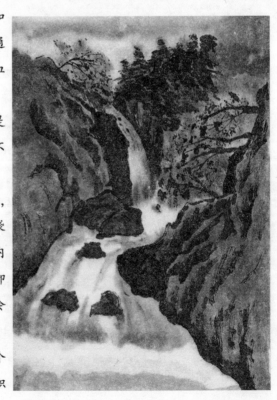

雷公说：您所说的这些都是晚辈已经掌握了的，晚辈只是不知道归纳这些内容的方法。

黄帝说：归纳治疗的方法，就好比捆扎盛物的袋子一样。袋子装满了却不知道要捆扎，袋内的东西就会散落；治法成熟了却不懂得归纳，神妙的境界也不会因方法众多而达到。

雷公问：那么，晚辈就做个下等才识的人吧，不等到知识积累得很多，就对它们进行归纳。

黄帝回答说：没有等到知识积累到一定的丰富程度就对它们进行归纳，那只能做一个普通的医生。而不能成为天下医生的师表。

雷公说：晚辈希望能够了解如何来做一个普通的医生。

黄帝说：寸口脉主要用以诊测五脏的病变，人迎脉主要用于诊测六腑的病变，而且这两部脉是相互称应的，同时退去，同时搏起，搏动力度也相同，就像是一条牵紧的绳索一样。在春夏二季人迎脉略微盛一些，在秋冬二季寸口脉略微盛一些，像这种依照四季变迁而略有变化的脉象乃是健康人的正常脉象。如果人迎脉比寸口脉盛一倍，这是病变在足少阳经；如果人迎脉比寸口脉盛一倍而且搏动急疾，这是病变在手少阳经；如果人迎脉比寸口脉盛二倍，这是病变在足太阳经；如果人迎脉比寸口脉盛二倍而且搏动急疾，这是病变在手太阳经；如果人迎脉比寸口脉盛三倍，这是病变在足阳明经；如果人迎脉比寸口脉盛三倍而且搏动急疾，这是病变在手阳明经。人迎脉盛，为阳气有余的实热证；人迎脉虚，为阳气不足的虚寒证；人迎脉紧，为邪气痹阻的疼痛证；人迎脉代，则是病势时轻时重的病症。如果人迎脉盛而证属实热，就应该用泻法；如果人迎脉虚而证属虚寒，就应该用补法；如果人迎脉紧而证属痹阻疼痛，就应该针刺分肉之间的穴位；如果人迎脉代而证见时轻时重，就应该针刺络脉放血，并且让病人服药；如果人迎脉低陷，就应该用灸法；如果人迎脉既不盛也不虚，就应该依其病变所在的本经来针刺治疗，也就是所谓的"经刺"。如果人迎脉比寸口脉盛四倍，又大又数，名叫"溢阳"，"溢阳"脉反映阳经邪气炽盛至极，格拒阻隔，阴经之气不能外出，为必死不治的病症。即使是一个普通的医生，也必须审察病变的原委，测度病性的寒热，并据以察辨是何脏何腑的病变。

如果寸口脉比人迎脉盛一倍，这是病变在足厥阴经；如果寸口脉比人迎脉盛一倍而且搏动急疾，这是病变在手厥阴经；如果寸口脉比人迎脉盛二倍，这是病变在足少阴经；如果寸口脉比人迎脉盛二倍而且搏动急疾，这是病变在手少阴经；如果寸口脉比人迎脉盛三倍，这是病变在足太阴经；如果寸口脉比人迎脉盛三倍而且搏动急疾，这是病变在手太阴经。寸口脉盛，为中焦寒盛，脘腹胀满，饮食不化的病症；寸口脉虚，为中焦热盛，大便如粥，呼吸气短，尿色变黄的病症；寸口脉紧，为邪气痹阻的疼痛症；寸口脉代，则是病痛时发时止的病症。如果寸口脉盛而属邪气盛实，就应该用泻法；如果寸口脉虚而属正气不足，就应该用补法；如果寸口脉紧而属邪气痹阻，就应该先用针刺而后再用灸法；如果寸口脉代而疼痛时发时止，就应该针刺络脉放血，然后再予以调理；如果寸口脉低陷，就应该只用灸法，因为寸口脉低陷是经脉中血液凝结所致，经脉之中有滞留的瘀血为血分有寒，所以只应该用灸法；如果寸口脉既不盛也不虚，就应该依其病变所在的本经来针刺治疗。如果寸口脉比人迎脉盛四倍，反映阴经邪气炽盛至极，格拒阻隔，阳经之气不能入内，病名叫做"内关"，"内关"病表现为寸口脉又大又数，是必死不治的病症。即使是一个普通的医生，也必须审察病变的原委及性质的寒热，并据以察辨是何脏何腑的病变。

作为一个医生，必须通晓经脉运行输注的道理，才可以授给他治疗的根本大法。治疗的根本大法就是：脉气盛实就只用泻法，脉气虚弱就只用补法，脉气紧急就针法和灸法并用，而且要让病人服用适当的药剂，脉气虚陷不起就只用灸法，脉气既不盛实也不虚弱，就依其病变所在的本经来针刺治疗。所谓的常规治疗，就是服药，当然也包括灸法和针法。如果脉气急疾，就用针法疏导经脉而使之通畅；如果脉代而弱，就要让病人安心静养，不可用力作劳。

论勇篇

黄帝问于少俞曰：有人于此，并行并立，其年之长少等也，衣之厚薄均也，卒然遇烈风暴雨，或病或不病，或皆病，或皆不病，其故何也？少俞曰：帝问何急？黄帝曰：愿尽闻之。少俞曰：春青风，夏阳风，秋凉风，冬寒风，凡此四时之风者，其所病各不同形。

黄帝曰：四时之风，病人如何？少俞曰：黄色薄皮弱肉者，不胜春之虚风；白色薄皮弱肉者，不胜夏之虚风；青色薄皮弱肉，不胜秋之虚风；赤色薄皮弱肉，不胜冬之虚风也。黄帝曰：黑色不病乎？少俞曰：黑色而皮厚肉坚，固不伤于四时之风；其皮薄而肉不坚，色不一者，长夏至而有虚风者，病矣。其皮厚而肌肉坚者，长夏至而有虚风，不病矣。其皮厚而肌肉坚者，必重感于寒，外内皆然，乃病。黄帝曰：善。

黄帝曰：夫人之忍痛与不忍痛者，非勇怯之分也。夫勇士之不忍痛者，见难则前，见痛则止；夫怯士之忍痛者，闻难则恐，遇痛不动；夫勇士之忍痛者，见难不恐，遇痛不动；夫怯士之不忍痛者，见难与痛，目转面盼，恐不能言，失气惊，颜色变化，乍死乍生。余见其然也，不知其何由，愿闻其故。少俞曰：夫忍痛与不忍痛者，皮肤之薄厚，肌肉之坚脆缓急之分也，非勇怯之谓也。

黄帝曰：愿闻勇怯之所由然。少俞曰：勇士者，目深以固，长衡直扬，三焦理横，其心端直，其肝大以坚，其胆满以傍，怒则气盛而胸张，肝举而胆横，眦裂而目扬，毛起而面苍，此勇士之由然者也。

黄帝曰：愿闻怯士之所由然。少俞曰：怯士者，目大而不减。阴阳相失，其焦理纵，髑骭短而小，肝系缓，其胆不满而纵，肠胃挺，胁下空，虽方大怒，气不能满其胸，肝肺虽举，气衰复下，故不能久怒，此怯士之所由然者也。

黄帝曰：怯士之得酒，怒不避勇士者，何脏使然？少俞曰：酒者，水谷之精，熟谷之液也，其气慓悍。其入于胃中，则胃胀，气上逆，满于胸中，肝浮胆横，当是之时，固比于勇士，气衰则悔。与勇士同类，不知避之，名曰酒悖也。

【译文】

黄帝向少俞问道：如果说有几个人在这里一块行走，一同站立，他们的年龄长幼相同，衣服的厚薄均等，突然遭遇暴烈风雨的侵袭，有的人会发病，而有的人不发病，还有全都发病的，也有都不发病的，这其中的缘故是怎样的呢？

少俞说：您问的哪个问题更为急迫一些呢？

黄帝说：我希望能够全面了解这些情况。

少俞说：春季之风为青风，夏季之风为阳风，秋季之风为凉风，冬季之风为寒风。所有这四季之风，它们侵袭人体而导致的病变是各不相同的。

黄帝问道：那么，四季之风侵害人体的情况是怎样的呢？

少俞回答说：肤色发黄，皮肤菲薄，肌肉柔弱的人，禁受不住春季的不正之风；肤色发白，皮肤菲薄，肌肉柔弱的人，禁受不住夏季的不正之风；肤色发青，皮肤菲薄，肌肉柔弱的人，禁受不住秋冬的不正之风；肤色发赤，皮肤菲薄，肌肉柔弱的人，禁受不住冬季的不正之风。

黄帝问道：那么，肤色发黑的人就不会受风邪侵害而发病吗？

少俞回答说：肤色发黑，但皮肤厚实，肌肉坚劲，自然不会被四季的不正之风所侵害。可那些肤色虽黑，但皮肤菲薄，肌肉不够坚劲，而且肤色也并非纯粹呈现黑色的人，到了长夏季节，遇到不正之风，就不免要发病了。而那些肤色发黑，皮肤厚实，而且肌肉坚劲的人，即使到了长夏季节，遇到不正之风，也不会发病。那些肤色发黑，皮肤厚实，肌肉坚劲的人，必定是内外两部重复感受寒邪，或先外感后内伤，或先内伤后外感，内外都受到寒邪的侵害才会发病。

黄帝说：你讲得很好。

黄帝说：我认为有人能够耐受痛楚而有人不能耐受痛楚，并不是性格的果敢和怯懦的区别。果敢的人若不能耐受痛楚，遇到危难之处尚可勇敢向前，受到伤痛却会止步不进；怯懦的人若能够耐受痛楚，听到危难之事就会心感恐惧，受到伤痛仍可坚持不动；果敢的人若能够耐受痛楚，遇到危难之处心中绝无恐惧，受到伤痛仍会坚持不动；怯懦的人若不能耐受痛楚，遇到危难之处或受到一些伤痛，便会双目昏眩，不敢正视，恐惧得讲不出话来，心中惊跳，意气丧失，面色大变，忽而灰白，忽而红赤。我已观察到他们的这种表现，却不明白之所以会有这些不同表现的原因，希望您能讲述其中的道理。

少俞说：人能够耐受痛楚与不能耐受痛楚，是由于皮肤的厚实与菲薄，肌肉的坚实与脆弱、弛缓与紧急的不同，并不是讲性格的果敢与怯懦。

黄帝说：那么，我希望能够了解果敢与怯懦这两种不同性格产生的原因。

少俞说：性格果敢的人，在外貌方面一般是目珠外突而动转不灵，眉毛竖立而目光闪露，在内脏方面一般是肌肤脏腑的纹理横生，心脏端正而居中，肝脏较大而坚固，胆腑满盈而扩张，如果发怒，则气盛而满，以致胸廓扩张，肝脏上举，胆腑横动，看上去目眦睁裂，目光闪动，毫毛竖立而面色铁青。这便是所谓"勇士"之所以果敢无畏的原因。

黄帝说：我还想了解一下"怯士"之所以怯懦怕事的原因。

少俞说：性格怯懦的人，在外貌方面一般是眼睛虽大，却不舍神采，由于阴阳失调而常见惊恐失志，目视不安，在内脏方面一般是肌肤脏腑的纹理纵生，胸骨剑突短小，肝脏的系膜弛缓，胆腑不满而下垂，肠胃较直而缺少正常的曲折，胁下空虚，即使正在大怒之时，气也不能盛满于胸中，肝脏和肺脏虽然能一时上举，但当气衰之后又会即刻下落，因此不可能持续发怒。这便是所谓"怯士"之所以怯懦怕事的原因。

黄帝问道：可是，怯懦的人饮酒以后，发起怒来并不避让果敢的人，这又是哪个脏器的功能使他如此无畏呢？

少俞回答说：酒是水谷中的精微物质所化，是用谷物酿制而成的汁液。它的气质迅疾而猛烈，如果进入到胃里，就会使胃腑胀满，胃气向上逆行而充溢于胸中，同时又使肝气上越，胆气充满，在这个时候，怯懦的人的确可以跟果敢的人相比，但等到酒气散尽就会懊悔莫及。由于怯懦的人是在酒后才跟果敢的人类似，不懂得回避危难之事，所以把这种现象称作"酒悖"。

背腧篇

黄帝问于岐伯曰：愿闻五脏之腧出于背者。岐伯曰：胸中大腧在杼骨之端，肺腧在三焦之间，心腧在五焦之间，膈腧在七焦之间，肝腧在九焦之间，脾腧在十一焦之间，肾腧在十四焦之间，皆挟脊相去三寸所，则欲得而验之，按其处，应中而痛解，乃其腧也。灸之则可，刺之则不可。气盛则泻之，虚则补之。以火补者，毋吹其火，须自灭也；以火泻者，疾吹其火，传其艾，须其火灭也。

【译文】

黄帝问岐伯说：我还想知道五脏俞穴在背部的部位。岐伯说：胸中的大俞在项后第一椎棘突下的两旁，肺俞在第三椎下的两旁，心俞在第五椎下的两旁，膈俞在第七椎下的两旁，肝俞在第九椎下的两旁，脾俞在第十一椎的两旁，肾俞在第十四椎的两旁。五脏俞穴都在脊柱的两旁，左右相距为三寸。要确定、检验这些穴位时，可用手按压俞穴处，如病人有酸、麻、胀、痛的感觉，或病人原有疼痛得到缓解，就说明正是俞穴的所在部位。对这些俞穴，宜用灸法，不可妄用针刺。邪气盛的用泻法，正气虚的用补法。用艾火补的时候，不要吹艾火，要等它自己慢慢烧灭。用艾火泻的时候，则应快速地吹旺火，再用手拍艾条，使之急燃而迅速熄灭。

卫气篇

黄帝曰：五脏者，所以藏精神魂魄者也。六腑者，所以受水谷而行化物者也。其气内于五脏，而外络肢节。其浮气之不循经者，为卫气；其精气之行于经者，为营气。阴阳相随，外内相贯，如环之无端，亭亭淳淳乎，孰能穷之。然其分别阴阳，皆有标本虚实所离之处。能别阴阳十二经者，知病之所生。候虚实之所在者，能得病之高下。知六腑之气街者，能知解结契绍于门户。能知虚石之坚软者，知补泻之所在。能知六经之标本者，可以无惑于天下。

岐伯曰：博哉圣帝之论！臣请尽意悉言之。足太阳之本，在跟以上五寸中，标在两络命门。命门者，目也。足少阳之本，在窍阴之间，标在窗笼之前。窗笼者，耳也。足少阴之本，在内踝下三寸中，标在背腧与舌下两脉也。足厥阴之本，在行间上五寸所，标在背腧也。足阳明之本，在厉兑，标在人迎颊挟颃颡也。足太阴之本，在中封前上四寸之中，标在背腧与舌本也。手太阳之本，在外踝之后，标在命门之上一寸也。手少阳之本，在小指次指之间上二寸，标在耳后上角下外眦也。手阳明之本，在肘骨中，上至别阳，标在颜下合钳上也。手太阴之本，在寸口之中，标在腋内动也。手少阴之本，在锐骨之端，标在背腧也。手心主之本，在后两筋之间二寸中，标在腋下下三寸也。凡候此者，下虚则厥，下盛则热；上虚则眩，上盛则热痛。故石者绝而止之，虚者引而起之。

请言气街：胸气有街，腹气有街，头气有街，胫气有街。故气在头者，止之于脑。气在胸者，止之膺与背腧。气在腹者，止之背腧，与冲脉于脐左右之动脉者。气在胫者，止之于气街，与承山踝上以下。取此者用毫针，必先按而在久应于手，乃刺而予之。所治者，头痛眩仆，腹痛中满暴胀，及有新积，痛可移者，易已也；积不痛，难已也。

【译文】

黄帝说：五脏是贮藏精神魂魄的；六腑是受纳和传化水谷的。饮食化生的精微之气，向内进入五脏，向外运行于周身的肢节。其中循行于经脉外的浮游之气，为卫气；循行于经脉中的精气，为营气。卫气属阳，营气属阴，阴阳相依相随，内外互相贯通，如环无端，运行不息，谁能够穷尽其究竟呢？然而，阴阳的分辨，也有标本虚实的不同和离合之处。如果能够分辨出阴阳十二经脉循行的路线，才能知道疾病生于哪一经。能够察知阴阳虚实，才能知道疾病所在的部位。了解了六腑之气运行的道路，诊断治疗时，就能像解绳结、开门户一样方便自如。懂得虚的部位柔软，实的部位坚硬的道理后，就能知道补泻的关键所在。明确了手足六经的标部和本部，就能充分认识疾病，临诊时就无困惑了。

岐伯说：你所说这些理论是多么渊博啊！现在将我所知道的尽量都说出来。足太阳经之本，在足跟以上五寸处的附阳穴，其标在左右两络的命门，所谓命门，就是两眼内眦的睛明穴。足少阳经之本，在窍阴穴处，其标在窗笼之前，所谓窗笼，就是耳前的听宫穴。足少阴经之本，在内踝上二寸的复溜交信穴，其标在背部的肾俞及舌下的阴维廉泉穴。足厥阴经之本，在行间穴处上五寸的中封穴，其标在背部的肝俞穴。足阳明经之本，在厉兑穴，其标在人迎穴。足太阴经之本，在中封穴前向上四寸处的三阴交穴，其标在背部的脾俞穴及舌根部。手太阳经之本，在手外踝之后的养老穴，其标在睛明穴上一寸的地方。手少阳经之本，在手小拇指和食指之间上二寸的液门穴，其标在耳后上角的角孙穴及下外眦的丝竹空穴。手阳明经之本，在肘骨中的曲池穴，上至臂臑穴处，其标在颊下一寸，人迎后，扶突上颈钳处。手太阴经之本，在寸口之中的太渊穴；其标在腋下动脉、腋下三寸的天府穴处。手少阴经之本，在掌后锁骨端的神门穴；其标在背部的心前穴。手厥阴经之本，在掌后两筋之间距腕二寸的内关穴处，其标在腋下三寸的天池穴处。十二经上下标本的病变规律为：下虚则元阳衰于下，从而发生厥逆；下盛的则阳亢于下，从而发生热厥。上虚的就会产生眩晕，上盛的就会产生热痛。所以，实症当泻，以战胜邪气防止疾病衍变；虚症当补，以引导正气奋起抗邪。

现在请让我谈一下各部气的运行道路。胸气、腹气，头气、胫气各有其运行的道路。所以，气在头部的，聚集于脑；气在胸部的，聚集于两胸的胸膺及背俞；气在腹部的，聚集于背俞和冲脉在脐左右两侧的动脉处；气在胫部的，聚集于足阳明经的气街穴、足太阳经的承山穴及足踝上下等处。凡针刺这些部位时，一定要使用毫针，并且必须用手按压较长的时间，待其气至应手时，迅速针刺。针刺以上部位，可以治疗头痛、眩仆、腹痛、腹满、腹部突然作胀及积聚。痛处顽固不移的，容易治疗；积聚不疼痛的，则不容易治疗。

论痛篇

黄帝问于少俞曰：筋骨之强弱，肌肉之坚脆，皮肤之厚薄，腠理之疏密，各不同，其于针石火焫之痛何如？肠胃之厚薄坚脆亦不等，其于毒药何如？愿尽闻之。少俞曰：人之骨强、筋弱、肉缓、皮肤厚者耐痛，其于针石之痛，火焫亦然。

黄帝曰：其耐火焫者，何以知之？少俞答曰：加以黑色而美骨者，耐火焫。黄帝曰：其不耐针石之痛者，何以知之？少俞曰：坚肉薄皮者，不耐针石之痛，于火焫亦然。

黄帝曰：人之病，或同时而伤，或易已，或难已，其故何如？少俞曰：同时而伤，其身多热者易已，多寒者难已。

黄帝曰：人之胜毒，何以知之？少俞曰：胃厚、色黑、大骨及肥者，皆胜毒；故其瘦而薄胃者，皆不胜毒也。

【译文】

黄帝问少俞说：筋骨的强与弱，肌肉的坚与脆，皮肤的厚与薄，腠理的疏与密，都是各不相同的人，他们对针刺和灸灼所致疼痛的耐受力如何？另外，肠胃的厚薄、坚脆也不一样的人，他们对药物的耐受力又是怎样的呢？请你详细地讲一讲。少俞说：骨骼强健、筋柔向缓、皮肤厚实的人，对疼痛的耐受力强，所以对针刺和艾火灸灼所致的疼痛也一样能忍受。

黄帝说：究竟哪些人能耐受火灼引起的疼痛呢？少俞回答说：除以上所说的人以外，还有肤色黑而且骨骼健美的人。黄帝说：哪些人不能耐受针刺所致的疼痛呢？少俞说：肌肉坚实而皮肤薄脆的人，不能耐受针刺的疼痛，同样也不能耐受灸灼引起的疼痛。

黄帝说：同一时间患同样病的人，有的容易痊愈，有的则难以痊愈，这是什么原因呢？少俞说：身体多热、阳气素盛的人，容易痊愈；身体多寒、阳气素虚的人，难以痊愈。

黄帝说：怎样才能判断人对药物耐受力的强弱呢？少俞说：胃功能强壮、皮肤色黑、骨骼粗壮、肌肉肥厚的人，对药物的耐受力强；形体消瘦而胃功能薄弱的人，对药物的耐受力就弱。

天年篇

黄帝问于岐伯曰：愿闻人之始生，何气筑为基？何立而为楯？何失而死？

何得而生？岐伯曰：以母为基，以父为楯，失神者死，得神者生也。

黄帝曰：何者为神？

岐伯曰：血气已和，荣卫已通，五脏已成，神气舍心，魂魄毕具，乃成为人。黄帝曰：人之寿夭各不同，或夭寿，或卒死，或病久，愿闻其道。岐伯曰：五脏坚固，血脉和调，肌肉解利，皮肤致密，营卫之行，不失其常，呼吸微徐，气以度行，六腑化谷，津液布扬，各如其常，故能长久。

黄帝曰：人之寿百岁而死，何以致之？

岐伯曰：使道隧以长，基墙高以方，通调营卫，三部三里起，骨高肉满，百岁乃得终。

黄帝曰：其气之盛衰，以至其死，可得闻乎？岐伯曰：人生十岁，五脏始定，血气已通，其气在下，故好走。二十岁，血气始盛，肌肉方长，故好趋。三十岁，五脏大定，肌肉坚固，血脉盛满，故好步。四十岁，五脏六腑十二经脉，皆大盛以平定，腠理始疏，荣华颓落，发颇班白，平盛不摇，故好坐。五十岁，肝气始衰，肝叶始薄，胆汁始减，目始不明。六十岁，心气始衰，苦忧悲，血气懈惰，故好卧。七十岁，脾气虚，皮肤枯。八十岁，肺气衰，魄离，故言善误。九十岁，肾气焦，四脏经脉空虚。百岁，五脏皆虚，神气皆去，形骸独居而终矣。

黄帝曰：其不能终寿而死者，何如？岐伯曰：其五脏皆不坚，使道不长，空外以张，喘息暴疾，又卑基墙，薄脉少血，其肉不石，数中风寒，血气虚，脉不通，真邪相攻，乱而相引，故中寿而尽也。

【译文】

黄帝问于岐伯说：我想了解一下人刚出生时，以什么气为根本？以什么气为保卫，与什么息息相关？岐伯说：以母亲的阴血为基础，以父亲的阳精为保卫，失去神气就会死亡，得到神气就能生存。

黄帝问：什么是神？岐伯说：当人体的血气和调，营气卫气的运行通畅，五脏形成之后。神气藏之于心，魂魄也都具备了，才能成为一个健全的人体。

黄帝说：人的寿命长短各不相同，有中途夭亡的，有年老长寿的，有猝然死亡的，有的患病很久，希望听听它的道理。岐伯说：如果五脏强健，血脉调顺，肌肉之间通利无滞，皮肤固密，营卫的运行不失其常度，呼吸均匀徐缓，全身之气有规律的运行，六腑也能正常地消化饮食，使精微、津液能敷布周身，以营养人体，各脏腑功能正常，所以能够使生命维持长久而多寿。

黄帝说：有些人可活到百岁而死，怎么会达到这样的长寿呢？岐伯说：长寿的人，他的鼻孔和人中深邃而长，面部的骨骼高厚而方正，营卫的循行通调无阻，面部的三停耸起而不平陷，肌肉丰满，骨骼高起，这种壮健的形体，是能活到百岁而终其天年的象征。

黄帝说：人的血气盛衰，以及从生到死这一过程的情况，可以讲给我听吗？岐伯说：人生长到十岁的时候，五脏始发育到一定的健全程度，血气的运行畅通，生气在下，所以喜动而好走。人到二十岁，血气开始壮盛，肌肉也正在发达，所以行动更为敏捷，走路也快。人到三十岁，五脏已经发育强健，全身的肌肉坚固，血气充盛，所以步履稳重，爱好从容不迫地行走。人到四十岁，五脏六腑十二经脉，都很健全已到了不能再继续盛长的程度，从此腠理开始疏松，颜面的荣华逐渐衰落，鬓发开始花白，经气由平定盛满已到了不能再向上发展的阶段，精力已不十分充沛，所以好坐。人到五十岁。肝气开始衰退，肝叶薄弱，胆汁也减少，所以两眼开始昏花。人到六十岁，心气开始衰弱，会经常忧愁悲伤，血气已衰，运行不利，形体惰懈，所以好卧。人到七十岁，脾气虚弱，皮肤干枯。人到八十岁时肺气衰弱，不能藏魄，言语也时常发生错误。人到九十岁。肾气也要枯竭了，其他四脏经脉的血气也都空虚了。到了百岁，五脏的经脉都已空虚，五脏所藏的神气都消失了，只有形骸存在而死亡。

黄帝说：有人夭折，这是什么缘故呢？岐伯说：这是因为他的五脏不坚固，鼻孔和人中沟不深邃，鼻孔向外张开着，呼吸急促疾速，或面部骨骼卑小，脉管薄弱，脉中血少而不充盈，肌肉不坚实，肌腠松弛，再屡遭风寒侵袭，血气更虚，血脉运行不通畅，外邪就易于侵入，与真气相攻，真气败乱，所以活到中年就死亡了。

逆顺篇

黄帝问于伯高曰：余闻气有逆顺，脉有盛衰，刺有大约，可得闻乎？伯高曰：气之逆顺者，所以应天地、阴阳、四时、五行也；脉之盛衰者，所以候血气之虚实有余不足。刺之大约者，必明知病之可刺，与其未可刺，与其已不可刺也。

黄帝曰：候之奈何？伯高曰：《兵法》曰：无迎逢逢之气，无击堂堂之阵。《刺法》曰：无刺熇熇之热，无刺漉漉之汗，无刺浑浑之脉，无刺病与脉相逆者。

黄帝曰：候其可刺奈何？伯高曰：上工，刺其未生者也。其次，刺其未盛者也。其次，刺其已衰者也。下工，刺其方袭者也，与其形之盛者也，与其病之与脉相逆者也。故曰：方其盛也，勿敢毁伤，刺其已衰，事必大昌。故曰：上工治未病，不治已病。此之谓也。

【译文】

黄帝问伯高说：我听说气的运行有逆顺，血脉有盛衰，针刺有大法，这些你能讲讲吗？伯高说：气行的逆顺与天地、阴阳、四时、五行是相适应的。脉的有力无力是与气血的虚实相关的，所以通过诊脉可以察候气血的虚实、盈亏。针刺的大法，就是必须明确知道病变是否可以行刺，或病变发展到了不可施行针刺的程度等情况。

黄帝说：怎样察知病变的可刺与不可刺呢？伯高说：《兵法》讲：作战时，要避开对方来势急疾、气焰嚣盛的锐气，不可贸然出击对方严整庞大的阵地。《刺法》讲：热势炽盛时不可刺，大汗淋漓时不可刺，脉象纷乱、模糊不清时不可刺，脉象与病情不相符合的不可刺。

黄帝说：怎样掌握可刺的时机呢？伯高说：高明的医生，在疾病尚未发生之前进行针刺；其次，在病邪轻浅、疾病尚未严重时进行针刺；再次，在邪气已衰、正气来复、疾病转愈时针刺。医术低劣的医生，在邪气正旺时，或在病热正盛时，或在病情与脉象不相符时进行针刺。所以说：在病势正盛时不能针刺，但在邪气已经开始衰退时进行针刺，必定会收到良好的效果。所以说，高明的医生，是在未病之前实施预防，并不是在已经形成了疾病再去治，就是这个道理。

五味篇

黄帝曰：愿闻谷气有五味，其入五脏，分别奈何？伯高曰：胃者，五脏六腑之海也，水谷皆入于胃，五脏六腑皆禀气于胃。五味各走其所喜，谷味酸，先走肝，谷味苦，先走心，谷味甘，先走脾，谷味辛，先走肺，谷味咸，先走肾。谷气津液已行，营卫大通，乃化糟粕，以次传下。

黄帝曰：营卫之行奈何？伯高曰：谷始入于胃，其精微者，先出于胃之两焦，以溉五脏，别出两行，营卫之道。其大气之抟而不行者，积于胸中，命曰气海，出于肺，循喉咽，故呼则出，吸则入。天地之精气，其大数常出三入一，故谷不入，半日则气衰，一日则气少矣。

黄帝曰：谷之五味，可得闻乎？伯高曰：请尽言之。五谷：粳米甘，麻酸，大豆咸，麦苦，黄黍辛。五果：枣甘，李酸，栗咸，杏苦，桃辛。五畜：牛甘，犬酸，猪咸，羊苦，鸡辛。五菜：葵甘，韭酸，藿咸，薤苦，葱辛。五色：黄色宜甘，青色宜酸，黑色宜咸，赤色宜苦，白色宜辛。凡此五者，各有所宜。五宜：所言五宜者，脾病者，宜食粳米饭牛肉枣葵；心病者，宜食麦羊肉杏薤；肾病者，宜食大豆猪肉栗藿；肝病者，宜食麻犬肉李韭。肺病者，宜食黄黍鸡肉桃葱。

五禁：肝病禁辛，心病禁咸，脾病禁酸，肾病禁甘，肺病禁苦。

肝色青，宜食甘，粳米饭牛肉枣葵皆甘。心色赤，宜食酸，犬肉麻李韭皆酸。脾色黄，宜食咸，大豆豕肉栗藿皆咸。肺色白，宜食苦，麦羊肉杏薤皆

苦。肾色黑，宜食辛，黄黍鸡肉
桃葱皆辛。

【译文】

黄帝说：我想听你说说五谷
的五味进入人体是怎样分别归于
五脏的。伯高说：胃是五脏六腑
的营养汇集的地方，一切饮食物
都先进入胃，五脏六腑接受胃所
消化的精微之气的营养。饮食物
的五味归属五脏，都因饮食物的
性味特性相异而各有所喜归：谷
味酸的入胃之后，先入肝；味苦
的，先入心；味甜的，先入脾；
味辛的，先入肺；味咸的，先入
肾。饮食水谷的精微，化为津液，

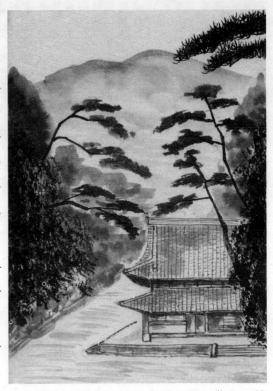

与营卫之气，运行于周身，其中的糟粕依次下传于大肠、膀胱，化为粪尿，排
出体外。

黄帝说：营卫是怎样运行的呢？伯高说：水谷入胃后，所化生的精微部
分，从胃出后至中上二焦，经肺灌溉五脏。它在输布于全身时，分别为两条途
径，其清纯部分化为营气，浊厚部分化为卫气，分别从脉内外的两条道路运行
于周身。同时所产生的大气，则聚于胸中，称为气海。这种气自肺沿咽喉而
出，呼则出，吸则入，保症人体正常呼吸运动。天地的精气，它在体内代谢的
大概情况，是宗气、营卫和糟粕三方面输出，但另一方面又要从天地间吸入空
气与食入饮食物，以补给全身营养的需要，所以半日不吃饭，就会感到气衰，
一天不进饮食，就感到气少了。

黄帝说：五谷性味是怎样的，可以告诉我吗？伯高说：让我详细地讲给你
听。在五谷之中，粳米味甘，芝麻味酸，大豆味咸，麦味苦，黄米味辛。在五
果之中，枣子味甘，李子味酸，粟子味咸，杏子味苦，桃子味半。在五畜之

中，牛肉味甘，狗肉味酸，猪肉味咸，羊肉味苦，鸡肉味辛。在五菜之中，葵菜味甘，韭菜味酸，豆叶味咸，薤味苦，葱味辛。五色与五味的关系：黄色属脾，宜食甘味；青色属肝，宜食酸味；黑色属肾，宜食咸味；赤色属心，宜食苦味；白色属肺，宜食辛味。这五种色味，在治疗和调补时，都可用其相宜的食品。所言五宜，就是在五脏患病时，选用相适宜的五味：脾病，宜食粳米饭、牛肉、枣子、葵菜；心病，宜食麦、羊肉、杏子、薤；肾病，宜食大豆芽、猪肉、粟子、藿；肝病，宜食芝麻，犬肉、李、韭；肺病，宜食黄米、鸡肉、桃、葱。

五脏之病对五味各有禁忌：肝病应禁忌辛味，心病应禁忌咸味，脾病应禁忌酸味，肾病应禁忌甘味，肺病应禁忌苦味。

肝主青色，宜食甘味，粳米饭、牛肉、枣、葵等都是甘味食物；心主赤色，宜食酸味，犬肉、芝麻、李、韭等都是酸味食物；脾主黄色，宜食咸味，大豆、猪肉、粟、藿等都是咸味食物；肺主白色，宜食苦味，麦、羊肉、杏、薤等都是苦味食物；肾主黑色，宜食辛味，黄黍、鸡肉、桃、葱等都是辛味食物。

水胀篇

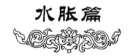

黄帝问于岐伯曰：水与肤胀、鼓胀、肠覃、石瘕、石水，何以别之？岐伯答曰：水始起也，目窠上微肿，如新卧起之状，其颈脉动，时咳，阴股间寒，足胫瘇，腹乃大，其水已成矣。以手按其腹，随手而起，如裹水之状，此其候也。

黄帝曰：肤胀何以候之？岐伯曰：肤胀者，寒气客于皮肤之间，㧱㧱然不坚，腹大，身尽肿，皮厚，按其腹，窅而不起，腹色不变，此其候也。

鼓胀何如？岐伯曰：腹胀，身皆大，大与肤胀等也，色苍黄，腹筋起，此其候也。

肠覃何如？岐伯曰：寒气客于肠外，与卫气相搏，气不得荣，因有所系，癖而内著，恶气乃起，瘜肉乃生，其始生也，大如鸡卵，稍以益大，至其成如怀子之状，久者离岁，按之则坚，推之则移，月事以时下，此其候也。

石瘕何如？岐伯曰：石瘕生胞中，寒气客于子门，子门闭塞，气不得通，恶血当泻不泻，衃以留止，日以益大，状如怀子，月事不以时下。皆生于女子。可导而下。

黄帝曰：肤胀鼓胀可刺邪？岐伯曰：先泻其胀之血络，后调其经，刺去其血络也。

【译文】

黄帝向岐伯问道：水胀跟肤胀、鼓胀、肠覃、石瘕、石水等病候怎样来区别呢？

岐伯回答说：水胀最初发生的时候，眼胞上微微肿起，就像刚刚睡起的样子，颈脉搏动明显，时常咳嗽，大腿内侧有寒冷感，小腿肿胀，等到腹部肿大，水胀之病就算是已经形成了，如果用手按压病人的腹部，放手以后，腹壁又随之而胀起，就像是包裹着水的囊袋一样。这便是水胀的病候。

黄帝问道：那么，怎样来诊察肤胀这种病候呢？

岐伯回答说：肤胀这种病是由于寒邪侵入皮肤之间而导致的。尽管腹部胀大，但叩之如鼓有声而不坚实，周身也全部肿胀，皮肤显得厚实。如果用手按压病人的腹部，放手以后腹部仍凹下不能恢复，但腹色没有变化。这便是肤胀的病候。

黄帝问道：那么，鼓胀又怎样诊察呢？

岐伯回答说：腹部胀满，周身全部肿大，肿大的情况跟肤胀相似，腹色青黄，腹壁青筋暴起。这便是鼓胀的病候。

黄帝问道：那么，肠覃又怎样诊察呢？

岐伯回答说：肠覃这种病候是由于寒邪侵入肠外，与卫气相互搏结，使卫气不能温养周身，由于卫气被寒邪束缚，癖结不散而附着于内，病气也由此而起，瘜肉便由此生成。当瘜肉刚刚生出的时候，就如同鸡蛋般大小，然后逐渐增大，等到长成的时候就像妇女怀孕一样，病程久的可以历时一年以上，用手按压时感到质地坚硬，用手推抚时可以移动，月经仍可按时来潮。这便是肠覃的病候。

黄帝问道：那么，石痕又怎样诊察呢？

岐伯回答说：石痕这种病候发生在胞宫之中，是由于寒邪侵入子门而导致的。由于子门闭塞，气机不通，恶血应当按时排泄但不能排泄，于是凝滞不行而留积在胞宫之中，腹部一天天地逐渐增大，就如同怀孕的样子，月经也不能按时来潮。像肠覃、石痕这两种病候全部发生在女子，可以用疏导气血的方法使瘀血下行。

黄帝问道：那么，肤胀和鼓胀可以用针法来治疗吗？

岐伯回答说：要首先用针法输泻由于邪气壅滞而胀起的络脉，然后再调理经脉，但一定要注意刺泻络脉中的瘀血。

贼风篇

黄帝曰：夫子言贼风邪气之伤人也，令人病焉，今有其不离屏蔽，不出室穴之中，卒然病者，非不离贼风邪气，其故何也？岐伯曰：此皆尝有所伤于湿气，藏于血脉之中，分肉之间，久留而不去；若有所堕坠，恶血在内而不去。卒然喜怒不节，饮食不适，寒温不时，腠理闭而不通。其开而遇风寒，则血气凝结，与故邪相袭，则为寒痹。其有热则汗出，汗出则受风，虽不遇贼风邪气，必有因加而发焉。

黄帝曰：今夫子之所言者，皆病人之所自知也。其毋所遇邪气，又毋怵惕之所志，卒然而病者，其故何也？唯有因鬼神之事乎？岐伯曰：此亦有故邪留而未发，因而志有所恶，及有所慕，血气内乱，两气相搏。其所从来者微，视之不见，听而不闻，故似鬼神。

黄帝曰：其祝而已者，其故何也？岐伯曰：先巫者，因知百病之胜，先知其病之所从生者，可祝而已也。

【译文】

黄帝说：先生说四时八方的不正之气侵害人体，才会使人患病，但有的人并没有去掉屏风帷幔之类的遮掩，也没有离开房室之中，也会突然发病。这些人并非没有躲避非时不正之气，却仍然受邪而发病，这又是什么原因呢？

岐伯说：这是由于这些人都曾经被湿邪所伤害，湿邪藏匿在血脉之中、分肉之间，滞留日久而没有散去；或者是曾经从高处坠落，以致瘀血内积不散；或者是曾经突发喜怒失于节制；或者是曾经饮食不能调适；或者是曾经有寒温过度而失于调理的情况，以致腠理闭塞而不通。如果适逢腠理张开而外遇风寒，使血气凝结，新感的风寒跟体内的旧邪相合而致病，就会发生寒气痹阻的病症。如果适逢天气炎热而使身体出汗，汗出之时也容易外受风邪。因此，有的人虽然没有遇到非时不正之气，却也会罹患疾病，那必定是先有旧邪，又新加外感之邪而发病。

黄帝说：先生今天所谈的情况，都是病人自己知道的。如果没有遇到外感的邪气，也没有惊悸恐怖之类的情志因素，却突然发生疾病，这又是什么原因呢？是否只有鬼神作祟致病这一条了呢？

岐伯说：这种情况仍然是因为体内有旧邪未曾发作，加之心志有所厌恶或有所爱慕，以至血气内乱，未发的旧邪和不良的情绪两相搏结而发病。由于这种病患的起因隐而不显，病变潜伏而不易察觉，所以一旦突发，就像是鬼神作祟一样。

黄帝问道：那么，这种病患可以通过祝咒画符之类的手段来治愈，又是什么原因呢？

岐伯回答说：先代的巫者懂得克制病变的精神疗法，而且在施术之前要先了解病人发病的原因，因此可以通过祝咒画符等手段来治愈疾病。

卫气失常篇

黄帝曰：卫气之留于腹中，稽积不行，苑蕴不得常所，使人支胁胃中满，喘呼逆息者，何以去之？伯高曰：其气积于胸中者，上取之；积于腹中者，下取之；上下皆满者，傍取之。黄帝曰：取之奈何？伯高对曰：积于上，泻人迎、天突、喉中；积于下者，泻三里与气街；上下皆满者，上下取之，与季胁之下一寸；重者，鸡足取之。诊视其脉大而弦急，及绝不至者，及腹皮急甚者，不可刺也。黄帝曰：善。

黄帝问于伯高曰：何以知皮肉、气血、筋骨之病也？

伯高曰：色起两眉薄泽者，病在皮。唇色青黄赤白黑者，病在肌肉。营气濡然者，病在血气。目色青黄赤白黑者，病有筋。耳焦枯受尘垢，病在骨。黄帝曰：病形何如，取之奈何？伯高曰：夫百病变化，不可胜数，然皮有部，肉有柱，血气有输，骨有属。黄帝曰：愿闻其故。伯高曰：皮之部，输于四末。肉之柱，在臂胫诸阳分肉之间，与足少阴分间。血气之输，输于诸络，气血留居，则盛而起。筋部无阴无阳，无左无右，候病所在。骨之属者，骨空之所以受益而益脑髓者也。黄帝曰：取之奈何？伯高曰：夫病变化，浮沉深浅，不可胜穷，各在其处。病间者浅之，甚者深之，间者小之，甚者众之，随变而调气，故曰上工。

贡傍问于伯高曰：人之肥瘦大小寒温，有老壮少小，别之奈何？伯高对曰：人年五十已上为老，二十已上为壮，十八已上为少，六岁已上为小。黄帝曰；何以度知其肥瘦？伯高曰：人有肥有膏有肉。黄帝曰：别此奈何？伯高曰：腘肉坚，皮满者，肥。腘肉不坚，皮缓者，膏。皮肉不相离者，肉。黄帝曰：身之寒温何如？伯高曰：膏者其肉淖，而粗理者身寒，细理者身热。脂者其肉坚，细理者热，粗理者寒。黄帝曰：其肥瘦大小奈何？伯高曰：膏者，多气而皮纵缓，故能纵腹垂腴。肉者，身体容大。脂者，其身收小。黄帝曰：三者之气血多少何如？伯高曰：膏者多气，多气者热，热者耐寒。肉者多血则充形，充形则平。脂者，其血清，气滑少，故不能大。此别于众人者也。黄帝曰：众人奈何？伯高曰：众人皮肉脂膏不能相加也，血与气不能相多，故其形不小不大，各自称其身，命曰众人。黄帝曰：善。治之奈何？伯高曰：必先别其三形，血之多少，气之清浊，而后调之，治无失常经。是故膏人，纵腹垂腴；肉人者，上下容大；脂人者，虽脂不能大者。

【译文】

黄帝说：卫气留滞于胸腹之中，运行受到阻碍，违背正常的循行规律，积聚不畅，郁结而不能运行到正确的部位，使人产生胸胁、胃脘胀满、喘息气逆等症状，用什么方法来治疗这些疾病呢？伯高说：气郁不行，积聚在胸中的，就取上部的俞穴治疗；积聚在腹中的，就取下部的俞穴治疗；积聚在胸腹部，使胸胁脘腹都胀满的，则取上下部及附近的穴位治疗。

黄帝说：取哪些穴位呢？伯高回答说：卫气郁积在胸中，当泻足阳明胃经的人迎穴，任脉的天突穴和廉泉穴；卫气郁积在腹中，当泻足阳明胃经的三里穴和气街穴；卫气积在胸胁脘腹，上下部觉胀满，当上取人迎、天突、廉泉等穴，下取三里、气街穴，以及季办下一寸的章门穴以泻；病情严重的，采取鸡足刺法。如果病人的脉大而弦急，或脉绝不至以及腹皮绷急紧张，就不能用针刺治疗。

黄帝说：讲得好！

黄帝问伯高说：应该如何诊察皮、肉、气、血、筋、骨的病变呢？伯高说：病色表现在两眉之间，并且缺少光泽的，则病变发生在皮，口唇呈青、黄、赤、白、黑颜色的，病变发生在肌肉；皮肤多汗而湿润，则病在血气；目色呈现青、黄、赤、白、黑色的，则病发生在筋；耳轮焦枯，阴暗不泽，如果有尘垢的，则病变在骨。

黄帝说：病情的表现及变化是怎样的呢？应当如何治疗？伯高说：很多疾病的变化，是多种多样的。但皮有部，肉有柱，血气有输，骨有属。

黄帝说：我想知道其中的道理。伯高说：皮之部，在肢末端的浅表部位，肉之柱，在上肢的臂、下肢的胫，手足六阳经肌肉隆起之处，以及足少阴经循行路线上的肌肉丰厚之处，血气之输，在诸经的络穴，当血气留滞时，则络脉壅盛而高起。筋的病变无阴无阳，无左无右，治疗时应随病变的部位而取之。骨病的所属部位，在关节处，骨穴是输注精液的，且能补益脑髓。

黄帝说：应当如何进行治疗呢？伯高说：由于疾病产生的原因的千变万化，针刺治疗或深或浅，或浮或沉，不可胜数。其主要的原则应根据发病的部位和病情进行针刺，病轻的浅刺，病重的深刺，病轻的用针要少，病重的用针要多。能随着病情的变化而调治经气，且治疗得当，才是高明的医生。

黄帝问伯高道：人体的肥瘦，身形的大小，体表的寒温，以及年龄的老、壮、少、小，是怎样区别的呢？伯高回答说：年龄在五十岁以上的称为老，三十岁以上的称为壮，十八岁以上的称为少，六岁以上的称为小。

黄帝说：以什么标准来评定人体的肥与瘦呢？伯高说：人体有肥、膏、肉三种不同的类型。黄帝说：应当如何区别人的肥、膏、肉三种类型呢？伯高说：肉丰厚坚实皮肤丰满的为肥，肉不丰厚坚实、皮肤松弛的为膏，皮肉紧紧相连在一起的为肉。

黄帝说：人的身体有寒温的不同，如何加以区别呢？伯高说：膏类型的人肌肉濡润，如果皮肤腠理粗糙，卫气就易外泄，故身体多寒；若皮肤腠理细腻，卫气就易收藏，故身体多热。脂类型的人肌肉坚实，皮肤腠理致密的，身体多热；皮肤腠理粗疏的，身体多寒。

黄帝说：身体的肥瘦大小是如何区别的呢？伯高说：膏类型的人，多阳气亢盛，皮肤宽纵弛缓，腹部肌肉松软下垂；肉类型的人，身体则宽大；脂类型的人，肌肉则坚实而身形较小。

黄帝说：这三种类型的人的气血情况又各是怎样的呢？伯高说：膏类型的人，阳气充盛，身体多热，就能耐寒；肉类型的人，阴血偏盛，能充养肌肉形体，气质平和；脂类型的人，其血清，气滑利而且少，所以身形不大。这就是脂、膏、肉三种人气血多少的大概情况，与普通的人有所区别。

黄帝说：一般人的情况是如何的呢？伯高说：一般人的皮、肉、脂、膏都比较均匀，血与气也能保持平衡，没有偏多的情况，所以他们的身形不大不小，身体各部位都非常匀称，这就是一般人的情况。

黄帝说：讲得好。对于这三种人所出现的疾病，应当如何进行治疗呢？伯高说：必须先分清这三种不同类型的人的气血多少以及气的清浊，然后再进行调治，根据具体情况用常法治疗。所以说，膏人形体宽肥腹肉下垂；肉人身体上下都很宽大，脂人的脂虽然很多，但体型不大。

玉版篇

黄帝曰：余以小针为细物也，夫子乃言上合之于天，下合之于地，中合之于人，余以为过针之意矣，愿闻其故。岐伯曰：何物大于针者乎？夫大于针者，惟五兵者焉。五兵者，死之备也，非生之具。且夫人者，天地之镇也，其不可不参乎？夫治民者，亦惟针焉。夫针之与五兵，其孰小乎？

黄帝曰：病之生时，有喜怒不测，饮食不节，阴气不足，阳气有余，营气不行，乃发为痈疽。阴阳不通，两热相搏，乃化为脓，小针能取之乎？岐伯曰：圣人不能使化者，为之邪不可留也。故两军相当，旗帜相望，白刃陈于中野者，此非一日之谋也。能使其民令行禁止，士卒无白刃之难者，非一日之教也，须臾之得也。夫至使身被痈疽之病，脓血之聚者，不亦离道远乎。夫痈疽之生，脓血之成也，不从天下，不从地出，积微之所生也。故圣人自治于未有形也，愚者遭其已成也。黄帝曰：其已形，不予遭，脓已成，不予见，为之奈何？岐伯曰：脓已成，十死一生，故圣人弗使已成，而明为良方，著之竹帛，使能者踵而传之后世，无有终时者，为其不予遭也。黄帝曰：其已有脓血而后遭乎，不导之以小针治乎？岐伯曰：以小治小者其功小，以大治大者其功大，以小治大者多害大，故其已成脓血者，其唯砭石铍锋之所取也。

黄帝曰：多害者其不可全乎？岐伯曰：其在逆顺焉。黄帝曰：愿闻逆顺。岐伯曰：以为伤者，其白眼青黑眼小，是一逆也；内药而呕者，是二逆也；腹痛渴甚，是三逆也；肩项中不便，是四逆也；音嘶色脱，是五逆也。除此五者为顺矣。

黄帝曰：诸病皆有逆顺，可得闻乎？岐伯曰：腹胀，身热，脉大，是一逆也；腹鸣而满，四肢清，泄，其脉大，是二逆也；衄而不止，脉大，是三逆也；咳且溲血，脱形，其脉小劲，是四逆也；咳，脱形，身热，脉小以疾，是谓五逆也。如是者，不过十五日而死矣。其腹大胀，四末清，脱形，泄甚，是一逆也；腹胀便血，其脉大，时绝，是二逆也；咳，溲血，形肉脱，脉搏，是三逆也；呕血，胸满引背，脉小而疾，是四逆也；咳呕腹胀，且飧泄，其脉绝，是五逆也。如是者，不及一时而死矣。工不察此者而刺之，是谓逆治。

黄帝曰：夫子之言针甚骏，以配天地，上数天文，下度地纪，内别五脏，外次六腑，经脉二十八会，尽有周纪，能杀生人，不能起死者，子能反之乎？岐伯曰：能杀生人，不能起死者也。黄帝曰：余闻之则为不仁，然愿闻其道，弗行于人。岐伯曰：是明道也，其必然也，其如刀剑之可以杀人，如饮酒使人醉也，虽勿诊，犹可知矣。黄帝曰：愿卒闻之。

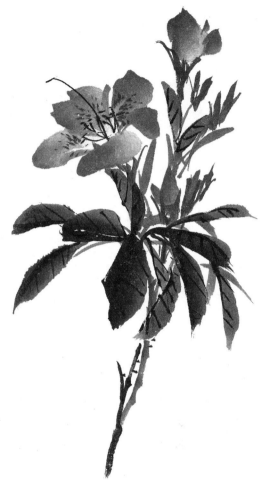

岐伯曰：人之所受气者，谷也。谷之所注者，胃也。胃者，水谷气血之海也。海之所行云气者，天下也。胃之所出气血者，经隧也。经隧者，五脏六腑之大络也，迎而夺而已矣。

黄帝曰：上下有数乎？岐伯曰：迎之五里，中道而止，五至而已，五往而藏之气尽矣，故五五二十五而竭其输矣，此所谓夺其天气者也，非能绝其命而倾其寿者也。黄帝曰：愿卒闻之。岐伯曰：窥门而刺之者，死于家中；入门而刺之者，死于堂上。黄帝曰：善乎方，明哉道，请著之玉版，以为重宝，传之后世，以为刺禁，令民勿敢犯也。

【译文】

黄帝说：我认为小针是一种极其细小的东西，你却说它上合于天，下合于地，中合于人，你是否夸大了针的作用？请你讲一讲其中的道理。岐伯说：有什么东西能比针大呢？比针大的，有刀、剑、矛、矢、戟这五种兵器。但这五种兵器，是为杀人所准备的，并不是说用来治病救人的。人是天地万物之中最宝贵最重要的，与天地相参！治疗民众的疾病，针是最重要的工具之一。针和五种兵器的作用谁大谁小，不是显而易见了吗？

黄帝说：疾病初发时，是由于喜怒无常、饮食不节引起的，导致阴气不足，阳热有余，营气运行不畅，营气郁滞不行与阳热互结而发为痈疽。再进一步发展，则由于阴阳不调，营气郁滞所生之邪热与体内有余之阳热相互搏结，令肌肉腐败，化为脓液，这样的病能用小针来治疗吗？岐伯说：高明的医生诊断出了这种病，就会及早进行治疗并使其不至于化脓，让邪气长久地留滞在人体内。比如两军交战，双方都看到对方旗帜林立了光剑影遍布原野，这并不是在一天之内就能策划而成的。能使臣民做到有令必行，有禁必止；能使兵卒们勇往直前，冲锋陷阵，不怕牺牲，也并不是大就能教导出来和一会儿功夫所能得到的结果。等到身体已患有痈疽，脓血已经形成时才想到用针治疗，这不是远离养生防病之道了吗？冰冻三尺，非一日之寒。痈疽的发生，脓血的形成，不是从天上掉下来的，也不是从地里冒出来的，是由微小的病邪逐渐发展而形成的。所以高明的医生，在痈疽没有形成之前，就进行预防；愚笨的人不知道养生防病，就只有遭受疾病带来的痛苦了。

黄帝说：痈疽已经形成，而事先又没有预见到，脓已经形成，事先也没有观察出来，应该怎么办呢？岐伯说：痈疽脓已形成的，九死一生。所以高明的医生能早期诊断，及时治疗，不使痈疽形成化脓，并且将有效的治疗方法记载在竹帛上，使后人能够学习继承弘扬光大，并将其世代相传下去，不至于失传，为的是使人们不再遭受痈疽的痛苦。

黄帝说：痈疽已经化脓之后，就会危及生命，可以用小针导流放脓吗？岐伯说：如果用小针治疗效果显著，如果用大针治疗又恐产生不良后果，所以痈疽脓血已经形成的，只有用砭石或铍针，挑破痈疽，排出脓液，才能取得好的疗效。

黄帝说：如果痈疽化脓恶化，还能治好吗？岐伯说：这主要是由痈疽的顺逆来决定。黄帝说：我想听听顺逆的情况。岐伯说：患痈疽病的人，白睛青黑，眼变小，是逆征之一；服药即呕吐的，是逆征之二；腹痛而且口渴严重的，是逆征之三；肩项转动不灵便的，是逆征之四；声音嘶哑，面无血色的，是逆征之五。除了这五种情况，其他的便是顺征了。

黄帝说：所有疾病都有逆顺的情况，你能说给我听听吗？岐伯说：腹胀满，身热，脉小，是逆征之一；腹胀满而肠鸣，四肢逆冷，泄泻，脉大，是逆征之二；衄血不止，脉大，是逆征之三；咳喘而尿血，形体消瘦，脉小而强劲，是逆征之四；咳嗽形体消瘦，身发热，脉小而疾数，是逆征之五。如果出现以上五种逆征情况，那么不超过十五天人就会死亡。

病人腹部胀大，四肢逆冷，形体瘦削，泄泻严重，是一逆；腹部胀大，大便下血，脉大而时有间歇，是二逆；咳嗽而尿血，形肉瘦脱，脉坚搏指有力，真脏脉见，是三逆；呕血，胸部胀满，牵引后背，脉小而且疾数，真元大亏，是四逆；咳嗽、呕吐，腹部胀满，而泄泻不止，完谷不化，脉不至，这是五逆。凡出现以上五种逆征的，不到一昼夜人就会死亡。如果医生不仔细审察认真钻研这些危急症状，而轻易的用针刺治疗，就叫做逆治。

黄帝说：先生曾经说针的作用很大，能与天地相参，上合天文，下应地理，与自然界变化的规律也相适应。在人体方面，内则分别与五脏相关联，外则依次与六腑相贯通，并能疏通十二经脉，宣导气血，使经脉循行畅通。但有的人用针能刺死活人，却不能使死人回生，你能告诉我针术可使人起死回生而又不伤害人的道理吗？岐伯说：不会用针的人，能用针刺死活人，却不能使死人复活。

黄帝说：我认为这太不仁德了，但是想听听其中的道理，不要再妄施于人。岐伯说：这是很清楚的道理，也是很明显的结果，就像刀剑可以杀人，饮酒过多可以醉人一样，这个道理不用细究，就可以明白。

黄帝说：我愿听你详细地讲一讲。岐伯说：人所禀受的精气，来源于水谷，水谷注入胃，所以把胃称为水谷气血之海。由于天气的作用，使海水上升为云，下降为雨，胃所化生的气血，要随着十二经的经隧流动，如果在这些经络的要害部位，迎其经气针刺而泻，则会劫夺真气，误治杀人。

黄帝说：上下手足各条经脉，有一定的禁刺范围吗？岐伯说：若误用迎而夺之的泻法，针刺手阳明大肠经的五里穴，就会使脏气运行到中途而止。每脏的真气，大约是五至而已，所以如果是连续迎夺五次，则一脏的真气即泻尽，连续迎夺二十五次，则五脏输注的真气都会泻尽而竭绝。这里所谓劫夺人的真气，绝其性命，使其短寿，并不是针本身的罪过，而是由于不知道禁刺的人误刺的结果。黄帝说：我愿听你更详细地讲讲其中的道理。岐伯说：如果在气血出入门户的要害部位妄行针刺，刺得浅则使病人回到家中才死亡；刺得深则会使病人当即死在医者的堂上。黄帝说：你讲得很完善，道理也很清楚，请把这些刻录在玉版上，作为珍宝收藏，以留传后世，作为针刺治疗的禁戒，使人们提高警惕，不再违犯。

五禁篇

黄帝问于岐伯曰：余闻刺有五禁。何谓五禁？岐伯曰：禁其不可刺也。

黄帝曰：余闻刺有五夺。岐伯曰：无泻其不可夺者也。

黄帝曰：余闻刺有五过。岐伯曰：补泻无过其度。

黄帝曰：余闻刺有五逆。岐伯曰：病与脉相逆，命曰五逆。

黄帝曰：余闻刺有九宜。岐伯曰：明知九针之论，是谓九宜。

黄帝曰：何谓五禁？愿闻其不可刺之时。岐伯曰：甲乙日自乘，无刺头，无发蒙于耳内。丙丁日自乘，无振埃于肩喉廉泉。戊己日自乘四季，无刺腹去爪泻水。庚辛日自乘，无刺关节于股膝。壬癸日自乘，无刺足胫。是谓五禁。

黄帝曰：何谓五夺？岐伯曰：形肉已夺，是一夺也；大夺血之后，是二夺也；大汗出之后，是三夺也；大泄之后，是四夺也；新产及大血之后，是五夺也。此皆不可泻。

黄帝曰：何谓五逆？岐伯曰：热病脉静，汗已出，脉盛躁，是一逆也；病泄，脉洪大，是二逆也；著痹不移，䐃肉破，身热，脉偏绝，是三逆也；淫而夺形，身热，色夭然白，及后下血衃，笃重，是谓四逆也；寒热夺形，脉坚搏，是谓五逆也。

【译文】

黄帝问岐伯道：我听说针刺有五禁，什么叫做五禁？岐伯说：五禁就是指不可进行针刺的时日。黄帝说：我听说针刺有五夺。岐伯说：五夺就是在气血虚衰元气大虚时，不能施行泻法针刺。黄帝说：我听说针刺有五过。岐伯说：五过是说在用针刺施行补泻时，不能超过常度。黄帝说：我听说刺有五逆。岐伯说：五逆是指疾病与脉相反的五种情况。黄帝说：我听说针刺有九宜。岐伯说：明确了解了九针的理论，并能做到灵活恰当地应用，就叫做九宜。

黄帝说：什么叫五禁？我想知道不可施行针刺的时日。岐伯说：天干应于人身，甲乙日应头，所以遇到甲乙日时，不能刺头部的俞穴，也不用发蒙的针法刺耳内；丙丁日应肩、喉，所以遇到丙丁日时，不能用振埃的针法刺肩、喉及廉泉穴；戊己日应手足四肢，所以碰到戊己之日时，不能深刺腹部和用去爪的针法泻水；庚辛日应股膝，所以遇到庚辛日时，不能针刺股膝部的穴位；壬癸日应足胫，所以遇到壬癸日时，不能针刺足胫的穴位。

黄帝说：什么叫做五夺？岐伯说：形体消瘦、肌肉陷下，是一夺；大失血之后，是二夺；大汗出后，是三夺；大泄之后，是四夺；新生产后，或大出血后，是五夺。五夺都是元气大虚，不可再用泻法治疗。

黄帝说：什么叫做五逆？岐伯说：热性病反见脉象静，汗出后，脉反见躁动之象，此为脉征相反，是一逆；患泄泻的病人，脉象反见脉洪大，是二逆；身患痹病疼痛不移，肉消瘦，身热，一侧脉搏难以摸到，是三逆；淫欲过度，耗竭阴液，形体消瘦，身热，肤色苍白，以及大便下血块，出血严重，是四逆；久患寒热，导致形体消瘦，脉坚搏指，这就是五逆。

动输篇

黄帝曰：经脉十二，而手太阴、足少阴、阳明独动不休，何也？岐伯曰：足阳明，胃脉也。胃为五脏六腑之海，其清气上注于肺，肺气从太阴而行之，其行也，以息往来，故人一呼脉再动，一吸脉亦再动，呼吸不已，故动而不止。

黄帝曰：气之过于寸口也，上十焉息，下八焉伏。何道从还？不知其极。岐伯曰：气之离脏也，卒然如弓弩之发，如水之下岸，上于鱼以反衰，其余气衰散以逆上，故其行微。

黄帝曰：足之阳明何因而动？岐伯曰：胃气上注于肺，其悍气上冲头者，循咽，上走空窍，循眼系，入络脑，出颏，下客主人，循牙车，合阳明，并下人迎，此胃气别走于阳明者也。故阴阳上下，其动也若一。故阳病而阳脉小者为逆，阴病而阴脉大者为逆。故阴阳俱静俱动若引绳，相倾者病。

黄帝曰：足少阴何因而动？岐伯曰：冲脉者，十二经之海也，与少阴之大络，起于肾下，出于气街，循阴股内廉，邪入腘中，循胫骨内廉，并少阴之经，下入内踝之后，入足下；其别者，邪入踝，出属跗上，入大指之间，注诸络，以温足胫，此脉之常动者也。

黄帝曰：营卫之行也，上下相贯，如环之无端，今有其卒然遇邪气，及逢大寒，手足懈惰，其脉阴阳之道，相输之会，行相失也，气何由还？岐伯曰：夫四末阴阳之会者，此气之大络也。四街者，气之径路也。故络绝则径通，四末解则气从合，相输如环。黄帝曰：善。此所谓如环无端，莫知其纪，终而复始，此之谓也。

【译文】

黄帝说：在人体十二经脉之中，为什么手太阴肺经、足少阴肾经、足阳明胃经三经的经脉搏动不止而表现于外呢？岐伯说：这就是胃气与脉搏跳动的关系。因为胃是五脏六腑的营养来源，胃中水谷精微所化生的清气；上行注入于肺，肺气从手大阴肺经开始，而循行于十二经脉，肺气的运行，是随着人的呼吸而往来的，故人一呼脉跳动两次，一吸脉亦跳动两次，呼吸不停，脉搏跳动也不停止。

黄帝说：脉气通过寸口，当脉来时其气较甚，脉去时，其气较衰，其盛衰的原理，不知道是怎样的？岐伯说：脉气从内脏输注外至经脉时，像箭突然离弦一样的迅速，如水冲决堤岸一样的迅猛，所以，开始时脉气是强盛的，当脉气上达鱼际后，就呈现由盛而衰的现象，但其衰散之力犹逆而上行，这种运行的脉气就很微弱。

黄帝说：足阳明胃脉是什么原因促使它搏动的？岐伯说：这是因为胃气上注于肺，其上冲于头的慓悍之气，则循咽喉而上走于孔窍，循眼系，入络脑，从脑出于颜部，向下会于足少阳胆经的客主人穴，沿颊车，合于足阳明本经，并向下行于结喉两旁的人迎穴，这就是胃气别走而又合于阳明的过程。由于手太阴寸口脉和足阳明人迎脉的经气是互相贯通的，所以它的搏动是一致的。阳病时阳脉宜大，若阳病而阳脉反小者为逆；阴病时阴脉宜小，若阴病而阴脉大者为逆。所以在正常情况下，寸口和人迎脉应当协调，静则俱静，动则俱动，像牵引绳索一样的均匀，如果上下之脉若引绳不匀而一方偏盛，就是病态。

黄帝说：足少阴肾脉是什么原因促使它搏动的？岐伯说：冲脉，为十二经之海，它和足少阴之络，同起源于肾下，出于足阳明胃经的气街，沿大腿内侧，向下斜行入腘中，再沿胫骨内侧，与少阴经相合而下行入于足内踝的后面，入于足下；它分出一条支脉，斜入内踝，出而入于足背上，进入大指之间，再进入诸络脉之中，发挥温养胫部和足部的作用。这就是足少阴经脉常动不休的原理。

黄帝说：营气和卫气的运行，是上下互相贯通，如圆环一样没有终点，现在突然遇到邪气的侵袭，或遭到了严寒的刺激，外邪留居四肢，则手足懈惰无力，营卫在经脉内外运行，阴阳有度，若邪气居之，则其运行之道路及经输会合之处，都因外邪的影响而阻滞不通，运行失常，在这样的情况下，营卫之气是怎样往返循环的呢？岐伯说：四肢末梢是阴阳会合的地方，也是营卫之气通行的大道。四街是营卫之气运行的必经之路。故邪气阻塞了小的络脉后，则像四街这样的一些径路通畅，使之运行如常，当四末的邪气得以解除后，则络脉又复沟通，气又从这里输运会合，如环之无端，周而复始，运行不息。黄帝说：好！有了这种"络绝则径通"的协调作用，就能保证营卫之气的环周运行，周而复始，循环不绝。

五味论篇

黄帝问于少俞曰：五味入于口也，各有所走，各有所病。酸走筋，多食之，令人癃；咸走血，多食之，令人渴；辛走气，多食之，令人洞心；苦走骨，多食之，令人变呕；甘走肉，多食之，令人悗心。余知其然也，不知其何由，愿闻其故。少俞答曰：酸入于胃，其气涩以收，下之两焦，弗能出入也，不出即留于胃中，胃中和温，则下注膀胱，膀胱之胞薄以懦，得酸则缩绻，约而不通，水道不行，故癃。阴者，积筋之所终也，故酸入而走筋矣。

黄帝曰：咸走血，多食之，令人渴，何也？少俞曰：咸入于胃，其气上走中焦，注于脉，则血气走之，血与咸相得则凝，凝则胃中汁注之，注之则胃中竭，竭则咽路焦，故舌本干而善渴。血脉者，中焦之道也，故咸入而走血矣。

黄帝曰：辛走气，多食之，令人洞心，何也？少俞曰：辛入于胃，其气走于上焦，上焦者，受气而营诸阳者也，姜韭之气熏之，营卫之气不时受之，久留心下，故洞心。辛与气俱行，故辛入而与汗俱出。

黄帝曰：苦走骨，多食之，令人变呕。何也？少俞曰：苦入于胃，五谷之气，皆不能胜苦，苦入下脘，三焦之道皆闭而不通，故变呕。齿者，骨之所终也，故苦入而走骨，故入而复出，齿必黧疏，知其走骨也。

黄帝曰：甘走肉，多食之，令人悗心，何也？少俞曰：甘入于胃，其气弱小，不能上至于上焦，而与谷留于胃中。甘者令人柔润者也，胃柔则缓，缓则虫动，虫动则令人悗心。其气外通于肉，故甘走肉。

【译文】

黄帝问少俞道：饮食的五味进入到消化道，每一种味对脏腑经络各有其有益而喜走的一面，也各有其不利而导致疾病的一面。酸味走筋，过食酸味，就会导致小便不通；咸味走血，过食咸味，会使人口渴；辛味走气，过食辛味，会使人心中空虚；苦味走骨，过食苦味，会使人呕吐；甘味走肉，过食甘味，会使人心中烦闷。我只知道这些情况，但不知道其中的道理，请讲解一下。少俞回答说：味酸的食物进入胃后，酸性收涩，只能行于上、中二焦，而随气化的出入较困难，便就留滞在胃中，胃中调和，功能正常，就使酸味下注于膀胱，膀胱的皮薄而且濡软，遇酸后则卷曲收缩，使膀胱口受阻不通，影响尿液的通行，所以小便不通。前阴是诸筋聚集的地方，所以说酸入于胃而走筋。

黄帝说：咸味走血，多食咸味的东西，会使人口渴，为什么？少俞说：将咸味的东西摄入胃后，咸味之气上走中焦，输注到血脉，与血相合，随血行走，血与咸味相合，则使血液浓稠，血液浓稠则胃中的水液注入血脉之中。如胃中水液不足，则不能上滋咽部，而使咽部焦干，舌根也干燥，所以就口渴。血脉是中焦精微输送到周身的道路，血也出于中焦，所以说咸味入于胃后，出于中焦而走血分。

黄帝说：辛味走气，过食辛味的东西，会使人心中空虚，为什么？少俞说：辛味的东西摄入胃后，辛味之气走上焦，上焦禀受中焦的精微之气，营气散布于肌表腠理，如果姜、韭的辛味常熏蒸于上焦，营卫之气时常受到影响，久留在胃中，就会使人感到心中空虚。辛味与卫气相伴而行，所以辛味入胃后能走表、开发毛窍而与汗一同外出。

黄帝说：苦味走骨，过食苦

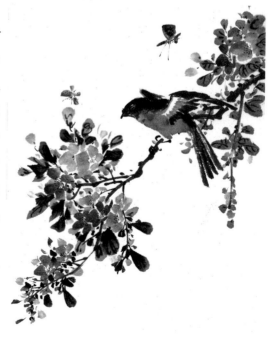

味的东西，会使人作呕，这是为什么？少俞说：将苦味的东西摄入胃，五谷的气味皆不能盛过苦味，苦味之气行入下脘，三焦的通道都受到影响闭而不通，以致水谷不得散布，胃的功能失常，所以令人作呕。齿为骨之余，苦味的东西从齿门进入，而又从齿门吐出，所以知道苦味走骨。

黄帝说：甘味走肌肉，过食甘味，会使人烦闷，为什么？少俞说：甘味入胃后，气味柔弱微小，不能上达上焦，与饮食物共同留在胃中，所以胃气亦柔润，胃柔润则胃功能减退，胃功能减弱则肠中寄生虫乘机而动，虫动就会使人烦乱。另外，由于甘味入脾，脾主肌肉，所以甘味饮食的功能是外通于肌肉。

阴阳二十五人篇

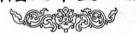

黄帝曰：余闻阴阳之人，何如？伯高曰：天地之间，六合之内，不离于五，人亦应之。故五五二十五人之形，而阴阳之人不与焉。其态又不合于众者五，余已知之矣。愿闻二十五人之形，血气之所生，别而以候，从外知内，何如？岐伯曰：悉乎哉问也，此先师之秘也，虽伯高犹不能明之也。黄帝避席遵循而却曰：余闻之，得其人弗教，是谓重失，得而泄之，天将厌之。余愿得而明之，金柜藏之，不敢扬之。岐伯曰：先立五形金木水火土，别其五色，异其五形之人，而二十五人具矣。

黄帝曰：愿卒闻之。岐伯曰：慎之慎之，臣请言之。木形之人，比于上角，似于苍帝。其为人苍色，小头，长面，大肩平背，直身，小手足，好有才，劳心，少力，多忧劳于事。能春夏不能秋冬，感而病生，足厥阴佗佗然。大角之人比于左足少阳，少阳之上遗遗然。左角之人，比于右足少阳，少阳之下随随然。鈦角之人，比于右足少阳，少阳之上推推然。判角之人，比于左足少阳，少阳之下栝栝然。

火形之人，比于上徵，似于赤帝。其为人赤色，广䏝，锐面小头，好肩背髀腹，小手足，行安地，疾行摇肩，背肉满，有气轻财，少信，多虑，见事明，好颜，急心，不寿暴死。能春夏不能秋冬，秋冬感而病生，手少阴核核然。质徵之人比于左手太阳，太阳之上肌肌然。少徵之人，比于右手太阳，太阳之下慆慆然。右徵之人，比于右手太阳，太阳之上鲛鲛然。质判（一曰质徵）之人，比于左手太阳，太阳之下支支颐颐然。

土形之人，比于上宫，似于上古黄帝。其为人黄色，圆面，大头，美肩背，大腹，美股胫，小手足，多肉，上下相称，行安地，举足浮，安心，好利人，不喜权势，善附人也。能秋冬不能春夏，春夏感而病生。足太阴敦敦然。太宫之人，比于左足阳明，阳明之上婉婉然。加宫之人（一曰众之人），比于左足阳明，阳明之下坎坎然。少宫之人，比于右足阳明，阳明之上枢枢然。左宫之人（一曰众之人，一曰阳明之上），比于右足阳明，阳明之下兀兀然。

金形之人，比于上商，似于白帝。其为人方面，白色，小头，小肩背，小腹，小手足，如骨发踵外，骨轻，身清廉，急心，静悍，善为吏。能秋冬不能春夏，春夏感而病生，手太阴敦敦然。钛商之人，比于左手阳明，阳明之上廉廉然。右商之人，比于左手阳明，阳明之下脱脱然。左商之人，比于右手阳明，阳明之上监监然。少商之人，比于右手阳明，阳明之下严严然。

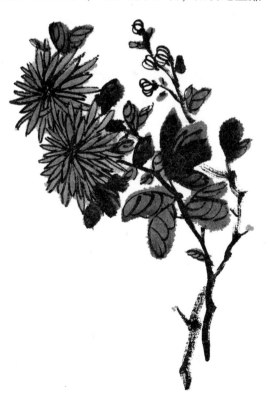

水形之人，比于上羽，似于黑帝。其为人黑色，面不平，大头，广颐，小肩，大腹，小手足，发行摇身，下尻长，背延延然，不敬畏，善欺给人，戮死。能秋冬不能春夏，春夏感而病生，足少阴汗汗然。大羽之人，比于右足太阳，太阳之上颊颊然。少羽之人，比于左足太阳，太阳之下纡纡然。众之为人比于右足太阳，太阳之下洁洁然。桎之为人，比于右足太阳，太阳之上安安然。是故五形之人二十五变者，众之所以相欺者是也。

黄帝曰：得其形，不得其色何如？岐伯曰：形胜色，色胜形者，至其胜年加；感则病形，失则忧矣。形色相得者，富贵大乐。黄帝曰：其形色相胜之时，年加可知乎？岐伯曰：凡年忌下上之人，大忌常加七岁，十六岁，二十五岁，三十四岁，四十三岁，五十二岁，六十一岁，皆人之大忌，不可不自安也，感则病行，失则忧矣。当此之时，无为奸事，是谓年忌。

黄帝曰：夫子之言，脉之上下，血气之候，以知形气，奈何？岐伯曰：足阳明之上，血气盛则髯美长；血少气多则髯短；故气少血多则髯少；血气皆少则无髯，两吻多画。足阳明之下，血气盛则下毛美长至胸；血多气少则下毛美短至脐，行则善高举足，足指少肉，足善寒；血少气多则肉而善瘃；血气皆少则无毛，有则稀枯悴，善痿厥足痹。

足少阳之上，气血盛则通髯美长；血多气少则通髯美短；血少气多则少髯；血气皆少则无须。感于寒湿则善痹，骨痛爪枯也，足少阳之下，血气盛则胫毛美长，外踝肥；血多气少则胫毛美短，外踝皮坚而厚；血少气多则腑毛少，外踝皮薄而软；血气皆少则无毛，外踝瘦无肉。

足太阳之上，血气盛则美眉，眉有毫毛；血多气少则恶眉，面多少理；血少气多则面多肉；血气和则美色。足太阳之下，血气盛则跟肉满，踵坚；气少血多则瘦，跟空；血气皆少则喜转筋，踵下痛。

手阳明之上，血气盛则髭美；血少气多则髭恶；血气皆少则无髭。手阳明之下，血气盛则腋下毛美，手鱼肉以温；气血皆少则手瘦以寒。

手少阳之上，血气盛则眉美以长，耳色美；血气皆少则耳焦恶色。手少阳之下，血气盛则手掌多肉以温；血气皆少则寒以瘦；气少血多则瘦以多脉。

手太阳之上，血气盛则有多须，面多肉以平；血气皆少则面瘦恶色。手太阳之下，血气盛则掌肉充满；血气皆少则掌瘦以寒。

黄帝曰：二十五人者，刺之有约乎？岐伯曰：美眉者，足太阳之脉，气血多；恶眉者，血气少；其肥而泽者，血气有余；肥而不泽者，气有余，血不足；瘦而无泽者，气血俱不足。审察其形有余不足而调之，可以知逆顺矣。

黄帝曰：刺其诸阴阳奈何？岐伯曰：按其寸口人迎，以调阴阳，切循其经络之凝涩，结而不通者，此于身皆为痛痹，甚则不行，故凝涩。凝涩者，致气以温之，血和乃止。其结络者，脉结血不和，决之乃行。故曰：气有余于上者，导而下之；气不足于上者，推而休之；其稽留不至者，因而迎之；必明于经隧，乃能持之。寒与热争者，导而行之；其宛陈血不结者，侧而予之。必先明知二十五人，则血气之所在，左右上下，刺约毕也。

【译文】

黄帝说：听说人有阴、阳类型的不同，是如何区别的呢？伯高说：天地之间，宇宙之内，一切事物的变化都离不开"五行"，人也是这样。所以二十五人之形，不包括阴阳之人在内，这二十五种类型的人与阴阳之人的五种形态是不同的。阴阳五态之人的情况，我已经知道了，我希望知道二十五人的形态，及其血气的生成，分别进行候察。从外部表现就能测知内部的情况如何？岐伯说：你问得很详细啊！这是先师所秘而不传的。所以虽然有伯高这样高明的医生，也不能彻底明白其中的道理。黄帝离开座位后退了几步很恭谨地说：我听说，得到一个可以传授学术的人而不教给他，就是双重损失，得到了这种学术而随便泄漏，上天也要厌弃他的。我希望得到这种学术而给予阐明，把它保存在金匮里，不敢随便宣扬出去。岐伯说：先要明确金、木、水、火、土五种类型的人，然后再根据五色的不同，区别五种形态之人，这样二十五种人的形态就清楚了。

黄帝说：我希望详尽地听你讲解。岐伯说：慎重啊慎重！请让我给你说。木形的人，属于木音中的上角，他好像东方地区的人。他们的皮肤苍色，头小，面长，肩背宽大，身直，手足小，有才智、好用心机、体力不强，多忧劳于事物，对时令的适应，可以耐受春夏，不能耐受秋冬，容易感受病邪而发生疾病，属于足厥阴肝经，其性格特征是柔美而安重。禀木气之偏的有左右上下四种类型，左之上方，在木音中属于大角一类的人，类属于左足少阳经之上，其性格特征是谦让而态度和蔼。右之下方，在木音中属于左角一类的人，类属于右足少阳经之下，其性格特征是随和而顺从。右之上方，在木音中属于钛角一类的人，类属于右足少阳经之上，其性格特征是勇于上进。左之下方，在木音中属于判角一类的人，类属于左足少阳经之下，其性格特征是正直而不阿。

火形的人，属于火音中的上徵，好像南方地区的人。他们的皮肤色赤，脊背宽广，面瘦，头小，肩背髀腹各部的发育很好，手足小，走路步履稳重，思考敏捷，走路时肩摇，背部的肌肉丰满，为人有气魄，轻财，缺少信心，多忧虑，时事物善于观察和分析，喜爱漂亮，性情躁急，不能享高寿而多暴死。这种人能耐受春夏的温暖，不能耐受秋冬的寒凉，秋冬时感受外邪，容易发生疾病，属于手少阴心经，性格特征是为人很真实。禀火气之偏的有上下左右四种类型：左之上方，在火音中属于质徵一类的人，类属于左手太阳之上，其性格特征是识见肤浅。右之下方，在火音中属于少徵一类的人，类属于右手太阳经之下。其性格特征是多疑。右之上方，在火音中属于右徵一类的人，类属于右手太阳之上，其性格的特征是勇于上进不甘落后。左之下方，在火音中属于质判一类的人。类属于左手太阳之下，其性格的特征是乐观愉快，怡然自得而无忧愁烦恼。

土形的人，属于土音中的上宫，好像中央地带的人。他们的皮肤呈黄色，面圆，头大，肩背丰满健美，腹大，下肢从大腿到足胫部都很健壮，手足小，肌肉丰满，全身上下各部都很匀称，步履稳重，人很安静；好帮助别人，不争逐权势，善于团结人。这种人对时令的适应，能耐受秋冬寒冷，不能耐受春夏温热，春夏感受了外邪就容易生病，属于足太阴脾经，性格特征是诚恳而忠厚。禀土气之偏的有左右上下四种类型：左之上方，在土音中属于太宫一类的人，类属于左足阳明经之上，其性格特征是和平而柔顺。左之下方，在土音中属于加宫一类的人，类属于左足阳明经之下，其性格特征是时常神情喜悦。右之上方，在土音中属于少宫一类的人，类属于右足阳明经之上，其性格特征是比较圆滑。右之下方，在土音中属于左宫一类的人，类属于右足阳明之下，其性格特征具有坚韧执著、不怕困难的精神。

金形的人，属于金音中的上商，好像西方地区的人，他们的体型是面方，皮肤白色，小头，小肩背，小腹，小手足，足跟坚壮，其骨如生在足踵的外面一样，行动轻快，禀性廉洁，性急，能动能静，动之则猛悍异常，明于吏治，有决断之才。对时令的适应，能耐受秋冬的寒冷，不能耐受春夏的温热，感受了春夏的邪气易于患病，属于手太阴肺经，性格特征是坚不可屈。禀金气之偏的有上下左右四种类型：左之上方，在金音中属于钛商一类的人，类属于左手阳明经之上，其性格特征是廉洁自守。左之下方，在水音中属于右商一类的人，类属于左手阳明经之下，其性格特征是潇洒而美好。右之上方，在金音中属于左商一类的人，类属于右手阳明经之上，其性格特征是善于明察是非。右之下方，在金音中属于少商一类的人，类属于右手阳明经之下，其性格特征是威严而庄重。

水形的人，属于水音中的上羽，好像北方地区的人。他们的皮肤黑色，面多皱纹、大头，广颐，两肩小，腹部大，手足喜动，行路时摇摆身体，尻骨较长，脊背亦长，对人的态度既不恭敬又无畏惧。善于欺诈，常有杀戮致死。对时令的适应，能耐受秋冬的寒冷，不能耐受春夏的温热，春夏感受外邪容易发生疾病，属于足少阴肾经，性格特征是做事不着边际。禀水气之偏的有左右上下四种类型：右之上方，在水音中属于大羽一类的人，类属于右足太阳经之上，其性格特征是神情洋洋自得。左之下方，在地中属于少羽一类的人，类属于左足太阳经之下，其性格特征是性情不直爽。右之下方，在水音中属于众羽一类的人，类属于右足太阳经之下，其性格特征是很文静，如水之清澈。左之上方，在水音中属于桎羽一类的人，类属于左足太阳之上，其性格特征是心境安定，有高尚的品德。以上金、木、水、火、土五种形态的人，因各有其不同特征，故又分为二十五种类型。由于类型变化多，所以一般人易于混淆而辨别不清。

黄帝说：人体已经具备了五行的体形，但并不显现出每一类型应出现的肤色，又将怎样呢？岐伯曰：根据五行生克制化，体形的五行属性克制肤色的五行属性，或肤色的五行属性克制形体的五行属性，有这种形色相克的现象出现。再逢有年忌相加，若感受了病邪就要生病，若有失治、误治，或自己疏忽不重视，难免有性命之忧。如果形色相称，则气质调和，是康泰的表现。黄帝问：在他们形色相克制之时，年忌能够知道吗？岐伯说：年忌于以上二十五种之人，其年忌的计算方法是，七岁是大忌之年。在此基础上递加九年，则十六岁、二十五岁、三十四岁、四十三岁、五十二岁、六十一岁，这些年龄，都是大忌之年，必须注意精神和身体的调理，否则容易感受病邪而发生疾病，既病之后又加之有所疏失，就有性命之忧了。所以，在这些年龄时，要谨慎调护，预防疾病的发生，更不要做不正当的奸邪之事，以损伤精神和身体。以上讲的就是年忌。

　　黄帝说：你曾说过，手足三阳经脉循行于人体的上部和下部，根据其气血的多少，来候知体表的情况，是怎样的呢？岐伯说：循行于上部的足阳明经脉，若血气充足，则两颊的胡须美而长；血少气多的，胡须就短；气少血多的，胡须稀少；血气皆少的，则两颊完全无胡须，而口角两旁的纹理很多。循行于下的足阳明经脉，若气血充足，阴毛美而长，可上至胸部；血多气少，则阴毛虽美而短，可至脐部，走路时善高举足，足指的肌肉少，足部常觉寒冷；血少气多的，则易生冻疮；血气皆不足，则无阴毛，即便有亦甚稀少，枯槁憔悴，并且易患痿、厥、痹等病。

　　循行于上部的足少阳经脉，若气血充盛，则生于两颊连鬓的胡须美而长；若血多气少，则连鬓的胡须虽美好而短；血少气多则胡须少；血气皆少则不生胡须，感受了寒湿之邪，则易患痹症、骨痛、爪甲干枯等症。循行于下部的足少阳经脉，若血气充盛，则腿胫部的毛美而长，外踝附近的肌肉丰满；若血多气少则腿胫部的毛虽美而短，外踝处皮坚而厚；若血少气多，则腿胫部的毛少，外踝处皮薄而软；血气都少则不生毛，外踝外瘦而没有肌肉。

　　循行于上部的足太阳经脉，若血气充足，则眉毛既清秀而长，眉中并出现毫毛；血多气少，则眉毛枯悴，面部多细小皱纹；血少气多，则面部肌肉丰满；气血调和，则面色秀丽。循行于下部的足太阳经脉，若气血充盛，则足跟部肌肉丰满，坚实；气少血多，则跟部肌肉瘦削，甚者无肉；气血都少的，易发生转筋、足根痛等症。

　　循行于上部的手阳明经脉，若气血充盛，则髭清秀华美；血少气多的，则髭粗疏无华；血与气都少，则不生髭。循行于下部的手阳明经脉，若气血充盛，则腋下的毛秀美，手鱼部的肌肉经常是温暖的；若气血皆不足，则手部肌肉瘦削而寒凉。

　　循行于上部的手少阳经脉，若气血充盛，则眉毛美而长，耳部的气象明润；血气都少，则耳部焦枯无光泽。循行于下部的手少阳经脉，若气血充盛，则手部的肌肉丰满，且常觉温暖；气血都不足的，则手部肌肉消瘦且寒凉；气少血多，则手部肌肉消瘦，而络脉多显而易见。

循行于上部的手太阳经脉，若血气充盛，则须多而美，面部丰满，血气都少，则面部消瘦而无华。循行于下部的手太阳经脉，若气血充盛，则掌肉丰满；气血都少，则掌部肌肉消瘦而寒凉。

黄帝说：这二十五种不同类型的人，在针刺治疗时，有一定的准则吗？岐伯说：眉清秀而美的，是足太阳经脉的气血充足；眉毛粗疏不好的，是气血均少；人体肌肉丰满而润泽的，是血气有余；肥胖而无润泽的，是气有余，血不足；瘦而不润泽的，是气血均不足。根据其形体外在表现和体内气血的有余与不足，就可以知道疾病的虚与实，病势的顺与逆，这样就可给予恰当的调治，不致贻误病机。

黄帝说：怎样去针刺三阴三阳经所出现的病变呢？岐伯说：诊其人迎、寸口脉，以审察其阴阳盛衰变化，再循按其经络所行之处，察其有无气血凝滞阻塞不通的现象，若发现有闭阻不通的，都会出现痛痹之病，严重的气血不能通行，故出现气血凝结涩滞的现象。气血出现了凝涩，应当用针以温通气机，俟其气血通调后停止治疗。若有小的络脉出现气血的结聚，而血运不通的，可刺出淤血，开通脉络，则气血就可正常运行了。所以说：凡是上部病气有余的，应该采取上病下取的针法，以引导病气下行；凡上部正气不足的，用推而扬之的针法，催其气以上行；其气迟迟不至的，或气至迟滞而中途滞留的，当于其迟留之处用针迎刺之，以接引其气使继续运行至病所。必须明了经脉的循行，才能正确采用各种不同的针刺法。如有寒热交争的现象，根据其阴阳偏盛的不同情况，引导其气血运行而达到阴阳平衡；有脉中虽有郁滞而血尚未淤结的，根据不同情况予以不同治疗。必须先了解二十五种不同类型的人，以及内部气血的盛衰变化在体表的表现部位，机体左右上下各方面的特征和针刺的各种标准及原则，治病时才可迎刃而解。

五音五味篇

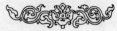

　　右徵与少徵，调右手太阳上。左商与左徵，调左手阳明上。少徵与大宫，调左手阳明上。右角与大角，调右足少阳下。大徵与少徵，调左手太阳上。众羽与少羽，调右足太阳下。少商与右商，调右手太阳下。桎羽与众羽，调右足太阳下。少宫与大宫，调右足阳明下。判角与少角，调右足少阳下。釱商与上商，调右足阳明下。釱商与上角，调左足太阳下。

　　上徵与右徵同，谷麦，畜羊，果杏，手少阴，脏心，色赤，味苦，时夏。上羽与大羽同，谷大豆，畜彘，果栗，足少阴，脏肾，色黑，味咸，时冬。上宫与大宫同，谷稷，畜牛，果枣，足太阴，脏脾，色黄，味甘，时季夏。上商与右商同，谷黍，畜鸡，果桃，手太阴，脏肺，色白，味辛，时秋。上角与大角同，谷麻，畜犬，果李，足厥阴，脏肝，色青，味酸，时春。

　　大宫与上角同，右足阳明上。左角与大角同，左足阳明上。少羽与大羽同，右足太阳下。左商与右商同，左手阳明上。加宫与大宫同，左足少阳上。质判与大宫同，左手太阳下。判角与大角，同左足少阳下。大羽与大角同，右足太阳上。大角与大宫同，右足少阳上。

　　右徵、少徵、质徵、上徵、判徵。右角、釱角、上角、大角、判角。右商、少商、釱商、上商、左商。少宫、上宫、大宫、加宫、左宫。众羽、桎羽、上羽、大羽、少羽。

　　黄帝曰：妇人无须者，无血气乎？

　　岐伯曰：冲脉、任脉，皆起于胞中，上循背里，为经络之海。其浮而外者，循腹各上行，会于咽喉，别而络唇口。血气盛则充肤热肉，血独盛则澹渗皮肤，生毫毛。今妇人之生，有余于气，不足于血，以其数脱血也，冲任之脉。不荣口唇，故须不生焉。

　　黄帝曰：士人有伤于阴，阴气绝而不起，阴不用，然其须不去，其故何也？宦者独去，何也？愿闻其故。岐伯曰：宦者去其宗筋，伤其冲脉，血泻不复，皮肤内结，唇口不荣，故须不生。

黄帝曰：其有天宦者，未尝被伤，不脱于血，然其须不生，其故何也？岐伯曰：此天之所不足也，其任冲不盛，宗筋不成，有气无血，唇口不荣，故须不生。

黄帝曰：善乎哉！圣人之通万物也，若日月之光影，音声鼓响，闻其声而知其形，其非夫子，孰能明万物之精。是故圣人视其颜色，黄赤者多热气，青白者少热气，黑色者多血少气。美眉者太阳多血，通髯极须者少阳多血，美须者阳明多血，此其时然也。夫人之常数，太阳常多血少气，少阳常多气少血，阳明常多血多气，厥阴常多气少血，少阴常多血少气，太阴常多血少气，此天之常数也。

【译文】

属于火音中的右徵和少徵类型的人，应当调治右手太阳小肠经的上部。属于金音中的左商和火音中的左徵类型的人，应当调治左手阳明大肠经的上部。属于火音中的少徵和土音中的大宫类型的人，应当调治左手阳明大肠经的上部。属于木音中的右角和大角类型的人，应当调治右足少阳胆经的下部。属于火音中的大徵和少徵类型的人，应当调治左手太阳小肠经的上部。属于水音中的众羽和少羽类型的人，应当调治右足太阳膀胱经的下部。属于金音中的少商和右商类型的人，应当调治右手太阳小肠经的下部。属于水音中的桎羽和众羽类型的人，应当调治右足太阳膀胱经的下部。属于土音中的少宫和大宫类型的人，应当调治右足阳明胃经的下部。属于木音中的判角和少角类型的人，应当调治右足少胆阳经的下部。属于金音中的钛商和上商类型的人，应当调治右足阳明胃经的下部。属于金音中的钛商和木音中的上角类型的人，应当调治左足太阳膀胱经的下部。

上徵和右徵同属火音之人，与其五行属性相通者，在五谷为麦，在五畜为羊，在五果为杏，在经脉为手少阴经，在五脏为心，在五色为赤，在五味为苦，在五时为夏。上羽和大羽同属水音之人，与其五行属性相通者，在五谷为大豆，在五畜为猪，在五果为栗，在经脉为足少阴经，在五脏为肾，在五色为黑，在五味为咸，在五时为冬。上宫和大宫同属土音之人，与其五行属性相通者，在五谷为谷子，在五畜为牛，在五果为枣，在经脉为足太阴经，在五脏为脾，在五色为黄，在五味为甘，在五时为季夏。上商和右商同属金音之人，与其五行属性相通者，在五谷为黍，在五畜为鸡，在五果为桃，在经脉为手太阴经，在五脏为肺，在五色为白，在五味为辛，在五时为秋。上角和大角同属木音之人，与其五行属性相通者，在五谷为芝麻，在五畜为犬，在五果为李，在五脉为足厥阴经，在五脏为肝，在五色为青，在五味为酸，在五时为春。

属于土音中的大宫和木音中的上角类型的人，都可以调治右足阳明胃经的上部。属于木音中的左角和大角类型的人，都可以调治左足阳明胃经的上部。属于水音中的少羽和大羽类型的人，都可以调治右足太阳膀胱经的下部。属于金音中的左商和右商类型的人，都可以调治左手阳明大肠经的上部。属于土音中的加宫和大宫类型的人，都可以调治左足少阳胆经的上部。属于火音中的判徵和土音中的大宫类型的人，都可以调治左手太阳小肠经的下部。属于木音中的判角和大角类型的人，都可以调治左足少阳胆经的下部。属于水音中的大羽和木音中的大角类型的人，都可以调治右足太阳膀胱经的上部。属于木音中的大角和土音中的大宫类型的人，都可以调治右足少阳胆经的上部。

右徵、少徵、质徵、上徵、判徵等五种，均属于火音的不同类型。右角、鈇角、上角、大角、判角等五种，均属于木音的不同类型。右商、少商、鈇商、上商、左商等五种，均属于金音的不同类型。少宫、上宫、大宫、加宫、左宫等五种，均属于土音的不同类型。众羽、桎羽、上羽、大羽、少羽等五种，均属于水音的不同类型。

黄帝问道：妇女没有胡须，是没有血气吗？

岐伯回答说：冲脉和任脉，都起始于胞中，向上循行于脊椎里边，为经络气血汇聚之海。其浮行于体表的，沿腹部上行，会合于咽喉部，别行一支网络唇。血气充盛，则充养皮肤，温养肌肉；若血独盛，则渗灌皮肤，生养毫毛。但妇女的生理特征是气有余而血不足，因为她们每月行经而频繁失血，冲、任经脉气血亏虚，不能荣养口唇，所以不能生长胡须。

黄帝问道：男子中有的损伤了阴器，阳萎而不能勃起，丧失了作用，但他的胡须并未脱去，这是什么原因？而宦者阉割后不长胡须，又是什么缘故？我想听听其中的道理。

岐伯回答说：宦者是割掉了睾丸，损伤了冲脉，血泻出后不能恢复正常，皮肤失养而闭结，口唇得不到气血荣养，所以不能生长胡须。

黄帝又问道：有一种天宦之人，未受到阉割的损伤，也不像妇女那样经常排出月经，但他不能生长胡须，这是什么原因呢？

岐伯回答说：这是先天性的发育不良，其人冲、任之脉气血不盛，阴茎、睾丸发育也不健全，有气而无血，不能上行荣养口唇，所以不长胡须。

黄帝说：讲得好极了！圣人通晓一切事物的道理，好像日月之有光影，鼓响之有声音，听到他的声音就能知道他的形状。如果不是先生你，谁能够明达万事万物的精妙之理！所以圣人观察人的面部颜色，就可以了解其气血的盛衰。如面色黄赤的，气血热；面色青白的，气血寒；面色黑的，多血少气；眉毛秀美的，是太阳经脉多血；须髯连成一片的，是少阳经脉多血；胡须美好的，是阳明经脉多血，这是常见的一般现象。

人体经脉气血的多少，有一定的规律，太阳经常多血少气，少阳经常多气少血，阳明经常多血多气，厥阴经常多气少血，少阴经常多血少气，太阴经常多血少气，这是人体经脉气血多少的正常规律。

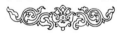

百病始生篇

黄帝问于岐伯曰：夫百病之始生也，皆生于风雨寒暑，清湿喜怒。喜怒不节则伤脏，风雨则伤上，清湿则伤下。三部之气，所伤异类，愿闻其会。岐伯曰：三部之气各不同，或起于阴，或起于阳，请言其方。喜怒不节，则伤脏，脏伤则病起于阴也；清湿袭虚，则病起于下；风雨袭虚，则病起于上，是谓三部。至于其淫泆，不可胜数。黄帝曰：余固不能数，故问先师，愿卒闻其道。岐伯曰：风雨寒热，不得虚邪，不能独伤人。卒然逢疾风暴雨而不病者，盖无虚，故邪不能独伤人，此必因虚邪之风，与其身形，两虚相得，乃客其形。两实相逢，众人肉坚。其中于虚邪也，因于天时，与其身形，参以虚实，大病乃成。气有定舍，因处为名，上下中外，分为三员。是故虚邪之中人也，始于皮肤，皮肤缓则腠理开，开则邪从毛发入，入则抵深，深则毛发立，毛发立则淅然，故皮肤痛。留而不去，则传舍于络脉，在络之时，痛于肌肉，其痛之时息，大经乃代。留而不去，传舍于经，在经之时，洒淅喜惊。留而不去，传舍于输，在输之时，六经不通，四肢则肢节痛，腰脊乃强。留而不去，传舍于伏冲之脉，在伏冲之时，体重身痛。留而不去，传舍于肠胃，在肠胃之时，贲响腹胀，多寒则肠鸣飧泄，食不化，多热则溏出麋。留而不去，传舍于肠胃之外，募原之间，留著于脉，稽留而不去，息而成积。或著孙脉，或著络脉，或著经脉，或著输脉，或著于伏冲之脉；或著于膂筋。或著于肠胃之募原，上连于缓筋。邪气淫泆，不可胜论。

黄帝曰：愿尽闻其所由然。岐伯曰：其著孙络之脉而成积者，其积往来上下，臂手孙络之居也，浮而缓，不能句积而止之，故往来移行肠胃之间，水凑渗注灌，濯濯有音，有寒则腹膜满雷引，故时切痛。其著于阳明之经，则挟脐而居，饱食则益大，饥则益小。其著于缓筋也，似阳明之积，饱食则痛，饥则安。其著于肠胃之募原也，痛而外连于缓筋，饱食则安，饥则痛。其著于太冲之脉者，揣之应手而动，发手则热气下于两股，如汤沃之状。其著于膂筋在肠后者，饥则积见，饱则积不见，按之不得。其著于输之脉者，闭塞不通，津液不下，孔窍干壅。此邪气之从外入内，从上下也。

黄帝曰：积之始生，至其已成奈何？岐伯曰：积之始生，得寒乃生，厥乃成积也。黄帝曰：其成积奈何？岐伯曰：厥气生足，生胫寒，胫寒则血脉凝涩，血脉凝涩则寒气上入于肠胃，入于肠胃则膜胀，膜胀则肠外之汁沫迫聚不得散，日以成积。卒然多食饮则肠满，起居不节，用力过度，则络脉伤，阳络伤则血外溢，血外溢则衄血，阴络伤则血内溢，血内溢则后血，肠胃之络伤，则血溢于肠外，肠外有寒汁沫与血相搏，则并合凝聚不得散而积成矣。卒然外中于寒，若内伤于忧怒，则气上逆，气上逆则六输不通，温气不行，凝血蕴里而不散，津液涩渗，著而不去，而积皆成矣。

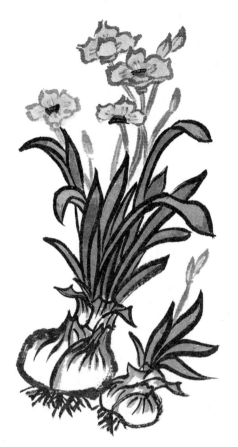

黄帝曰：其生于阴者奈何？

岐伯曰：忧思伤心；重寒伤肺；忿怒伤肝；醉以入房，汗出当风，伤脾；用力过度，若入房汗出浴，则伤肾。此内外三部之所生病者也。黄帝曰：善。治之奈何？岐伯答曰：察其所痛，以知其应，有余不足，当补则补，当泻则泻，毋逆天时，是谓至治。

【译文】

黄帝向岐伯问道：各种疾病的发生，都是由于风、雨、寒、暑，寒湿等外邪的侵袭，以及喜、怒等情志内伤。若喜怒不加节制，就会伤及内脏；外感风雨之邪，就会伤及人体的上部；感受湿冷之邪，就会伤及人体的下部。上中下三部邪气，伤害人体的部位各不相同，我想知道其中的道理。

岐伯回答说：风雨、寒湿、喜怒，三种邪气的性质不同，有的病先发于阴分，有的病先发于阳分，让我来谈谈其中的道理。凡喜怒没有节制，就会伤及内脏，内脏属阴，所以内脏受伤则病起于阴；冷湿之邪乘虚侵袭人体的下部，所以病发于下；风雨之邪乘虚侵袭人体的上部，所以病发于上。这就是病邪容易侵犯的三个主要部位。至于病邪蔓延传变，那就更为复杂难以计数了。

黄帝问道：我对于千变万化的病变确实不能尽数说清楚，所以向你请教，希望彻底了解其中的道理。

岐伯回答说：如果人体正气不虚，风雨寒热等四时不正之气，是不能单独伤害人体而致病。有人突然遭遇到狂风暴雨而不生病的，这是因为他正气不虚，故邪气不能单独伤害人体。疾病的发生，必因虚邪之气与人体正气亏虚，两虚相互结合，外邪才能侵入人体而发病。如果四时气候正常，而且人又身体强健，皮肉坚实，就不易发生疾病。人为虚邪所伤，是由于天时不正之气与人体正气虚弱，正虚与邪盛相合，才能成了大病、邪气侵犯人体，由于性质不同各有一定的留止部位，按其留止部位而给以命名，上下内外，可分为三部。

所以虚邪侵害人体，首先侵犯皮肤，使皮肤弛缓，腠理开泄，腠理开泄则邪气从毛孔而入，并渐至深部，遂使毛发竖起，寒粟，皮肤疼痛、若邪气留而不除，就会传入于络脉，邪气留止络脉时，就会使肌肉疼痛。若疼痛时作时止，是邪气将由络脉传到经脉，经脉代受邪害。邪气滞留不除，就会传入于经脉，邪气留止经脉时，常寒粟恶寒，易惊。邪气滞留不除，就会传入输脉，邪气留止输脉时，六经之气郁滞不通，四肢关节疼痛，腰脊僵硬不能屈伸。若邪气滞留不除，就会传入伏冲之脉，邪气留止伏冲之脉时，则见体重身痛之症。邪气滞留不除，进一步传入于肠胃，邪气留止肠胃，则见肠鸣腹胀之症，若寒邪盛则肠鸣、泄泻，消化不良；热邪盛则便溏、泻痢。若邪气再滞留不除，就会传入肠胃外的脂膜之间，留着于募原脉络之中，邪气滞留，就会与气血相互凝结，结聚形成积块。总之，邪气侵入人体后，或留着于孙络，或留着于络脉，或留着于经脉，或留着于输脉，或留着于伏冲之脉，或留着于脊膂之筋，或留着于肠胃之募原，或留着于腹内之筋，邪气浸淫泛滥，难以尽述。

黄帝说道：希望你详尽地讲讲积的具体表现。

岐伯回答说：邪气留着于孙络形成积证的，积块可以上下往来移动，因它聚着于孙络之处，而孙络浮浅而弛缓，不能约束固定积块，所以它往来移动，若肠胃之间有水液积聚，则会有濯濯水鸣之声；有寒则腹部胀满，肠鸣如雷，并相互牵引，时常急痛。如果邪气留着于阳明经脉而形成积证的，积块位于脐的两旁，饱食后积块显大，饥饿时积块变小。若邪气留着于缓筋形成积证的，病状与阳明经的积证相似，饱食后则胀痛，饥饿时反觉舒适。若邪气留着于肠胃的募原而形成积证的，疼痛时向外牵连于缓筋亦随之作痛，饱食后感觉舒适，饥饿时则感疼痛。邪气留着于伏冲之脉形成积证的，用手触按积块，积块应手而动，手离开时则觉有热气下行两股，好像热汤浇灌一样。邪气留着于脊膂之筋形成积证的，饥饿时积块可以见到，饱食后则积块不显，用手也触摸不到。如果邪气留着于输脉形成积证的，会使脉道闭塞不通，津液不能布散，则孔窍干涩壅滞不通。这些都是邪气从外入内，自上而下伤害人体的情况。

黄帝问道：积证从开始发生到成形，是怎样的？

岐伯回答说：积证的产生，是因为感受了寒邪，寒邪由下厥逆上行，就会形成积证。

黄帝问道：积证形成的过程，是怎样的？

岐伯回答说：寒邪造成的厥逆之气，先使足部痛滞不利，再由此引起胫部寒冷，胫部寒冷则血脉凝涩，血脉凝涩就会使寒邪进而上犯肠胃，寒邪侵入肠胃，会导致腹部胀满；腹部胀满，则使肠胃之外的漳液凝聚不能消散，日久便形成积证。又有因突然暴饮暴食，使肠内水谷过于充满，再加之起居无常，劳累过度，使络脉受伤。凡在上、在表的阳络损伤，血液就会外溢，由此导致衄血；在下、在内的阴络损伤，血液就会内溢，由此导致便血。若肠胃的络脉损伤，则血液溢出于肠外，倘使肠外适有寒气，则汁沫与外溢之血相持聚，两者相互凝结而不消散，积证就形成了。如果在外突然感受了寒邪，在内又被忧思、郁怒所伤，就会使气机上逆，气逆则六经气血运行不畅，阳气不能正常运行，血液得不到阳气的温煦则凝结不散，津液亦涩滞不能正常输布，留着而不能消散，于是积证也就形成了。

黄帝问道：病发于属阴的内脏，是什么原因造成的？

岐伯回答说：忧愁、思虑过度则伤害心脏；形体受寒，再加饮食生冷，两寒相合伤害肺脏；忿恨、恼怒过度则伤害肝脏；酒醉后行房事，汗出复又当风，则伤害脾脏；用力过度，或房事后汗出洗浴，则伤害肾脏。这就是内外上下三部发病的情况。

黄帝说：讲得好。这些病应怎样治疗呢？

岐伯回答说：观察病痛所在部位，就可以测病变所在，对于邪盛有余和正虚不足之证，当补的就补，当泻的就泻，不要违反四时气候和脏腑相应的原则，这就是最好的治疗法则。

行针篇

黄帝问于岐伯曰：余闻九针于夫子，而行之于百姓，百姓之血气各不同形，或神动而气先针行，或气与针相逢，或针已出气独行，或数刺乃知，或发针而气逆，或数刺病益剧，凡此六者，各不同形，愿闻其方。

岐伯曰：重阳之人，其神易动，其气易往也。黄帝曰：何谓重阳之人？岐伯曰：重阳之人，熇熇高高，言语善疾，举足善高，心肺之脏气有余，阳气滑盛而扬，故神动而气先行。

黄帝曰：重阳之人而神不先行者，何也？岐伯曰：此人颇有阴者也。黄帝曰：何以知其颇有阴也？岐伯曰：多阳者多喜，多阴者多怒，数怒者易解。故曰颇有阴，其阴阳之离合难，故其神不能先行也。

黄帝曰：其气与针相逢奈何？岐伯曰：阴阳和调而血气淖泽滑利，故针入而气出，疾而相逢也。

黄帝曰：针已出而气独行者，何气使然？岐伯曰：其阴气多而阳气少，阴气沉而阳气浮者内脏，故针已出，气乃随其后，故独行也。

黄帝曰：数刺乃知，何气使然？岐伯曰：此人之多阴而少阳，其气沉而气往难，故数刺乃知也。

黄帝曰：针入而气逆者，何气使然？岐伯曰：其气逆与其数刺病益甚者，非阴阳之气，浮沉之势也，此皆粗之所败，工之所失，其形气无过焉。

【译文】

黄帝向岐伯问道：我听了你所讲的九针用法，就用来给百姓治病，由于百姓的气血盛衰各不一样，对针刺的反应也不一致：有的对针刺敏感，得气反应先针而来；有的则针一刺入，立时就有得气反应；有的则在出针之后，才有得气反应；有的则经过数次针刺后，才有得气反应；有的下针后就出现气逆等不良反应；有的经过数次针刺后，病情反而加重。大凡这六种情况，表现各不相同，我想听听其中的道理是什么。

岐伯回答说：重阳的人，其神气易于激动，针刺时得气反应快。

黄帝问道：什么叫做重阳之人？岐伯说：阳气重的人，火一样炽热，说话利索，趾高气昂，心肺的脏气有余，阳气滑盛激扬，所以神骚动而气先行。

黄帝说：有的阳重的人，神气却并不见先行，这是为什么？岐伯说：这人很有些阴气罢了！黄帝说：怎么知道这人很有些阴气呢？岐伯说：多阳的人多乐观，多阴的人多恼怒，常发怒而又消解得快，所以说他很有"阴"的色彩，要他阴阳离合难，所以神气不能先行。

黄帝说：那些气与针相逢的，又怎么样？岐伯说：阴阳和调，则气血润泽滑利，所以针入而气出，迅速地相逢。

黄帝说：针拔出后气才独至的人，这是什么气的作用呢？岐伯说：这类人阴气多而阳气少，阴气深沉而阳气肤浅的人内藏不露，所以在针拔出后，阳气才慢慢出来，独自成行。

黄帝问道：经过数次针刺后，才有反应，这是什么气促使这样的呢？

岐伯回答说：这种人阴气多而阳气少，其气沉滞而运行困难，所以针刺多次才出现反应。

黄帝又问道：针刺入出现气逆等反应，这是什么气促使这样的呢？

岐伯回答说：针刺后出现气逆，或多次针刺而病情反而加重的，并不是人体阴阳之气的盛衰和浮沉之势所致，这都是因为医生技术低劣，是治疗上的错误，和病人的形气体质是没有关系的。

上膈篇

黄帝曰：气为上膈者，食饮入而还出，余已知之矣。虫为下膈，下膈者，食晬时乃出，余未得其意，愿卒闻之。岐伯曰：喜怒不适，食饮不节，寒温不时，则寒汁流于肠中，流于肠中则虫寒，虫寒则积聚，守于下管，则肠胃充郭，卫气不营，邪气居之。人食则虫上食，虫上食则下管虚，下管虚则邪气胜之，积聚以留，留则痈成，痈成则下管药约。其痈在管内者，即而痛深；其痈在外者，则痈外而痛浮，痈上皮热。

黄帝曰：刺之奈何？岐伯曰：微按其痈，视气所行，先浅刺其傍，稍内益深，还而刺之，毋过三行，察其沉浮，以为深浅。已刺必熨，令热入中，日使热内，邪气益衰，大痈乃溃。伍以参禁，以除其内，恬憺无为，乃能行气，后以咸苦，化谷乃下矣。

【译文】

黄帝问：郁气结为上膈症，食物入胃后马上吐出，这道理我已知道了。但关于因虫积在下所形成的下膈症，食物入胃后二十四小时才吐出，我还不解其意，请你详尽地告诉我。岐伯说：由于情志抑郁不畅，饮食不能节制，对寒温的气候不能适应，以致脾胃运化功能失常，使寒湿流注于肠中，肠中寒湿流注，使肠寄生虫觉得寒冷，虫得寒湿便积聚不去，盘踞在下脘，因此肠胃形成壅塞，使阳气不得温通，邪气也就稽留在这里。当人在饮食的时候，虫闻到气味，便向上求食，虫上行求食时下脘便空虚，邪气就此乘虚侵入，积聚在内，稽留日久，就形成了内痈，既成内痈，就会使肠道狭窄，传化不利。至于痈在下脘之内的，痈的部位较深；痈在下脘外面的，痈的部位浮浅，在痈的部位上，皮肤发热。

黄帝说：怎样刺治这种病症呢？岐伯说：刺治的方法，用手轻按患部，以观察病气发展的动向，先浅刺痈部的周围，入针后稍有感觉，再逐渐深刺，然后照样反复进行刺治，但不可超过三次。主要根据病位的深浅，来确定深刺或浅刺的标准。针刺之后，必须加用温熨法，使热气直达内部，只要使阳气日渐温通，邪气就日趋衰退，内痈自然溃散。再配合适当的调理，不要犯各种禁忌，以消除致病因素再伤内脏的可能性，清心寡欲，以调养元气，随后再用咸苦的药物来软坚化积饮食就能消化下行而不致再朝食暮吐了。

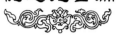

黄帝问于少师曰：人之卒然忧恚而言无音者，何道之塞，何气不行，使音不彰？愿闻其方。少师答曰：咽喉者，水谷之道也。喉咙者，气之所以上下者也。会厌者，音声之户也。口唇者，音声之扇也。舌者，音声之机也，悬雍垂者，音声之关也。颃颡者，分气之所泄也。横骨者，神所使，主发舌者也。故人之鼻洞涕出不收者，颃颡不闭，分气失也。是故厌小而薄，则发气疾，其开阖利，其出气易；其厌大而厚，则开阖难，其气出迟，故重言也。人卒然无音者，寒气客于厌，则厌不能发，发不能下至，其开阖不致，故无音。

黄帝曰：刺之奈何？岐伯曰：足之少阴，上系于舌，络于横骨，终于会厌。两泻其血脉，浊气乃辟。会厌之脉，上络任脉，取之天突，其厌乃发也。

【译文】

黄帝问少师道：人有突然忧愤而发不出声音的，是哪条道路被阻塞了？是哪一种气运行占道，使声音发不出来呢？我很想了解其中的道理。少师回答说：咽喉，是饮食水谷的道路；喉咙，是气上下往复的通道；会厌，是发声的门户；口唇，是声音的门扇；舌，是声音语言的机枢；悬雍垂，是发声的关键；颃颡，足气从此分出口鼻的地方；横骨，受神志支配，控制舌的运动。所以患鼻涕外流不止的人，是由于颃颡不开，分气功能失职的缘故。会厌小而薄的人，呼吸畅快，开闭利落，出气容易，言语流畅。会厌大而厚的人，开阖困难，出气迟缓，所以说话口气涩滞。突然失音的人，是由于寒邪之气侵犯会厌，会厌活动不自如，导致开阖困难，不能致用，所以发不出声音了。

黄帝说：怎样用针刺治疗失音症呢？岐伯说：足少阴经，上行系于舌根，联络子横骨，终止于会厌。针刺两次以泻足少阴经的血脉，浊气就会被排除，会厌的脉络，与任脉相连，可再刺任脉的天突穴，会厌就能开阖复常，从而发出声音了。

寒热篇

黄帝问岐伯曰：寒热瘰疬在于颈腋者，皆何气使生？岐伯曰：此皆鼠瘘寒热之毒气也，留于脉而不去者也。

黄帝曰：去之奈何？岐伯曰：鼠瘘之本，皆在于脏，其末上出于颈腋之间，其浮于脉中，而未内著于肌肉，而外为脓血者，易去也。

黄帝曰：去之奈何？岐伯曰：请从其本引其末，可使衰去而绝其寒热。审按其道以予之，徐往徐来以去之，其小如麦者，一刺知，三刺而已。

黄帝曰：决其生死奈何？岐伯曰：反其目视之，其中有赤脉，上下贯瞳子，见一脉，一岁死；见一脉半，一岁半死；见二脉，二岁死；见二脉半，二岁半死；见三脉，三岁而死。见赤脉不下贯瞳子，可治也。

【译文】

黄帝问岐伯道：时发寒热，瘰疬生长在颈项和腋下的病，都是由哪种气造成的？

岐伯说：这都是鼠瘘病的寒热毒邪之气，留滞在血脉中不去的结果。

黄帝说：怎样去除这种毒邪呢？岐伯说：鼠瘘的病根都在内脏，如果其标症表现在颈腋之间，毒邪潜浮在血脉中，而没有向内伤及肌肉，只是在浅表部位形成脓血的，就比较容易治疗。

黄帝说：怎样治疗呢？岐伯说：要注意从病源着手，引导患部的邪毒，使之衰减并杜绝其寒热，审察病邪所在的经脉，以便循经取穴，针刺时缓进缓出，以祛除毒邪。这样，瘰疬小如麦粒的，一次就能见效，三次就能痊愈。

黄帝说：怎样才能预测这种患者的生死呢？岐伯说：翻看患者的眼皮，若眼球巩膜有赤脉，上下贯穿瞳子的，有一条，则一年之内死；有一条半，则一年半之内死；有二条的，则二年之内死；有二条半的，则二年半之内死；有三条的，则三年之内死。有赤脉但不向下贯穿瞳子的，还可以进行治疗。

邪客篇

黄帝问于伯高曰：夫邪气之客人也，或令人目不瞑，不卧出者，何气使然？伯高曰：五谷入于胃也，其糟粕、津液、宗气分为三隧。故宗气积于胸中，出于喉咙，以贯心脉，而行呼吸焉。营气者，泌其津液，注之于脉，化以为血，以荣四末，内注五脏六腑，以应刻数焉。卫气者，出其悍气之慓疾，而行先行于四末分肉皮肤之间而不休者也。昼日行于阳，夜行于阴，常从足少阴之分间，行于五脏六腑。今厥气客于五脏六腑，则卫气独卫其外，行于阳，不得入于阴。行于阳则阳气盛，阳气盛则阳跷满；不得入于阴，阴虚，故目不瞑。

黄帝曰：善。治之奈何？伯高曰：补其不足，泻其有余，调其虚实，以通其道而去其邪，饮以半夏汤一剂，阴阳已通，其卧立至。黄帝曰：善。此所谓决渎壅塞，经络大通，阴阳和得者也。愿闻其方。

伯高曰：其汤方以流水千里以外者八升，扬之万遍，取其清五升煮之，炊以苇薪，大沸置秫米一升，治半夏五合，徐炊，令竭为一升半，去其滓，饮汁一小杯，日三稍益，以知为度，故其病新发者，覆杯则卧，汗出则已矣。久者，三饮而已也。

黄帝问于伯高曰：愿闻人之肢节，以应天地奈何？伯高答曰：天圆地方，人头圆足方以应之。天有日月，人有两目。地有九州，有人九窍。天有风雨，人有喜怒。天有雷电，人有音声。天有四时，人有四肢。天有五音，有人五脏。天有六律，人有六腑。天有冬夏，人有寒热。天有十日，人有手十指。辰有十二，人有足十指、茎、垂以应之；女子不足二节，以抱人形。天有阴阳，人有夫妻。岁有三百六十五日，人有三百六十节。地有高山，有人肩膝。地有深谷，人有腋腘。地十二经水，人有十二经脉。地有泉脉，人有卫气。地有草蓂，人有毫毛。天有昼夜，人有卧起。天有列星，人有牙齿。地有小山，有人小节。地有山石，人有高骨。地有林木，人有募筋。地有聚邑，有人䐃肉。岁有十二月，人有十二节。地有四时不生草，人有无子。此人与天地相应者也。

黄帝问于岐伯曰：余愿闻持针之数，内针之理，纵舍之意，扦皮开腠理，奈何？脉之屈折，出入之处，焉至而出，焉至而止，焉至而徐，焉至而疾，焉至而入？六腑之输于身者，余愿尽闻。少序别离之处，离而入阴，别而入阳，此何道而从行？愿尽闻其方。岐伯曰：帝之所问，针道毕矣。黄帝曰：愿卒闻之。岐伯曰：手太阴之脉，出于大指之端，内屈，循白肉际，至本节之后太渊留以澹，外屈，上于本节下，内屈，与阴诸络会于鱼际，

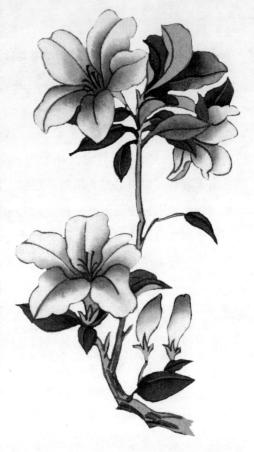

数脉并注，其气滑利，伏行壅骨之下，外屈，出于寸口而行，上至于肘内廉，入于大筋之下，内屈，上行臑阴，入腋下，内屈走肺，此顺行逆数之屈折也。心主之脉，出于中指之端，内屈，循中指内廉以上留于掌中，伏行两骨之间，外屈，出两筋之间，骨肉之际，其气滑利，上三寸，外屈，出行两筋之间，上至肘内廉，入于小筋之下，留两骨之会，上入于胸中，内络于心脉。

黄帝曰：手少阴之脉独无腧，何也？岐伯曰：少阴，心脉也。心者，五脏六腑之大主也。精神之所舍也，其脏坚固，邪弗能客也，客之则心伤，心伤则神去，神去则死矣。故诸邪之在于心者，皆在于心之包络，包络者，心主之脉也，故独无腧焉。黄帝曰：少阴独无腧者，不病乎？岐伯曰：其外经病而藏不病，故独取其经于掌后锐骨之端。其余脉出入屈折，其行之徐疾，皆如手太

阴、心主之脉行也。故本腧者，皆因其气之虚实疾徐以取之，是谓因冲而泻，因衰而补，如是者，邪气得去，真气坚固，是谓因天之序。

黄帝曰：持针纵舍奈何？岐伯曰：必先明知十二经脉之本末，皮肤之寒热，脉之盛衰滑涩。其脉滑而盛者，病日进；虚而细者，久以持；大以涩者，为痛痹；阴阳如一者，病难治。其本末尚热者，病尚在；其热已衰者，其病亦去矣。持其尺，察其肉之坚脆、大小、滑涩、寒温、燥湿。因视目之五色，以知五脏而决死生。视其血脉，察其色，以知其寒热痛痹。黄帝曰：持针纵舍，余未得其意也。岐伯曰：持针之道，欲端以正，安以静，先知虚实，而行疾徐，左手执骨，右手循之，无与肉果。泻欲端以正，补必闭肤，转针导气，邪气不得淫泆，真气得居。黄帝曰：扞皮开腠理奈何？岐伯曰：因其分肉，在别其肤，微内而徐端之，适神不散，邪气得去。

黄帝问于岐伯曰：人有八虚，各何以候？岐伯答曰：以候五脏。黄帝曰：候之奈何？岐伯曰：肺心有邪，其气留于两肘；肝有邪，其气流于两腋；脾有邪，其气留于两髀；肾有邪，其气留于两腘；凡此八虚者，皆机关之室，真气之所过，血络之所游，邪气恶血，固不得住留，住留则伤筋络，骨节机关不得屈伸，故病挛也。

【译文】

黄帝问伯高道：邪气侵犯人体，有时使人眼睁睁而不能入睡，是什么气造成的呢？伯高说：食物入胃消化后，其糟粕、津液、宗气分为三路。宗气积聚在胸中，出于喉咙，贯通心脉，推动肺的呼吸，它所化生的营气，分泌津液，灌注于脉中，变化为血，在外则营养四肢，在内而灌注脏腑，循脉流行，与昼夜刻数相应。卫气是一种比较滑利剽悍的水谷之气，首先运行在四肢的末端，分肉、皮肤之间，而没有休止。白天行于阳分之属，夜间行于阴分之属，常以足少阴肾经为起点，循行于五脏六腑。有厥逆之气留于五脏六腑时，则卫气仅能捍卫体表，行于阳分而不能入于阴分。仅止行于阳分，就造成阳气偏盛，阳气偏盛则阳跷脉气充塞，卫气不得通过而入于阴分，导致阴虚，所以人就不能闭目入睡了。

黄帝说：讲得好！怎样治疗呢？伯高说：补其不足，泻其有余，调和虚实，勾通阴阳，从而消除厥逆的邪气，再服半夏汤一剂，使内外阴阳之气通利无阻，这样人便能够安然入睡了。黄帝说：讲得对。用这种方法就像疏通管道一样，使经络大大相通，阴阳之气当然能够得到调和！再讲讲那个方子。伯高说：这个方子的制作如下：用源于千里之外的长流水八升，置于器皿中，长时间搅动，然后澄清取上面的五升，用苇薪燃火煮，水沸后，放入秫米一升，炮制过的半夏五合，慢慢续煎，使之浓缩成一升半，去渣，每次服一小杯，每日三次或多次，以见效为度。若病是刚刚起的，服药后立刻静卧，汗一出就好了。若病程较久，服三剂后也可痊愈。

黄帝问伯高说：人的四肢百节，怎样和天地相应呢？伯高回答说：天圆地方，人则头圆足方；天有日月，人则有双眼；地有九州，人则有九窍；天有风雨，人则有喜怒；天有雷电，人则有声音；天有四季，人则有四肢；天有五音，人则有五脏；天有六律，人则有六腑；天有冬夏，人则有冷热；天有十日，人则有十指；天有十二个时辰，人则有两足十趾，加上男子的双睾以对应，女子虽只有两节不足，但其须怀孕生子；天有阴阳，人则有夫妻；一年有三百六十五日，人身则有三百六十五个主要穴位；地有高山，人则有两肩和双膝；地有深谷，人则有腋窝和胸窝；地有十二条大河，人则有十二条主要的经脉；地有泉水细流，人则有卫气；地有丛草，人则有毫毛；天有昼夜，人则有起卧；天有列星，人则有牙齿；地有小山，人则有小节；地有山石，人则有高骨；地有林木，人则有筋膜；地有都市，人则有隆起的肌肉；一年有十二月，人体四肢则有十二节；有些地方四季草木不生，人则有终身不育的。以上这些情况都是人体与天地相应的情况。

黄帝问岐伯说：我希望了解持针的法则，进针的原理，缓用针和舍针的意趣，以及扦皮肤、开膜理究竟怎么处理？再有对经脉的曲折和出入之处，经气流注出止，慢快，归宿，以及六腑输注于全身的情况，我还希望听你说明一下。另外在经脉的离合之处，阳经怎样别出走入阴经，阴经又怎样别出走入阳经？它们是通过哪条道路而沟通的？希望你能全面说说这些道理。岐伯说：针刺的道理已尽在你所提的问题中了。

黄帝说：请你全部讲给我听。

岐伯说：手太阴经脉，出于手大拇指的尖端，向内曲折，沿内侧赤白肉际，抵达大拇指根节之后部的太渊穴处，形成动脉搏动的现象，然后屈折向外，上行至根节之下，又屈向内行，和诸阴络会合在鱼际部，由于几条阴脉都输注于此，其脉气流动滑利，伏行于壅骨之下，由此再向外曲折，浮出于寸口部循经上行，到达肘内侧的大筋之下，又向内弯曲上行，通过肘部的内侧进入腋下，向内屈行走入肺中。这就是手太阴肺经从胸至手的顺行径路。心主手厥阴经，出于手的中指尖端，屈而向内，沿中指内侧上行，留结于掌中，伏行在两骨之间，然后外屈出于两筋的中间、腕关节骨肉交界处，它的脉气流动滑利，在腕部上行二寸后，又屈而向外行于两筋之间，上抵肘内侧，进入到小筋之下，流注于两骨的会合处再向上行于胸中，向内归结于心脉。

黄帝说：为什么惟独手少阴经脉没有俞穴呢？岐伯说：手少阴，是内连心脏的经脉。心是五脏六腑的主宰，又是蕴藏精神的中枢，其器质坚固，外邪不能盘踞于内。如果盘踞，则心脏受伤神气散失，神气散失，生命活动就会终止。因此，凡是各种病邪侵犯心脏的，其邪气均留滞在心脏的外围心包络上。包络，是心主之脉，能够代心受邪，取其俞穴，可以针刺治疗心病。所以惟独手少阴心经是没有俞穴的。

黄帝说：手少阴心经没有俞穴，难道它不受病吗？岐伯说：在外的经脉有病，而心脏是没有病的，所以当心经有病时，可单独取用心经在掌后锐骨之端的穴位。其余经脉的曲折，运行的缓急，都与手太阴心主之脉的循行情况相似。所以当手少阴心经有病时，可取本经的俞穴神门，根据经气的虚实缓急，分别进行调治。邪气盛的用泻法，正气虚的用补法，这样就会使邪气得以消除，真气得以坚固，这种治疗方法，是符合自然规律的。

黄帝说：持针纵舍是怎样的呢？岐伯说：首先必须明确十二经的本来，皮肤的寒热，脉象的盛衰、滑涩。如果脉象滑而盛，表明病情日渐严重。脉象虚而细，是长期勉强支撑的表现。脉大而涩的，患有痛痹症；表里俱伤，气血皆败，病难治，胸腹和四肢还在发热的，是病邪未除的缘故；热势已退，则为病邪已除。同时还要观察病人的皮肤，从而察知肌肉的坚实和脆薄，脉象的大小、滑涩，皮肤的寒温、燥湿。并观察显现于眼目的五色，以分辨五脏的病变，来判断其或生或死；再看他的血络，察其反映于外部的色泽，以诊知寒热痛痹等症。

黄帝说：对于持针纵舍，我还没弄懂它的意蕴哪。岐伯说：操针的原则，必须要端正态度，安静心清。首先应当了解病情的虚实，然后再进行缓急补泻的手法，用左手把握骨骼的位置，右手循按经脉穴位，要防止肌肉过度紧张，以免突然收缩而裹针，用泻法时必须垂直下针，用补法出针时必须闭其针孔，同时又应当采用辅助行针的手法，以导引其气，使邪气不得浸淫，其气得以内守。

黄帝说：扞皮肤，开腠理的刺法，是怎样进行操作的呢？岐伯说：根据分肉的部位，左手循别其肌肤，右手轻微缓慢地进针，针尖要与皮肤垂直，这样做神气就不会散乱，邪气得以去除。

黄帝问：人身有八虚，可分别诊察哪些疾病呢？岐伯回答说：可诊察五脏病变。黄帝说：怎样诊察呢？岐伯说：如果肺与心有邪，则邪气居留在两肘；肝有邪，则邪气居留在两腋窝；脾有邪则气居留在两髀；肾有邪，则邪气居留在两腘。以上"八虚"，都是关节屈伸的枢纽，也是真气和血络通行的要处。邪气和恶血，自不能令其盘踞或停留，如有停留，就会损伤筋脉骨节，使关节屈伸不利，以致发生拘挛的症状。

通天篇

黄帝问于少师曰：余尝闻人有阴阳，何谓阴人，何谓阳人？少师曰：天地之间，六合之内，不离于五，人亦应之，非徒一阴一阳而已也，而略言耳，口弗能遍明也。黄帝曰：愿略闻其意，有贤人圣人，心能备而行之乎？少师曰：盖有太阴之人，少阴之人，太阳之人，少阳之人，阴阳和平之人。凡五人者，其态不同，其筋骨气血各不平等。

黄帝曰：其不等者，可得闻乎？少师曰：太阴之人，贪而不仁，下齐湛湛，好内而恶出，心和而不发，不务于时，动而后之，此太阴之人也。

少阴之人，小贪而贼心，见人有亡，常若有得，好伤好害，见人有荣，乃反愠怒，心疾而无恩，此少阴之人也。

太阳之人，居处于于，好言大事，无能而虚说，志发于四野，举措不顾是非，为事如常自用，事虽败而常无悔，此太阳之人也。

少阳之人，諟谛好自贵，有小小官，则高自宣，好为外交而不内附，此少阳之人也。

阴阳和平之人，居处安静，无为惧惧，无为欣欣，婉然从物，或与不争，与时变化，尊则谦谦，谭而不治，是谓至治。古之善用针艾者，视人五态乃治之，盛者泻之，虚者补之。

黄帝曰：治人之五态奈何？少师曰：太阴之人，多阴而无阳，其阴血浊，其卫气涩，阴阳不和，缓筋而厚皮，不之疾泻，不能移之。

少阴之人，多阴少阳，小胃而大肠，六腑不调，其阳明脉小而太阳脉大，必审调之，其血易脱，其气易败也。

太阳之人，多阳而少阴，必谨调之，无脱其阴，而泻其阳，阴重脱者易狂，阳阴皆脱者，暴死不知人也。

少阳之人，多阳少阴，经小而络大，血在中而气外，实阴而虚阳，独泻其络脉，则强气脱而疾，中气不足，病不起也。

阴阳和平之人，其阴阳之气和，血脉调，谨诊其阴阳，视其邪正，安容仪，审有余不足，盛则泻之，虚则补之，不盛不虚，以经取之。此所以调阴阳，别五态之人者也。

黄帝曰：夫五态之人者，相与毋故，卒然新会，未知其行也，何以别之？少师答曰：众人之属，不知五态之人者，故五五二十五人，而五态之人不与焉。五态之人，尤不合于众者也。

黄帝曰：别五态之人奈何？少师曰：太阴之人，其状黮黮然黑色，念然下意，临临然长大，䐃然未偻，此太阴之人也。

少阴之人，其状清然窃然，因以阴贼，立而躁险，行而似伏，此少阴之人也。

太阳之人，其状轩轩储储，反身折䐐，此太阳之人也。

少阳之人，其状立则好仰，行则好摇，其两臂两肘则常出于背，此少阳之人也。

阴阳和平之人，其状委委然，随随然，颙颙然，愉愉然，璇璇然，豆豆然，众人皆曰君子，此阴阳和平之人也。

【译文】

黄帝问少师说：我曾听说人有属阴、属阳之分，那么，怎么叫阴人，又怎么叫阳人呢？少师说：天地之间，六合之内，一切均不离"五"。人与之相应，并不是只有相对的一阴一阳。只能简而言之，不可能全部说到啊。

黄帝说：希望你能简要地说给我听听。比如有贤人，圣人，他们的禀赋是否阴阳兼备而各异呢？少师说：一般地说，大约有：太阴之人、少阴之人、太阳之人、少阳之人、阴阳平和之人。凡此五种人，形态不同，筋骨、气血，也各有差异。

黄帝说：他们的不同特点可以说来听听吗？少师说：太阴型的人，贪而不仁，表面谦和贪得而怕失，心地像是很柔和的样子，实则喜怒不形于色，从不趋时先动，惯于后发制人。

少阴型的人，贪小利而暗藏贼心，看到别人遭受损失，便像自己有所得一样的高兴，好搞破坏伤害人，见到别人有荣誉，便反感气愤，心怀嫉妒，无恩无义。

太阳型的人，到处忙乱，好说大话，无能力，喜空谈，雄心壮志发乎四野，举手顿足，不顾是非，常常意气用事，而且虽屡遭失败，也不知悔改。

少阳型的人，做事精细，很有自尊心，稍有地位就高傲自得，喜欢出头露面，而乏内在深沉。

阴阳和平的人，起居安闲，无所谓恐惧，也无所谓过分辛苦，能遵循事物发展变化的客观规律，遇事不与人争，善于适应变化，有尊贵的地位时，往往更谦逊，靠说服而不是靠压制迫害，具有所谓的最高的治世之术。

古代善用针灸疗法的，一般根据人的五种形态而施治，盛的就用泻法，虚的就用补法。

黄帝说：对待五种形态的人，怎样分别治疗呢？

少师说：太阴型的人，体质多阴而无阳，他的阴血浓浊，卫气运行滞涩，阴阳不能调和，筋缓而皮厚，不用疾泻的针法，病情就不可能好转。

少阴型的人，阴多而阳少，胃小而肠大，六腑的功能不能协调，足阳明胃经的脉气小，而手太阳小肠经的脉气大，必须仔细审察后再进行调治，否则，其血易于脱耗，真气容易衰败。

太阳型的人，阳太多而阴少，必须谨慎地调治，不能再泻其阴，只可单泻其阳，但如果阳气过度损伤，就容易导致阳气外脱而使人发狂；如果阴阳都过度脱耗，人就会突然死亡或晕死不知人事。

少阳型的人，阳多而阴少，经脉小而络脉大，由于血脉在中而气在外，治疗时当充实其阴经，而泻其阳络。但如果单独泻其阳络太过，以致气脱而形成中气不足，就很难治愈了。

阴阳平和的人，阴阳之气协调，血脉和顺，应谨慎地诊察其阴阳的变化，观察其邪正的盛衰，并端详其容貌和仪表，再研究他是在哪一方面有余或不足。凡邪气亢盛，就用泻法，正气不足，就用补法；如果没有明显的盛虚，就从病症所在的本经进行治疗。以上就是调和阴阳，分别五种人而施治的原则与方法。

黄帝说：对于这五种形态的人，从来没有遇到过，猝然相遇。就不知道他们平日的情况，应怎样区别呢？少师说：在人群中，鲜知上述五种人，因人实有五五二十五种，都存在某一方面的表现不太突出的现象，而上面五种人，实与众不同，五种禀性特别突出。黄帝说：对于这五种人的不同形态，怎样辨别呢？少师说：太阴型的人，肤色深黑无光，外貌似很谦虚，身体本来高大，可是卑躬屈膝，故作姿态，并非真有佝偻病。

少阴型的人，外貌好像是很清高，但有偷偷摸摸的作风，站立时躁动不安，行动时又好像俯伏着不能直立一样。太阳型的人，其外貌扬扬自得，表现出骄傲自满的样子，挺胸凸肚，但又好像身躯向后反张和两臂曲折一样。

少阳型的人，站立时头喜欢向后仰，行走时身体摇摆不定，两臂两肘经常反挽在背后。

阴阳和平的人，外貌雍容稳重，从容不迫，态度温恭严正，待人和颜悦色，目光慈祥和善，言行举止条理分明而不紊乱，这种人就是君子。

官能篇

黄帝问于岐伯曰：余闻九针于夫子，众多矣，不可胜数，余推而论之，以为一纪。余司诵之，子听其理，非则语余，请其正道，令可久传，后世无患，得其人乃传，非其人勿言。岐伯稽首再拜曰：请听圣王之道。黄帝曰：用针之理，必知形气之所在。左右上下，阴阳表里，血气多少，行之逆顺，出入之合，谋伐有过。知解结，知补虚泻实，上下气门，明通于四海，审其所在，寒热淋露，以输异处，审于调气，明于经隧，左右肢络，尽知其会。寒与热争，能合而调之。虚与实邻，知决而通之，左右不调，把而行之。明于逆顺，乃知可治，阴阳不奇，故知起时，审于本末，察其寒热，得邪所在，万刺不殆，知官九针，刺道毕矣。

明于五输，徐疾所在，屈伸出入，皆有条理。言阴与阳，合于五行，五脏六腑，亦有所藏。四时八风，尽有阴阳，各得其位，合于明堂。各处色部，五脏六腑，察其所痛，左右上下，知其寒温，何经所在。审尺肤之寒温滑涩，知其所苦，膈有上下，知其气所在。先得其道，稀而疏之，稍深以留，故能徐入之。大热在上，推而下之，从下上者，引而去之，视前痛者，常先取之。大寒在外，留而补之，入于中者，从合泻之。针所不为，灸之所宜。上气不足，推而扬之，下气不足，积而从之，阴阳皆虚，火自当之。厥而寒甚，骨廉陷下，寒过于膝，下陵三里。阴络所过，得之留止，寒入于中，推而行之。经陷下者，火则当之，结络坚紧，火所治之。不知所苦，两跷之下，男阴女阳，良工所禁。针论毕矣。

用针之服，必有法则，上视天光，下司八正，以避奇邪，而观百姓，审于虚实，无犯其邪。是得天之露，遇岁之虚，救而不胜，反受其殃，故曰：必知天忌，乃言针意。法于往古，验于来今，观于窈冥，通于无穷。粗之所不见，良工之所贵，莫知其形，若神仿佛。

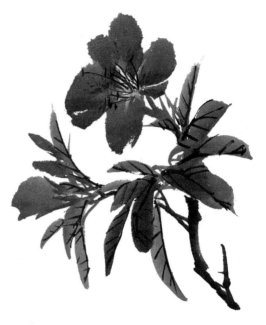

邪气之中人也，洒淅动形。正邪之中人也微，先见于色，不知于其身，若有若无，若亡若存，有形无形，莫知其情。是故上工之取气，乃救其萌芽；下工守其已成，因败其形。

是故工之用针也，知气之所在，而守其门户，明于调气，补泻所在，徐疾之意，所取之处。

泻必用员，切而转之，其气乃行，疾入徐出，邪气乃出，伸而迎之，遥大其穴，气出乃疾。补必用方，外引其皮，令当其门，左引其枢，右推其肤，微旋而徐推之，必端以正，安以静，坚心无解，欲微以留，气下而疾出之，推其皮，盖其外门，真气乃存。用针之要，无忘其神。

雷公问于黄帝曰：《针论》曰：得其人乃传，非其人勿言。何以知其可传？黄帝曰：各得其人，任之其能，故能明其事。雷公曰：愿闻官能奈何？黄帝曰：明目者，可使视色。聪耳者，可使听音。捷疾辞语者，可使传论语。徐而安静，手巧心审谛者，可使行针艾，理血气而调诸逆顺，察阴阳而兼诸方。缓节柔筋而心和调者，可使导引行气。疾毒言语轻人者，可使唾痈咒病。爪苦手毒，为事善伤者，可使按积抑痹。各得其能，方乃可行，其名乃彰。不得其人，其功不成，其师无名。故曰：得其人乃言，非其人勿传，此之谓也。手毒者，可使试按龟，置龟于器下而按其上，五十日而死矣；手甘者，复生如故也。

【译文】

黄帝向岐伯问道：我从先生这里获得了许多有关九针的知识，难以一一例举。我推究其中的道理，经过归纳整理，成为系统的理论，并编成一篇文字，现在我读出来给先生听，如果有错误的地方，就请告诉我并加以修正，以使它得以长久流传，使后世的人们不受疾患的祸害。当然，要传给合适的人，不能传给那些不适合学习继承的人。

岐伯拜了两拜说：圣王请讲。

黄帝说：用针刺治病的法则，是必须知道形气所在的上下左右、阴阳表里、经脉气血的多少、经气运行的逆顺、血气出入交会的腧穴等，这样才能正确施治，攻治病邪。又要知道解除结聚的方法，懂得补虚泻实的原则、各经腧穴的主治功用，明确经脉与气海、血海、髓海、水谷之海相通相应的关系。观察疾病的所在，以及感寒、受热、淋雨、露风等不同致病因素。治疗时要依据各经荥、输诸穴的功用与部位以选取相应的穴位，并且精审地调理脉气。还要明确经气流行的通道及其散在左右的支络，全部了解它们的并合聚会之处。

若有寒热交争的疾病，是阴阳之气不和，要调其阴阳，使之协调；有时虚证与实证的表现有相似之处，可根据经脉的盛衰情况来疏通其经脉；左右不协调的病症，要用左病刺右、右病刺左的缪刺法治疗；区分了疾病的顺逆，就能知道是否可以刺治；辨明了脏腑阴阳已经调和，就可知病愈之时；审查清楚了疾病的标本、寒热属性，确定了邪气的所在部位，针刺治疗就不会出现差错；懂得了九针的不同性能，并可各尽其用，就可以说全面掌握了针刺治法。

要明确手足十二经五输穴的主治范围，疾徐补泻手法的施用，及针刺时患者体位屈伸的选择和进针、出针都有一定规律可循。五脏六腑合于天地阴阳五行，五脏贮藏精气，六腑传化水谷。四时之气与八节之风都有阴阳之分，伤人部位各有不同，却能集中于明堂部位而表现出相应的颜色；同时，五脏六腑的病变，也分别在各自相应的颜面部位表现出病色。根据这些就可以知道病位的上下左右，探明病性的寒热，以及邪犯的所在经脉；察审皮肤的寒温滑涩状况，就可知病的阴阳虚实；膈上为心肺所居，膈下为肝脾肾所居。审察膈膜的上下，可知病气所在部位。

掌握经脉循行的规律，然后可以用针。用针时，首先要确定其主治的腧穴，针刺时宜先酌情少针浅刺，尔后再逐渐深刺并留针。大热在上半身的，用高者抑之的治法，推热下行，使下和于阴；热由下而上的，当引导其上逆的邪气逐渐散去。病分先后，一般来说，要审察开始疼痛的部位，应先在该处针刺，以治其本。大寒在表的，当留针以补阳，助阳以胜寒；如寒邪入于里的，宜取合穴使寒邪泻出。至于针法不能治疗的病症，常常是灸法所适用的情况。上气不足的，可以用引导推补的方法使其气充盈；下气不足的，可用留针随气的方法以补之。阴阳两虚的病症，不能用针刺治疗，而当用艾灸治。如果经气厥逆而阴寒极甚，或骨侧的肌肉陷下，或寒冷过于膝部的，要灸足三里穴。寒邪从阴络经过，得之而停留不去，如果寒邪入于经脉，当用针行散；如果寒邪凝结而使经气下陷的，当用火灸治，以散寒邪；若络脉结而坚紧的，也用灸法治疗；如果病人苦楚莫名，难以描述，应选取阳跷脉的申脉穴和阴跷脉的照海穴。至于男子患病取阴跷而女子患病取阳跷，那是高明的医生所禁忌的。有关针灸方法的论述至此就算是全部讲完了。

用针治病必须有一定法则，还要观察日月星辰的运行变化，以及四时之气、八方之风的不同，避免不正之邪的侵袭，并且昭示百姓，注意不正之邪的侵害，随时防御，以免受邪发病。如果遇到自然界不应时令的气候变化，或遭遇当年岁气不及而见的反常气候，医者若不通晓自然变化，就不能有效救治反常气候所致的病变，那么病势就会加重。因此必须知道天时的顺逆宜忌，才可以谈及针治道理。取法古人的理论经验，验之于临床实践，还要吸取现代治疗经验，仔细观察微妙难见的形迹，才可以通达医理而治疗变化无穷的疾病。技术粗疏的医生注意不到这些方面，高明的医生却十分珍视它。如果诊察不到微小的形迹变化，那么疾病就显得神秘莫测，难以把握了。

虚邪伤害人体，发病时恶寒战栗；正邪伤犯人体，发病时面色微有改变，身上没有特殊感觉，邪气似有似无，若存若亡，症状也不明显，很难认识清楚，因而不能知道确切的病情。所以高明的医生治病是根据邪气伤人的微小变化，在疾病初始时就进行治疗；技术粗疏的医生不懂得这个方法，到病已成才进行施治，常会导致病情恶化而伤损身体。所以医生用针刺治病时，首先要知道脉气运行的所在，而守候其循环出入的门户；其次要明白调理气机的方法，宜补还是宜泻，进针的快慢，以及应取的穴位等。

如果泻除邪气，必须用圆活流利的针法，逼近病所捻转行针，这样，经气就能通畅；快速进针而缓慢出针，就能够引邪气外出；运用迎刺经气运行方向、出针时摇大针孔的手法，邪气就会随针而很快外散。如果补益正气，针法必须端静从容和缓，先按抚皮肤，便于确定穴位，用左手按引，使周围平展，右手推循着皮肤，轻轻地捻转，徐徐将针刺入，姿

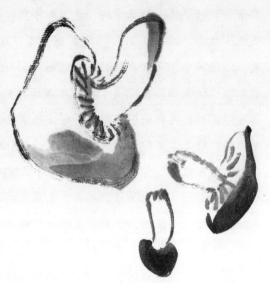

势要端正，心静安和，专心致志，不可懈怠。气至之后，要留针少时，待经气流通就快速出针，并揉按皮肤，摩闭针孔，使真气留存于内而不外泄。用针的要妙，在于调养神气，推动生机以扶正祛邪，千万不要忽略。

雷公向黄帝问道：《针论》上说：遇上合适的人才可传授，不合适的不能传于他。那么，怎样知道谁是可以传授的合适人选呢？

黄帝说：求得不同方面的适当人员，量材取用，他们就能够精通其事。

雷公说：我想听听是怎样量材取用的。

黄帝说：眼睛明亮、视力好的人，可以教他们诊察颜色；听觉灵敏的人，可以教他们辨听声音；说话流利、思维敏捷的人，可以教他们传讲理论；言语缓慢、行动安静、手巧心细的人，可以教他们针灸，以理正血气、调治各种逆乱不顺的病症，并教他们观察阴阳变化以及从事处方用药的工作；肢节缓和、筋骨柔顺、心气平和的人，可以教他们导引按摩；嫉妒成性、口舌恶毒、言语轻薄的人，可以教他们唾痈咒病的祝由科工作；手重脚狠、做事经常损坏器具的人，可以教他们按摩积聚、抑制痹痛。各人的所长适得其用，各种治疗方法才可以推行，名声才可以显扬。如果传授不得其人，其功业不能成就，老师也得不到荣誉。所以说，遇到合适的人才能教他，不是合适的人选就不能教，就是这个道理。识别手狠的人，可以试着让他们按压乌龟：将乌龟放在器具下

面，叫他们用手从上按压，到五十天乌龟就会死掉；如果手不狠而柔顺的人，则乌龟不会死去，依然像原来那样活着。

论疾诊尺篇

黄帝问于岐伯曰：余欲无视色持脉，独诊其尺，以言其病，从外知内，为之奈何？岐伯曰：审其尺之缓急、大小、滑涩，肉之坚脆，而病形定矣。

视人之目窠上微痈，如新卧起状，其颈脉动，时咳，按其手足上，陷而不起者，风水肤胀也。

尺肤滑其淖泽者，风也。尺肉弱者，解㑊，安卧脱肉者，寒热，不治。尺肤滑而泽脂者，风也。尺肤涩者，风痹也。尺肤粗如枯鱼之鳞者，水洪饮也。尺肤热甚，脉盛躁者，病温也，其脉盛而滑者，汗且出也。尺肤寒甚，脉上者，泄、少气。尺肤炬然，先热后寒者，寒热也。尺肤先寒，久待之而热者，亦寒热也。肘所独热者，腰以上热；手所独热者，腰以下热。肘前独热者，膺前热；肘后独热者，肩背热。臂中独热者，腰腹热；肘后粗以下三四寸热者，肠中有虫。掌中热者，腹中热；掌中寒者，腹中寒。鱼上白肉有青血脉者，胃中有寒。尺炬然热，人迎大者，当夺血。尺坚大，脉小甚，少气，悗有加垢，立死。

目赤色者病在心，白在肺，青在肝，黄在脾，黑在肾。黄色不可名者，病在胸中。诊目痛，赤脉从上下者，太阳病；从下上者，阳明病；从外走内者，少阳病。诊寒热瘰疬，赤脉上下贯瞳子，见一脉一岁死，见一脉半一岁半死，见二脉二岁死，见二脉半二岁半死，见三脉三岁死。诊龋齿痛，按其阳之来，有过者独热，在左左热，在右右热，在上上热，在下下热。诊血脉者，多赤多热，多青多痛，多黑多为久痹，多赤、多黑、多青皆见者，寒热。身痛而色微黄，齿垢黄，爪甲上黄，黄疸也，安卧，小便黄赤，脉小而涩者，不嗜食。人病，其寸口之脉，与人迎之脉小大等及其浮沉等者，病难已也。女子手少阴脉动甚者，妊子。婴儿病，其头毛皆逆上者，必死。耳闻青脉起者，掣痛。大便青瓣，飧泄，脉小，手足寒者，难已；飧泄，脉少，手足温，泄易已。

四时之变，寒暑之胜，重阴必阳，重阳必阴，故阴主寒，阳主热，故寒甚则热，热甚则寒，故曰：寒生热，热生寒，此阴阳之变也。故曰：冬伤于寒，春生瘅热；春伤于风，夏生后泄肠澼；夏伤于暑，秋生痎疟；秋伤于湿，冬生咳嗽。是谓四时之序也。

【译文】

黄帝向岐伯问道：我打算既不望色，也不按脉，而是单独诊测病人的尺肤，来探讨他的病情，也就是根据尺肤的外在表现来测知内脏的病变，那将如何来进行呢？

岐伯回答说：审察尺肤皮肤的松弛或紧绷，尺肤肌肉的丰满或瘦削，尺肤皮肤的滑润或干涩以及尺肤肌肉的坚实与松软，疾病的性质部位就可以确定了。如果发现病人的眼胞微微肿起，就像是刚刚睡醒起床的样子，而且他的颈脉搏动明显，时时咳嗽，按压他的手足，凹陷而不能即起，这便是风水肤胀的病症。

如果尺肤的皮肤光滑或者湿润，这是风气导致的病症；如果尺肤的肌肉柔弱无力，身体懈怠困乏，喜欢眠卧，肌肉瘦削如脱，这是寒热病症，已经不能治愈了；如果尺肤的皮肤光滑而润泽，就像油脂一般，这是风气导致的病症；如果尺肤的皮肤不光滑，这是风痹病症；如果尺肤的皮肤粗糙，就像干鱼的鳞片一般，这是水液内盛的饮证；如果尺肤的皮肤很是灼热，而且脉象盛大而躁动，这是由于患了温热病的原因；若是脉象盛大而滑利，则是疾病将要痊愈了；如果尺肤的皮肤凉冷，而且病人的脉象弱小，这是腹泄少气的病症；如果尺肤的皮肤灼热如火烧一般，先感灼热后觉凉冷，这是寒热病症；如果尺肤的皮肤刚刚触及感到凉冷，等待稍久却感觉灼热，这也是寒热病症。

如果肘部单独灼热，这是腰以上的部位有热；如果手部单独灼热，这是腰以下的部位有热；如果肘部内侧单独灼热，这是前胸部位有热；如果肘部外侧单独灼热，这是肩背部位有热；如果前臂中段单独灼热，这是腰腹部位有热。如果肘部外侧皮肤粗糙，肘部以下三四寸有灼热感，这是肠中有虫的病症。如果手掌中灼热，这是腹中有热的病症；如果手掌中凉冷，这是腹中有寒的病症。如果手鱼际上白肉部分有青色的血脉，这是胃中有寒的病症。如果尺部灼热如火烧，人迎脉盛大，必定是脱血的病症；如果尺部肌肉坚满而脉搏却很是弱小，这是气虚不足的病症，若是烦闷难安则说明病情加重，甚至会立即死亡。

如果白睛见赤色，是病在心脏；见白色，是病在肺脏；见青色，是病在肝脏；见黄色，是病在脾脏；见黑色，是病在肾脏。如果目色虽黄，又杂以它色，以致色泽怪异，难以名状，是病在胸中。诊得病人目睛疼痛，若有赤色脉络从上睑向下睑延伸，是太阳病；若有赤色脉络从下睑向上睑延伸，是阳明病；若有赤色脉络从外眦向内眦延伸，是少阳病。诊得病人寒热发作，并有赤色脉络从上睑向下延伸到瞳子，若发现一条赤脉，病人一年后死亡；若发现一条半赤脉，病人一年半后死亡；若发现两条赤脉，病人两年后死亡；若发现两条半赤脉，病人两年半后死亡；若发现三条赤脉，病人三年后死亡。

诊得病人龋齿疼痛，便要诊按他的手足阳明脉的搏动情况，如果脉气失常，那只可能是热郁脉中。若龋齿部位在左，则为左侧阳明经有热；若龋齿部位在右，则为右侧阳明经有热；若龋齿部位在上，则为手阳明经有热；若龋齿部位在下，则为足阳明经有热。

诊察病人肤表的血络，色常赤的多属于热证，色常青的多属于痛证，色常黑的多属于经久不愈的痹证，赤黑青色并见的多属于寒热身痛的病症。如果面色微黄，牙齿色黄而污浊，爪甲之上也呈现黄色，这便是黄疸之证，病人一般身体倦怠而嗜睡，小便黄赤，脉小而涩，不欲饮食。

病人患病以后，如果寸口脉跟人迎脉的大小相同，而且浮沉类似。这种病便难以治愈。

女子的手少阴脉搏动较甚，这是怀孕的征象。

婴儿患病以后，如果头发都逆而上指，这婴儿必会死亡。如果耳部有青色脉络凸起，这是抽掣疼痛一类的病症。如果大便色青而形如瓣状，完谷不化，脉搏弱小，手足冰凉，这种病难以治愈；如果泄泻水谷不化，脉搏弱小，但手足犹然温暖，这种泄泻则容易治愈。

　　四季气候的变化，乃是由于阴寒之气与阳热之气相互克制的结果，因为阴寒之气过甚，必会受到阳热之气的制约而转化为阳，而阳热之气过甚，也会受到阴寒之气的制约而转化为阴。这样说来，阴气虽然主寒，阳气虽然主热，但寒气过甚便会转化为热，而热气过甚也会转化为寒，因此也可以这样说：寒气生热，热气生寒。这便是阴阳变化的基本道理。所以，从医学的角度来说：冬季若被寒气伤害，到了春天就会发生温热病；春季若被风气伤害，到了夏天就会发生泄泻痢疾之类的病症；夏天若被暑气伤害，到了秋天就会发生疟疾之类的病症；秋季若被湿气伤害，到了冬天就会发生咳嗽之类的病症。这便是四季发病的规律。

卫气行篇

　　黄帝问于岐伯曰：愿闻卫气之行，出入之合，何如？岐伯曰：岁有十二月，日有十二辰，子午为经，卯酉为纬。天周二十八宿，而一面七星，四七二十八星，房昴为纬，虚张为经。是故房至毕为阳，昴至心为阴，阳主昼，阴主夜。故卫气之行，一日一夜五十周于身，昼日行于阳二十五周，夜行于阴二十五周，周于五脏。是故平旦阴尽，阳气出于目，目张则气上行于头，循项下足太阳，循背下至小指之端。其散者，别于目锐眦，下手太阳，下至手小指之间外侧。其散者，别于目锐眦，下足少阳，注小指次指之间，以上循手少阳之分，侧下至小指之间，别者以上至耳前，合于颔脉，注足阳明，以下行至跗上，入中指之间。其散者，从耳下下手阳明，入大指之间，入掌中。其至于足也，入足心，出内踝下，行阴分，复合于目，故为一周。是故日行一舍，人气行于身一周与十分身之八；日行二舍，人气行三周于身与十分身之六；日行三舍，人气行于身五周与十分身之四；日行四舍，人气行于身七周与十分身之二；日行五舍，人气行于身九周；日行六舍，人气行于身十周与十分身之八；日行七舍，人气行于身十二周与十分身之六；日行十四舍，人气二十五周于身有奇分与十分身之二，阳尽而阴受气矣。其始入于阴，常从足少阴注于肾，肾注于心，心注于肺，肺注于肝，肝注于脾，脾复注于肾为周。是故夜行一舍，人气行于阴脏一周与十分脏之八，亦如阳行之二十五周，而复合于目。阴阳一日一夜，合有奇分十分身之二，与十分藏之二，是故人之所以卧起之时有早晏者，奇分不尽故也。

黄帝曰：卫气之在于身也，上下往来不以期，候气而刺之奈何？伯高曰：分有多少，日有长短，春秋冬夏，各有分理，然后常以平旦为纪，以夜尽为始。是故一日一夜，水下百刻，二十五刻者，半日之度也，常如是毋已，日入而止。随日之长短，各以为纪而刺之。谨候其时，病可与期；失时反候者，百病不治。故曰：刺实者，刺其来也；刺虚者，刺其去也。此言气存亡之时，以候虚实而刺之。是故谨候气之所在而刺之，是谓逢时。在于三阳，必候其气在于阳而刺之；病在于三阴，必候其气在阴分而刺之。

水下一刻，人气在太阳；水下二刻，人气在少阳；水下三刻，人气在阳明；水下四刻，人气在阴分。水下五刻，人气在太阳；水下六刻，人气在少阳；水下七刻，人气在阳明；水下八刻，人气在阴分。水下九刻，人气在太阳；水下十刻，人气在少阳；水下十一刻，人气在阳明；水下十二刻，人气在阴分。水下十三刻，人气在太阳；水下十四刻，人气在少阳；水下十五刻，人气阳明；水下十六刻，人气在阴分。水下十七刻，人气在太阳；水下十八刻，人气在少阳；水下十九刻，人气在阳明；水下二十刻，人气在阴分。水十二十一刻，人气在太阳；水下二十二刻，人气在少阳；水下二十三刻，人气在阳明；水下二十四刻，人气在阴分。水下二十五刻，人气在太阳，此半日之度也。从房至毕一十四舍，水下五十刻，日行半度。从昴至心，亦十四舍，水下五十刻，终日之度也。日行一舍，水下三刻与七分刻之四。《大要》曰：常以日之加于宿上也，人气在太阳。是故日行一舍，人气行三阳行与阴分，常如是无已，与天地同纪，纷纷盼盼，终而复始，一日一夜，水下百刻而尽矣。

【译文】

黄帝问岐伯：我想听你谈谈卫气的运行是怎样出入相会合的？岐伯说：一年有十二个月，一天有十二个时辰，子午分别位居南北，成直线为经；卯酉分别位居东西，成横线为纬。天周有二十八个星宿，分布在东南西北四方，每一方各有七个星宿，四方共合二十八个星宿。房宿居东方，昴宿居西方，所以房昴为纬；虚宿居北方，张宿居南方，所以虚张为经。从东方的房宿，经过南方再向西方的毕宿，其位在十二地支中为卯、辰、巳、午、未、申六个时辰，这六个时辰是白昼，属阳，所以房至毕为阳；从西方的昴宿，经过北方再向东方的心宿，其位在十二地支中为酉、戌、亥、子、丑、寅六个时辰，这六个时辰是夜晚，属阴，所以昴至心为阴。卫气的运行，在一日一夜之中，要循行于全身五十周次，白天行于阳分二十五周次，夜间行于阴分二十五周次，并周行于五脏之间。卫气昼行于阳，夜行于阴，到黎明平旦之时，卫气在阴分已行尽二十五周次，出于目，眼睛张开，卫气开始从目内眦（睛明穴）上行于头部，沿项后足太阳经的通路下行，再沿着背部向下，到足小指外侧端（至阴穴）。其散行的，从目锐眦别出，向下沿手太阳经，下行至手小指外侧端（少泽穴）。另一条散行的，亦从目锐眦别出，沿着足少阳经，向下行至足小指、第四指之间（窍阴穴）。再向上循手少阳经之分，下行到小指，无名指之间（关冲穴）。从手少阳别行的行至耳前，合于颔部经脉，注于足阳明经，向下行至足背，入五指间（厉兑穴）。又一条散行的，从耳下向下，沿手阳明经，入手大指次指端（商阳穴），再络入掌中。至于卫气从足阳明经抵达足部的，进入足心，出内踝，入足少阴经，由足少阴经行于阴分，循少阴之别跻脉，上行复合于目，交会于足太阳经（睛明穴），这是卫气运行一周的顺序。在白昼当日行一舍时，卫气行身一又十分之八周；运行二舍时，卫气行身三又十分之六周；运行三舍时，卫气行身五又十分之四周；运行四舍时，卫气行身七又十分之二周；运行五舍时，卫气行身九周；运行六舍时，卫气行身十又十分之八周；运行七舍时，卫气行身十二又十分之六周；运行十四舍时，卫气行身二十五又十分之二周，这时卫气行于阳的部分就结束，而进入阴的部分，阴的部分开始承受卫气。开始进入阴分时，通常是由足少阴肾经传注于肾脏，由肾脏注入心脏，由心脏注入肺脏，由肺脏注入肝脏，由肝脏注入脾脏，由脾脏再传到肾脏，为一周。夜间运行一舍的时间，卫气行于阴分也是一又十分之八周，也和行于阳分的二十五周一样，在目部会合。阴分阳分一日一夜，本应运行五十周，可是按每宿卫气运行一又十分之八周来计算，行于阳分的多出十分之二周，行于阴分的也多出十分之二周，所以人睡和醒的时间，在或早或晚的不同，就是这些余数造成的。

黄帝说：卫气在人体内的循行，上下往来不停，怎样候气而针刺呢？伯高说：昼夜阴阳的多少不同，有时天长，有时天短，春夏秋冬四季，各有不同的节气，因而昼夜长短都有一定的规律，可根据太阳初出的时候为准，此时标志着夜尽昼出，为卫气行于阳分的开始。一昼夜之中，计时的水漏下百刻，所以二十五刻恰是半天的度数，卫气就是依着时间的推移而环周不止，到了日入，白昼结束，根据日出日入来确定昼与夜的分野，再根据昼夜长短来判断卫气的出入情况，以作为针刺候气的标准。针刺时，要候其气至再下针，才可如期而愈，若失去时机，违反了候气的原则，则任何疾病都不能治愈。所以，候气而刺的方法，对于实症，是迎其气之来而刺，属于泻法；对于虚症，是随其气之去而刺，属于补法。这是针对邪气的盛衰留去，诊候疾病的虚实而进行针刺的。所以，谨慎地候察气的所在而进行针刺，就叫做逢时。病在三阳经，必候气在阳分时针刺；病在三阴经，必候气在阴分时针刺。

从平旦开始，水下一刻的时间，卫气行于手足太阳经；水下二刻，卫气行于手足少阳经；水下三刻，卫气行于手足阳明经；水下四刻，卫气行于足少阴肾经。水下五刻，卫气行于手足太阳经；水下六刻，卫气行于手足少阳经；水下七刻，卫气行于手足阳明经；水下八刻，卫气行于足少阴肾经。水下九刻，卫气行于手足太阳经；水下十刻，卫气行于手足少阳经；水下十一刻，卫气行于手足阳明经；水下十二刻，卫气行于足少阴肾经。水下十三刻，卫气行于手足太阳经；水下十四刻，卫气行于手足少阳经；水下十五刻，卫气行于手足阳明经；水下十六刻，卫气行于足少阴肾经。水下十七刻，卫气行于手足太阳经；水下十八刻，卫气行于手足少阳经；水下十九刻，卫气行于手足阳明经；水下二十刻，卫气行于足少阴肾经。水下二十一刻，卫气行于手足太阳经；水下二十二刻，卫气行于手足少阳经；水下二十三刻，卫气行于手足阳明经；水下二十四刻，卫气行于足少阴肾经。水下二十五刻，卫气行于手足太阳经，这是半日中卫气运行的度数。从房宿到毕宿运转一十四舍，经过整个白昼，水下五十刻，日行半个周天，每当日行周列一宿，需时水下三刻又七分之四刻。《大要》上说：通常是以日行环周二十八宿的每一宿之时，卫气也恰恰运行在手足太阳经。所以日行一宿的时间，卫气也恰恰运行过三阳分与三阴分，经常这样周行不已，它同自然界的变化是同一规律，卫气在人体内的运行，虽然纷繁，但却是有条不紊的，终而复始，一日一夜水下百刻的时间，卫气在体内完成了五十周的运行。

九宫八风篇

太一常以冬至之日，居叶蛰之宫四十六日，明日居天留四十六日，明日居仓门四十六日，明日居阴洛四十五日，明日居天宫四十六日，明日居玄委四十六日，明日居仓果四十六日，明日居新洛四十五日，明日复居叶蛰之宫，曰冬至矣。太一日游，以冬至之日，居叶蛰之宫。数所在，日从一处，至九日，复反于一，常如是无已，终而复始。

太一移日，天必应之以风雨，以其日风雨则吉，岁美民安少病矣，先之则多雨，后之则多旱。太一在冬至之日有变，占在君；太一在春分之日有变，占在相；太一在中宫之日有变，占在吏；太一在秋分之日有变，占在将；太一在夏至之日有变，占在百姓。所谓有变者，太一居五宫之日，疾风折树木，扬沙石。各以其所主占贵贱，因视风所从来而占之。风从其所居之乡来为实风，主生，长养万物。从其冲后来为虚风，伤人者也，主杀主害者。谨候虚风而避之，故圣人日避虚邪之道，如避矢石然，邪弗能害，此之谓也。

是故太一入徙立于中宫，乃朝八风，以占吉凶也。风从南方来，名曰大弱风，其伤人也，内舍于心，外在于脉，气主热。风从西南方来，名曰谋风，其伤人也，内舍于脾，外在于肌，其气主为弱。风从西方来，名曰刚风，其伤人也，内舍于肺，外在于皮肤，其气主为燥。风从西北方来，名曰折风，其伤人也，内舍于小肠，外在于手太阳脉，脉绝则溢，脉闭则结不通，善暴死。风从北方来，名曰大刚风，其伤人也，内舍于肾，外在于骨与肩背之膂筋，其气主为寒也。风从东北方来，名曰凶风，其伤人也，内舍于大肠，外在于两胁腋骨下及肢节。风从东方来，名曰婴儿风，其伤人也，内舍于肝，外在于筋纽，其气主为身湿。风从东南方来，名曰弱风，其伤人也，内舍于胃，外在肌肉，其气主体重。此八风皆从其虚之乡来，乃能病人。三虚相搏，则为暴病卒死。两实一虚，病则为淋露寒热。犯其雨湿之地，则为痿。故圣人避风，如避矢石焉。其有三虚而偏中于邪风，则为击仆偏枯矣。

【译文】

太一北极星日复一日游历九宫的规律，从节气来说，是开始于冬至日，从方位来讲，是开始居于正北的叶蛰宫（坎宫），即以属于一数的坎位为起点，来推算其逐日所居留的日数，并在各方位依次游行，到了第九天（离宫），仍回复到属于一数的坎位，经常像这样循环不休，周而复始地运行着。

太一在交换节气过宫的那一天，如果当天风调雨顺，就为吉利的征象，则谷物丰收，人民安乐，很少患疾病。假若在交节之前出现风雨，就会多涝；若在交节之后出现风雨，则多旱。太一在冬至那天，气候如有暴变，预测其反应在君；移至春分那天，气候如有暴变，预测其反应在相；移至中宫那一天，气候如有暴变，预测其反应在吏；移至秋分那天，气候如有暴变，预测其反应在将；移至夏至那天，气候如有暴变，预测其反应在百姓。所谓气候有暴变，是说当太一分别居于上述五宫的那一天，出现大风折断树木，飞沙走石。此时可以根据太一所主的方位来占测受病者的身份。还要观察风从哪个方向刮来。以此来做为预测气象的依据。凡是风来自当令的方位，与季节气候相适应的，就叫做实风，主生长，养育万物；若风从当令相对的方位而来，与时令季节相反的，就是虚风，能够伤害人体，主摧残，对万物有害。对于这种虚风，人必须注意适时回避，对养生之道有较高修养的人，就深知这种回避虚邪贼风的道理，就像躲避箭矢石头一样。使外邪不能侵害人体。

所以太一移居中宫，确立它为定向的标准，然后根据斗星旋转的指向，确定八风的方位。并借此来推测气象的吉凶。例如从南方来的风，叫做大弱风，它侵害人体时，内可侵及心，外则留于血脉，其气主热性病；从西南方来的风，叫做谋风，它侵害人体时，内可侵及脾，外则留于肌肉，其气主衰弱的病；从西方来的风，叫做刚风，它侵害人体时，内可侵及肺，外则留于皮肤，其气主燥病；从西北方来的风，叫做折风，它侵害人体时，内可侵及小肠，外则留于手太阳经脉，若手太阳脉气竭绝，则为邪气充盈流溢，若脉气闭塞，则为结聚不通，常常会使人突然死亡；从北方来的风，叫做大刚风，它侵害人体，内可侵及于肾，外则留于骨骼与肩背的膂筋部位，其气主寒性病；从东北方来的风，叫做凶风，它伤害人体，内可侵及大肠，外则留于两胁腋骨下和肢节等处；从东方来的风叫做婴儿风，它伤害人体，内可侵及肝脏，外则留于筋的相结处，其气主湿性病；从东南来的风，叫做弱风，它侵害人体时，内可侵及胃腑，外则留于肌肉，其气主身体着重的病。以上所说的八风，都是从时令季节所居方位的对方而来的虚邪贼风，所以能够使人生病。如果人体虚衰，又逢天气三虚（年虚、月虚、时虚）内外的相因，就容易得暴病而突然死亡。如果三虚之中只犯一虚，其发病就多为疲劳困倦，寒热相间等症；若在雨湿的地方，感受了雨湿之气，就会患痿病。所以深知养生之道的人，回避风邪，就像躲避矢石射击一样。如果逢到三虚，就有不能偏中于邪风，发生骤然昏仆倒地如被击倒一样，或引起半身不遂一类的疾病。

岁露论篇

黄帝问于岐伯曰：经言夏日伤暑，秋病疟，疟之发以时，其故何也？岐伯对曰：邪客于风府，病循膂而下，卫气一日一夜，常大会于风府，其明日日下一节，故其日作晏。此其先客于脊背也，故每至于风府则腠理开，腠理开则邪气入，邪气入则病作，此所以日作尚晏也。卫气之行风府，日下一节，二十一日下至尾底，二十二日入脊内，注于伏冲之脉，其行九日，出于缺盆之中，其气上行，故其病稍益早。其内搏于五脏，横连募原，其道远，其气深，其行迟，不能日作，故次日乃蓄积而作焉。

黄帝曰：卫气每至于风府，腠理乃发，发则邪入焉。其卫气日下一节，则不当风府奈何？岐伯曰：风府无常，卫气之所应，必开其腠理，气之所舍节，则其府也。

黄帝曰：善。夫风之与疟也，相与同类，而风常在，而疟特以时休，何也？岐伯曰：风气留其处，疟气随经络沉以内搏，故卫气应乃作也。帝曰：善。

黄帝问于少师曰：余闻四时八风之中人也，故有寒暑，寒则皮肤急而腠理闭，暑则皮肤缓而腠理开。贼风邪气，因得以入乎？将必须八正虚邪，乃能伤人乎？少师答曰：不然。贼风邪气之中人也，不得以时。然必因其开也，其入深，其内极疾，其病人也卒暴；因其闭也，其入浅以留，其病也徐以迟。

黄帝曰：有寒温和适，腠理不开，然有卒病者，其故何也？少师答曰：帝弗知邪入乎？虽平居，其腠理开闭缓急，其故常有时也。黄帝曰：可得闻乎？少师曰：人与天地相参也，与日月相应也。故月满则海水西盛，人血气精，肌肉充，皮肤致，毛发坚，腠理郄，烟垢著。当是之时，虽遇贼风，其入浅不深。至其月郭空，则海水东盛，人气血虚，其卫气去，形独居，肌肉减，皮肤纵，腠理开，毛发残，膲理薄，烟垢落。当是之时，遇贼风则其入深，其病人也卒暴。

黄帝曰：其有卒然暴死者何也？少师答曰：三虚者，其死暴疾也；得三实者，邪不能伤人也。黄帝曰：愿闻三虚。少师曰：乘年之衰，逢月之空，失时之和，因为贼风所伤，是谓三虚。故论不知三虚，工反为粗。帝曰：愿闻三实。少师曰：逢年之盛，遇月之满，得时之和，虽有贼风邪气，不能危之也。黄帝曰：善乎哉论！明乎哉道！请藏之金匮，命曰三实，然此一夫之论也。

黄帝曰：愿闻岁之所以皆同病者，何因而然？少师曰：此八正之候也。黄帝曰：候之奈何？少师曰：候此者，常以冬至之日，太一立于叶蛰之宫，其至也，天必应之以风雨者矣。风雨从南方来者，为虚风，贼伤人者也。其以夜半至也，万民皆卧而弗犯也，故其岁民少病。其以昼至也，万民懈惰而皆中于虚风，故万民多病。虚邪入客于骨而不发于外，至其立春，阳气大发，腠理开，因立春之日，风从西方来，万民又皆中于虚风，此两邪相搏，经气结代者矣。

故诸逢其风而遇其雨者，命曰遇岁露焉。因岁之和，而少贼风者，民少病而少死；岁多贼风邪气，寒温不和，则民多病而死矣。

黄帝曰：虚邪之风，其所伤贵贱何如？候之奈何？

少师答曰：正月朔日，太一居天留之宫，其日西北风，不雨，人多死矣。正月朔日，平旦北风，春，民多死。正月朔日，平旦北风行，民病多者，十有三也。正月朔日，日中北风，夏，民多死。正月朔日，夕时北风，秋，民多死。终日北风，大病死者十有六。正月朔日，风从南方来，命曰旱乡，从西方来，命曰白骨，将国有殃，人多死亡。正月朔日，风从东方来，发屋，扬沙石，国有大灾也。正月朔日，负从东南方行，春有死亡。正月朔日，天和温不风，籴贱，民不病；天寒而风，籴贵，民多病。此所谓候岁之风，贼伤人者也。二月丑不风，民多心腹病。三月戌不温，民多寒热。四月巳不暑，民多瘅病。十月申不寒，民多暴死。诸所谓风者，皆发屋，折树木，扬沙石，起毫毛，发腠理者也。

【译文】

黄帝向岐伯问道：医经中说如果夏季被暑邪伤害，秋季就会发生疟疾。那么，疟疾的发作有一定的时间规律，其中的机理是怎样的呢？

岐伯回答说：疟邪侵入风府以后，会沿着脊椎下行，而卫气一昼夜之间循行人体五十周，也常常在风府会合。因为从卫气会于风府的第二天起，卫气的会合之处每天要下移一个椎节，所以疟邪发作的时间一天迟于一天，这是由于疟邪已经先侵入脊背的原因。每当卫气在风府会合时，都会出现腠理开泄的生理现象，而腠理开泄时疟邪会乘隙侵入，疟邪侵入则会导致疟疾发作；这也正是疟疾发作一天迟于一天的原因。人体的卫气在风府会合，每天要下移一个椎节，到了第二十一天，就下移到了尾骶部，第二十二天时卫气的会合处便转入脊椎之内，注入伏行的冲脉，而后沿脊椎上移九天，就转出缺盆之中。在这段时间内卫气循行中的会合之处逐日上移，所以疟疾发作的时间就一天早于一天。至于疟邪向内侵入五脏，横向牵累膜原以后的发作情况，由于侵害的部位比较远，疟邪的位置比较深，而且往来迟缓，所以当疟邪侵入五脏，横连膜原以后，疟疾便不再是每天发作，到了第二天等疟邪蓄积已足，才可能发作。

黄帝问道：每当卫气循行到风府并在风府会合时，就会出现腠理开泄的生理现象，而腠理开泄时疟邪就乘隙侵入，从而发生疟疾。可是，卫气在风府会合，每天要下移一个椎节，这时卫气的会合之处就不再正当风府，那又是怎么一回事呢？

岐伯回答说：所谓风府，并没有固定的位置。当卫气在循行中会合于某个椎节，必定会导致这个椎节部位的腠理开泄，而疟邪恰好就侵入这个部位，因此，卫气所会的椎节，就是疟邪所伤的椎节，而这个椎节就是风府。

黄帝说：您讲得很好。那么，风邪和疟邪性质相似而同属外邪，可是风病的临床表现一般持续存在，而疟疾的临床表现却休作有时，这又是什么原因呢？

岐伯说：风邪一般滞留在它所侵入的体表部位并与卫气搏结，所以症状持续存在；而疟邪则一般沿着经络深入而转于脏腑，所以只是当与卫气搏结的时候才有症状发作。

黄帝说：您讲得真好！

黄帝向少师问道：我听说四季中八方正风侵害人体时，一定要以过寒或过热的气候变化为其侵入人体的条件。若是过于寒冷，皮肤就紧急，腠理就闭塞，若是过于炎热，皮肤就弛缓，腠理就开泄。那么，是四时八方的实邪凭借这些气候条件而侵入人体呢？还是一定要有八方的虚邪，也就是不当时令的不正之气，才能伤害人体而致病呢？

少师回答说：不完全是如此。八方的实邪侵害人体，跟寒暑时节并没有关系。但是，如果当时病人的腠理开泄，实邪侵入的部位就较深，因而内脏的病变较为深重，而且此时实邪伤人致病也比较急暴；如果当时病人的腠理闭塞，实邪侵入的部位就较浅并且只是留滞在局部，而且此时实邪伤人致病也比较徐缓。

黄帝问道：有时候气候的寒温适宜，人们的腠理也并非开泄，却仍然有人突发病患，这其中的原故又是什么呢？

少师回答说：陛下不知道邪气侵害人体的原因吗？人们即使是生活起居平静安适，腠理的开闭缓急也是有时间规律的。

黄帝说：我可以听您讲一讲吗？

少师说：人体跟天地是相参合的，跟日月是相通应的。当月轮圆满的时候，海水盈盛于西方，人体的血气充盈，肌肉丰满，皮肤致密，毛发柔韧，腠理周密，皮肤脂垢较多而致肤色较深，犹如烟熏垢腻一般，在这个时候，即使遭逢伤残人体的邪风之气，侵害的部位也浅在而不深；至于月轮残亏的时候，海水盈盛于东方，人体的血气衰减，卫气消散而身形独挡邪风，肌肉瘦弱，皮肤松弛，腠理开泄，毛发枯悴，皮肤肌肉的纹理疏浅，皮肤脂垢较少而致肤色较浅，犹如烟垢退去一般，在这个时候，如果遭逢伤残人体的邪风之气，侵害的部位就较深，而且伤人致病也比较急暴。

黄帝问道：如果有人猝然发病并突然死亡，是什么原因呢？

少师回答说：如要遭逢"三虚"，病人就会猝然发病并突然死亡；如果得遇"三实"，邪气并不能侵害人体。

黄帝说：那么，我想听听什么是"三虚"。

少师说：遭逢当年的岁气不足，当月的月轮亏空，当季的气候失常，因而被邪风之气所侵害，这便是所谓的"三虚"。因此，论说病情而不懂得"三虚"的道理，即使在理论上再精深也反而成为拙劣的医生。

黄帝说：我再听听什么是"三实。"

少师说：得遇当年的岁气盈盛，当月的月轮圆满，当季的气候和调，即使有邪风之气也不能侵害人体，这便是所谓的"三实"。

黄帝说：先生讲得真是太好了！道理论述得太透彻了！请让我把它记录下来并藏在金匮之中。但是，这只是关于一人发病的理论。

黄帝又说：我还想了解在一年之中许多人同时发病的情况，那又是什么原因导致的呢？

少师说：这乃是八方虚邪导致的病候。

黄帝问道：那么，怎样来诊察这一类病候呢？

少师回答说：诊察这一类病候，一般要根据冬至这一天的情况。在冬至这一天，太一指向北方坎位叶蛰宫，当时分来临之际，天象必定会以风雨来与之相应。如果这一天的风雨从南方而来，那便是不当时令的虚邪，也就是伤害人体的不正之气。如果这风雨在半夜时分来临，百姓们大都眠睡在室内而没有触犯到邪气，故而在这年百姓们只有少数发病；如果这风雨在白昼时分来临，百姓们大都身处室外且懈怠无备，被邪气所侵害，故而在这年百姓们就会多数患病。如果冬至这天不当时令虚邪侵入骨骼而不向外发作，到了立春的时节，阳气大盛，腠理开泄，而且立春这一天风雨从西方而来，百姓们又被立春这天不当时令的虚邪所侵害，这样，两次的虚邪相互抟结，经脉之中邪气郁滞并交替为病。因此，凡在冬至、立春、春分、立夏、夏至、立秋、秋分、立冬八节遭逢不当时令的风雨，都可以称为遇"岁露"，亦即遭受非时不正之气。如果当年气候和调，少有贼风邪气，百姓们就很少发病，很少死亡；如果当年多有贼风邪气，气候寒温不调，百姓们就多有疾病，多有死亡。

　　黄帝问道：八方不正之气伤害人体的轻重程度怎样？

　　少师回答说：每年的正月初一日，太一指向东北方艮位天留宫。如果在这一天风从西北方而来，并且无雨，当天就会有许多人发病而死。如果当年正月初一日平旦时分风从北方而来，到春天就会有许多人发病而死。如果当年正月初一日平旦时分风从北方来，百姓们患病的会多达十分之三。如果当年正月初一日中午时分风从北方来，到夏天就会有许多人发病而死。如果当年正月初一日傍晚时分风从北方来，到秋天就会有许多人发病而死。如果当年正月初一日全天都是风从北方来，年内百姓们就会普遍患病，而且病死的人会占到病人的十分之六。如果正月初一日风从南方而来，称之为"旱乡"，因为南方属火而炎热；如果正月初一日风从西方来，称之为"白骨"，因为西方属金色白而主肃杀。上述两种情况预示国家将有灾祸，百姓多病死亡。如果正月初一日风从东方而来，掀起屋顶，飞扬沙石，预示国家将会有大的灾祸。如果正月初一日风从东南方而来，到春天就会有人发病而死。如果正月初一日气候温和，预示当年收成丰足而粮价低廉，百姓们也会健康无病；如果正月初一日天气寒冷而多风，预示当年收成不足而粮价昂贵，百姓们也会体弱多病。以上这些便是诊察八方虚风如何伤人致病的大概情况。

　　如果二月的丑日无风，预示当年百姓们多患心腹之病；如果三月的戌日不暖，预示当年百姓们多患寒热之病；如果四月的巳日不热，预示当年百姓们多患黄疸之病；如果十月的申日不冷，预示当年百姓们多患暴死之病。

另外，此上所说的风，都指的是那些能够掀起屋顶，折断树木，飞扬沙石，使人毫毛竖立，腠理开泄的暴烈之风。

大惑论篇

黄帝问于岐伯曰：余尝上于清泠之台，中阶而顾，匍匐而前则惑。余私异之，窃内怪之，独瞑独视，安心定气，久而不解。独转独眩，披发长跪，俯而视之，后久之不已也。卒然自止，何气使然？岐伯对曰：五脏六腑之精气，皆上注于目而为之情。精之窠为眼，骨之精为瞳子，筋之精为黑眼，血之精为络，其窠气之精为白眼，肌肉之精为约束，裹撷筋骨血气之精而与脉并为系，上属于脑，后出于项中。故邪中于项，因逢其身之虚，其入深，则随眼系以入于脑，入于脑则脑转，脑转则引目系急，目系急则目眩以转矣。邪中其精，其精所中不相比也则精散，粗散则视歧，视歧见两物。目者，五脏六腑之精也，营卫魂魄之所常营也。神气之所生也。故神劳则魂魄散，志意乱。是故瞳子黑眼法于阴，白眼赤脉法于阳也，故阴阳合传而精明也。目者，心使也，心者，神之舍也，故神分精乱而不转，卒然见非常处，精神魂魄，散不相得，故曰惑也。

黄帝曰：余疑其然。余每之东苑，未曾不惑，去之则复，余唯独为东苑劳神乎？何其异也？岐伯曰：不然也。心有所喜，神有所恶，卒然相感，则精气乱，视误故惑，神移乃复。是故间者为迷，甚者为惑。

黄帝曰：人之善忘者，何气使然？岐伯曰：上气不足，下气有余，肠胃实而心肺虚，虚则营卫留于下，久之不以时上，故善忘也。

黄帝曰：人之善饥而不嗜食者，何气使然？岐伯曰：精气并于脾，热气留于胃，胃热则消谷，谷消故善饥。胃气逆上，则胃脘寒，故不嗜食也。

黄帝曰：病而不得卧者，何气使然？岐伯曰：卫气不得入于阴，常留于阳。留于阳则阳气满，阳气满则阳跷盛，不得入于阴则阴气虚，故目不瞑矣。

黄帝曰：病目而不得视者，何气使然？岐伯曰：卫气留于阴，不得行于阳。留于阴则阴气盛，阴气盛则阴跷满，不得入于阳则阳气虚，故目闭也。

黄帝曰：人之多卧者，何气使然？岐伯曰：此人肠胃大而皮肤涩，而分肉不解焉。肠胃大则卫气留久，皮肤涩，分肉不解，则其行迟。夫卫气者，昼日常行于阳，夜行于阴，故阳气尽则卧，阴气尽则寤。留于阴也久，其气不清，则欲瞑，故多卧矣。其肠胃小，皮肤滑以缓，分肉解利，卫气之留于阳也久。故少瞑焉。

黄帝曰：其非常经也，卒然多卧

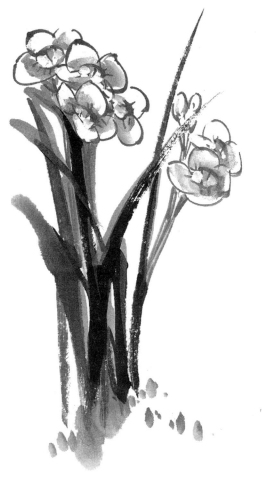

者，何气使然？岐伯曰：邪气留于上膲，上膲闭而不通，已食若饮汤，卫气留久于阴而不行，故卒然多卧焉。

黄帝曰：善。治此诸邪奈何？岐伯曰：先视其脏腑，诛其小过，后调其气，盛者泻之，虚者补之，必先明知其形志之苦乐，定乃取之。

【译文】

黄帝向岐伯问道：我曾有一次在登上清冷的高台时，上到中阶向下回顾，赶快就匍匐着向上攀行，当时感到心神不定。我心中暗自诧异不已，就独自一人时而闭上眼睛，时而张目审视，同时尽力地安宁心神，摄定气息，但久久不能缓解，只是感到一阵阵的昏眩，于是我就散开头发，直身而跪，俯首直视地面，但仍然不能缓解。可是，在突然之间，所有的不适感觉就又全部自然消失了。这是什么原因造成的呢？

岐伯回答说：五脏六腑的精气都向上输注于目而使目能明察，所以说人体精气的会聚之处就是眼睛。肾脏的精气会聚于瞳子，肝脏的精气会聚于黑睛，心脏的精气会聚于目眦的血络，肺脏的精气会聚于白睛，脾脏的精气会聚于眼胞。眼睛包裹网罗了肝肾心肺等脏的精气，与脉络合并而成为目系。目系向上跟脑相连属，向后又出于项部，所以邪气侵害到项部，又适逢此人身体虚弱，邪气侵入的部位就较深，并随着目系侵入脑中。邪气侵入脑部则会使髓海动荡，髓海动荡则会牵引目系而使目系紧急，目系紧急就会出现头目昏眩而视物旋转。如果邪气侵害目睛，目睛的精气被邪气所伤动而不能周密内蓄，于是精气离散于外，而精气离散就会出现"视歧"。所谓"视歧"，就是把一件物品看成两件。

眼睛是五脏六腑精气的会聚之处，受营卫二气的营养和魂魄两神的支使，因而也是人体神气的外应。因此，若神气过劳，就会使魂魄离散，志意错乱。因为瞳子和黑睛取法于阴，白睛和目眦血络取法于阳，所以阴阳和调而会聚，才会使目睛明亮。眼睛是心神所支使的器官，而心脏是心神的所藏之处，因此，当精神离散，以致精气紊乱而不能会聚于目睛的时候，突然遭逢非常之处，就会使精神魂魄离散而不能和调，从而出现心神不定的感觉。

黄帝问道：我怀疑您的说法是否正确。我每次前往东苑，没有一次不出现心神不定的，等到离开那里以后就又恢复正常。难道我仅仅是因为前往东苑而劳神吗？怎么会有如此怪异的事情呢？

岐伯回答：并非如此。人心既有所喜好，也有所厌恶，若是喜恶之情突然触动心神，便会使精气逆乱，并且影响眼睛的功能而出现视觉错乱，因而出现心神不定的感觉，等到情绪转移后就会恢复正常。这种情况中较轻的称为"迷"，较重的称为"惑"。

黄帝问道：有的人容易忘事，是什么原因造成的呢？

岐伯回答说：这是由于上部之气不足，下部之气有余，也就是肠胃壅实而心肺亏虚。因为下实而上虚，营卫二气就久久滞留于肠胃而不能依时上输于心肺，从而使心神失养而容易忘事。

黄帝问道：有的人常感饥饿却不思饮食，这又是什么原因造成的呢？

岐伯回答说：这是由于胃腑之阴气离聚于脾脏，而阳热之气独留于胃腑。因为胃腑有热，过度地克消水谷，而水谷过度地克消就会常感饥饿；因为胃气上逆，就会使胃脘滞塞，故而不思饮食。

黄帝问道：有人患病而不能入睡，这是什么原因造成的呢？

岐伯回答说：这是由于卫气不能入于阴分，时常滞留在阳分。因为卫气滞留在阳分，就使阳气盈满，而阳气盈满会使阳跷脉盛实有余，同时，卫气不能入于阴分又使阴气亏虚，故而不能入睡。

黄帝问道：有人患病而不想张目视物，这是什么原因造成的呢？

岐伯回答说：这是由于卫气滞留在阴分，不能出而循行于阳分。因为卫气滞留在阴分，就使阴气盛实，而阴气盛实会使阴跷脉盈满有余，同时，卫气不能出行阳分又使阳气亏虚，故而闭目不欲视物。

黄帝问道：有的人时时困倦思卧，这是什么原因造成的呢？

岐伯回答说：这类人一般身体胖大，皮肤涩滞，分肉不够滑利。由于身体胖大，卫气就久久滞留于肠胃之中；由于皮肤涩滞，分肉自然不够滑利。这样，卫气的循行就迟滞不畅。卫气一般在白昼时循行于阳分，夜晚间循行于阴分，故而卫气在阳分循行终结，人便困倦思睡，在阴分循行终结，人便睡醒神清。如果身体胖大，卫气便会久久滞留于肠胃之中，同时，皮肤涩滞，分肉不够滑利，也会使卫气的循行迟滞不畅。由于卫气久久滞溜于阴分，不能使精神清爽，所以病人就老想闭目而困倦思卧。如果身体瘦小，皮肤滑润而舒缓，分肉滑利流畅，卫气便会久久循行在阳分，此人就很少闭目而精神清爽。

黄帝问道：如果此人往日并非时时好睡，却突然出现困倦多眠，这又是什么原因造成的呢？

岐伯回答说：这是由于邪气滞留在上焦，上焦之气闭塞不通，同时，又刚刚用过饭食或汤饮，卫气久久滞留于阴分而不能外出于阳分，所以突然出现困倦多眠的现象。

黄帝说：先生讲得真好！那么，怎样来治疗这些病变呢？

岐伯说：首先诊视五脏六腑，去除其间的微邪，然后再调理卫气。若是邪气亢盛就使用泻法，若是正气不足就使用补法。但是，一定要先审明病人形体情志的苦乐，确定之后才可以着手施治。

痈疽篇

黄帝曰：余闻肠胃受谷，上焦出气，以温分肉，而养骨节，通腠理。中焦出气如露，上注溪谷，而渗孙脉，津液和调，变化而赤为血，血和则孙脉先满溢，乃注于络脉，皆盈，乃注于经脉。阴阳已张，因息乃行，行有经纪，周有道理，与天合同，不得休止。切而调之，从虚去实，泻则不足，疾则气减，留则先后。从实去虚，补则有余。血气已调，形气乃持。余已知血气之平与不平，未知痈疽之所从生，成散之时，死生之期有远近，何以度之？可得闻乎？

岐伯曰：经脉留行不止，与天同度，与地合纪。故天宿失度，日月薄蚀，地经失纪，水道流溢，草萱不成，五谷不殖，径路不通，民不往来，巷聚邑居，则别离异处。血气犹然，请言其故。夫血脉营卫，周流不休，上应星宿，下应经数。寒邪客于经络之中则血泣，血泣则不通，不通则卫气归之，不得复反，故痈肿。寒气化热，热胜则腐肉，肉腐则为脓，脓不泻则烂筋，筋烂则伤骨，骨伤则髓消，不当骨空，不得泄泻，血枯空虚，则筋骨肌肉不相荣，经脉败漏，熏于五脏，脏伤故死矣。

黄帝曰：愿说闻痈疽之形，与忌日名。岐伯曰：痈发于嗌中，名曰猛疽，猛疽不治，化为脓，脓不泻，塞咽，半日死；其化为脓者，泻则合豕膏，食，三日而已。

发于颈，名曰夭疽，其痈大以赤黑，不急治，则热气下入渊腋，前伤任脉，内熏肝肺，熏肝肺十余日而死矣。

阳留大发，消脑留项，名曰脑烁，其色不荣，项痛而如刺以针，烦心者死不可治。

发于肩及腑，名曰疵痈，其状赤黑，急治之，此令人汗出至足，不害五脏，痈发四五日逞焫之。

发于腋下赤坚者，名曰米疽，治之以砭石，欲细而长，疏砭之，涂以豕膏，六日已，勿裹之。其痈坚而不溃者，为马刀挟瘿，急治之。

发于胸，名曰井疽，其状如大豆，三四日起，不早治，下入腹，不治，七日死矣。

发于膺，名曰甘疽，色青，其状如谷实瓜蒌，常苦寒热，急治之，去其寒热，不治，十日死，死后出脓。

发于胁，名曰败疵，败疵者女子之病也，久之，其病大痈脓，其中乃有生肉大如赤小豆。治之，锉陵翘草根各一升，以水一斗六升煮之，竭为取三升，则强饮，厚衣坐于釜上，令汗出至足，已。

发于股胫，名曰股胫疽，其状不甚变，而痈脓搏骨，不急治，三十日死矣。

发于尻，名曰锐疽，其状赤坚大，急治之，不治，三十日死矣。

发于股阴，名曰赤施，不急治，六十日死。在两股之内，不治，十日而当死。

发于膝，名曰疵痈，其状大痈，色不变，寒热，如坚石，勿石，石之者死，须其柔，乃石之者生。

诸痈疽之发于节而相应者，不可治也。发于阳者，百日死；发于阴者，三十日死。

发于胫，名曰兔啮，其状赤至骨，急治之，不治害人也。

发于内踝，名曰走缓，其状痈也，色不变，数石其输，而止其寒热，不死。

发于足上下，名曰四淫，其状大痈，不急治之，百日死。

发于足傍，名曰厉痈，其状不大，初如小指发，急治之，去其黑者，不消辄益，不治，百日死。

发于足指，名脱痈，其状赤黑，死不治；不赤黑，不死。不衰，急斩之，不则死矣。

黄帝曰：夫子言痈疽，何以别之？

岐伯曰：营气稽留于经脉之中，则血泣而不行，不行则卫气从之而不通，壅遏而不得行，故热。大热不止，热胜则肉腐，肉腐则为脓，然不能陷，骨髓不为燋枯，五脏不为伤，故命曰痈。

黄帝曰：何谓疽？

岐伯曰：热气淳盛，下陷肌肤筋髓骨肉，内连五脏，血气竭，当其痈下，筋骨良肉皆无余，故命曰疽。疽者，上之皮夭以坚，上如牛领之皮。痈者，其皮上薄以泽。此其候也。

【译文】

黄帝说：我听说肠胃受纳水谷而化生精气，其中的卫气宣发于上焦，能够温养分肉，荣养骨节，开通腠理，其中的营气化生于中焦，像雨露一样，有滋养灌溉周身的作用，向上灌注于肌肉的会合处，并渗泄到细小的孙络中，跟津液相并而调和，变化而成为赤色的血液。如果血液和调，孙络就首先盈满，孙络盈满而溢泄，才输注到络脉，络脉全都盈满并溢泄，才输注到经脉。当阴阳诸经被血液充盈之后，随着呼吸运动才得以流畅地循行。血脉的循行有一定的度数，周流于全身也有一定的规则，并且跟天地自然相合协同，永无休止。医生诊按脉息并据以调理虚实时，或是依照病人的虚实情况而先除去实邪，使用攻邪的泻法之后则仅余正虚，再施用补法，比如先用急刺之法祛邪则邪气消减，然后用留针之法扶正则须守持始终，以聚正气；或是依照病人正虚的情况而迳补其正气，使用扶正的补法之后则正气盈满。当血气和调以后，形体与神气才能安宁。我已经知道关于血气平和跟不平和的道理了，却还不明白痈疽发生的原因、痈疽成形和败坏的时间以及病人的死生期限的长短，像这些情况应该怎样来诊测呢？是否可以让我听听您的说法呢？

岐伯说：经脉流行于周身而从不止息，跟天象是同一法度，跟地理是同一规则。因此，在天之星宿的运行失去常度，日月晦暗无光或亏蚀不圆，在地之江河的流动就会失去常规，出现横流溢泄而泛滥成灾，于是草木不能正常地生长，五谷不能正常地繁育，同时，由于河水泛滥，街巷道路阻塞不通，民众流离失所。那么，血气的情况也就跟上述的情况一样，请让我来谈谈其中的原故吧。人体的血脉营卫周流于全身而从不止息，在上跟星宿日月相应，在下跟山川流水相合。如果寒邪侵入经脉之中，血液就涩滞不畅，血液涩滞不畅则气机不通，气机不通则卫气留滞于局部，不能正常地循环往复，因此就壅滞于局部而成肿。若是寒邪郁而化热，热气炽盛会导致肌肉腐坏，肌肉腐坏就化为脓液，脓液不能外泻就使筋膜败坏，筋膜败坏就会内伤骨骼，骨骼受伤就会使骨髓消损，不能充盈于骨腔，也不能输泄于骨骼。如果同时血液亏虚不足，筋骨肌肉都得不到血液的营养，便会出现经脉败坏而渗漏。若是热气进一步熏灼五脏，使五脏伤损，病人就会死亡。

黄帝说：我希望能够了解一下痈疽的病状、忌日和病名。

岐伯说：痈疽发生在咽喉之中，名叫猛疽。猛疽初起而未能及时治疗，就会化而成脓，脓液不能外泻而阻塞喉中，半天之内就可能死亡。猛疽若已化而成脓，在泻其脓液之后则应口含炼过的凉猪油以润护咽喉，三天之后就可以痊愈。

痈疽发生在颈部，名叫天疽。天疽的疮形较大而颜色赤黑，如果未能抓紧治疗，热毒就会向下侵入渊腋穴的部位，向前伤及任脉，向内熏灼肝肺，十几天后就可能死亡。

若是阳热之气大盛，消铄脑髓，流注颈项而发为痈疽，名叫脑烁。患脑烁的病人时常神情凄惨，颈项疼痛，就像用针刺一样。若兼见心中烦躁，便是不可治愈的死证。

痈疽发生在肩部及臂膊，名叫疵痈。疵痈的疮色赤黑，应该抓紧治疗。这种痈疮会使患者出汗，直至足部，但不会伤及五脏，可以在痈发四五天以内赶快用艾灸之法治疗。

痈疽发生在腋下，色赤而质坚，名叫米疽。米疽在治疗方面应该使用砭石，但砭石的制形要细长，并且稀疏地砭刺，刺过以后用炼过的猪油涂敷，六天之内便可以痊愈，但应注意不要包裹。若是米疽的质地坚硬而不易溃破，名叫马刀挟瘿，应该抓紧治疗。

痈疽发生在胸部，名叫井疽。井疽初起的疮形像大豆一样，三四天后便会肿大高起，若不及早治疗，疮毒会下入腹中，若再不治疗，患者七天以后就会死亡。

痈疽发生在胸部两侧，名叫甘疽。甘疽的疮色发青，形状像楮实或瓜蒌一样，患者常常苦于恶寒发热。对甘疽应该抓紧治疗，去除恶寒发热的症状，但十年以后患者仍会死亡，死后疮口仍有脓液流出。

痈疽发生在胁部，名叫败疵。败疵乃是女子易患的病候，应该用艾灸的方法予以治疗。若是疮肿形大而脓多，则应刺破排脓，可以看到疮中有新生的肉芽，就像赤小豆大小，随之将连翘的茎叶和根各一升切碎，用一斗六升水煎煮，浓缩为三升后取汁，让患者尽力一次服完，穿上暖厚的衣服，坐在热水锅之上，使全身出汗以至于足部，此病便可痊愈。

痈疽发生在股胫部，名叫股胫疽。股胫疽在局部形色上并无明显变化，但痈脓内聚于骨骼，若不抓紧治疗，三十天以后就会死亡。

痈疽发生在尾骶部，名叫锐疽。锐疽的形大而质硬，颜色红赤，应该抓紧治疗，若不能及时治疗，三十天以后就会死亡。

痈疽发生在大腿内侧，名叫赤施。赤施这种病候若不抓紧治疗，六十天以后就会死亡。若是发生在两侧大腿的内侧而未能及时治疗，十天以后就可能死亡。

痈疽发生在膝部，名叫疵痈。疵痈的疮形较大，但肤色不变，兼见恶寒发热。若疵痈质硬如石，切不可用砭石刺疗，如用砭石刺疗，必死无疑，一定要等到质地变软以后才可以用砭石刺疗，才可能治愈。

各种痈疽若是发生在关节部位并左右相应，就不能治愈了。发生在关节阳面的，一百天后便会死亡；发生在关节阴面的，三十天后便会死亡。

痈疽发生在胫部，名叫兔啮。兔啮的疮色红赤，深入至骨，应该抓紧治疗，若不能及时治疗，便会危及生命。

痈疽发生在内踝，名叫走缓。走缓的疮形肿大，但肤色不变。若能多次用石针在患处砭刺而使寒热的症状消退，患者便不至于死亡。

发生在足部上下的，叫做四淫。形如大疽，应紧治，否则在一百天内可致死。

发生在足旁的疽，叫做厉痈。外形不大，起初如小指大，发现后应赶紧治，去除其中发黑的部分，如还不能消散，而会很快加重的，甚至成为不治之症，百日内可致死。

发生在足指的，叫做脱痈。外现赤黑，为不治之症，不见赤黑色的不死。若病势没有衰退的征象，就应赶快截掉足指，否则就不能免于死亡。

黄帝说：痈和疽，如何辨别呢？岐伯说：营卫之气，积留在经脉之中，血液凝滞而不行，卫气受阻不畅通，所以郁而生热。邪热亢盛不止，就使肌肉腐烂而成脓。但热毒不能内陷。不会使骨髓焦枯，五脏也不会受到损伤，这就叫做痈。

黄帝说：什么叫做疽呢？岐伯说：热毒甚重，向下陷入肌肤，使筋萎髓枯，向内又侵及五脏。使气血耗竭。以致痈肿部分的筋骨肌肉全都败坏无余，这就叫做疽。疽的特征是皮色枯暗，质地坚硬如牛颈皮；痈的特征是皮薄而光亮。这就是痈和疽症候的鉴别点。